Pour être tenu au courant de nos publications, envoyez vos coordonnées à :
edition@laplage.fr
www.laplage.fr

ISBN : 978-2-84221-579-8

Titre original : *The aromatherapy beauty guide, using the science of carrier and essential oils to create natural personal care products*
Traduction de l'anglais (Canada) : Sophie Huitorel
Couverture et conception graphique : David Cosson — dazibaocom.com

Imprimé à Barcelone (Espagne) sur du papier labellisé FSC® (issu de forêts gérées de façon responsable) par l'imprimerie Beta, imprimeur labellisé pour ses pratiques respectueuses de l'environnement.

FSC
MIXTE
Papier
FSC® C112206

DANIELLE SADE
AROMATHÉRAPEUTE

Mon atelier beauté

AUX HUILES ESSENTIELLES

100 RECETTES sur-mesure

éditions la plage

Avertissement

L'autrice et l'éditeur déclinent toute responsabilité pour tout effet ou conséquence indésirables découlant de l'utilisation des informations contenues dans cet ouvrage. Il relève de la responsabilité du lecteur de consulter un médecin ou tout autre professionnel de santé en ce qui concerne sa santé.

À notre connaissance, les recettes ou les formules proposées dans le présent ouvrage ne présentent pas de danger dans le cadre d'une utilisation ordinaire par des utilisateurs ordinaires. Les personnes souffrant d'allergies ou de problèmes de santé sont priées de lire avec attention la liste des ingrédients entrant dans la composition de chaque recette ou formule afin de déterminer s'ils sont susceptibles de leur poser problème. L'utilisation des recettes ou des formules se fait aux risques et périls du consommateur.

Nous déclinons toute responsabilité pour tout risque, perte ou dommage pouvant découler de l'utilisation de toute recette ou formule.

En cas de doute, les personnes ayant des besoins, des allergies, des exigences ou des problèmes de santé spécifiques sont priées de contacter leur médecin avant toute utilisation d'une recette ou d'une formule.

Sommaire

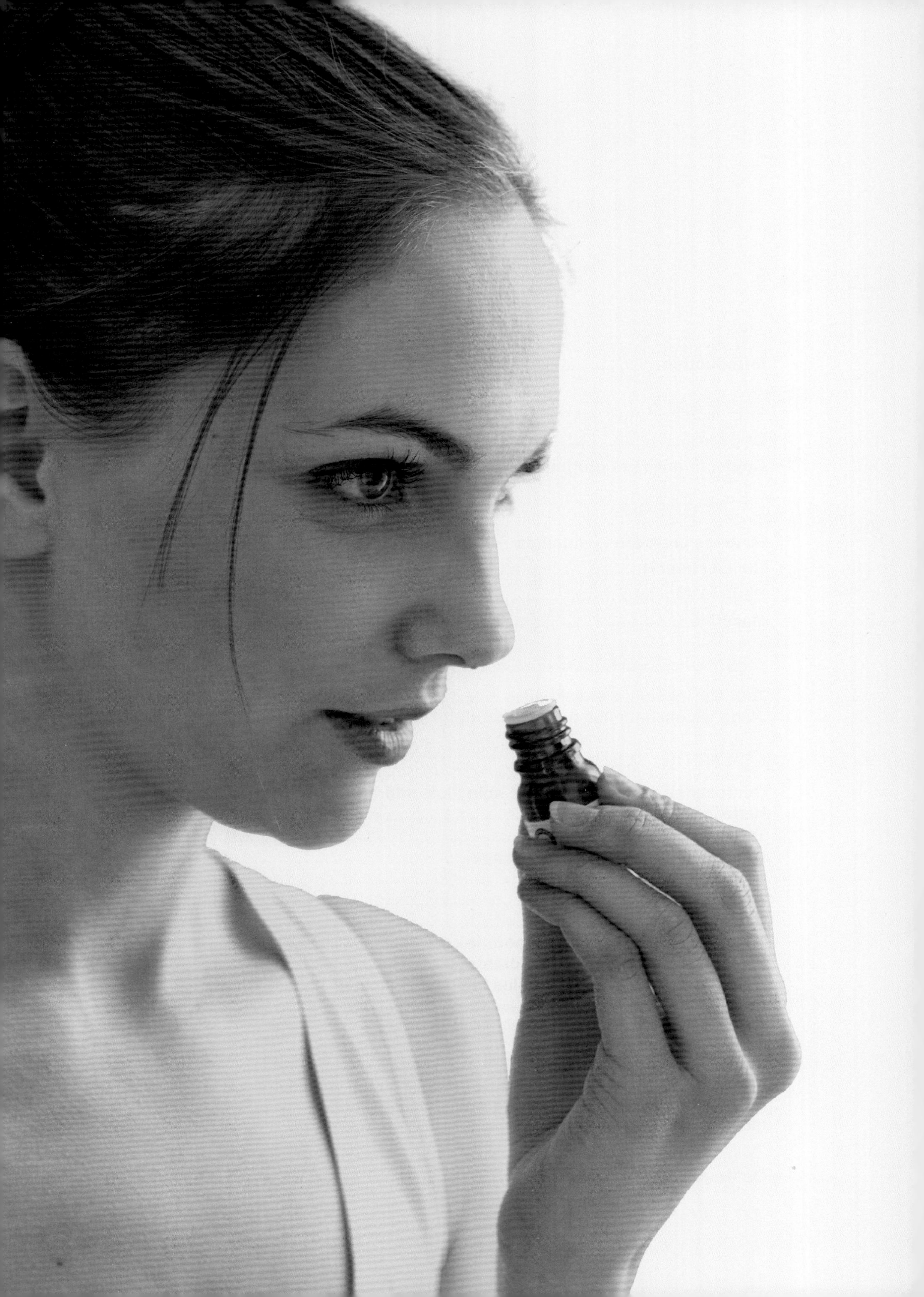

Introduction

L'inspiration qui devait aboutir à ce livre a germé au début des années 1970. Je me souviens très bien de moi, jeune fille, déambulant entre les comptoirs clinquants de cosmétiques des grands magasins, fascinée par tous ces produits de beauté qui attiraient les regards. Comme beaucoup d'adolescentes, j'imaginais que moi aussi, je pourrais miraculeusement modifier mon apparence et devenir aussi belle que les mannequins qui, en photos, en faisaient la promotion.

Cette illusion a rapidement pris fin. À l'âge de 26 ans, mariée et mère de deux petits garçons de trois et six ans, j'ai connu ma première poussée de psoriasis, une maladie de peau auto-immune déconcertante et imprévisible. En l'espace d'un mois, mon corps s'est retrouvé couvert à plus de 80 pour cent de lésions rouges et enflammées, à la fois douloureuses et source de démangeaisons. Je me sentais défigurée au point d'en devenir introvertie, aussi bien avec mes proches qu'en société.

Je me souviens avoir demandé à l'une des nombreux dermatologues que j'ai consultés : « Quand est-ce que cela va partir ? » Sa réponse fut : « Il vous faudra vivre avec le reste de votre vie. » Sans plus d'explications ou de conseils, elle m'a fait en silence une ordonnance pour une crème plus puissante à la cortisone. Ce que j'ai perçu comme de l'indifférence de sa part m'a rendue très émotive et probablement trop docile. Cela m'a amenée à accepter les traitements recommandés par les médecins sans prêter attention aux risques potentiels. J'ai consulté beaucoup de spécialistes de la peau qui, tous, m'ont prescrit divers remèdes, allant des traitements locaux à base de cortisone au goudron en passant par les bains de soleil au bord de la mer Morte.

Avec le recul, je vois bien que ce cocktail de traitements m'exposait à un risque de cancer de la peau. Par chance, ce n'est pas arrivé. Le « fait marquant » de cette phase s'est produit lorsqu'un médecin m'a prescrit du méthotrexate, un médicament également utilisé en chimiothérapie. C'est là que j'ai fixé la limite — j'ai refusé de prendre ce traitement. Tout au long de cette expérience, jamais un professionnel de santé ne m'a posé de questions sur mon régime alimentaire ou mon mode de vie, ne m'a demandé quels produits de soin pour la peau j'utilisais, ou encore comment je me sentais sur le plan émotionnel.

Ce cycle déroutant a duré trois ans, sans que mes symptômes ne soient soulagés. Sans surprise, j'ai développé un fort sentiment de frustration. L'approche conventionnelle de ma maladie ne me conduisant nulle part, j'ai commencé à m'intéresser aux traitements naturels et holistiques. J'étais loin de me douter que cela me mènerait là où je suis aujourd'hui !

Tout a basculé lorsque j'ai compris que mon régime alimentaire, mes choix de vie et mon état émotionnel jouaient un rôle prépondérant dans ma maladie. Cette prise de conscience a été à la fois réconfortante et stimulante. Cela m'a donné l'opportunité d'être active et de prendre le contrôle de ma santé. J'ai compris que je pouvais m'en sortir. J'étais capable de dompter mon psoriasis au point de pouvoir vivre avec.

À l'époque, les informations relatives à la phytothérapie n'étaient pas aussi accessibles qu'aujourd'hui. Le terme naturopathe sonnait comme un mot étranger, et j'associais l'aromathérapie aux massages relaxants et aux bougies parfumées. Je vivais alors en Israël, et je suis allée consulter un naturaliste dans un petit village. Il m'a recommandé d'arrêter de consommer de la viande rouge, de la volaille, des produits laitiers, du blé et du sucre. Je pensais que j'allais mourir de faim. Il m'a également dit de cesser d'utiliser tous les produits contenant du savon, les parfums, les cosmétiques et les détergents. À ce moment-là, j'étais tellement désespérée que j'aurais fait n'importe quoi. J'ai éliminé tous les aliments ne présentant aucun intérêt du point de vue nutritionnel, j'ai entrepris de remplacer les produits de synthèse par des produits naturels et j'ai commencé à m'intéresser aux alternatives naturelles aux produits de beauté. C'est alors que j'ai fabriqué ma première crème maison et, depuis, je n'ai plus jamais acheté de produits hydratants dans le commerce.

Par ailleurs, j'ai commencé à pratiquer la méditation et à appliquer des techniques de relaxation, en m'appuyant sur les huiles essentielles. Avec le temps, j'ai véritablement pris conscience de la façon dont le monde extérieur influait sur mon corps et mon esprit. Tout cela ne s'est pas fait du jour au lendemain, mais je peux confirmer qu'à l'intérieur, je me sentais de plus en plus apaisée. J'avais l'impression que les luttes et les frustrations se tassaient et que l'harmonie reprenait le contrôle de mon corps tout entier. En l'espace de six mois, les plaques rouges ont commencé à s'éclaircir et ma peau a retrouvé son aspect normal.

De temps en temps, j'ai des poussées. Lorsque cela se produit, je me souviens que ma peau est un bouclier doté d'un système radar. Elle me fait savoir que je dois analyser plus en détail mon mode de vie : alimentation, environnement, produits que j'utilise, niveau de stress. Dès que ma peau entre en contact avec un ingrédient — naturel ou de synthèse — qui ne convient pas à mon corps, je fais une poussée.

Au fil de ma guérison et forte de ma nouvelle prise de conscience que régime alimentaire et détoxification étaient essentiels à une peau en bonne santé, j'ai décidé d'approfondir mes connaissances dans le domaine des sciences des végétaux. J'ai repris mes études et obtenu un diplôme en nutrition. En 1987, j'ai lu *Love, Medicine and Miracles* (Édition Rider), de Bernie Segal. Ce livre a eu sur moi un impact considérable. Il a changé la façon dont je pensais pouvoir m'aider — et, par extension, aider mes clients — en m'orientant vers la méditation et les pratiques de visualisation guidée. Étant plutôt une personnalité de type A, la tâche ne fut pas aisée. Mon esprit veut gambader, il ne s'arrête jamais. Parallèlement, à cette époque, je suivais un cours dans lequel un collègue m'a fait découvrir l'odeur de l'huile essentielle d'orange. J'ai inhalé son arôme avant d'exhaler spontanément un grand « aahhhh » alors que mon corps libérait ses tensions, faisant basculer mon système nerveux dans un état parasympathique.

J'ai commencé à expérimenter les huiles essentielles et j'ai été stupéfaite par la façon dont elles pouvaient aider mon esprit à s'acheminer vers la sérénité, peu importe ce qui se passait autour de moi. Établir des liens entre médecine nutritionnelle et aromathérapie est bientôt devenu l'un des axes majeurs de ma carrière. J'ai pris conscience que la détoxification du corps n'était qu'une étape ; l'esprit a lui aussi besoin d'atteindre un état de quiétude. Comprendre que les huiles essentielles jouaient un rôle déterminant dans ce processus a marqué un tournant dans mes études et mon métier.

Je me suis mise à étudier les fondements scientifiques de l'aromathérapie. J'ai été fascinée d'apprendre comment l'odeur des molécules aromatiques volatiles d'une plante avait le pouvoir de modifier instantanément la façon dont vous vous sentez. Les huiles essentielles issues des plantes possèdent également des propriétés thérapeutiques pouvant influer sur les états physiques. Il a été démontré qu'elles préviennent et diminuent les inflammations, qu'elles possèdent des propriétés sédatives, qu'elles contribuent à soulager les douleurs et qu'elles évitent les infections fongiques et bactériennes.

Les dynamiques de ces actions thérapeutiques sont essentielles dans mon approche des soins de la peau. L'utilisation de produits cosmétiques ne devrait pas se résumer à une question de vanité. Lorsque vous traitez vos problèmes de peau avec des huiles essentielles, cela a également une incidence sur le reste de votre corps. Les soins de peau vont bien au-delà de l'esthétique ; il s'agit d'une approche complémentaire à un mode de vie sain. Grâce à leurs nombreuses vertus thérapeutiques, les huiles essentielles que vous utilisez dans vos produits de soin vous permettent d'établir un lien entre bien-être intérieur et beauté extérieure.

Voilà plus de 30 ans que j'enseigne et pratique les soins de santé non conventionnels. Je m'attache en particulier à sensibiliser mes clients à la santé, à la nutrition et au mode de vie. Je développe des programmes de certification en aromathérapie et organise des ateliers de fabrication de produits formulés naturellement tant pour un usage personnel que pour un usage professionnel. Fait intéressant, beaucoup de participants aux programmes ont ceci en commun qu'ils sont à la recherche de connaissances solides qui les conduiront vers un mode de vie plus sain. Ce n'est pas une mince affaire, compte tenu du nombre d'informations erronées qui prolifèrent dans les médias, sans parler des sceptiques qui rejettent les thérapies naturelles sans autre forme de procès. L'une des raisons pour lesquelles j'ai voulu écrire ce livre est que l'aromathérapie demeure quelque peu anarchique. Cet état de fait doit être corrigé, et les solides bases scientifiques sur lesquelles se fonde l'aromathérapie doivent être mises à la disposition des praticiens et du grand public.

Avec ce livre, mon objectif est de vous sensibiliser en vous présentant des informations factuelles sur les soins de peau et les ingrédients naturels, en particulier les huiles essentielles. Je vous propose ainsi une approche rationnelle et réaliste de la création de produits naturels. Forts de ces connaissances, vous serez en mesure de confectionner des produits uniques qui seront en accord avec un mode de vie naturel et répondront à tous vos besoins en matière de soin de la peau.

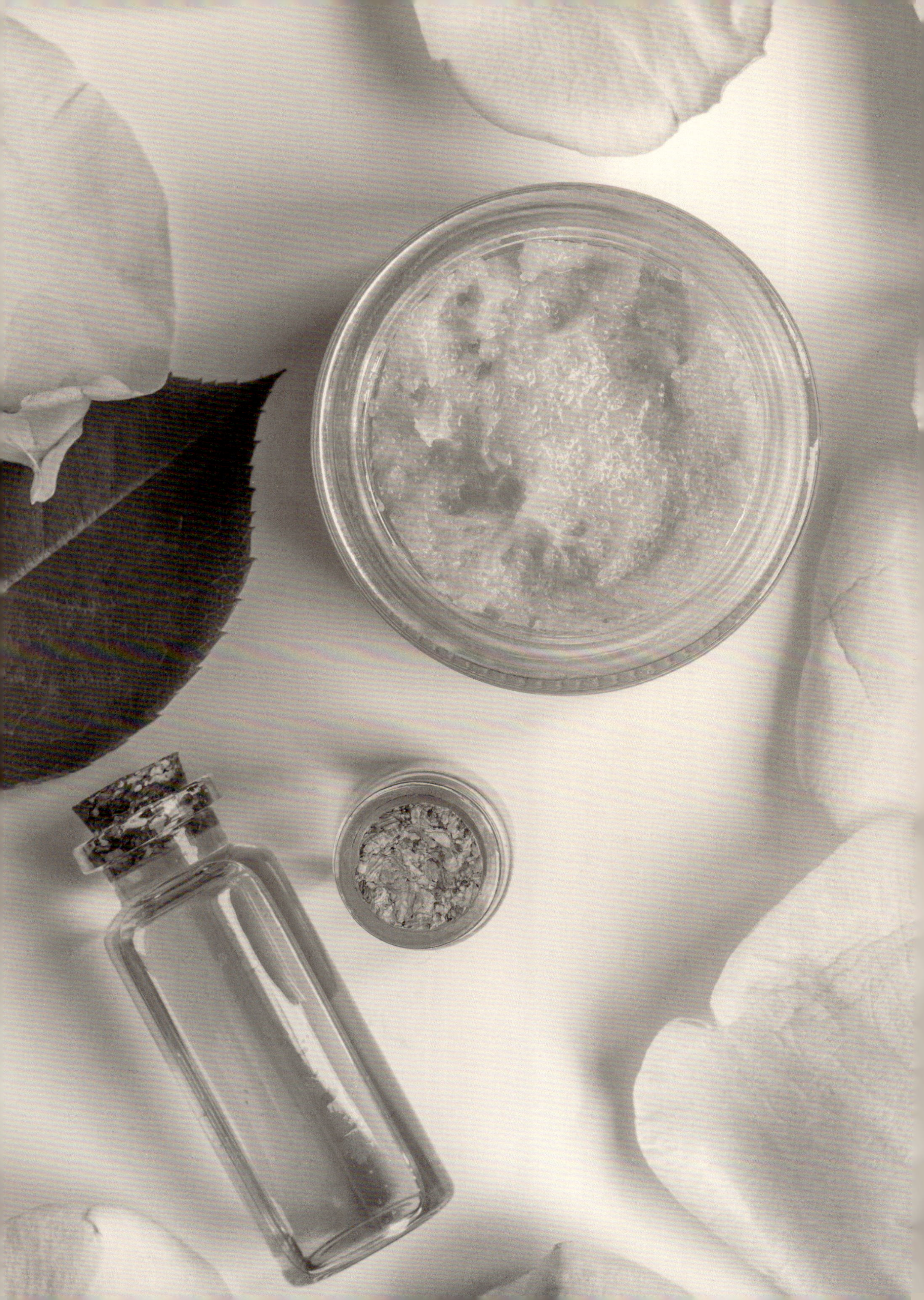

Les bases

La peau

ANATOMIE DE LA PEAU

Votre peau est une structure complexe. Elle évolue sans cesse et réagit aux changements internes tout comme aux changements externes. Un stress physique et mental, une mauvaise alimentation et certains traitements médicamenteux affecteront son équilibre de l'intérieur. Une exposition aux produits chimiques, une eau dure et des conditions climatiques extrêmes sont autant de facteurs de stress environnemental pouvant la perturber de l'extérieur. Ces déséquilibres se traduisent par des troubles cutanés, dont les principaux symptômes sont les inflammations, les rougeurs, les boursouflures, les brûlures, les démangeaisons, la sécheresse et la congestion.

Avant de vous lancer dans la création de produits de soin, il est important de bien comprendre la façon dont votre peau est structurée et ce dont elle a besoin pour rester en bonne santé. Cette connaissance de sa physiologie vous permettra de cibler vos formulations afin d'obtenir les résultats escomptés ou soulager des problèmes de peau particuliers.

Commençons par examiner les trois principales couches de la peau : l'épiderme, le derme et l'hypoderme.

L'ÉPIDERME

L'épiderme est la couche la plus superficielle de la peau et joue un rôle essentiel dans le maintien de sa santé et de sa beauté. Il est constitué de couches denses et très serrées de tissu et n'est pas directement relié au circuit sanguin du corps. La plupart des surfaces du corps sont recouvertes d'un épiderme composé de quatre pellicules, tandis que celui des paumes des mains et des plantes des pieds en comporte cinq.

La couche la plus profonde de l'épiderme est appelée couche basale ou germinative (*stratum basale*). En termes de soins pour la peau, cette pellicule contient un type de cellules particulièrement importantes — les mélanocytes. Ces cellules produisent de la mélanine, laquelle est responsable de la pigmentation de la peau et la protège contre les rayons ultraviolets (UV). Une surexposition aux rayons UV affecte les mélanocytes qui se mettent à produire de la mélanine en excès, ce qui peut provoquer une hyperpigmentation. Parmi les autres cellules constitutives de l'épiderme figurent les cellules de Merkel. Ces dernières transmettent au cerveau le sens du toucher, produisant les différentes sensations.

Au-dessus de la couche basale se trouve la couche épineuse ou de Malpighi (*stratum spinosum*), au sein de laquelle les principales cellules cutanées — les kératinocytes — synthétisent une protéine : la kératine. Cette protéine, insoluble, fibreuse et résistante est constitutive de la peau, des cheveux et des ongles. Elle crée également une barrière imperméable pour la peau.

Une grande activité a lieu dans la pellicule suivante, la couche granuleuse (*stratum granulosum*). C'est dans cette couche plus épaisse que s'organisent les protéines de kératine et les lipides imperméabilisants. Une surexposition aux savons, aux détergents et à certains cosmétiques peut modifier le pH de votre peau et interférer avec la production de kératine dans cette couche, occasionnant l'affaiblissement et la perte de résilience de la peau.

La couche cornée (*stratum corneum*) est la couche la plus superficielle de l'épiderme. Elle est composée de 15 à 30 couches de cellules sèches et mortes appelées cornéocytes, qui protègent la peau des invasions microbiennes et de la déshydratation. Dans le cas d'une peau saine, cette couche est éliminée et se renouvelle intégralement tous les 30 jours. Cet état de régénération peut être accéléré par le biais de l'exfoliation, qui vient à bout des cellules mortes et permet aux nouvelles cellules d'émerger à la surface.

Enfin, la couche claire (*stratum lucidum*) que l'on retrouve uniquement là où la peau est la plus épaisse, comme au niveau des paumes des mains ou des plantes des pieds. Les cellules de la couche claire ont une forme aplatie et contiennent une substance huileuse qui agit comme une barrière et confère à cette pellicule des propriétés imperméables.

LE DERME

Couche médiane de la peau, le derme contient des terminaisons nerveuses, des glandes sudoripares et sébacées, des follicules pileux, des fibres musculaires ainsi que des vaisseaux sanguins et lymphatiques. Il a une épaisseur d'environ 3 mm.

La santé globale de votre peau dépend de cette barrière intermédiaire. Le derme joue le rôle de réservoir d'eau et d'électrolytes de l'organisme, et le sang contenu dans cette couche participe à la régulation de la température corporelle. La principale fonction du derme est de diffuser les nutriments apportés par les vaisseaux sanguins à la surface de la peau. De cette façon, il fait office d'intermédiaire entre ce que vous mangez et votre activité physique d'une part et la santé de votre peau d'autre part.

Le derme se compose de deux pellicules, les couches papillaire et réticulaire. La couche papillaire contient une fine structure de fibres de collagène, tandis que la couche réticulaire est composée de fibres de collagène plus épaisses. Présent dans tout le corps, le collagène sert à conférer résistance et cohésion aux tissus. Il joue un rôle important dans la préservation du capital jeunesse de la peau, en contribuant au maintien de sa fermeté et de son élasticité.

La production de collagène

Lorsqu'on vieillit, le collagène de la peau est sécrété à un rythme plus lent : on estime que le corps perd au moins 1 pour cent de son collagène chaque année. C'est ce qui contribue à l'apparition des signes de l'âge — autrement dit au relâchement et à la sécheresse cutanés, aux ridules et aux rides. Parmi les facteurs qui accélèrent la baisse de la production de collagène figurent une exposition excessive au soleil, le tabagisme, la pollution environnementale, l'alcool, le stress et une mauvaise alimentation.

L'HYPODERME

Aussi connu sous le nom de tissu sous-cutané, l'hypoderme est la couche la plus profonde de la peau. Cette couche, composée de cellules adipeuses et de tissu conjonctif, héberge des vaisseaux sanguins et des nerfs de taille plus importante. Il s'agit de la couche la plus épaisse de la peau, et son épaisseur varie selon les différents endroits du corps et d'une personne à l'autre.

UNE VIE SAINE POUR UNE PEAU SAINE

Les choix que vous faites en termes de mode de vie ont une incidence directe sur votre peau, et aucune crème ou lotion ne pourra totalement réparer les dommages causés par de mauvaises habitudes telles que le tabagisme ou le bronzage. Voici les principaux gestes que vous pouvez adopter afin d'avoir une peau éclatante de santé.

MANGEZ SAINEMENT ET PASSEZ-VOUS DU TABAC

La peau doit son aspect éclatant et lumineux à une alimentation riche en acides gras essentiels, qui contribuent à la formation d'une barrière lipidique sur la peau. Cette barrière est essentielle pour que la peau reste hydratée et garde un aspect rebondi. La consommation de protéines joue elle aussi un rôle clé, ces macronutriments étant dégradés en acides aminés qui interviennent dans la synthèse du collagène. Évitez les sucres, les amidons transformés, le café et l'alcool, dans la mesure où ces produits peuvent aggraver certains problèmes de peau tels que la rosacée, l'acné, l'eczéma et le psoriasis.

La fumée de cigarette est particulièrement néfaste ; en plus d'être mauvaise pour votre santé en général, elle dessèche la peau et favorise l'apparition des rides. Abstenez-vous de fumer et prémunissez-vous du tabagisme passif.

HYDRATEZ-VOUS

Les cellules de la peau étant constituées d'eau, elles ne peuvent pas fonctionner correctement si vous souffrez de déshydratation. Le manque d'hydratation rend la peau sèche et squameuse et provoque des sensations de tiraillement. Assurez-vous de boire six à huit verres d'eau par jour. (Privilégiez l'eau filtrée, en raison de son pH inférieur. Pour en savoir plus sur le pH, voir page 22.) Toutefois, l'eau que vous ingérez n'est pas directement dirigée vers la peau, aussi veillez à l'hydrater également par d'autres moyens. Ne consommez pas trop d'alcool et de caféine, ces deux substances pouvant entraîner de la déshydratation. Enfin, fuyez les environnements asséchants, tels que les endroits où règne une chaleur sèche, et évitez de prendre des bains prolongés.

LIMITEZ VOTRE EXPOSITION AU SOLEIL

Une exposition excessive au soleil peut abîmer la peau de plusieurs manières. Une courte surexposition peut provoquer un coup de soleil : la peau est rouge, chaude au toucher et elle démange. À long terme, l'exposition au soleil entraîne un photovieillissement cutané, dont les effets peuvent se manifester plusieurs dizaines d'années après l'exposition, sous la forme de rides et de taches brunes. Bronzez malin — évitez de sortir ou restez à l'ombre entre 10 h et 15 h, lorsque le soleil est le plus fort.

FAITES RÉGULIÈREMENT DE L'EXERCICE

Une activité physique régulière favorise une bonne circulation et aide le corps à éliminer les toxines. De plus, une bonne séance d'entraînement, qui fait transpirer, augmente le volume de sang oxygéné qui est distribué à la peau, ce qui lui confère un aspect éclatant de santé.

LES DIFFÉRENTS TYPES DE PEAU

Classer la peau selon son type peut se révéler compliqué. Au début des années 1900, Helena Rubenstein, entrepreneure dans le secteur de la beauté, a défini quatre types de peau : sèche, grasse, mixte et sensible. Depuis, il a été admis que d'autres facteurs interviennent dans la façon dont est déterminé le type de la peau, tels que l'âge et le sexe de la personne ainsi que la couleur de la peau, son niveau d'hydratation et sa nature sensible ou résiliente. Les produits de soin pour la peau devraient systématiquement être formulés pour répondre à ces besoins spécifiques.

PEAU SÈCHE

Une peau sèche a un aspect terne, rugueux et parcheminé. Elle est prédisposée aux sensations de tiraillement et au développement de ridules. La peau sèche et sensible est une sous-catégorie de la peau sèche. Craquelée, squameuse et enflammée, elle peut être associée à des maladies telles que l'eczéma, le psoriasis ou divers types de dermatites.

Quelles sont les causes d'une peau sèche ?

La sécheresse de la peau peut avoir de nombreuses origines. Elle peut être due à un manque de fluides dans la couche supérieure, la couche cornée (*stratum corneum*). Elle peut aussi être due à une mauvaise synthèse des lipides dans les cellules, ce qui signifie que vos glandes sébacées ne produisent pas suffisamment de sébum — le film lipidique naturel du corps — pour garder votre peau lubrifiée. Une prédisposition génétique peut également intervenir ; certaines populations, telles que les Afro-Américains, semblent ainsi présenter une incidence plus élevée de sécheresse cutanée. Parmi les autres facteurs figurent les maladies de peau telles que l'eczéma et les dermatites, qui érodent la barrière cutanée, et les conditions climatiques telles qu'une chaleur ou un froid extrêmes ou une surexposition aux rayons UV. La fumée de cigarette et l'alcool sont particulièrement néfastes.

Traitements recommandés

Un nettoyage biquotidien, matin et soir, ainsi qu'une exfoliation douce deux à trois fois par semaine, sont profitables aux peaux sèches. Si vous avez la peau sèche, massez votre visage tous les soirs en appliquant votre sérum. Le recours régulier aux bains de vapeur aromatique et aux masques hydratants est également bénéfique.

HUILES PRÉCONISÉES POUR LES PEAUX SÈCHES ET POUR LES PEAUX SÈCHES ET SENSIBLES

TYPE D'HUILES / TYPE DE PEAUX	PEAUX SÈCHES		PEAUX SÈCHES ET SENSIBLES	
HUILES SUPPORT	• Amande douce • Argan • Avocat • Bourrache	• Chanvre • Coco • Rose musquée	• Abricot • Argan • Beurre de Karité	• Jojoba • Marula • Onagre
HUILES ESSENTIELLES	• Encens • Géranium • Mandarine • Néroli	• Rose de Damas • Santal (jaune) • Ylang-ylang	• Camomille allemande • Camomille romaine • Encens • Hélichryse italienne	• Lavande • Néroli • Patchouli

Remarque :

Ne sont listées ici que les huiles idéales pour ces types de peau. Pour un éventail plus large d'huiles et de beurres que vous pouvez tester, référez-vous aux pages 52 à 74.

PEAU GRASSE

Une peau grasse est luisante, paraît huileuse et est sujette à l'acné. Elle est souvent caractérisée par des pores dilatés au niveau des joues, du nez, du menton et du front. Les hommes sont plus susceptibles d'avoir la peau grasse que les femmes.

Quelles sont les causes d'une peau grasse ?

Une peau grasse est due à des glandes sébacées hyperactives, qui produisent trop de sébum. Le sébum protège votre peau de la déshydratation, mais l'excès de sébum peut provoquer de l'acné ou une séborrhée, laquelle se traduit par des plaques rouges prurigineuses pouvant apparaître sur le cuir chevelu, le visage, les oreilles et le torse. L'alimentation a elle aussi son importance : la malbouffe et les aliments transformés peuvent être à l'origine d'une peau grasse.

Des changements hormonaux lors de la puberté ou de la périménopause, par exemple, peuvent rendre la peau grasse. C'est pour cette raison que l'acné est courante à l'adolescence ; c'est une période où le corps produit plus d'hormones qui stimulent les glandes sébacées et les incitent à produire davantage de sébum.

Traitements recommandés

Un nettoyage de la peau ainsi qu'une désobstruction des pores au moyen d'une exfoliation douce sont profitables aux peaux grasses et aux peaux grasses et sensibles. Le recours régulier aux bains de vapeur aromatique et aux masques à l'argile est également bénéfique.

HUILES PRÉCONISÉES POUR LES PEAUX GRASSES ET POUR LES PEAUX GRASSES ET SENSIBLES		
TYPE DE PEAUX / TYPE D'HUILES	PEAUX GRASSES	PEAUX GRASSES ET SENSIBLES
HUILES SUPPORT	• Abricot • Argan • Bourrache • Jojoba • Pépins de raisin	• Argan • Chanvre • Jojoba • Onagre • Pépins de raisin
HUILES ESSENTIELLES	• Genévrier • Géranium • Lavande • Palmarosa • Sauge sclarée • Tea tree	• Camomille allemande • Camomille romaine • Encens • Hélichryse italienne • Néroli • Patchouli

Remarque :

Ne sont listées ici que les huiles idéales pour ces types de peau. Pour un éventail plus large d'huiles que vous pouvez tester, référez-vous aux pages 52 à 74.

PEAU MIXTE

L'expression peau mixte fait référence à une peau qui est à la fois grasse et sèche. La peau peut être mixte sur différentes parties du visage et du corps. Sur le visage, on parle de zone T : le front, le nez et le menton sont considérés comme gras tandis que la peau du contour de la bouche, des joues et du contour des yeux est sèche. Au niveau du corps, la peau peut être mixte sur des zones telles que le haut du dos et les épaules.

Quelles sont les causes d'une peau mixte ?

La peau peut être mixte pour différentes raisons, allant de la génétique aux déséquilibres hormonaux. Ce problème peut être exacerbé par l'utilisation de produits de soin contenant des ingrédients agressifs ou irritants pour la peau, qui rendent sèches certaines zones du visage et stimulent d'autres zones, peut-être déjà grasses, à produire davantage de sébum.

Traitements recommandés

Il est essentiel de varier les produits utilisés sur une peau mixte et de les adapter en fonction des différents besoins de la peau. Des massages réguliers du visage sont également profitables en cas de peau mixte.

HUILES PRÉCONISÉES POUR LES PEAUX MIXTES		
HUILES SUPPORT	• Abricot • Argan • Jojoba	• Onagre • Rose musquée
HUILES ESSENTIELLES	• Camomille allemande • Genévrier • Hélichryse italienne	• Patchouli • Santal (jaune)

Remarque :

Ne sont listées ici que les huiles idéales pour ces types de peau. Pour un éventail plus large d'huiles que vous pouvez tester, référez-vous aux pages 52 à 74.

Peau sensible et peau résiliente

On parle de sensibilité de la peau lorsque celle-ci s'irrite facilement. Cela peut concerner n'importe quelle partie du corps et toucher des personnes ayant n'importe quel type de peau. Une peau sensible paraît « enflammée » — elle est rouge et s'accompagne parfois d'une sensation de brûlure.
La résilience de la peau peut également concerner tous les types de peau. La peau est équilibrée et peu susceptible de s'enflammer lorsqu'elle est exposée à l'application locale de produits ou au stress environnemental. Néanmoins, même la peau la plus résiliente peut réagir à une surexposition à des produits auxquels elle est allergique ou sensible.

PEAU MATURE

Bien que la peau soit un système vivant qui se renouvelle constamment, son fonctionnement décline avec le temps. Ainsi, peu importe votre type de peau — grasse, sèche ou mixte —, vous finirez par avoir une peau mature. Et à cette période de la vie, les choix que vous ferez en matière de mode de vie auront une incidence encore plus importante sur l'aspect de votre peau.

Pourquoi ma peau paraît-elle plus vieille ?

Avec l'âge, vos cellules ne se régénèrent plus aussi rapidement qu'autrefois. L'une des conséquences est que votre peau paraît plus fine. La production de collagène et d'élastine est moins efficace et, de ce fait, votre peau a tendance à s'affaisser. Le sébum est lui aussi moins abondant. On observe également un développement sporadique de zones pigmentées appelées taches de vieillesse, lesquelles sont dues à une surproduction de mélanine.

Traitements recommandés

Il est important d'utiliser des huiles contenant une grande quantité d'acides gras essentiels, telles que les huiles de bourrache ou d'onagre. Une peau sèche et mature tirera également profit de produits élaborés à partir de beurres végétaux nourrissants.

HUILES PRÉCONISÉES POUR LES PEAUX MATURES ET POUR LES PEAUX MATURES ET SENSIBLES		
TYPE DE PEAUX / TYPE D'HUILES	PEAUX MATURES	PEAUX MATURES ET SENSIBLES
HUILES SUPPORT	• Amande douce • Argan • Bourrache • Jojoba • Rose musquée • Sésame • Abricot • Camélia • Chanvre • Jojoba • Onagre	• Abricot • Camélia • Chanvre • Jojoba • Onagre
HUILES ESSENTIELLES	• Encens • Géranium • Mandarine • Néroli • Rose de Damas • Santal (jaune) • Ylang-ylang	• Camomille allemande • Camomille romaine • Encens • Hélichryse italienne • Lavande • Néroli • Patchouli

Remarque :

Ne sont listées ici que les huiles idéales pour ces types de peau. Pour un éventail plus large d'huiles et de beurres que vous pouvez tester, référez-vous aux pages 52 à 74.

DE L'ART DE SOIGNER SA PEAU

Depuis la nuit des temps, les soins de la peau sont observés comme une pratique rituelle. De nos jours, l'expérience du nettoyage quotidien s'apparente davantage à une nécessité qu'à un moment de plaisir, mais notre lien au nettoyage et au bain dépasse l'hygiène personnelle et l'élimination des germes. C'est là l'occasion de vous libérer l'esprit et de vous dorloter, une expérience qui augmente votre sensation de bien-être. L'utilisation d'ingrédients naturels dans les soins de peau crée un kaléidoscope d'expériences sensorielles qui favorisent la santé et le bien-être et contribuent à une beauté rayonnante.

NETTOYER

Votre visage a besoin d'être nettoyé deux fois par jour — matin et soir. Nettoyer votre peau permet d'éliminer cellules mortes, sébum, saleté, maquillage et autres impuretés. Cela peut également aider à désobstruer les pores. Dans l'idéal, votre rituel de nettoyage sera une expérience douce, réalisée en pleine conscience, qui sollicitera la plupart de vos sens.

Nettoyage quotidien du matin

Lors d'une bonne nuit de sommeil, votre peau se répare et se détoxifie. Ce processus pousse les cellules mortes vers la couche supérieure de la peau, où elles s'amoncellent. Dans la mesure où cela peut conduire à l'obstruction des pores, provoquer des problèmes tels que l'acné ou conférer à la peau un aspect terne, un nettoyage doux est essentiel, car il évite l'accumulation de ces cellules. Par ailleurs, ce nettoyage vous permettra de démarrer votre journée du bon pied : la peau devient une belle toile sur laquelle appliquer crèmes légères et nourrissantes et cosmétiques qui améliorent votre apparence et renforcent votre sentiment de bien-être.

Optez pour la simplicité lors des nettoyages matinaux et utilisez, en petites quantités, des huiles essentielles qui conviennent à votre type de peau (voir page 93 à 165). Préférez celles qui favorisent l'ancrage, telles que le santal, le patchouli, le néroli, la bergamote, la cardamome, le tea tree, la mandarine, le citron ou le cajeput.

Ne récurez pas, exfoliez !

Ne frottez pas — ayez la main douce ! Lorsqu'il s'agit d'exfoliation, beaucoup de personnes tombent dans l'excès, utilisant des produits chimiques agressifs pour éliminer les cellules mortes indésirables. Ce n'est pas une bonne idée. La peau est un organe vivant, la première ligne de défense de votre corps contre les substances envahissantes comme les bactéries. Une exfoliation excessive a tendance à affaiblir ce système de défense naturel.

Nettoyage quotidien du soir

Choisissez un nettoyant qui convient à votre type de peau, et intégrez des huiles essentielles qui facilitent le repos, telles que la rose, l'encens, la sauge sclarée, la lavande ou la camomille romaine, lesquelles sont adaptées à tous les types de peau.

Nettoyage en profondeur avec l'exfoliation

Votre peau perd des millions de cellules mortes chaque jour. L'exfoliation contribue à éliminer ces cellules inutiles de la partie supérieure de la peau, laissant une surface propre et polie présentant des ridules moins marquées. L'exfoliation stimule également la production de nouvelles cellules. Procédez à deux exfoliations par semaine, que vous compléterez par l'application d'un masque nourrissant ou d'un sérum sur votre peau ainsi régénérée.

Nettoyage en profondeur avec les masques

L'application de masques est une méthode plus intense qui permet de détoxifier, de nourrir et de régénérer la peau. Les masques contiennent des argiles, des farines ou des poudres — autant d'ingrédients secs qui sont activés lorsqu'ils sont combinés à des liquides. Appliquez un masque à base de plantes une à deux fois par semaine, de préférence en fin de journée, lorsque la capacité de votre peau à absorber les ingrédients est optimale.

La pose d'un masque doit être une expérience luxueuse. Installez-vous dans un endroit calme et appliquez-le sur une peau propre et exfoliée. D'une texture idéalement douce et veloutée, il devrait sécher ou se figer en 10 à 20 minutes. Rincez-le à l'eau tiède puis complétez le soin par l'application d'un tonique et d'une crème hydratante.

Picotement ou brûlure ?

Un masque peut parfois provoquer une sensation de picotement sur la peau. Cette sensation peut être due au fait que ses ingrédients actifs sont en train de pénétrer. Toutefois, si vous ressentez une sensation de brûlure, il est probable que vous fassiez une réaction allergique à certains des ingrédients. Votre peau subit alors un traumatisme. Si cela se produit, rincez le masque aussi rapidement que possible.

TONIFIER

L'application d'un tonique est une étape essentielle des soins de la peau. Un tonique complète le processus de nettoyage en éliminant les dernières impuretés. De plus, il nourrit, hydrate et rafraîchit la peau, tout en rééquilibrant son pH et en la préparant à recevoir un soin hydratant.

D'une manière générale, deux types de solutions sont utilisées pour tonifier la peau :

- **Les toniques :** formulés à base d'eau, ils conviennent aux peaux sèches. Un tonique peut contenir ou non de l'alcool, et beaucoup contiennent de la glycérine. Un hydrolat (voir page 21) peut être utilisé seul en tant que tonique ou entrer dans la composition d'un tonique à base d'eau.
- **Les astringents :** ces solutions sont une forme de tonique bien plus puissante, et conviennent aux peaux grasses ou mixtes. Elles contiennent souvent de l'alcool, et parfois de l'hamamélis ou du vinaigre de cidre.

Tonifier le matin

Après votre nettoyage, appliquez un tonique de jour doux et adapté à votre type de peau. Il hydratera et protégera votre peau et équilibrera son pH pour la journée.

Tonifier l'après-midi ou après le sport

À la mi-journée, votre peau produit du sébum à pleine capacité. Pour éviter que celui-ci s'accumule, vaporisez un tonique astringent sur votre visage et séchez-le en tapotant. Après une séance de sport, aspergez votre peau à l'aide d'un tonique afin de rafraîchir votre visage et d'empêcher la sueur d'obstruer vos pores, ce qui pourrait provoquer l'apparition de boutons.

Tonifier le soir

Pendant la soirée, votre peau ne produit pas autant de sébum que pendant la journée. Par conséquent, elle est relativement déshydratée. Mieux vaut donc éviter d'utiliser de puissants toniques astringents et privilégier les formules à base d'eau. Si votre peau est particulièrement grasse, utilisez un tonique astringent composé d'ingrédients plus doux, tel qu'un hydrolat d'hamamélis sans alcool.

Qu'est-ce qu'un hydrolat ?

Les hydrolats (aussi appelés hydrosols ou eaux florales) sont des eaux aromatiques produites lors du processus de distillation à la vapeur d'eau permettant d'extraire les huiles essentielles. Ils peuvent être utilisés seuls en tant que toniques. Ils ne contiennent pas d'alcool. Certains producteurs ajoutent de l'alcool à leurs formulations : il ne s'agit donc plus de véritables hydrolats.

HYDRATER

La dernière étape de votre routine de soin quotidienne est l'hydratation. Toutes les peaux, quel que soit leur type, ont besoin d'une hydratation continue, de jour comme de nuit. L'hydratation protège, tonifie et nourrit la peau. Opter pour une crème hydratante adaptée à votre peau est essentiel pour maintenir son équilibre.

Les soins hydratants pour les peaux normales, mixtes ou grasses devraient être formulés à base de gels ou d'huiles support légères telles que les huiles d'abricot, de pépins de raisin ou de jojoba. Ceux qui conviennent aux peaux sèches miseront sur des huiles support ayant un pourcentage plus élevé de graisses saturées telles que les huiles d'amande douce, d'avocat ou de coco.

Hydratation de jour

Après le nettoyage et l'application d'un tonique, appliquez votre crème de jour hydratante. Si vous prévoyez de vous maquiller, patientez une à deux minutes afin de laisser au soin le temps de pénétrer avant de commencer cette étape.

Hydratation de nuit

Pendant la soirée, vos pores sont bien plus dilatés que le matin ; c'est donc le moment idéal pour nourrir votre peau avec des antioxydants et des produits riches en nutriments. Après le nettoyage et l'application d'un tonique, appliquez un sérum et une crème de nuit. Quel que soit votre type de peau, utilisez des formules plus légères. Évitez les huiles lourdes afin que votre peau puisse respirer durant la nuit.

Le pH de votre peau

L'échelle du pH varie de 1 à 14, la valeur 1 correspondant à un pH très acide, la valeur 7 à un pH neutre et la valeur 14 à un pH très alcalin. Une peau typique en bonne santé a un pH compris entre 4,5 et 5,5, ce qui signifie qu'elle est légèrement plus acide qu'alcaline. Il s'agit là d'un facteur de protection — votre peau fait tout pour empêcher les agents pathogènes de pénétrer dans votre corps. Le pH de votre peau varie selon les parties de votre corps et les moments de la journée. L'âge et le sexe sont d'autres facteurs ayant une incidence sur le pH de la peau.
Lorsque vous confectionnez des produits de soin, il est intéressant de mesurer le niveau de pH des ingrédients qui entrent dans leur composition afin de vous assurer que le pH de votre peau ne sera pas perturbé. (Vous pouvez facilement mesurer vos formulations à l'aide de bandelettes de pH, disponibles dans la plupart des magasins bio.) Cela est particulièrement important pour les produits comme les toniques, dans la mesure où ils sont utilisés pour équilibrer la peau. Si vous avez la peau grasse ou mixte, utilisez un tonique légèrement acide, avec un pH de 5. Si nécessaire, ajoutez du vinaigre, qui a un pH compris entre 2,5 et 2,9, ou de l'hydrolat d'hamamélis, dont le pH se situe entre 4,0 et 4,2. Si vous avez la peau sèche, utilisez un tonique ayant un pH de 6 environ. Pour augmenter le pH d'une formule, ajoutez-y du gel d'aloe vera ou de la glycérine.

PEAU ET SOINS, UNE SYNCHRONISATION NÉCESSAIRE

Avez-vous déjà pensé au fait que votre peau compte sur vous pour paraître éclatante de santé ? Si choisir des produits de qualité est une pièce du puzzle, synchroniser votre programme de soins avec votre horloge biologique en est une autre. L'alignement de votre routine sur le rythme circadien de votre corps potentialisera l'efficacité vos soins.

LES RYTHMES CIRCADIENS ET VOTRE PEAU

Le rythme circadien est un cycle physiologique de 24 heures. L'horloge biologique d'une personne est contrôlée par la partie du cerveau qui répond à la lumière et à l'obscurité, celle qui reçoit des signaux envoyés par le biais du nerf optique. En cas d'exposition à la lumière, l'hypothalamus — la partie du cerveau qui régule le système nerveux autonome, entre autres fonctions — réveille le corps. Il déclenche la sécrétion d'hormones chargées de réguler la température et la circulation corporelles et prépare votre corps à l'activité physique. Lorsque vos yeux sont exposés à l'obscurité, votre cerveau comprend qu'il doit vous conduire vers le sommeil. À ce stade, il prépare votre corps à se réparer et à se régénérer. Votre peau fonctionne de concert avec vos rythmes biologiques ; c'est pourquoi faire en sorte que vos produits de soin concordent avec ces rythmes renforcera leur efficacité.

VOTRE PLANNING DE SOIN

Petit matin (4 h à 8 h)

Votre peau : c'est à ce moment de la journée que votre peau constitue sa barrière protectrice naturelle ; elle est donc peu à même d'absorber des produits épais ou les ingrédients actifs qu'ils contiennent. Les réactions cutanées ont également tendance à se manifester tôt le matin.

Recommandations : lavez votre visage à l'aide d'un nettoyant doux et d'eau chaude. Votre choix en termes d'huiles essentielles pour le nettoyage doit être léger : optez par exemple pour la bergamote sans furocoumarines, la mandarine ou le citron. Évitez d'appliquer des masques pénétrants et des sérums.

Matinée (8 h à 12 h)

Votre peau : pendant la matinée, votre corps se réchauffe et passe à la vitesse supérieure, ce qui a pour conséquence d'augmenter l'afflux sanguin à la surface de la peau. Et souvenez-vous, la probabilité que vous présentiez une sensibilité à des produits ou que vous fassiez une réaction allergique est plus importante au cours de la matinée.

Recommandations : vos produits de soin doivent avoir une texture légère et être à la fois protecteurs et hydratants. Utilisez les huiles essentielles avec modération ; essayez par exemple celles de rose de Damas, de citron vert (distillée) ou de tea tree. Évitez d'appliquer des masques pénétrants et des sérums.

Après-midi (12 h à 17 h)

Votre peau : dans l'après-midi, une prolifération lente de nouveau tissu cellulaire s'opère et votre peau sécrète davantage de sébum. Les personnes ayant la peau grasse ou mixte ont tendance à briller. Des problèmes de peau tels que le psoriasis et l'eczéma peuvent être exacerbés.

Recommandations : rafraîchissez-vous le visage en l'aspergeant à l'aide d'un hydrolat doux et agréable. Assurez-vous qu'il s'agit d'une formulation sans alcool.

Soirée (17 h à 22 h)

Votre peau : la capacité de votre peau à absorber des ingrédients est bien plus élevée dans la soirée. Cela signifie qu'elle est plus encline à répondre aux soins que vous appliquerez.

Recommandations : c'est le moment de nettoyer la peau en profondeur et d'utiliser des exfoliants, des masques pour le visage, des sérums actifs et des huiles riches et hydratantes. Choisissez des huiles essentielles apaisantes et relaxantes qui favorisent la santé de la peau telles que le santal, la rose de Damas, le néroli, le patchouli, l'encens, la camomille romaine ou la camomille allemande.

Nuit (21 h à 4 h)

Votre peau : c'est le moment où la peau commence à se réparer en remplaçant les vieilles cellules par des nouvelles. Elle produit moins de sébum et a un pH légèrement moins élevé, ce qui la rend sujette au dessèchement et aux démangeaisons.

PRÉPAREZ-VOUS POUR LE COUCHER ET UNE BONNE NUIT DE SOMMEIL

De bonnes nuits de sommeil sont nécessaires pour avoir une peau en bonne santé. Il existe un certain nombre de choses que vous pouvez faire pour créer un environnement propice à un sommeil profond. Ne vous couchez pas l'estomac plein et n'effectuez pas d'activités physiques stimulantes. Des étirements légers, en revanche, sont adaptés. Limitez votre exposition aux appareils électroniques, tels que les téléviseurs et les ordinateurs et veillez à ce que votre chambre soit propre et agréable. Le sommeil est toujours important, mais cela est particulièrement vrai lorsque vous traversez des périodes de transition dans votre vie, à l'instar des diverses étapes de la ménopause, des cycles menstruels et des grossesses.

Conseil d'expert

Envisagez de diffuser des huiles essentielles dans votre environnement une heure avant d'aller vous coucher afin d'aider à calmer votre système nerveux. Les huiles essentielles de lavande, de bergamote, de genévrier et de géranium constituent de bons choix à cet effet.

Confectionner ses produits de soin

LE B.A.-BA DES SOINS DE LA PEAU

Votre peau est le plus grand organe de votre corps. Votre alimentation, votre niveau d'activité physique et l'environnement dans lequel vous vivez ont tous une incidence sur sa santé. Bien sûr, elle réagira également aux soins que vous lui fournirez ainsi qu'aux substances chimiques constitutives des ingrédients contenus dans ces soins.

Dans la mesure où vous vous lancez dans la confection de vos propres recettes, vous vous devez, ainsi qu'à toute personne susceptible de les utiliser, d'avoir une bonne compréhension des ingrédients qui les composent. Vous souhaitez que vos produits soient aussi efficaces que possible tout en vous assurant de leur innocuité ; pour cela, vous devez faire de votre mieux afin de prévenir tout problème éventuel tel que les irritations cutanées, la sensibilisation et la photosensibilisation. L'acquisition de ces connaissances vous donnera l'assurance et le savoir-faire nécessaires pour commencer à développer vos propres recettes à base d'huiles essentielles.

Créer des produits de manière responsable signifie également prêter attention à leur durée de conservation, ce qui implique l'ajout de conservateurs. De nombreux conservateurs employés dans les produits du commerce peuvent avoir des effets secondaires inquiétants (j'ai inclus un aperçu des conservateurs les plus problématiques plus loin dans ce chapitre) ; c'est pour cette raison que nous recommandons l'utilisation de synergies d'huiles essentielles ayant des propriétés antimicrobiennes afin de prolonger la durée de vie de vos produits. Celles-ci peuvent être intégrées à n'importe quelle formulation et contribueront à préserver vos produits de toute contamination.

Enfin, ce chapitre s'achève sur un aperçu du matériel et de l'équipement dont vous aurez besoin pour préparer, conditionner et stocker vos produits de soin en toute sécurité. À la fin de cette partie, vous disposerez de tous les éléments nécessaires pour mettre en place votre petit atelier beauté.

RÉACTIONS POSSIBLES AUX INGRÉDIENTS NATURELS

De nombreux végétaux, y compris ceux qui sont utilisés en tant que remèdes à base de plantes, sont susceptibles d'avoir des effets nocifs pouvant se traduire de différentes façons. Lors de l'application d'huiles essentielles, trois grands types de réactions cutanées peuvent se produire : les irritations, la sensibilisation et la photosensibilisation.

LES IRRITATIONS CUTANÉES

La plupart des gens ont un jour eu la peau irritée après qu'elle a réagi à un ingrédient particulier. Une telle irritation se manifeste généralement sous la forme d'une éruption qui apparaît sur la zone ayant été en contact avec l'ingrédient. Parmi les autres symptômes figurent les inflammations, les démangeaisons, les rougeurs et l'urticaire. Dans de très rares cas, il est même possible qu'une réaction très importante déclenche un choc anaphylactique.

Il est difficile de prévoir si une personne fera une mauvaise réaction à une huile essentielle. Bonne nouvelle, dans la plupart des cas, les réactions sont localisées et de courte durée. Néanmoins, avant d'utiliser une huile essentielle ou un mélange d'huiles, il est recommandé d'effectuer un test cutané. Si vous observez une réaction, vous avez là un bon indicateur d'une sensibilisation voire d'une allergie à l'huile essentielle testée : ne l'utilisez pas sur votre peau. Par ailleurs, si une huile essentielle s'accompagne d'une mise en garde quant à son potentiel irritant et que vous avez la peau sensible, faites preuve de prudence lorsque vous utilisez des produits contenant cette huile.

Effectuer un test cutané

Diluez une goutte d'huile essentielle dans une petite quantité d'huile support (par exemple, de l'huile de coco) et appliquez ce mélange sur une petite zone située à l'intérieur de votre bras. Dans l'heure qui suit, surveillez l'apparition d'une réaction. Si votre peau rougit ou picote, lavez-la au savon et à l'eau et évitez d'utiliser l'huile essentielle testée.

SENSIBILISATION

Certaines réactions cutanées sont immédiates; d'autres peuvent se développer dans le temps. Une surexposition à une substance, qu'elle soit naturelle ou synthétique, peut entraîner une réponse différée, pouvant même se manifester à différents endroits de votre corps.

La sensibilisation se produit lorsque le système immunitaire réagit de manière progressive à un ingrédient, synthétique ou naturel. Les signes peuvent être une éruption, des démangeaisons associées à des boursouflures ou même de l'eczéma. Voici ce qui se passe : lorsqu'un ingrédient est absorbé par la peau, il interagit avec les protéines contenues dans celle-ci. Une altération de ces protéines peut les transformer en antigènes — des substances étrangères qui provoquent une réaction immunitaire. Votre corps considère les antigènes comme des intrus et répondra par une inflammation et par d'autres réponses de nature allergique. La réaction n'est pas nécessairement instantanée; elle peut survenir après quelques jours, quelques semaines voire quelques mois d'utilisation régulière de l'ingrédient.

Plusieurs facteurs peuvent accroître le risque de sensibilisation. L'usage fréquent d'un même ingrédient en est un. Certains ingrédients ont tendance à être plus sensibilisants que d'autres. Dans le cas des huiles essentielles, certaines contiennent des substances considérées comme sensibilisantes. Ainsi, l'application d'huiles essentielles non diluées sur la peau peut également entraîner une sensibilisation ; par conséquent, diluez systématiquement vos huiles essentielles dans une huile support ou un beurre végétal (voir page 90).

Certaines huiles essentielles sont connues pour être sensibilisantes. Toutefois, votre peau peut développer une sensibilité à n'importe laquelle ; c'est pour cette raison qu'il est conseillé de ne pas utiliser trop souvent un même produit de soin. Jouez la carte de la sécurité en variant régulièrement les huiles que vous intégrez à vos formules. Et, contrairement à la croyance populaire, l'utilisation continue d'une huile sensibilisante ne résoudra pas le problème. Si vous devenez sensible à une huile particulière, cessez de l'utiliser.

Comment savoir quels constituants composent une huile essentielle donnée ?

Dès lors que vous fabriquez vos produits de soin naturels, vous devez savoir ce que vous utilisez. En ce qui concerne les huiles essentielles, cela signifie avoir connaissance de la composition chimique de chaque huile que vous employez. Les informations relatives à chaque huile essentielle présentée dans la troisième partie de ce livre donnent un aperçu des principaux constituants chimiques de l'huile. Néanmoins, les pourcentages peuvent varier d'un lot à l'autre. Le meilleur moyen pour déterminer les constituants chimiques d'une huile essentielle consiste à examiner son analyse par chromatographie en phase gazeuse.

Un test de chromatographie en phase gazeuse (CPG) identifie les quantités de substances chimiques présentes dans une huile essentielle. Cette analyse doit être aussi récente que possible, dans la mesure où les quantités des différents constituants peuvent évoluer d'une année sur l'autre et d'une récolte à l'autre. Par exemple, le pourcentage de benzoate de benzyle présent dans l'huile essentielle de jasmin peut varier de 10 à 22 pour cent. Et le carotol, un constituant propre à l'huile essentielle de carotte, peut représenter entre 75 et 85 pour cent de l'huile.

Un fournisseur d'huiles essentielles sérieux doit être en mesure de vous fournir les résultats des tests CPG ; de nombreux fournisseurs les présentent désormais sur leur site Internet. Vous pouvez également vous procurer ces rapports dans les magasins bio ou auprès d'autres revendeurs fiables d'huiles essentielles. Ne soyez pas timide, demandez ces tests en rayon.

Chaque année, des milliards de dollars sont dépensés en produits de soin. Paradoxalement, une part importante de cette somme est investie dans des produits destinés à corriger les dommages causés par une surexposition à des ingrédients potentiellement nocifs contenus dans ces produits ou par leur mauvaise utilisation.

PHOTOSENSIBILISATION

La photosensibilisation est une réaction cutanée qui survient en présence de rayons ultraviolets (UV). Cette réaction peut se produire lorsqu'une huile essentielle est appliquée sur une peau exposée à la lumière directe du soleil ou au rayonnement UV d'une cabine de bronzage. Autrement dit, l'huile devient toxique lorsqu'elle est exposée à la lumière ultraviolette. Les réactions peuvent aller d'une éruption de taches rouges à une pigmentation sombre en passant par une brûlure plus sérieuse. Plusieurs huiles essentielles d'agrumes, telles que celles de pamplemousse et de citron vert, peuvent être source de photosensibilisation.

Alterner les huiles essentielles dans les produits

Pour éviter toute sensibilisation, ne dépassez pas les quantités recommandées d'huile essentielle dans une formulation (voir page 90). Une autre technique que je recommande consiste à créer une gamme de produits en deux phases. Pour chacune des phases, choisissez des recettes qui contiennent des huiles essentielles différentes. Utilisez chaque produit en alternance, en en changeant tous les trois mois.

SUBSTANCES NATURELLES POUVANT PROVOQUER DES EFFETS INDÉSIRABLES

On croit souvent que les produits trouvés dans la nature sont plus sûrs que ceux fabriqués dans une usine ou un laboratoire. Malheureusement, ce n'est pas toujours le cas. Les ingrédients naturels peuvent eux aussi contenir des éléments à l'origine de sensibilisations ou d'irritations, et certains peuvent même être toxiques. Prenons l'exemple des huiles essentielles. Ces huiles pures possèdent de remarquables propriétés thérapeutiques lorsqu'elles sont appliquées sur la peau ou inhalées, mais elles ne doivent jamais être ingérées sans l'avis préalable d'un aromathérapeute et doivent toujours être utilisées conformément aux quantités recommandées.

Voici quelques-unes des substances chimiques présentes dans les huiles essentielles qui peuvent causer des réactions indésirables. (Pour plus d'informations sur les constituants chimiques des différentes huiles, voir la partie sur les huiles essentielles en page 85.) Les huiles qui les contiennent doivent être utilisées avec précaution.

BENZOATE DE BENZYLE

Le benzoate de benzyle, présent dans de nombreuses fleurs odorantes, est ce qui confère au jasmin et à l'ylang-ylang leur fragrance balsamique sucrée si particulière. Ce composant est considéré comme un allergène. Lorsqu'il est présent à hauteur de 27 % dans une formule, il est sensibilisant. Les huiles essentielles suivantes contiennent du benzoate de benzyle :

Benjoin	40-60 %
Ylang-ylang	11-12 %
Jasmin	10-22 %

CITRAL (GÉRANIAL ET NÉRAL)

Le géranial et le néral sont des constituants que l'on trouve généralement ensemble sous la forme du composant chimique citral. Le citral est très irritant pour la peau et possède un taux d'oxydation élevé (voir l'encadré « Oxydation et huiles essentielles »). L'une des huiles essentielles présentées dans ce livre contient du citral :

Lemongrass .... 75-80 %

EUGÉNOL

L'eugénol, qui est souvent employé dans les parfums pour son odeur aromatique et épicée, est utilisé depuis très longtemps en médecine dentaire pour ses propriétés analgésiques et désinfectantes. Toutefois, l'eugénol est un sensibilisant connu; il doit donc être utilisé avec précaution. Les huiles essentielles qui contiennent une grande quantité d'eugénol ne doivent pas être utilisées au quotidien. Certaines huiles essentielles présentées dans ce livre contiennent de l'eugénol :

Basilic doux à linalol .... 10-30 %
Jasmin .... 2-3 %

FARNÉSOL

Le farnésol est réputé pour ses propriétés anti-inflammatoires et antimicrobiennes. Il est largement employé dans les produits anti-âge ainsi que dans les parfums. Ce constituant chimique est présent à l'état de traces dans de nombreuses huiles essentielles. Bien qu'il ne soit généralement pas irritant et qu'on ne le trouve pas en grande quantité dans les huiles essentielles, si vous y êtes sensible, il peut provoquer une réaction. Il est conseillé aux personnes ayant la peau sensible d'effectuer un test cutané (voir page 26) avant d'utiliser les huiles suivantes, qui contiennent du farnésol :

Santal .... 8-10 %
Lemongrass .... 5 %
Néroli .... 2-3 %
Rose de Damas .... 2 %

GÉRANIOL

Le géraniol a une odeur de rose. Ce constituant chimique est à la fois un irritant cutané et un sensibilisant connu. Une surexposition au géraniol peut entraîner une réaction allergique. Il est conseillé aux personnes ayant la peau sensible d'effectuer un test cutané (voir page 26) avant d'utiliser les huiles suivantes, qui contiennent du géraniol :

Palmarosa .... 75-82 %
Géranium .... 20-35 %
Rose de Damas .... 20-25 %
Citronnelle .... 19-25 %

Oxydation et huiles essentielles

Les constituants naturels d'une huile essentielle commencent à se dégrader lorsqu'ils sont exposés à l'oxygène. Ce processus, appelé oxydation, peut augmenter le risque d'irritation cutanée ou de sensibilisation.

Pour éviter l'oxydation, rebouchez toujours vos flacons d'huiles essentielles dès que vous avez terminé de les utiliser, et veillez à ne pas les laisser ouverts trop longtemps. (Il peut être intéressant de répartir une grande quantité d'huile dans plusieurs petits flacons; ainsi, vous préserverez une partie de l'huile d'une surexposition à l'oxygène en attendant de l'utiliser.) La chaleur et la lumière altèrent également les huiles essentielles; veillez à conditionner les huiles et les produits de soin naturels pour la peau dans des contenants hermétiques et à les stocker dans un endroit sombre et frais.

LIMONÈNE

Largement utilisé dans les industries agroalimentaires et du parfum, le limonène est présent dans la plupart des huiles d'agrumes. C'est lui qui confère aux zestes des fruits leur odeur d'agrume caractéristique. Exposer le limonène à la chaleur ou à l'air provoquera sa dégradation progressive, ce qui peut entraîner des irritations cutanées. Les huiles essentielles ayant une teneur élevée en limonène doivent être stockées dans un endroit frais. Les huiles essentielles suivantes contiennent du limonène :

Mandarine .... 87-95 %
Orange .... 84-95 %
Pamplemousse .... 84-95 %
Citron .... 55-70 %
Citron vert .... 55-60 %
Bergamote .... 2-35 %

Coumarines

Les coumarines appartiennent à une classe unique de composants chimiques ; ce sont des composés organiques présents dans de nombreuses espèces de plantes. Ainsi, on trouve des coumarines dans certaines huiles essentielles telles que la bergamote (sauf si elle est exempte de furocoumarines), la carotte, le citron et le citron vert (sauf si elle est distillée). Ces composés deviennent phototoxiques lorsqu'ils sont exposés à la lumière du soleil ; par conséquent, évitez d'utiliser ces huiles essentielles sur une peau non protégée. Réservez-les pour les crèmes de nuit et pour une utilisation hivernale, lorsque les occasions de passer du temps à l'extérieur seront moindres.

LINALOL

Le linalol est présent dans de nombreuses huiles essentielles, dont celles de lavande et de rose. Le linalol de synthèse est une fragrance très commune utilisée dans de nombreux produits courants, tels que les détergents, les assouplissants, les désodorisants et les cosmétiques. Ce composant chimique a tendance à s'oxyder rapidement, entraînant des irritations cutanées. À fortes concentrations, le linalol oxydé peut provoquer une réaction allergique ; par conséquent, utilisez ces huiles avec précaution. Le linalol est présent en fortes concentrations dans les huiles suivantes :

Basilic doux à linalol .... 55-70 %
Lavande .... 25-30 %

Allergies et ingrédients naturels

Une allergie à un certain aliment ou à une certaine substance peut être le précurseur d'une allergie ou d'une sensibilité à une huile essentielle ou à une autre substance naturelle. Par exemple, si vous êtes allergique au blé, évitez l'huile de germe de blé ; si vous êtes allergique aux piqûres d'abeilles, n'utilisez pas de cire d'abeille ou de miel dans vos produits de soin. Gardez à l'esprit que les huiles essentielles sont concentrées et par conséquent très puissantes. Si vous êtes allergique à une substance particulière, n'appliquez pas cette substance sur votre peau sous la forme d'une huile essentielle.

CONSERVATEURS

Au royaume des produits de beauté, les conservateurs servent à allonger ce que l'on appelle la « durée de conservation », qui correspond à la période durant laquelle le produit conserve son efficacité et reste exempt de toute contamination bactérienne. Des matières organiques naturelles peuvent être utilisées en guise de conservateurs, mais des substances chimiques de synthèse complexes peuvent également être employées.

Les produits qui conservent longtemps leurs propriétés sont à la fois pratiques et intéressants du point de vue économique. Pourtant, au cours des vingt dernières années, de nombreux conservateurs ont été associés à des réactions déplaisantes, ainsi qu'à des risques sanitaires plus sérieux. Par exemple, quelques-uns des conservateurs les plus couramment employés dans les formules cosmétiques sont des perturbateurs endocriniens connus, ce qui signifie qu'ils peuvent interférer avec les hormones de votre corps et avoir des effets nocifs sur votre santé.

Les autorités de santé ont estimé que les substances chimiques telles que les parabènes et le formaldéhyde ne représentaient aucun danger à faibles concentrations. Je pourrais être d'accord avec cette évaluation si le consommateur moyen n'utilisait qu'un ou deux produits en contenant par jour. Mais le fait est que nous appliquons quotidiennement des dizaines de produits sur notre corps et, avec chacun d'entre eux, nous déposons un peu plus de parabènes, de formaldéhyde et d'autres produits chimiques sur notre peau. Pire encore, des études montrent que certains problèmes de santé, parfois indétectables après la première exposition à une substance chimique, peuvent apparaître quelques années plus tard.

Ces conservateurs de synthèse problématiques ainsi que leurs effets sur la santé physique font aujourd'hui l'objet d'une prise de conscience bien plus importante de la part du grand public qu'il y a quelques années seulement. Cette sensibilisation est liée au nombre croissant de personnes qui s'intéressent aux ingrédients contenus dans leurs produits de soin. De plus en plus, le consommateur moderne exige des solutions alternatives aux conservateurs de synthèse qui peuvent avoir d'importants effets indésirables.

Quels sont les facteurs qui ont une incidence sur la durée de conservation d'un produit ?

De nombreux éléments influent sur la durée de vie d'un produit. L'un des plus importants est la contamination croisée après que le produit a été ouvert — comme lorsque vous plongez vos doigts dans un pot de crème hydratante sans vous être lavé les mains. Voici quelques-uns des facteurs pouvant provoquer l'altération rapide d'un produit :

- matières premières ou eau contaminées
- conditions non hygiéniques de fabrication ou de conditionnement
- quantité insuffisante de conservateurs dans le produit
- mauvaises conditions de stockage des matières premières et des produits finis
- contamination croisée
- exposition à la chaleur
- ingrédients tels que la farine, le blé ou l'eau, qui favorisent la croissance de micro-organismes

LES SUBSTANCES CHIMIQUES DONT VOUS POUVEZ VOUS PASSER

La demande en conservateurs plus sûrs a contraint l'industrie cosmétique à répondre, et c'est ce qu'elle a fait dans une large mesure, en élaborant des conservateurs efficaces et sans danger. De nombreux produits vendus de nos jours ont une durée de conservation allant de un à deux ans, tout en recourant à des ingrédients sûrs. Toutefois, on peut regretter que beaucoup de produits contiennent encore des substances chimiques qui ont été associées à des sensibilités voire à des maladies cutanées. Voici un aperçu de celles qui posent le plus de problèmes.

MÉTHYLISOTHIAZOLINONE

Le méthylisothiazolinone (MIT ou MI) est employé comme conservateur dans les lotions, les cosmétiques, les shampoings et les après-shampoings, les savons liquides et les produits ménagers. Largement utilisé, il peut entraîner de très nombreuses réactions et sensibilités cutanées. Des études ont montré qu'une exposition à des niveaux élevés de MIT pouvait causer des irritations oculaires et cutanées aiguës, et certaines suggèrent qu'il pourrait même endommager les cellules du cerveau.

BHA ET BHT

Le BHA (hydroxyanisole butylé) et le BHT (hydroxytoluène butylé) sont des conservateurs couramment employés dans certains cosmétiques tels que les écrans solaires, les rouges à lèvres et les soins hydratants. Ces substances chimiques peuvent entraîner des réactions allergiques de la peau. Par ailleurs, de nombreuses études ont classé le BHA et le BHT comme perturbateurs endocriniens ; d'autres études indiquent également qu'ils peuvent provoquer des cancers. Enfin, certaines données montrent la capacité de ces substances chimiques à imiter l'œstrogène ; il est donc recommandé aux femmes enceintes d'éviter les produits qui en contiennent.

Oubliez la mousse !

Qui ne connaît pas la texture douce et soyeuse d'un nettoyant, d'un gel douche ou d'un shampoing qui mousse ? La mousse peut sembler agréable, voire nécessaire, mais elle ne joue absolument aucun rôle dans l'efficacité de votre lavage. En réalité, l'ingrédient généralement utilisé pour faire mousser un produit — le laurylsulfate de sodium (sodium lauryl sulfate ou SLS) — peut être très nocif. Ingrédient couramment utilisé dans les produits de soin, le SLS est une substance chimique agressive pouvant entraîner des irritations cutanées. Évitez les produits qui l'emploient comme agent moussant.

PARABÈNES

Les parabènes, qui incluent le méthylparabène, le butylparabène, le propylparabène, l'isobutylparabène et l'éthylparabène, sont les principaux conservateurs utilisés dans les produits de beauté. On les trouve dans les shampoings, les après-shampoings, les gels, les soins hydratants, les lotions et dans divers produits de maquillage. Les parabènes sont partout : ainsi, même si chaque produit n'en contient qu'une petite quantité, leur utilisation généralisée peut conduire à une surexposition. Des études ont montré qu'ils peuvent pénétrer dans la peau, le sang et le système digestif. L'accumulation de parabènes a été associée à une baisse de la qualité du sperme et à la survenue de cancers du sein et de la peau, et il a été constaté que l'accumulation de ces substances dans le tissu mammaire était consécutive à l'application locale de crèmes, de cosmétiques et de déodorants.

FORMALDÉHYDE

Le formaldéhyde est utilisé comme conservateur et désinfectant dans les vernis à ongles, la colle à ongles, la colle pour cils, les gels et les produits lissants pour les cheveux, les shampoings pour bébé, les savons et nettoyants pour le corps ainsi que dans les cosmétiques. Il a été identifié par le Programme de toxicologie national des États-Unis comme étant potentiellement cancérigène pour l'homme et il peut également causer des sensibilités cutanées à l'origine de dermatites. Par ailleurs, le formaldéhyde est classé parmi les principaux polluants de l'air intérieur.

POLYÉTHYLÈNE GLYCOL (PEG)

Le PEG est un composé à base de pétrole utilisé dans de nombreux produits de beauté tels que les soins hydratants, les déodorants, le maquillage, les savons, les dentifrices et les produits d'épilation. Il est employé pour aider ces produits à mousser et faciliter leur pénétration dans la peau. L'un des problèmes posés par le PEG est qu'il est susceptible d'être contaminé par des substances ayant été identifiées comme potentiellement cancérigènes. Même les versions non contaminées de PEG peuvent causer des irritations cutanées et des dermatites.

UTILISER LES HUILES ESSENTIELLES COMME CONSERVATEURS NATURELS

Comme vous avez pu le voir, certains conservateurs présents dans les produits de beauté sont des substances chimiques potentiellement nocives. Pourtant, il est peu probable qu'un produit soit sûr s'il ne contient aucun conservateur pour maintenir les germes à distance et prévenir la prolifération des bactéries. Et il est certain que sa durée de vie n'excédera pas quelques mois. Alors, vers quoi pouvez-vous vous tourner pour conserver vos produits de soin naturels ? Vers les huiles essentielles, bien sûr !

Les huiles essentielles sont des candidates toutes désignées pour faire office de conservateurs. De nombreuses huiles ont une forte activité antimicrobienne, ce qui signifie qu'elles tuent ou ralentissent la propagation des micro-organismes potentiellement nocifs tels que les bactéries, les champignons et les parasites. Vous pouvez également renforcer le pouvoir antimicrobien d'une huile essentielle en ajoutant certaines matières premières. Le miel et la cire d'abeille, par exemple, sont réputés pour leurs propriétés antibactériennes. Enfin, certains ingrédients ayant des propriétés de conservation, tels que le sucre et la glycérine, se combineront pour devenir de puissants conservateurs naturels.

Les synergies suivantes ont été développées de sorte à pouvoir être utilisées en guise de conservateurs dans vos produits de soin. Ces mélanges naturels, que je nomme Synergies antimicrobiennes, ont été formulés sur la base de données attestant leurs propriétés antimicrobiennes et peuvent contribuer à allonger la durée de vie de vos produits.

Conseil d'expert

Lorsque vous créez des produits pour votre usage personnel, je vous conseille de les fabriquer en petites quantités. La plupart ont une espérance de vie de trois mois maximum et peuvent être utilisés sans danger pendant cette période. Toutefois, l'ajout d'une synergie peut allonger leur durée de conservation au-delà de cette période, tout comme le fait de conserver vos produits au réfrigérateur.

CRÉER DES SYNERGIES

Les synergies suivantes peuvent être incorporées à n'importe quel produit pour en allonger la durée de vie. Choisissez une synergie en fonction de l'odeur que vous préférez. Utilisez un bécher et un agitateur en verre pour mélanger les ingrédients, puis versez le produit fini dans un flacon compte-gouttes (voir page 39 pour le matériel de conditionnement). Ces synergies ont une durée de conservation d'une année, pour peu que vous les stockiez au réfrigérateur. Pour un usage personnel, je vous recommande de les fabriquer en petites quantités.

SYNERGIE ANTIMICROBIENNE À LA ROSE

Pour • 5,5 ml

Ustensiles • Flacon compte-gouttes de 10 ml

Ingrédients • 20 gouttes (1 ml) d'huile essentielle de palmarosa • 20 gouttes (1 ml) d'huile essentielle de tea tree • 10 gouttes (0,5 ml) d'huile essentielle de basilic doux à linalol • 20 gouttes (1 ml) de vitamine E liquide • 40 gouttes (2 ml) d'alcool à 70° ou de glycérine

Versez les huiles essentielles de palmarosa, de tea tree et de basilic doux dans un bécher. Ajoutez la vitamine E liquide ainsi que l'alcool ou la glycérine. Remuez à l'aide d'un agitateur en verre. Transférez le mélange dans le flacon compte-gouttes. Fermez hermétiquement et étiquetez. Secouez bien avant utilisation.

SYNERGIE ANTIMICROBIENNE AU CAMPHRE MENTHOLÉ

Pour • 6 ml

Ingrédients • Flacon compte-gouttes de 10 ml

Huiles essentielles • 20 gouttes (1 ml) d'huile essentielle de romarin • 20 gouttes (1 ml) d'huile essentielle de basilic doux à linalol • 10 gouttes (0,5 ml) d'huile essentielle de menthe poivrée • 20 gouttes (1 ml) de vitamine E liquide • 50 gouttes (2,5 ml) d'alcool à 70° ou de glycérine

Versez les huiles essentielles de romarin, de basilic doux et de menthe poivrée dans un bécher. Ajoutez la vitamine E liquide ainsi que l'alcool ou la glycérine. Remuez à l'aide d'un agitateur en verre puis transférez le mélange dans le flacon compte-gouttes. Fermez hermétiquement et étiquetez. Secouez bien avant utilisation.

SYNERGIE ANTIMICROBIENNE FLORALE

Pour • 6 ml

Ingrédients • Flacon compte-gouttes de 10 ml

Huiles essentielles • 20 gouttes (1 ml) d'huile essentielle de benjoin • 20 gouttes (1 ml) d'huile essentielle de lavande • 10 gouttes (0,5 ml) d'huile essentielle de sauge sclarée • 20 gouttes (1 ml) de vitamine E liquide • 50 gouttes (2,5 ml) d'alcool à 70° ou de glycérine

Versez les huiles essentielles de benjoin, de lavande et sauge sclarée dans un bécher. Ajoutez la vitamine E liquide ainsi que l'alcool ou la glycérine. Remuez à l'aide d'un agitateur en verre puis transférez le mélange dans le flacon compte-gouttes. Fermez hermétiquement et étiquetez. Secouez bien avant utilisation.

SYNERGIE ANTIMICROBIENNE TERREUSE

Pour • 6 ml

Ustensiles • Flacon compte-gouttes de 10 ml

Ingrédients • 20 gouttes (1 ml) d'huile essentielle de patchouli • 20 gouttes (1 ml) d'huile essentielle de sauge sclarée • 10 gouttes (0,5 ml) d'huile essentielle de géranium • 20 gouttes (1 ml) de vitamine E liquide • 50 gouttes (2,5 ml) d'alcool à 70° ou de glycérine

Versez les huiles essentielles de patchouli, de sauge sclarée et de géranium dans un bécher. Ajoutez la vitamine E liquide ainsi que l'alcool ou la glycérine. Remuez à l'aide d'un agitateur en verre puis transférez le mélange dans le flacon compte-gouttes. Fermez hermétiquement et étiquetez. Secouez bien avant utilisation.

SYNERGIE ANTIMICROBIENNE AUX AGRUMES

Pour • 6 ml

Ustensiles • Flacon compte-gouttes de 10 ml

Ingrédients • 20 gouttes (1 ml) d'huile essentielle de lemongrass • 20 gouttes (1 ml) d'huile essentielle d'orange • 10 gouttes (0,5 ml) d'huile essentielle de bergamote • 20 gouttes (1 ml) de vitamine E liquide • 50 gouttes (2,5 ml) d'alcool à 70° ou de glycérine

Versez les huiles essentielles de lemongrass, d'orange et de bergamote dans un bécher. Ajoutez la vitamine E liquide ainsi que l'alcool ou la glycérine. Remuez à l'aide d'un agitateur en verre puis transférez le mélange dans le flacon compte-gouttes. Fermez hermétiquement et étiquetez. Secouez bien avant utilisation.

Astuce

Veillez à utiliser de l'huile essentielle de bergamote sans furocoumarines, en particulier si vous prévoyez de vous exposer au soleil après avoir utilisé vos produits.

ÉTABLIR VOTRE ATELIER BEAUTÉ

Avant de commencer à fabriquer vos produits de soin, il vous faut aménager un espace dans votre maison qui sera exclusivement consacré à cette activité. (Ne laissez pas vos animaux domestiques accéder à votre espace de travail : leurs poils et leurs squames pourraient finir dans les produits.) Voici ce dont vous aurez besoin pour mettre sur pied votre atelier d'apothicaire.

LE MATÉRIEL DE L'ATELIER BEAUTÉ

Équipement pour l'espace de travail et le stockage

- **Chariot à roulettes :** il peut être utilisé comme plan de travail pour fabriquer vos produits et stocker vos ingrédients scellés. Certains chariots à roulettes sont vendus avec un casier ou des étagères bien pratiques dans la partie inférieure.
- **Boîtes en plastique :** elles doivent être équipées de couvercles. J'aime utiliser des boîtes de taille moyenne, qui mesurent environ 30 cm par 60 cm.
- **Bocaux en verre :** stockez les matières premières telles que les cires, les granules et les plantes dans des bocaux en verre de tailles diverses. J'apprécie particulièrement les Mason Jar pour le stockage.
- **Étiquettes :** utilisées pour l'identification des produits.
- **Petit réfrigérateur de bar :** il n'est pas indispensable, mais se révèle très pratique pour stocker les huiles essentielles, les matières premières et les produits finis.

Équipement de base

- **Verres doseurs :** de taille variable (de 60 à 250 ml), ils sont utilisés pour mesurer des ingrédients secs et liquides.
- **Cuillères à mesurer :** utilisées pour mesurer des ingrédients secs et liquides.
- **Béchers :** de taille variable (de 25 à 500 ml), ils sont utilisés pour mesurer les huiles essentielles et les huiles support.
- **Bain-marie :** utilisé pour faire fondre et réchauffer les cires émulsifiantes et les huiles en toute sécurité. Les formulations de ce livre utilisent un bain-marie avec bol ; il s'agit tout simplement d'un bol en verre ou d'un verre doseur résistant à la chaleur que l'on place dans une casserole d'eau frémissante.
- **Bols et verres gradués en verre :** vous devez disposer de différentes tailles de bols et de verres gradués pouvant contenir de 250 ml à 1 l de liquide.
- **Plaque chauffante :** utilisée pour chauffer l'eau du bain-marie. Un cuiseur à riz représente une alternative à la plaque chauffante ; vous pouvez y placer un bol en verre pour chauffer les cires.
- **Thermomètre** : utilisé pour contrôler la température de vos produits à mesure que vous les réalisez.
- **Batteur électrique :** utilisé pour mélanger les formules.
- **Moulin à café :** utilisé pour moudre des ingrédients secs.

Remarque

Une cuisinière peut également être utilisée pour faire fondre les cires, mais je conseille plutôt l'utilisation d'une plaque chauffante ou d'un cuiseur à riz. Autant que faire se peut, essayez d'éviter de procéder dans la cuisine ; il est préférable d'avoir un espace dédié à la fabrication de vos produits de soin. Cette précaution vous aidera à éviter toute contamination.

Ustensiles pour mélanger et pour verser

- **Entonnoirs :** utilisés pour transvaser des produits dans des flacons.
- **Spatules résistantes à la chaleur :** afin de garantir qu'aucune matière plastique ne passe dans une recette.
- **Cuillères à mélanger ou agitateurs en verre :** utilisés pour mélanger les huiles essentielles, les huiles support et le produit fini.
- **Flacon souple :** utilisez un flacon à condiment à ouverture large (5 à 7,5 cm) et embout fin pour transvaser les ingrédients plus épais dans des flacons plus petits.
- **Pipettes en plastique :** utilisées pour intégrer de petites quantités aux recettes.

Outils de désinfection et de stérilisation

- **Liquide vaisselle sans parfum :** utilisé pour le nettoyage initial du matériel de conditionnement.
- **Vinaigre blanc et bicarbonate de soude :** utilisés pour faire tremper les ustensiles.
- **Bassine :** choisissez-en une adaptée à la taille de votre évier afin de laver les ustensiles et les bocaux.
- **Éponges à récurer :** utilisées pour nettoyer les ustensiles et les bocaux.
- **Chiffons propres en microfibre :** utilisés pour essuyer le plan de travail avant et après la préparation des recettes.
- **Serviettes en papier :** utilisées pour désinfecter les conditionnements et les ustensiles.
- **Vaporisateur d'alcool dénaturé à 70° :** utilisé avec les serviettes en papier pour désinfecter les plans de travail, les équipements et les bocaux avant et après la préparation des recettes.
- **Gants en caoutchouc :** utilisés pour éviter toute contamination croisée par les mains et les ongles.
- **Charlotte :** utilisée pour éviter tout contact des cheveux avec les produits. Un bonnet de douche en plastique peut être utilisé.
- **Film étirable :** utilisé pour emballer les ustensiles pendant leur stockage et pour couvrir le plan de travail si vous ne disposez pas d'un chariot dédié.

Un espace de travail toujours propre

Utilisez quelques gouttes d'huile essentielle de tea tree dissoutes dans de l'alcool pour nettoyer les plans de travail, les équipements et les bocaux.

CONDITIONNER VOS PRODUITS

Dans l'idéal, utilisez des flacons en verre pour conditionner les produits naturels afin d'accroître leur durée de vie. Mais si la casse vous inquiète, et pour les produits tels que les nettoyants et les exfoliants, les conditionnements en plastique PET (polytéréphtalate d'éthylène) représentent une bonne alternative. La liste qui suit propose quelques contenants adaptés aux divers produits.

SYNERGIES

- Flacons compte-gouttes en verre ambré (5 et 10 ml)

NETTOYANTS

- Flacons-pompes en PET (100 à 500 ml)
- Flacons en PET avec capsule service (100 à 500 ml)
- Flacons-pompes en verre (100 à 500 ml)
- Pots en verre (80 à 250 ml)

TONIQUES

- Flacons en PET avec capsule service (100 à 500 ml)
- Flacons en PET avec embout vaporisateur (100 à 500 ml)
- Flacons-pompes en verre (100 à 500 ml)

SÉRUMS ET SOINS HYDRATANTS

- Flacons-pompes en verre (30 à 100 ml)
- Pots en verre (30 à 550 ml)
- Flacons en verre avec pipette en verre
- Pots en PET noir (recyclé) à parois rectilignes
- Pots en PET à parois épaisses et ouverture large (30 à 100 ml)

MASQUES ET EXFOLIANTS

- Pots en PET à parois épaisses et ouverture large (250 ml)
- Flacons en PET avec capsule service (250 à 500 ml)

HUILES POUR LE CORPS

- Flacons en PET avec capsule service (250 à 500 ml)
- Flacons en PET avec embout vaporisateur (250 à 500 ml)
- Flacons-pompes en verre (250 à 500 ml)
- Flacons en verre avec embout vaporisateur (250 à 500 ml)

SHAMPOINGS

- Flacons-pompes en PET (100 à 500 ml)
- Flacons en PET avec capsule service (100 à 500 ml)
- Déodorants
- Flacons roll-on pour déodorant (50 à 75 ml)
- Pots en PET ou en verre (30 à 60 ml)

BAUMES À LÈVRES

- Tubes pour baume à lèvres (10 ml)
- Pots en PET transparent (10 ml)

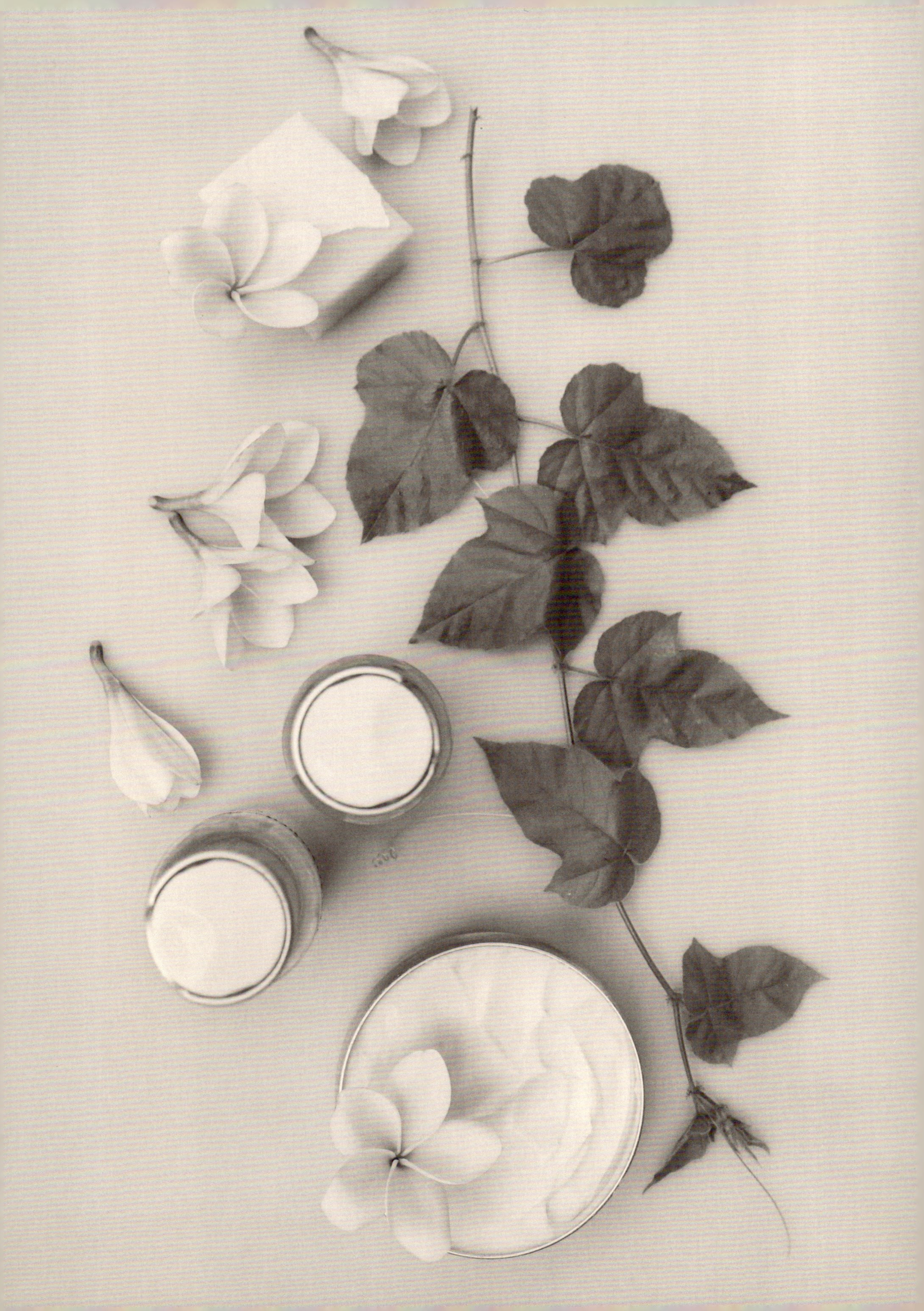

Les ingredients de base

Matières premières naturelles

Dans leur forme la plus basique, lorsque vous confectionnerez les produits de soin proposés dans ce livre, vous commencerez par une base — une huile support ou un beurre végétal — à laquelle vous ajouterez une ou plusieurs huiles essentielles. Cependant, de nombreux autres ingrédients naturels peuvent être intégrés aux formules, tels que les argiles et les farines, les extraits de plantes, les cires, etc. Lorsqu'il s'agit de créer vos propres cosmétiques, les possibilités sont infinies. Les ingrédients pour lesquels vous opterez dépendront des effets que vous en attendez (épaississant ou émulsifiant, par exemple) ainsi que des propriétés thérapeutiques que vous choisirez de conférer à votre formulation. Voici quelques-uns des différents types d'ingrédients que nous aborderons dans ce chapitre.

D'une part, les argiles, les farines, les céréales et les granules donnent de la texture aux produits et peuvent épaissir leur consistance. Du point de vue thérapeutique, certains permettent d'éliminer l'excès de sébum sur la peau et de se débarrasser des cellules mortes. D'autre part, les liquides et les gels sont utilisés pour apporter du volume aux préparations et pour leurs remarquables propriétés hydratantes pour la peau. Vous souhaitez renforcer un peu plus la valeur thérapeutique d'une formulation ? Dans ce cas, envisagez d'y ajouter un extrait. Il existe divers extraits de fruits, de plantes et de graines hautement concentrés en principes actifs, dont il a été démontré qu'ils étaient bénéfiques pour la peau lorsqu'ils étaient appliqués localement.

Enfin, nous arrivons à l'un des éléments clés des produits de soin — l'émulsifiant. Sans agent émulsifiant, les ingrédients d'une formulation pourraient ne pas se mélanger correctement ou l'émulsion se déphaser plus tard. Les cires — émulsifiants les plus couramment utilisés — offrent une grande variété de choix. Celle que vous sélectionnerez aura une incidence sur la texture et la viscosité de votre produit (plus épais dans certains cas, poudreux dans d'autres) et pourra même apporter des vertus thérapeutiques très intéressantes.

Comme vous le voyez, de nombreuses options s'offrent à vous. La plupart de ces ingrédients sont disponibles dans les magasins bio ou dans d'autres magasins spécialisés. (Si vous n'avez pas accès à un vendeur fiable, référez-vous à la liste de ressources page 351.) En règle générale, ces ingrédients bruts ne sont pas irritants mais, comme toujours, si vous êtes allergique ou sensible à un ingrédient ou à une famille d'ingrédients spécifique, évitez de les utiliser dans vos produits de soin.

ARGILES

L'argile, dont la popularité ne s'est jamais démentie, est utilisée par les hommes à des fins thérapeutiques depuis la préhistoire. De nos jours, elle est employée dans les soins du visage (en tant qu'ingrédient entrant dans la composition de masques et d'exfoliants) et en guise de cataplasme après le nettoyage.

Les argiles sont très utilisées dans les produits de beauté en raison de leur fort pouvoir absorbant. Elles ont en effet la capacité d'éliminer l'excès de sébum et les autres impuretés de la peau. Grâce à leurs propriétés exfoliantes, elles contribuent également à nettoyer et à retendre la peau. On a découvert que certaines argiles possédaient en outre des vertus antibactériennes. Les argiles sont également riches en minéraux, en particulier en calcium, ce qui est bénéfique en cas d'inflammation. En ce qui concerne leur rôle dans les formulations de soin pour la peau, les argiles sont employées en tant qu'agents épaississants. Elles sont donc utiles dans les masques pour le visage, les déodorants et les crèmes.

Plusieurs argiles sont disponibles pour la fabrication de cosmétiques, mais les deux que je recommande personnellement sont l'argile blanche (kaolin) et l'argile verte.

ARGILE BLANCHE (KAOLIN)

Cette argile d'un gris-brun blanchâtre est appelée argile blanche, argile blanche cosmétique ou argile porcelaine. Elle contribue à purifier la peau en éliminant le sébum et autres impuretés. Grâce à ses propriétés antivirales, elle peut aider le corps à lutter contre les virus et traiter les infections.

ARGILE VERTE

De couleur vert-de-gris, l'argile verte est utilisée pour ses propriétés astringentes et exfoliantes et pour éliminer le sébum et les impuretés. Ses vertus antibactériennes ont été démontrées, ainsi que son efficacité dans le traitement des plaies, de l'acné et des peaux grasses.

FARINES ET CÉRÉALES

Comme les argiles, les farines et les céréales sont utilisées depuis très longtemps dans les cosmétiques naturels à visée thérapeutique. Ces ingrédients agissent principalement en tant qu'agents épaississants dans les produits tels que les masques et les exfoliants pour le visage. Toutefois, sachez qu'ajouter une farine ou une céréale à un produit diminuera sa durée de conservation.

POUDRE D'ARROW-ROOT

Vendu dans les magasins sous forme de poudre ou de fécule d'arrow-root, cet ingrédient provient de la racine de l'arrow-root (*maranta arundinacea*). Dans les produits de beauté, il est généralement ajouté aux poudres pour le corps : en effet, il confère à la peau un aspect lisse et soyeux et contribue à absorber l'humidité.

FARINE DE POIS CHICHES

Parfois appelée « besan », la farine de pois chiches est traditionnellement utilisée en cuisine. En raison de son fort pouvoir nettoyant et de sa capacité à réduire l'excès de sébum, son utilisation est idéale dans les masques et les gommages pour le visage.

AVOINE

Considérée comme ayant des propriétés hypoallergéniques, l'avoine est souvent utilisée dans les produits destinés à traiter certains problèmes de peau tels que l'eczéma. Elle contient des substances phytochimiques (des substances chimiques naturellement présentes dans les plantes) qui peuvent contribuer à réduire les démangeaisons et les irritations. Particulièrement apaisante, l'avoine peut être utilisée dans les masques, les gommages et les savons pour le visage. La farine d'avoine peut également être intégrée à l'eau du bain pour apaiser les peaux sèches, les démangeaisons, les brûlures et les piqûres d'insectes.

GRANULES

Les granules, minuscules particules à la texture grossière, peuvent être utilisés dans les exfoliants. Certains granules, tels que le sucre, le sel et le café, peuvent se dissoudre pour former une solution s'ils sont mélangés à suffisamment d'eau. Autrement, les granules conservent leur état solide et, lorsqu'une petite quantité d'eau ou d'huile leur est ajoutée, ils forment une pâte humide.

BICARBONATE DE SOUDE

D'appellation chimique sodium bicarbonate, le bicarbonate de soude est un produit ménager courant fortement alcalin ayant un pH compris entre 8 et 9. En raison de ce pH élevé, il peut être irritant pour la peau ; il ne convient donc pas en tant qu'agent nettoyant ou exfoliant pour le visage. En revanche, il est bien adapté dans les déodorants ou les bains de bouche. Les champignons ne résistant pas à des environnements très alcalins, une autre façon d'utiliser le bicarbonate de soude consiste à l'intégrer à des shampoings secs antifongiques afin de traiter la dermatite séborrhéique, une maladie qui touche le cuir chevelu et parfois les parties supérieures du corps telles que le visage et le cou.

ZESTES D'AGRUMES

Les zestes déshydratés de citron, d'orange et de pamplemousse font un excellent exfoliant naturel. Vous pouvez facilement déshydrater ces fruits à la maison. Si possible, utilisez des agrumes issus de l'agriculture biologique ; ainsi, ils ne contiendront pas de traces de résidus de pesticides.

Pour déshydrater les zestes, laissez sécher les pelures du fruit à l'air libre pendant plusieurs jours, ou accélérez le processus de déshydratation en les mettant au four. Une fois que vous aurez déshydraté les pelures, mettez-les dans un moulin à café propre et moulez jusqu'à obtenir des granules. Réservez les zestes séchés dans un contenant hermétique que vous stockerez dans un endroit frais et sec. Ajoutez des zestes d'agrumes aux gommages et autres formulations exfoliantes.

POUDRE DE CACAO

Le cacaoyer produit des cabosses dont les graines sont utilisées pour fabriquer la poudre de cacao et le chocolat. La poudre de cacao est riche en antioxydants tels que les flavanols, qui contribuent à réparer les cellules cutanées endommagées. Sa capacité à stimuler la circulation sanguine en fait un allié remarquable pour revitaliser la peau : effet bonne mine assuré ! Gardez toutefois à l'esprit que le cacao est un stimulant, et qu'un excès de cacao peut être irritant pour les peaux sensibles.

Intégrée à une formulation, la poudre de cacao lui confère une texture riche et onctueuse. Utilisez de la poudre de cacao non sucrée dans les masques, les lotions et les exfoliants pour le visage.

CAFÉ MOULU

Les granules de café sont obtenus en moulant des grains de café. Le café est riche en antioxydants, qui contribuent à lutter contre le vieillissement cutané. Ses vertus éclaircissantes pour le teint en font un ingrédient de choix dans les masques pour le visage. Il possède également un excellent pouvoir exfoliant – quoiqu'un peu agressif pour le visage, il est idéal pour les gommages corporels. En raison de ses propriétés stimulantes, une surexposition au marc de café peut irriter les peaux sensibles.

GOMME ARABIQUE

L'utilisation de la gomme arabique (aussi connue sous le nom de gomme d'acacia) remonte à des milliers d'années. Elle a toujours été utilisée en cuisine en tant qu'agent épaississant pour les bonbons, les gels, les glaçages et les gommes. Sous forme poudreuse, la gomme arabique est employée dans les masques pour le visage afin de leur donner une texture et une apparence de gel.

Alerte irritation

Dans de rares cas, la gomme arabique peut causer des réactions allergiques cutanées.

SEL

De nombreuses variétés de chlorure de sodium peuvent être utilisées dans les formulations de soin pour la peau, telles que le sel de la mer Morte, le sel rose de l'Himalaya, etc. Le sel est utilisé comme conservateur naturel, et sa texture en fait un ingrédient idéal dans les nettoyants et les exfoliants pour le corps. Le sel est également intéressant à saupoudrer dans l'eau du bain, afin de détoxifier la peau et favoriser la relaxation ; toutefois, une surexposition au sel peut entraîner des irritations.

SUCRE

Le saccharose, plus communément connu sous le nom de sucre, est utilisé depuis la nuit des temps pour blanchir et exfolier naturellement la peau. Il est largement utilisé à la fois comme conservateur naturel et comme agent nettoyant biodégradable. Utilisez le sucre dans les nettoyants et les exfoliants pour le visage. Grâce à son pH de 7 (ce qui signifie qu'il est neutre), il convient à tous les types de peau.

LIQUIDES ET GELS

L'ajout de liquides et de gels donnera du volume et conférera des propriétés thérapeutiques à vos produits de beauté naturels. Certains liquides et gels agissent comme des humectants : ils contribuent à l'hydratation de la peau en captant l'humidité ambiante.

GEL D'ALOE VERA

L'aloe vera produit une sève ayant la consistance d'un gel, réputée pour ses propriétés cicatrisantes. Son côté polyvalent en cas de blessures ou de lésions bénignes est l'une des raisons pour lesquelles de nombreuses personnes cultivent un plant d'aloe vera chez elles. Rompre une feuille permet d'accéder à la sève, laquelle peut être appliquée sur des coupures et des brûlures mineures. L'aloe vera contient des saponines, des substances chimiques produites par les plantes qui confèrent au gel ses propriétés nettoyantes et antiseptiques.
Ces vertus, associées aux propriétés antimicrobiennes de cette plante riche en nutriments, le rendent idéal en application locale sur des plaies, des coups de soleil et des égratignures légères.

L'aloe vera contribue à réduire les inflammations cutanées, et l'acide salicylique qu'il contient peut être utile pour traiter l'acné et éviter l'obstruction des pores. Il est également largement employé dans les traitements destinés à retendre et à raffermir la peau. Utilisez-le dans les masques, les exfoliants, les déodorants, les lotions et les crèmes.

Alerte irritation

L'aloe vera contient de l'acide salicylique et des stéroïdes, deux substances ayant des propriétés anti-inflammatoires. Il contient également des composés phénoliques bénéfiques qui aident à lutter contre les infections. Toutefois, certains de ces composés peuvent irriter les peaux extrêmement sensibles. De plus, les produits contenant de l'acide salicylique peuvent favoriser l'hyperpigmentation ; par conséquent, faites preuve de prudence lorsque vous les utilisez sur une peau qui va être exposée au soleil.

ALCOOL

L'alcool éthylique (éthanol) provient de la fermentation du sucre, de l'amidon et d'autres formes d'hydrates de carbone. Conservateur naturel, ce liquide transparent et incolore est largement utilisé dans l'industrie cosmétique. On le trouve généralement dans les parfums, les eaux de Cologne et les après-rasages et en tant qu'agent rafraîchissant dans les produits après-soleil. Il est connu pour son effet desséchant sur la peau.

Alerte irritation

L'alcool peut déshydrater la peau et déséquilibrer sa barrière protectrice ; par conséquent, les personnes ayant la peau sensible doivent éviter d'appliquer des produits qui en contiennent.

GLYCÉRINE

Ce composé à la texture gel est un humectant naturel, ce qui rend son utilisation idéale dans les produits à rincer qui hydratent la peau. Grâce à ses légères propriétés émulsifiantes, la glycérine peut également être employée pour augmenter la stabilité des produits. Ses propriétés de conservation similaires à celles du sucre et son pH de 7 (neutre, c'est-à-dire ni acide ni alcalin) en font un ingrédient particulièrement polyvalent pour la formulation de produits de soin.

La glycérine naturelle peut provenir de sources animales ou d'huiles végétales telles que l'huile de coco ou l'huile de palmiste. Elle peut être intégrée directement à presque tous les produits de beauté. Il est également possible d'y faire infuser diverses plantes, épices ou fleurs afin de créer des macérâts glycérinés, lesquels constituent de remarquables agents nourrissants pour la peau dans les formulations à base d'eau telles que les crèmes, les lotions, les sérums et les baumes.

SQUALÈNE

Le squalène est naturellement produit par notre corps, où il agit comme une barrière protectrice sur la peau. Le squalène est un hydratant efficace : il fait des merveilles pour réparer les peaux abîmées et déshydratées. Malheureusement, il s'oxyde également très rapidement (voir page 29). Le squalène utilisé dans les produits de soin provient généralement du foie des requins, dont de nombreuses espèces sont en voie d'extinction. Aussi, pour des raisons pratiques tout comme environnementales, c'est la version hydrogénée connue sous le nom de squalane qui est le plus souvent utilisée en cosmétique.

Le squalane, obtenu à partir de sources végétales telles que l'huile d'argan et l'huile de tournesol, est moins sensible à l'oxydation que le squalène. Il est par conséquent plus stable. Il constitue en outre une alternative bien plus durable. Lorsqu'il est appliqué sur la peau, le squalane est un émollient non gras qui favorise la pénétration des autres principes actifs. Son puissant effet réparateur et sa capacité à rétablir les niveaux d'hydratation en font un allié de choix en cas de peau ou de cheveux abîmés et déshydratés. Il possède en outre des propriétés d'absorption des UV, contribuant ainsi à protéger la peau du soleil. Utilisez-le dans les masques hydratants, les crèmes pour le visage et les lotions pour le corps.

EXTRAITS

Les extraits sont issus de diverses sources naturelles telles que les fruits, les plantes et les graines. Intégrer des extraits aux produits de beauté permet d'augmenter leurs effets thérapeutiques. Toutefois, ils contiennent des principes actifs très concentrés ; par conséquent, utilisez-les avec modération afin d'éviter toute irritation.

Les extraits peuvent être achetés sous forme liquide ou poudreuse. En voici quelques-uns communément utilisés.

BAMBOU

Cet extrait provient des feuilles et des tiges du bambou. Il est réputé pour sa teneur élevée en silice. La silice jouant un rôle dans le maintien de la bonne santé de la peau, des ongles et des cheveux, le bambou est souvent utilisé dans les produits destinés à lisser et à renforcer la peau et les cheveux. Il contribue également à prévenir l'accumulation de sébum sur la peau et facilite l'application des produits. Utilisez l'extrait de bambou dans les masques capillaires, les shampoings, les après-shampoings et les nettoyants pour la peau.

PÉPINS DE RAISIN

L'extrait de pépins de raisin provient des pépins moulus du raisin rouge. Les pépins de raisin contiennent des polyphénols en grande quantité. Ces molécules végétales possèdent des propriétés antioxydantes très puissantes qui contribuent à détruire les radicaux libres et à prévenir les signes du vieillissement, en particulier les rides et la sécheresse. L'extrait de pépins de raisin peut également faciliter la cicatrisation des coupures, des écorchures et des brûlures, ce qui rend son utilisation idéale dans les cataplasmes et les produits après-soleil.

GRENADE

Cet extrait est généralement produit à partir de la peau de la grenade. Intégrer de l'extrait de grenade à un produit renforcera son pouvoir tenseur et raffermissant sur la peau. Il a également été démontré que cet extrait limitait les effets destructeurs du soleil grâce à un composé phénolique qu'il contient, la catéchine. Cela le rend particulièrement précieux dans les produits anti-âge. Utilisez cet extrait dans les masques, les exfoliants, les nettoyants pour le corps, les lotions et les crèmes.

ALERTE ALLERGIE

Les salicylates sont des substances chimiques présentes dans certains fruits et légumes ainsi que dans certaines plantes et certains fruits à coque. Bien que la teneur en salicylates des aliments dépende de nombreux facteurs — elle peut varier d'une récolte à l'autre ou en fonction du niveau de maturité, par exemple —, certains en contiennent généralement en grande quantité, tels que le raisin, les amandes et le miel. Les personnes sensibles ou intolérantes aux salicylates doivent éviter les produits élaborés à base d'aliments en contenant beaucoup.

ROMARIN

Cet extrait est obtenu en faisant macérer des feuilles de romarin dans un liquide (par exemple, de l'alcool). Les principes actifs sont extraits avant d'être intégrés à de l'alcool ou à de l'eau afin d'obtenir un produit très riche en antioxydants. Ces antioxydants aident à protéger la peau des dommages causés par les radicaux libres ainsi que des facteurs de stress environnementaux ; cet extrait est donc idéal dans les produits de soin anti-âge tels que les nettoyants, les soins hydratants, les masques et les exfoliants. L'extrait de romarin est également employé comme conservateur dans les produits de beauté naturels. Il est largement utilisé dans les produits capillaires, qu'il s'agisse de shampoings, de nettoyants ou de toniques pour le cuir chevelu.

VITAMINE E

La vitamine E est naturellement présente dans beaucoup d'huiles et de beurres végétaux, tels que l'huile d'argan et le beurre de karité. C'est un puissant antioxydant qui contribue à lutter contre les radicaux libres responsables du vieillissement cutané. Elle aide votre peau à conserver son hydratation naturelle, et ses puissantes propriétés photo-protectrices contribuent à la prémunir des effets nocifs des UV, ce qui en fait un ingrédient de choix dans les produits après-soleil. Grâce à ses vertus anti-inflammatoires qui apaisent et hydratent la peau, elle est également très intéressante dans les formulations destinées à traiter les coupures, les brûlures et les écorchures. Utilisez la vitamine E dans les masques, les exfoliants, les déodorants, les gels douche, les lotions et les crèmes.

HAMAMÉLIS

Également appelé hydrolat d'hamamélis, cet extrait est distillé à partir des feuilles séchées et de l'écorce de l'hamamélis. Ses propriétés astringentes contribuent à nettoyer les pores, ce qui en fait un traitement très efficace contre l'acné. Grâce à ses vertus analgésiques, il contribue également à soulager les démangeaisons cutanées, les brûlures mineures et autres irritations de la peau. Par ailleurs, il a été montré qu'il atténuait les érythèmes ou les plaques rouges.

L'hamamélis est acide, mais lorsqu'il est dilué dans l'eau, son pH est relevé à 5, une valeur similaire à celle de la peau. Cela rend son utilisation idéale dans les toniques. Vous pouvez aussi l'utiliser dans les masques, les exfoliants, les déodorants, les gels douche, les lotions et les crèmes.

ALERTE IRRITATION

La plupart des extraits d'hamamélis que vous trouverez en magasin contiennent un pourcentage élevé d'alcool. Cherchez un hydrolat d'hamamélis sans alcool, surtout si vous avez la peau sensible.

ÉMULSIFIANTS

L'émulsifiant est l'un des ingrédients les plus importants dans la composition d'un produit de soin. Les émulsifiants sont des substances qui ont la capacité de rendre miscibles l'eau et les lipides (graisses). Lorsque vous formulez des produits de beauté, vous associez des ingrédients incompatibles à base d'huile et d'eau. Pensez à l'émulsifiant comme à une colle qui maintiendrait tous ces ingrédients ensemble.

J'aime utiliser des cires comme agents émulsifiants dans mes produits de soin. Il existe un grand choix de cires, et le type de cire que vous utiliserez aura une incidence majeure sur la texture et la stabilité de votre produit. Par exemple, certaines cires épaississent les formulations tandis que d'autres leur confèrent une texture poudreuse. Voici quelques-uns des agents émulsifiants les plus couramment utilisés.

CIRE D'ABEILLE

Origine : sécrétée par les abeilles mellifères.
Rôle : émolliente, épaississante.
Avantages : apaise et adoucit la peau, protège de la déshydratation, possède des propriétés antibactériennes.
Précautions : peut être irritante pour la peau.
Utilisée dans : baumes à lèvres, crèmes, lotions, pommades.

ALERTE ALLERGIE

Si vous êtes allergique au pollen ou au miel, évitez les produits contenant de la cire d'abeille. Lorsque vous créez des formulations, vous pouvez remplacer la cire d'abeille par de la cire de candelilla ou de carnauba, mais gardez à l'esprit que ces cires produisent une consistance bien plus épaisse.

CIRE DE CANDELILLA

Origine : issue des feuilles du candelilla, un arbuste originaire du Mexique.
Rôle : agent durcissant.
Avantages : protège les crèmes de la perte d'humidité, durcit les autres cires.
Précautions : aucune; généralement reconnue sans danger pour une utilisation dans les formulations de soins pour la peau.
Utilisée dans : baumes à lèvres, beurres corporels, lotions, produits capillaires, baumes parfumés.

CIRE DE CARNAUBA

Origine : issue des feuilles du palmier carnauba, un arbre originaire du Brésil.
Rôle : agent durcissant.
Avantages : durcit les autres cires, donne au produit un fini brillant.
Précautions : aucune; généralement reconnue sans danger pour une utilisation dans les formulations de soins pour la peau.
Utilisée dans : baumes à lèvres, beurres corporels, baumes parfumés.
Si le terme « cire de carnauba » vous semble familier, c'est parce qu'il s'agit de l'un des principaux ingrédients qui composent les cires utilisées pour lustrer les voitures et les sols.

CIRE ÉMULSIFIANTE N°1

Origine : fabriquée selon les recommandations du *national formulary* à partir de divers ingrédients tels que l'alcool cétéarylique (*cetearyl alcohol*), un mélange d'alcools gras issus de l'huile de coco, largement utilisé en cosmétique; le polysorbate-60; le peg-150 stearate; et le steareth-20. Se présente sous la forme de flocons solides blancs et cireux.
Rôle : stabilisant.
Avantages : relativement peu chère.
Précautions : cette cire ne présente aucun danger lorsqu'elle est utilisée dans les concentrations recommandées. La *Cosmetic Ingredient Review*, un programme indépendant d'évaluation de la sécurité des ingrédients cosmétiques, a conclu que cette cire n'entraînait pas de sensibilisation cutanée, même si certaines personnes très sensibles sont susceptibles de réagir à certains de ses ingrédients.
Utilisée dans : crèmes, lotions, soins hydratants.

ACIDE STÉARIQUE

Origine : acide gras solide et cireux obtenu à partir de sources comme le suif animal et les graisses végétales.
Rôle : stabilisant.
Avantage : favorise la cicatrisation des plaies.
Précautions : l'acide stéarique est considéré comme sûr lorsqu'il est utilisé dans les concentrations recommandées. Une surexposition à cet ingrédient peut entraîner des irritations.
Utilisé dans : crèmes, lotions, soins hydratants.

CIRES FLORALES

Origine : cires aromatiques solides et crémeuses obtenues à partir des pétales de certaines plantes à fleurs aromatiques telles que la rose, le jasmin, la tubéreuse et le mimosa. Les sommités fleuries soigneusement sélectionnées sont placées dans un solvant, puis dans de l'alcool; enfin, la cire de plante solide est récoltée par filtrage de la solution obtenue.
Rôle : base pour les parfums.
Avantages : antioxydante, hydratante, agréable odeur florale.
Précautions : irritant potentiel en cas de sensibilité à la plante source.
Utilisées dans : crèmes, lotions, soins hydratants, baumes.

Mélanger les émulsifiants

La cire d'abeille, l'acide stéarique et la cire émulsifiante peuvent être utilisés en tant qu'émulsifiants uniques dans une formulation, ce qui n'est pas le cas des cires de carnauba et de candelilla et des cires florales. Il est fortement recommandé que ces cires ne représentent pas plus de 25 pour cent du total de la teneur en émulsifiants d'une formulation. C'est le meilleur moyen pour créer une émulsion stable. Exemple : si une formulation requiert 20 grammes d'émulsifiant, vous pouvez utiliser 5 grammes d'une cire florale et les 15 grammes restants devront être de la cire d'abeille, de l'acide stéarique ou de la cire émulsifiante.

Huiles support

QUE SONT LES HUILES SUPPORT ?

Les huiles support diffèrent des huiles essentielles à de nombreux égards. Les huiles support sont extraites (plutôt que distillées) de parties spécifiques de plantes telles que les graines ou les noyaux. Et, au contraire des huiles essentielles, elles ne s'évaporent pas au contact de l'air et ont une odeur relativement neutre.

Les huiles support jouent un rôle fondamental dans les crèmes et les lotions et, lorsqu'elles sont choisies intelligemment, elles nourriront et hydrateront votre peau. Sélectionner des huiles support adaptées au type de peau — en gardant à l'esprit la finalité du produit — est l'une des tâches les plus importantes qui vous attendront lorsque vous confectionnerez vos produits de beauté.

PROTÉGER SA PEAU AVEC LES HUILES SUPPORT

Votre peau est une barrière protectrice qui interagit chaque jour avec l'eau, les savons, les produits chimiques et les conditions climatiques. Cette exposition peut altérer l'intégrité de la peau et modifier son apparence. Les agressions quotidiennes ont une incidence sur la santé et l'aspect de la peau : celle-ci devient excessivement sensible, sèche et gercée, ou sujette à des maladies problématiques telles que les dermatites, les rosacées et l'acné.

Les huiles pures pressées à froid sont naturellement dotées de propriétés protectrices qui contribuent à lutter contre les perturbations auxquelles votre peau est confrontée chaque jour. Autrement dit, lorsqu'elles sont utilisées à bon escient, elles peuvent aider votre peau à maintenir son équilibre, et elles peuvent également l'aider à se rétablir en cas de déséquilibre.

Comment ces huiles agissent-elles ? Grâce à leurs vertus émollientes, les huiles sont adoucissantes. Elles sont également riches en acides gras essentiels (AGE), en vitamines liposolubles, en stérols végétaux et en caroténoïdes, qui aident la peau à se réparer, à préserver son élasticité et à maintenir sa barrière protectrice.

De plus, des études montrent désormais que certains composants de ces huiles, à l'instar de substances similaires présentes dans les huiles essentielles, possèdent des propriétés antimicrobiennes et antifongiques, qui peuvent aider la peau à lutter contre les infections.

Huiles biologiques pressées à froid

Dans l'idéal, choisissez des huiles support biologiques ou issues de récoltes sauvages, dans la mesure où elles contiennent un minimum de résidus chimiques. Il est également préférable d'utiliser des huiles pressées à froid, celles-ci conservant une proportion plus élevée de nutriments que des huiles exposées à la chaleur pendant le processus d'extraction.

AUTRES COMPOSANTS PRÉSENTS DANS LES HUILES SUPPORT

Les huiles support peuvent contenir de nombreux autres acides gras tels que les acides myristique, pentadécanoïque, heptadécanoïque ou éicosanoïque (arachidique), ainsi que des composés tels que la vitamine E et le squalane, tous dotés de propriétés thérapeutiques. Pour plus d'informations sur ces éléments, voir page 55.

CAROTÉNOÏDES

Les huiles support contiennent un large éventail de caroténoïdes, de puissants antioxydants qui contribuent à maintenir la jeunesse et la santé de la peau. Parmi les caroténoïdes les plus courants figurent le bêta-carotène (essentiellement présent dans les légumes orange) et le lycopène (présent dans les tomates). Les caroténoïdes confèrent à l'huile sa pigmentation et certaines propriétés thérapeutiques uniques. Par exemple, de plus en plus d'études montrent qu'appliqués localement, les caroténoïdes contribuent à prévenir le vieillissement cutané dû au rayonnement UV. Les huiles très colorées, telles que les huiles de rose musquée, d'argan et de chanvre, regorgent de caroténoïdes.

ACIDES GRAS ESSENTIELS

Toutes les huiles comportent des acides gras. Les acides gras essentiels (AGE) sont des graisses spécifiques que votre corps utilise comme des briques de construction. Chaque cellule et chaque organe étant recouvert(e) d'une membrane adipeuse, vous avez besoin des AGE pour garder votre corps en bonne santé. Ces graisses maintiennent également une barrière à la surface de votre peau, qui la protège et lui permet de conserver son hydratation.

Le produit fini que vous obtiendrez à partir d'une formulation sera caractérisé par le type d'huile support que vous utiliserez, dans la mesure où sa teneur en acides gras aura une incidence sur ses propriétés émollientes et nettoyantes ainsi que sur sa viscosité. Il existe trois types d'acides gras : les acides gras saturés, les acides gras mono-insaturés et les acides gras poly-insaturés.

QU'EST-CE QU'UN PROMOTEUR DE PÉNÉTRATION ?

Certains acides gras favorisent l'altération de la couche cornée (ou *stratum corneum*, la couche la plus superficielle de la peau, qui correspond à la couche supérieure de l'épiderme), permettant ainsi à certains ingrédients d'atteindre les couches les plus profondes de l'épiderme. Incorporer un promoteur de pénétration à une formulation facilite le passage des vitamines, des antioxydants, des humectants et d'autres éléments dans les couches supérieures de la peau. L'acide palmitique et l'acide oléique, par exemple, sont des promoteurs de pénétration.

LES AGE LUTTENT CONTRE LES MICROBES

Les agents qui tuent les micro-organismes ou limitent leur croissance sont connus sous le nom d'antimicrobiens. Autrefois, les entreprises pharmaceutiques et cosmétiques ne s'intéressaient pas beaucoup aux propriétés antimicrobiennes des acides gras. Toutefois, des études montrent désormais que ces acides possèdent de puissantes propriétés leur permettant d'éliminer certains virus, bactéries et champignons pouvant être à l'origine d'infections cutanées et de poussées d'acné. Le mécanisme exact qui entre en jeu reste à préciser, mais de nouvelles études indiquent que les acides gras auraient la capacité de perturber les membranes cellulaires des différents micro-organismes. L'utilisation de produits contenant des dérivés acides gras naturels contribue donc à protéger votre peau contre certaines attaques bactériennes, virales ou fongiques.

ACIDES GRAS MONO-INSATURÉS ET POLY-INSATURÉS

Les huiles riches en acides gras mono-insaturés et poly-insaturés (AGMI et AGPI) restent liquides à température ambiante, ce qui permet d'obtenir des crèmes, des lotions et des sérums à la texture plus légère. Nombre d'AGMI et d'AGPI font d'excellents agents nettoyants et possèdent de remarquables propriétés émollientes.

PRINCIPAUX AGMI ET AGPI

Acide oléique
Grâce à ses propriétés antivirales et antifongiques, l'acide oléique est un AGMI qui contribue à prévenir les infections cutanées causées par des virus ou des champignons. Il est souvent utilisé dans les produits du commerce en tant que promoteur de pénétration afin de faciliter l'absorption des composés médicamenteux. Par conséquent, on peut raisonnablement supposer qu'il a la capacité d'augmenter l'absorption des huiles essentielles dans le corps. Les huiles riches en acide oléique, telles que les huiles d'amande douce, d'avocat, d'abricot, de marula et d'argan, sont particulièrement adaptées aux peaux sèches.

Acide palmitoléique
Cet AGMI est intéressant dans les produits ciblant les peaux matures. Ses vertus antibactériennes le rendent bénéfique dans les formulations destinées à lutter contre les infections cutanées. On le trouve principalement dans l'huile d'avocat et à l'état de traces dans d'autres huiles telles que les huiles de pépins de raisin, de jojoba et de noisette.

Acide gamma-linolénique
L'acide gamma-linolénique est un AGPI très efficace pour apaiser la peau, ce qui le rend idéal pour le traitement de l'eczéma atopique, du psoriasis et d'autres problèmes de peau divers et variés. On le trouve traditionnellement dans les huiles de bourrache, d'onagre, de chanvre et de rose musquée.

Acide linoléique

L'acide linoléique est un composant naturel du sébum de la peau. Il contribue à renforcer la barrière protectrice située sur la couche supérieure de la peau et prévient les pertes d'eau, ce qui en fait un agent hydratant très efficace. De plus, l'utilisation de l'acide linoléique est recommandée dans les traitements destinés aux peaux grasses à problèmes, en raison de son effet désobstruant avéré sur les pores. Cet AGPI est présent dans la plupart des huiles support, dont il représente généralement 30 à 89 pour cent de la teneur totale en acides gras. On le trouve en abondance dans les huiles de tournesol, de sésame et de pépins de raisin.

Acide alpha-linolénique

Il a été démontré que cet AGPI (aussi appelé simplement acide linolénique) contribuait à réguler les inflammations. Les huiles support riches en acides alpha-linolénique sont bénéfiques dans le traitement des problèmes d'inflammation cutanée tels que l'eczéma, le psoriasis, la rosacée ainsi que diverses rougeurs. On le trouve dans les huiles de rose musquée, de chanvre et de sésame.

ACIDES GRAS SATURÉS

Les huiles riches en acide gras saturés (AGS) restent solides à température ambiante. Ainsi, les huiles support ayant une forte teneur en graisses saturées sont lourdes et ont une texture crémeuse. Les AGS sont utilisés dans les produits de soin en tant qu'agents épaississants. Ils leur confèrent également des propriétés thérapeutiques : certains AGS sont intéressants pour inhiber les infections cutanées tandis que d'autres accélèrent la cicatrisation des plaies.

PRINCIPAUX AGS

Acide laurique

Des études montrent que l'acide laurique est antibactérien, ce qui signifie qu'il contribue à prévenir les infections cutanées ainsi que les poussées d'acné. Cela le rend idéal pour les formulations nettoyantes destinées à éviter ces problèmes. Cet acide gras saturé est abondamment présent dans les huiles de coco et de palmiste.

Acide myristique

Tout comme l'acide laurique, l'acide myristique est antibactérien ; par conséquent, il est utile dans la prévention des infections cutanées. Les huiles riches en acide myristique jouent également un rôle de tensioactif — elles favorisent la dissolution de la saleté — ce qui en fait des ingrédients de choix dans les produits nettoyants. Cet AGS est surtout présent dans les huiles de coco et de palmiste et on le trouve à l'état de traces dans l'huile de pépins de raisin.

Acide palmitique

L'acide palmitique est naturellement présent sur l'épiderme (la couche supérieure de la peau), où il contribue au maintien des niveaux d'hydratation de la peau. Cet AGS étant un émollient très efficace, les huiles supports qui le contiennent en grande quantité sont intéressantes dans les soins hydratants. L'acide palmitique facilite la pénétration des autres ingrédients dans la peau ; c'est aussi un bon agent épaississant, ce qui rend son utilisation profitable si l'on souhaite obtenir des produits à la texture crémeuse. L'acide palmitique est présent en fortes concentrations dans l'huile de palmiste et le beurre de cacao ; on le trouve en quantité non négligeable dans certaines huiles telles que les huiles d'amande douce, de tournesol et de pépins de raisin.

Acide stéarique

Cet acide gras est naturellement présent sur la couche supérieure de la peau. Il a été démontré que l'acide stéarique avait des propriétés anti-inflammatoires et favorisait la cicatrisation des plaies. Il est couramment utilisé comme agent émulsifiant lors de l'élaboration de formulations à base de crème. L'acide stéarique est naturellement présent dans les beurres végétaux, et notamment dans les beurres de cacao et de karité.

ABRICOT

Nom botanique : *Prunus armeniaca*
Famille botanique : *Rosaceae*

L'huile d'abricot est une huile jaune clair à la texture légère obtenue à partir de noyaux d'abricots séchés ayant subi une pression hydraulique à froid. L'abricotier pousse dans des régions au climat chaud et l'huile est produite principalement au Kenya et en Italie. Sa durée de conservation est de 8 à 12 mois.

PROPRIÉTÉS

L'huile d'abricot est souvent utilisée dans l'industrie cosmétique en tant qu'agent hydratant léger car elle est rapidement absorbée par la peau. C'est une bonne source d'acide oléique, un AGMI réputé pour son excellent pouvoir de pénétration (voir page 54), ainsi que pour sa capacité à protéger la peau de la déshydratation. En plus de sa teneur élevée en AGMI, cette huile est riche en vitamine E, qui aide la peau à se régénérer.

UTILISATIONS

L'huile d'abricot convient particulièrement aux formulations destinées aux peaux grasses, mixtes ou sensibles.

SYNERGIES

Dans les formulations, l'huile d'abricot est une huile agréable qui peut représenter jusqu'à 100 % de l'huile support dans les sérums, les lotions et les soins hydratants ; elle peut également être associée à d'autres huiles ou beurres selon un ratio 80/20. Combiner l'huile d'abricot à 20 % d'huile de rose musquée, d'argan, d'avocat ou de chanvre permet d'obtenir un mélange enrichi en phytonutriments qui apaisera votre peau et lui donnera de l'éclat.

COMPOSITION TYPIQUE EN ACIDES GRAS			
ACIDES GRAS SATURÉS	**ACIDES GRAS MONO-INSATURÉS**	**ACIDES GRAS POLY-INSATURÉS**	**AUTRE COMPOSANT**
Acide palmitique 5-6 %	Acide oléique 60-65 %	Acide linoléique 30-35 %	Vitamine E
Acide stéarique 1-2 %	Acide palmitoléique 1 %	Acide alpha-linolénique 1-2 %	
Acide arachidique 1-2 %	Acide gadoléique 1-2 %		

De nombreuses huiles support, comme les huiles d'amande douce, d'abricot, d'argan, d'avocat, de camélia, de noisette et de marula, contiennent un pourcentage élevé d'acide oléique, dont les propriétés antifongiques ont été démontrées. Les infections fongiques de la peau, telles que les dermatites séborrhéiques, touchent beaucoup de personnes. Si vous souffrez de problèmes d'infections cutanées de cette nature, l'utilisation d'une huile support ayant un pourcentage élevé d'acide oléique dans vos formulations pourra vous aider à les maîtriser, en particulier si vous les associez à des huiles essentielles dotées de propriétés similaires.

AMANDE DOUCE

Nom botanique : *Prunus amygdalus dulcis*
Famille botanique : *Rosaceae*

L'huile d'amande douce est obtenue à partir des fruits de l'amandier (le même arbre que celui qui produit les amandes que nous mangeons) au moyen d'une pression à froid suivie d'un raffinage. De couleur jaune pâle, elle possède une légère odeur de noix. L'huile d'amande douce est principalement produite en Espagne, au Maroc et en Inde. Sa durée de conservation est de 8 à 12 mois.

PROPRIÉTÉS

Riche en acides oléique et linoléique, l'huile d'amande douce est intéressante pour ses vertus émollientes et hydratantes. Elle est également riche en vitamine E (antioxydante) ainsi qu'en squalane, un lipide qui protège les huiles naturellement présentes dans la peau. C'est une bonne source de manganèse, un élément indispensable pour lutter contre le vieillissement prématuré, apaiser les irritations et prévenir les taches. Le manganèse contribue également à protéger la peau des effets nocifs des rayons UV, ce qui donne à penser que l'huile pourrait avoir de légères vertus photo-protectrices. Sa haute teneur en vitamine E favorise quant à elle la prévention des dommages liés aux rayons UV, y compris l'apparition de ridules.

UTILISATIONS

L'huile d'amande douce est idéale pour les peaux sèches, gercées, squameuses, pour les peaux matures et pour les problèmes de peau tels que l'eczéma, le psoriasis et les dermatites.

SYNERGIES

L'huile d'amande douce constitue une excellente base pour les produits de soin naturels. Dans les formulations, elle peut représenter 50 à 100 % de l'huile support. Elle peut être mélangée à d'autres huiles selon un ratio 80/20. Associer l'huile d'amande douce aux huiles de rose musquée, d'avocat ou de chanvre, ou aux macérâts huileux de calendula ou de carotte, renforcera ses propriétés thérapeutiques.

COMPOSITION TYPIQUE EN ACIDES GRAS

ACIDES GRAS SATURÉS	ACIDES GRAS MONO-INSATURÉS	ACIDES GRAS POLY-INSATURÉS	AUTRE COMPOSANT
Acide palmitique 7-10 %	Acide oléique 60-65 %	Acide linoléique 30-35 %	Vitamine E
Acide stéarique 2-4 %		Acide alpha-linolénique 1-2 %	Squalane
Acide myristique 0,5-1 %			

ARGAN

Nom botanique : *Argania spinosa*
Famille botanique : *Sapotaceae*

Cette huile est extraite de la noix de l'arganier, qui pousse principalement dans le sud-ouest du Maroc, dans une région désignée réserve de biosphère de l'UNESCO. Récemment, des arganiers ont été plantés dans des déserts israéliens afin d'obtenir des récoltes durables supplémentaires.
Deux sortes d'huile d'argan sont produites : l'une, destinée aux produits de soin, est extraite des noyaux crus, et l'autre, comestible, nécessite que les noyaux soient torréfiés avant l'extraction de l'huile. La torréfaction des noyaux confère à l'huile d'argan alimentaire une odeur prononcée de noix qui ne convient pas aux soins de la peau ; l'huile cosmétique possède quant à elle une odeur légère. L'huile d'argan cosmétique a une durée de conservation de 8 à 12 mois suivant la date de sa production.

PROPRIÉTÉS

L'huile d'argan est riche en vitamine E et en squalane, deux puissants antioxydants. Très hydratante, cette huile améliore l'élasticité de la peau. De plus, elle protège et adoucit la peau et possède des propriétés anti-âge, en atténuant par exemple l'hyperpigmentation. Elle contribue également à la cicatrisation des plaies et aide à prévenir l'acné en réduisant la production de sébum.

UTILISATIONS

L'huile d'argan convient à tous les types de peau — sèche, grasse, mixte ou sensible. C'est également une huile de choix pour les produits capillaires.

SYNERGIES

L'huile d'argan est relativement chère, aussi convient-il de l'utiliser de manière réfléchie. Lors de la fabrication de sérums pour le visage, elle peut représenter jusqu'à 100 % de l'huile support, mais lors de la fabrication de produits pour le corps, je recommande de la combiner à 30 % d'huile d'abricot ou de jojoba.

COMPOSITION TYPIQUE EN ACIDES GRAS			
ACIDES GRAS SATURÉS	ACIDES GRAS MONO-INSATURÉS	ACIDES GRAS POLY-INSATURÉS	AUTRE COMPOSANT
Acide palmitique 12-15 %	Acide oléique 45-50 %	Acide linoléique 30-35 %	Vitamine E
Acide myristique 1-2 %		Acide alpha-linolénique 1-2 %	Squalane
Acide arachidique 1-2 %			

AVOCAT

Nom botanique : *Persea americana*
Famille botanique : *Lauraceae*

Contrairement à la plupart des autres huiles végétales, l'huile d'avocat est obtenue non pas à partir d'un noyau, mais à partir de la pulpe d'un fruit, celui de l'avocatier. Dans la plupart des cas, elle est obtenue au moyen d'une pression mécanique à froid à la presse hydraulique ou au moyen d'une extraction par centrifugation. Elle est riche en chlorophylle, ce qui lui confère sa couleur verte. Originaire du sud et du centre du Mexique, elle est désormais principalement produite au Kenya, en Israël, en Nouvelle-Zélande et en Afrique du Sud. Sa durée de conservation est de 12 à 18 mois.

PROPRIÉTÉS

L'avocat est riche en vitamine E ainsi qu'en bêta-carotène (un caroténoïde). Ses précieuses vertus émollientes en font une huile de choix pour les peaux matures et très sèches, pour le traitement des vergetures ainsi que pour les soins capillaires. Elle est également intéressante en cas de blessures ; une étude réalisée sur des animaux a montré que l'huile d'avocat, appliquée localement, accélérait la cicatrisation des plaies. Par ailleurs, une étude allemande, publiée dans la revue Dermatology, a conclu qu'un mélange d'huile d'avocat et de vitamine B12, là encore appliqué localement, avait des effets positifs sur le psoriasis en plaques.

UTILISATIONS

L'huile d'avocat est idéale dans les produits pour peaux très sèches et gercées ainsi que dans les soins destinés au traitement des cicatrices ou des vergetures. Elle convient aussi très bien aux produits pour cheveux secs.

SYNERGIES

L'huile d'avocat doit représenter au maximum 30 % de l'huile support dans les formulations pour le visage. Dans les produits pour les mains, les jambes et les pieds, elle peut être utilisée à hauteur de 100 %. Toutefois, cette huile étant très épaisse, il est recommandé de l'associer à d'autres huiles selon un ratio 70/30. Parmi les autres huiles possibles figurent les huiles d'amande douce et de pépins de raisin.

COMPOSITION TYPIQUE EN ACIDES GRAS			
ACIDES GRAS SATURÉS	ACIDES GRAS MONO-INSATURÉS	ACIDES GRAS POLY-INSATURÉS	AUTRE COMPOSANT
Acide palmitique 12-16 %	Acide oléique 65-70 %	Acide linoléique 10-15 %	Vitamine A
	Acide palmitoléique 5-10 %	Acide alpha-linolénique 1-2 %	Vitamine D
			Vitamine E

BOURRACHE

Nom botanique : *Borago officinalis*
Famille botanique : *Boraginaceae*

L'huile de bourrache provient des graines de la bourrache, une grande plante pourvue de fleurs étoilées d'un bleu lumineux que l'on trouve dans toute l'Europe et en Afrique du Nord et qui a été naturalisée en Amérique du Nord. De nos jours, cette huile jaune d'or ou vert pâle est principalement produite au Canada, en Angleterre, en Nouvelle-Zélande et en Chine. Elle est extraite par pression à froid des graines, une méthode au rendement relativement faible. Sa durée de conservation est courte, de 6 à 8 mois.

ALERTE IRRITATION

L'huile de bourrache pénètre davantage dans les peaux abîmées que dans les peaux normales, ce qui peut entraîner des irritations. Évitez de l'utiliser sur une peau lésée.
L'huile de bourrache et l'huile d'onagre contiennent toutes deux de l'AGL ; dans la plupart des cas, elles peuvent être utilisées de manière interchangeable, sauf dans le traitement des peaux sensibles, pour lequel l'huile d'onagre doit être employée.

PROPRIÉTÉS

L'huile de bourrache est très riche en acide gamma-linolénique (AGL), un acide gras important qui aide à garder une peau en bonne santé et contribue à réduire les inflammations (l'huile de bourrache est, parmi toutes les huiles issues de graines, celle qui est la plus riche en AGL). Cette huile est souvent utilisée en cas d'eczéma, de dermatite localisée et de psoriasis, afin d'atténuer la sécheresse et l'inflammation. Ses propriétés antiprurigineuses ont également été démontrées. Enfin, son action réparatrice sur la peau en fait une huile idéale dans les formulations après-soleil.

UTILISATIONS

L'huile de bourrache convient parfaitement dans les formulations ciblant les peaux sèches, sensibles ou enflammées.

SYNERGIES

Dans les formulations, l'huile de bourrache peut représenter 10 à 30 % de l'huile support.

COMPOSITION TYPIQUE EN ACIDES GRAS		
ACIDES GRAS SATURÉS	**ACIDES GRAS MONO-INSATURÉS**	**ACIDES GRAS POLY-INSATURÉS**
Acide palmitique 15-20 %	Acide oléique 15-20 %	Acide linoléique 35-40 %
Acide stéarique 10-15 %	Acide érucique 2-3 %	Acide gamma-linolénique 25-30 %
Acide arachidique 3-4 %		

CAMÉLIA

Nom botanique : *Camellia sinensis*
Famille botanique : *Theaceae*

L'huile de camélia, également connue sous le nom d'huile de thé vert, est issue du théier (*camellia sinensis*). L'huile, vert clair et visqueuse, est extraite par pulvérisation et pression à froid des graines. L'huile de camélia est produite en Chine et au Japon. Sa durée de conservation est courte, de 6 à 8 mois.

PROPRIÉTÉS

L'huile de camélia est riche en acide oléique — un excellent émollient et cicatrisant cutané — ce qui en fait un excellent choix pour les peaux sèches et gercées et pour le traitement de certains problèmes tels que le psoriasis, l'eczéma et les brûlures. Les propriétés hydratantes de cette huile la rendent également idéale pour les peaux matures : elle est donc bien adaptée aux formulations anti-âge. Elle peut être employée dans les soins hydratants, les sérums, les crèmes, les lotions, les baumes et les huiles pour le corps.

UTILISATIONS

L'huile de camélia convient pour tous types de produits pour la peau et pour les cheveux.

SYNERGIES

L'huile de camélia est une huile épaisse à la texture agréable qui peut être associée à la plupart des autres huiles support. Dans les formulations, je recommande d'associer l'huile de camélia à l'huile d'abricot, de pépins de raisin ou de jojoba selon un ratio situé entre 30/70 et 50/50. Elle peut représenter jusqu'à 100 % de l'huile support dans les formulations de sérums pour le visage.

COMPOSITION TYPIQUE EN ACIDES GRAS		
ACIDES GRAS SATURÉS	ACIDES GRAS MONO-INSATURÉS	ACIDES GRAS POLY-INSATURÉS
Acide palmitique 6-9 %	Acide oléique 72-80 %	Acide linoléique 6-14 %
Acide stéarique 2-3 %	Acide nervonique 1-2 %	Acide gamma-linolénique 25-30 %
	Acide gadoléique 1-2 %	Acide alpha-linolénique 1-2 %

De nombreuses huiles supports, telles que les huiles d'amande douce, d'abricot, d'argan, d'avocat, de camélia, de noisette et de marula, contiennent un pourcentage élevé d'acide oléique, dont les propriétés antifongiques ont été démontrées. Les infections fongiques de la peau, telles que les dermatites séborrhéiques, touchent beaucoup de personnes. Si vous souffrez de problèmes d'infections cutanées de cette nature, l'utilisation d'une huile support ayant un pourcentage élevé d'acide oléique dans vos formulations pourra vous aider à les maîtriser, en particulier si vous les associez à des huiles essentielles dotées de propriétés similaires.

CHANVRE

Nom botanique : *Cannabis sativa*
Famille botanique : *Cannabaceae*

L'huile de chanvre est obtenue à partir du chanvre, une plante cultivée dans le monde entier. Elle est souvent confondue avec le cannabis, dont elle est très différente. Elle a une couleur vert foncé (en raison de sa teneur élevée en chlorophylle) et une douce odeur herbacée. Sa durée de conservation est courte, de 6 à 8 mois. Au cours des 20 dernières années, elle a été reconnue pour son utilisation dans les cosmétiques naturels ; sa composition unique en acides gras lui confère de remarquables propriétés émollientes, qui contribuent à maintenir l'hydratation de la peau.

PROPRIÉTÉS

Cette huile est une source appréciable d'acide linoléique et elle contient une quantité non négligeable d'acide gamma-linolénique ; des études montrent que ces acides gras, appliqués localement, contribuent à atténuer les ridules et autres signes du vieillissement, ce qui en fait une huile remarquable pour les peaux matures. Le chanvre, qui regorge d'antioxydants protecteurs pour la peau, est également un excellent choix pour les produits après-soleil.

UTILISATIONS

L'huile de chanvre convient particulièrement aux formulations pour les peaux sèches, les peaux enflammées (eczéma et psoriasis) et les peaux sensibles ou matures.

SYNERGIES

Dans les formulations, l'huile de chanvre peut représenter 10 % de l'huile support. Associez l'huile de chanvre à de l'huile de pépins de raisin ou d'abricot.

COMPOSITION TYPIQUE EN ACIDES GRAS

ACIDES GRAS SATURÉS	ACIDES GRAS MONO-INSATURÉS	ACIDES GRAS POLY-INSATURÉS	AUTRES COMPOSANTS
Acide palmitique 5-10 %	Acide oléique 10-20 %	Acide linoléique 45-65 %	Vitamine E
Acide stéarique 2-4 %		Acide alpha-linolénique 14-28 %	Cannabidiol (CBD)
		Acide gamma-linolénique 5-10 %	Traces de tétrahydrocannabinol (THC)

CBD et THC

Le cannabidiol (CBD) est un composant présent dans les plants de cannabis ; il n'est pas psychoactif, ce qui signifie qu'il n'altère pas le fonctionnement du cerveau. Des données indiquent que ce composé présente de nombreux avantages en termes de soin de la peau, en particulier dans le traitement des inflammations. Il représente entre 18 et 20 % de l'huile de chanvre.

Le tétrahydrocannabinol (THC) n'est présent qu'à l'état de traces dans l'huile de chanvre (0,3 %, en moyenne). Toutefois, l'emploi de cette huile dans les produits de soin est limité dans la plupart des pays car le THC est considéré comme un composé psychoactif. Son utilisation doit représenter moins de 10 % du total de la formulation.

COCO

Nom botanique : *Cocos nucifera*
Famille botanique : *Arecaceae*

L'huile de coco extra-vierge est extraite soit par pression de la chair blanche des noix de coco fraîches, soit par pression de la chair préalablement séchée. Elle possède une odeur sucrée et sa grande stabilité permet de la conserver pendant 2 ans.

ALERTE ALLERGIE

Bien que les noix de coco soient techniquement des fruits, l'huile de coco peut potentiellement poser problème aux personnes présentant des allergies aux fruits à coque. Si vous souffrez de ce type d'allergie, évitez d'utiliser l'huile de coco dans vos produits de soin.

PROPRIÉTÉS

L'huile de coco est dotée d'excellentes vertus hydratantes, ce qui explique son utilisation fréquente dans les produits de soin. Elle est naturellement antibactérienne, en partie grâce à sa teneur en acide laurique et en acide myristique. L'huile de coco est riche en acide laurique; cet acide gras, couramment utilisé comme base pour les nettoyants, est également réputé pour ses propriétés apaisantes pour la peau. L'acide myristique est lui aussi un bon agent nettoyant.
Grâce à ses puissantes propriétés antifongiques, l'acide caprylique présent dans l'huile de coco contribue à prévenir et à traiter les infections fongiques. Les vertus photo-protectrices de l'huile de coco ont également été attestées, ce qui la rend idéale dans les formulations d'écrans solaires; les estimations relatives à l'indice de protection de l'huile varient, mais sont généralement comprises entre 4 et 8 %.

UTILISATIONS

Cette huile légère convient à tous les types de peau et peut être utilisée dans les formulations destinées au visage, au corps, aux cheveux et au cuir chevelu.

SYNERGIES

Dans les formulations, l'huile de coco extra-vierge peut représenter jusqu'à 100 % de l'huile support.

HUILE DE COCO FRACTIONNÉE

Cette huile transparente et légère est produite par élimination des acides gras à chaîne longue de l'huile de coco grâce à une méthode d'extraction à chaud. Elle est riche en acides gras à chaîne moyenne, qui favorisent la réparation des peaux lésées et préviennent la perte d'hydratation. Elle est le plus souvent utilisée en association avec d'autres huiles support afin de réduire l'effet gras d'un produit. Dans la mesure où elle ne tache pas les draps, elle est pratique pour les massages.

COMPOSITION TYPIQUE EN ACIDES GRAS

ACIDES GRAS SATURÉS		ACIDES GRAS MONO-INSATURÉS	ACIDES GRAS POLY-INSATURÉS
Acide laurique 45-52 %	Acide caprique 5-10 %	Acide oléique 5-10 %	Acide linoléique 1-2 %
Acide myristique 13-19 %	Acide caprylique 5-10 %		
Acide palmitique 10-15 %	Acide stéarique 1-3 %		

JOJOBA

Nom botanique : *Simmondsia chinensis*
Famille botanique : *Simmondsiaceae*

Le jojoba est une cire liquide à texture lourde généralement identifiée sous le nom d'huile de jojoba. L'huile, légèrement parfumée et de couleur jaune d'or, est extraite des graines du jojoba, un arbuste des régions désertiques. Cette huile est principalement produite en Israël, aux États-Unis (en particulier en Arizona) et en Argentine. Sa durée de conservation est de 2 ans.

PROPRIÉTÉS

L'huile de jojoba est une huile équilibrante et émolliente qui convient à tous les types de peau. Elle est souvent utilisée comme huile support en raison de sa longue durée de conservation. Le jojoba a des effets anti-inflammatoires et peut être utilisé dans des formulations ciblant de nombreux problèmes de peau, dont les infections et le vieillissement cutané, ainsi que pour la cicatrisation des plaies. Cette capacité à réduire les inflammations permet également de l'employer dans les écrans solaires et les produits après-soleil.

UTILISATIONS

L'huile de jojoba convient à tous les types de peau.

SYNERGIES

Dans les formulations, l'huile de jojoba peut représenter 50 à 100 % de l'huile support. Associez-la à de l'huile d'argan, de marula ou de rose musquée.

COMPOSITION TYPIQUE EN ACIDES GRAS

ACIDES GRAS SATURÉS	ACIDES GRAS MONO-INSATURÉS		ACIDES GRAS POLY-INSATURÉS
Acide stéarique 5-10 %	Acide érucique 12-15 %	Acide nervonique 1-2 %	Acide linoléique 1 %
Acide palmitique 3-6 %	Acide oléique 5-15 %	Acide gadoléique 65-80 %	
Acide béhénique 1-2 %	Acide palmitoléique 1-2 %		

Jojoba et rosacée

Une étude publiée dans le *British Journal of Dermatology* a conclu que les patients atteints de rosacée avaient des niveaux inférieurs d'acide gadoléique dans la peau. Cela pourrait expliquer pourquoi l'utilisation de l'huile de jojoba sur une peau infectée en raison d'une rosacée apaise les symptômes de l'inflammation.

MARULA

Nom botanique : *Sclerocarya birrea*
Famille botanique : *Anacardiaceae*

L'huile de marula est issue de l'amande d'un arbre indigène de Namibie, du Botswana, de Zambie et du Zimbabwe. Des amandes de marula ont été découvertes dans des grottes préhistoriques, aux côtés d'outils similaires à ceux encore utilisés aujourd'hui pour extraire l'huile. Celle-ci est utilisée depuis des siècles pour prévenir les éruptions cutanées et maintenir l'hydratation de la peau. De nos jours, l'huile de marula est produite en Afrique du Sud. Sa durée de conservation est de 12 à 18 mois.

PROPRIÉTÉS

Des études factuelles ont conclu qu'appliquée localement, l'huile de marula avait des propriétés protectrices et pouvait aider la peau à retenir son hydratation. Ces vertus sont attribuées à sa teneur élevée en acide oléique et en acide palmitique, qui sont tous deux d'excellents émollients.

UTILISATIONS

L'huile de marula est particulièrement adaptée aux formulations destinées aux peaux sensibles. Elle convient également aux formulations pour les peaux sèches, grasses ou mixtes, ainsi qu'aux produits capillaires.

SYNERGIES

En raison du prix élevé de cette huile, il est recommandé de l'associer selon un ratio 70/30 à des huiles telles que les huiles d'abricot ou de jojoba lorsque vous confectionnez des produits pour le corps ou pour les cheveux. Vous pouvez utiliser l'huile de marula à hauteur de 100 % de l'huile support lorsque vous créez des sérums pour le visage.

COMPOSITION TYPIQUE EN ACIDES GRAS

ACIDES GRAS SATURÉS		ACIDES GRAS MONO-INSATURÉS	ACIDES GRAS POLY-INSATURÉS
Acide palmitique 10-15 %	Acide myristique 1-5 %	Acide oléique 70-80 %	Acide linoléique 5-10 %
Acide stéarique 5-10 %	Acide arachidique 1-3 %	Acide gadoléique 1-2 %	Acide alpha-linolénique 1-2 %

De nombreuses huiles supports, telles que les huiles d'amande douce, d'abricot, d'argan, d'avocat, de camélia, de noisette et de marula, contiennent un pourcentage élevé d'acide oléique, dont les propriétés antifongiques ont été démontrées. Les infections fongiques de la peau, telles que les dermatites séborrhéiques, touchent beaucoup de personnes. Si vous souffrez de problèmes d'infections cutanées de cette nature, l'utilisation d'une huile support ayant un pourcentage élevé d'acide oléique dans vos formulations pourra vous aider à les maîtriser, en particulier si vous les associez à des huiles essentielles dotées de propriétés similaires.

NOISETTE

Nom botanique : *Corylus avellana*
Famille botanique : *Betulaceae*

Cette huile est obtenue à partir des noisettes fraîches du noisetier. L'huile est extraite par pression à froid, suivie d'un filtrage, d'un raffinage et d'une désodorisation. De couleur jaune profond, cette huile possède une forte odeur de noisette. Elle est principalement produite en Turquie. Sa durée de conservation est courte, de 6 à 8 mois.

PROPRIÉTÉS

L'huile de noisette possède une texture épaisse et soyeuse. Réputée pour ses propriétés astringentes, elle est idéale pour désobstruer les pores des peaux grasses ou mixtes. Elle constitue également une bonne source d'acide linoléique, qui contribue à hydrater la peau et à cicatriser les plaies. Grâce à sa teneur élevée en acide oléique, cette huile pénètre facilement la couche supérieure de la peau ; c'est donc une bonne huile support si vous souhaitez renforcer les propriétés d'une huile essentielle particulière.

ALERTE ALLERGIE

Si vous êtes allergique aux fruits à coque, n'utilisez pas d'huile de noisette dans vos produits de beauté.

UTILISATIONS

L'huile de noisette est bien adaptée aux peaux grasses ou mixtes.

SYNERGIES

Dans les formulations, l'huile de noisette peut représenter 50 à 100 % de l'huile support. Elle est idéale pour ajouter du volume aux produits, et elle convient particulièrement bien aux soins pour le visage, notamment les masques. Gardez à l'esprit qu'elle possède un parfum relativement prononcé, qui pourra dominer dans le produit fini.

COMPOSITION TYPIQUE EN ACIDES GRAS

ACIDES GRAS SATURÉS		ACIDES GRAS MONO-INSATURÉS	ACIDES GRAS POLY-INSATURÉS
Acide palmitique 5-10 %	Acide arachidique 1-2 %	Acide oléique 75-80 %	Acide linoléique 10-15 %
Acide stéarique 3-6 %		Acide palmitoléique 1-2 %	Acide alpha-linolénique 1-2 %

De nombreuses huiles supports, telles que les huiles d'amande douce, d'abricot, d'argan, d'avocat, de camélia, de noisette et de marula, contiennent un pourcentage élevé d'acide oléique, dont les propriétés antifongiques ont été démontrées. Les infections fongiques de la peau, telles que les dermatites séborrhéiques, touchent beaucoup de personnes. Si vous souffrez de problèmes d'infections cutanées de cette nature, l'utilisation d'une huile support ayant un pourcentage élevé d'acide oléique dans vos formulations pourra vous aider à les maîtriser, en particulier si vous les associez à des huiles essentielles dotées de propriétés similaires.

ONAGRE

Nom botanique : *Oenothera biennis*
Famille botanique : *Onagraceae*

L'huile d'onagre est une huile jaune clair pourvue d'une subtile odeur marine. Elle est extraite par pression à froid et filtrage des graines de l'onagre. L'onagre, originaire de l'est et du centre de l'Amérique du Nord, a fini par se répandre dans les zones climatiques subtropicales du monde entier. De nos jours, l'huile est principalement produite en Chine. Sa durée de conservation est courte, de 6 à 8 mois.

PROPRIÉTÉS

L'huile d'onagre est une excellente source d'acide gamma-linolénique, un acide gras important réputé pour sa capacité à prévenir et à traiter les problèmes d'inflammation cutanée. Des études montrent que l'huile d'onagre peut atténuer les symptômes des peaux enflammées ; une étude a constaté qu'elle améliorait les problèmes de desquamation, de sécheresse, de rougeurs et de démangeaisons après que les participants l'ont appliqué.

UTILISATIONS

L'huile d'onagre convient à tous les types de peau. Elle est particulièrement intéressante pour les peaux matures, enflammées ou sensibles.

SYNERGIES

Dans les formulations, l'huile d'onagre peut représenter 10 à 30 % de l'huile support.
En application locale, l'huile contribue à soulager les symptômes du psoriasis et de l'eczéma et permet de traiter efficacement les plaies. De plus, les puissantes vertus réparatrices de cette huile en font un ingrédient de choix dans les formulations après-soleil.

COMPOSITION TYPIQUE EN ACIDES GRAS		
ACIDES GRAS SATURÉS	**ACIDES GRAS MONO-INSATURÉS**	**ACIDES GRAS POLY-INSATURÉS**
Acide palmitique 6-10 %	Acide oléique 5-10 %	Acide linoléique 70-75 %
Acide stéarique 2-10 %	Acide érucique 2-3 %	Acide gamma-linolénique 5-10 %

L'huile de bourrache et l'huile d'onagre contiennent toutes deux de l'AGL ; dans la plupart des cas, elles peuvent être utilisées de manière interchangeable, sauf dans le traitement des peaux sensibles, pour lequel l'huile d'onagre doit être employée.

PÉPINS DE RAISIN

Nom botanique : *Vitis vinifera*
Famille botanique : *Vitaceae*

L'huile de pépins de raisin est obtenue à partir des pépins de raisin. Cette huile, verte et inodore, est un produit dérivé de l'industrie du vin ; elle est extraite par pression des pépins de raisin à l'aide d'une presse à vis sans fin, suivie d'un raffinage. L'huile de pépins de raisin est principalement produite en Italie, en France, au Portugal, au Chili et en Argentine. Sa durée de conservation est de 12 à 18 mois.

PROPRIÉTÉS

L'huile de pépins de raisin est riche en acide linoléique, réputé pour ses propriétés hydratantes ainsi que pour son pouvoir cicatrisant sur les plaies. Elle constitue généralement un choix sûr pour tous les types de peau, car elle présente un risque d'allergie très faible. L'huile est couramment utilisée par les massothérapeutes en raison de sa texture légère, de son absence d'odeur et de son fort pouvoir de pénétration dans la peau.

UTILISATIONS

L'huile de pépins de raisin convient aux peaux grasses et mixtes. Elle peut être utilisée dans les formulations destinées au visage, au corps, aux cheveux et au cuir chevelu.

SYNERGIES

Dans les formulations, l'huile de pépins de raisin peut représenter jusqu'à 100 % de l'huile support. Elle est idéale en synergie avec d'autres huiles pour augmenter le volume d'une formulation.

COMPOSITION TYPIQUE EN ACIDES GRAS

ACIDES GRAS SATURÉS	ACIDES GRAS MONO-INSATURÉS	ACIDES GRAS POLY-INSATURÉS	AUTRE COMPOSANT
Acide myristique 5-10 %	Acide oléique 15-20 %	Acide linoléique 65-70 %	Vitamine E
Acide palmitique 5-10 %	Acide palmitoléique 1 %	Acide alpha-linolénique 1-2 %	
Acide stéarique 5-10 %			

ROSE MUSQUÉE

Nom botanique : *Rosa rubiginosa*
Famille botanique : *Rosaceae*

Cette huile rouge vif est extraite des graines du fruit (« cynorhodon ») d'un rosier sauvage. Connu en espagnol sous le nom de *rosa mosqueta*, il est originaire du sud des Andes ; l'huile est désormais principalement produite au Chili. Sa durée de conservation est courte, de 6 à 8 mois.

PROPRIÉTÉS

Cette huile est riche en acide alpha-linolénique, réputé pour ses propriétés anti-inflammatoires pour la peau. Des études indiquent que l'huile de rose musquée convient dans le traitement du vieillissement cutané, des ridules et de l'hyperpigmentation dus aux méfaits du soleil. Des données attestent également son effet thérapeutique significatif sur les lésions ulcéreuses.

UTILISATIONS

L'huile de rose musquée est particulièrement adaptée aux formulations ciblant les peaux matures et dans le traitement des problèmes d'inflammation cutanée.

SYNERGIES

Dans les formulations, l'huile de rose musquée peut représenter jusqu'à 30 % de l'huile support. Associer l'huile de rose musquée à 70 % d'huile de jojoba est particulièrement intéressant pour le traitement des inflammations cutanées, des rougeurs et de l'acné.

COMPOSITION TYPIQUE EN ACIDES GRAS

ACIDES GRAS SATURÉS	ACIDES GRAS MONO-INSATURÉS	ACIDES GRAS POLY-INSATURÉS
Acide palmitique 4-5 %	Acide oléique 10-15 %	Acide linoléique 40-50 %
Acide stéarique 3-6 %	Acide gadoléique 1-2 %	Acide alpha-linolénique 30-35 %
Acide myristique 1-2 %		

SÉSAME

Nom botanique : *Sesamum indicum*
Famille botanique : *Pedaliaceae*

L'huile de sésame est obtenue à partir des graines du sésame, une plante annuelle originaire des tropiques. L'huile est extraite soit à partir des graines crues, ce qui produit une huile légèrement colorée, soit à partir des graines grillées, ce qui produit une huile plus sombre. L'huile de sésame est utilisée depuis des milliers d'années en cuisine et en cosmétique. Elle est produite en Inde et en Chine et sa durée de conservation est de 12 mois.

PROPRIÉTÉS

L'huile de sésame possède de nombreuses vertus thérapeutiques et peut être utilisée dans un grand nombre de produits. Ses propriétés antibactériennes et antiparasitaires en font un bon élément dans les formulations pour les cheveux et le cuir chevelu destinées au traitement des pellicules et des poux. Elle convient parfaitement aux formulations pour les cheveux et le cuir chevelu, et elle constitue également un bon choix dans les produits de soin pour bébé, en tant qu'huile de massage ou dans des formulations visant à prévenir les érythèmes fessiers.
Les propriétés astringentes de l'huile de sésame contribuent à améliorer l'aspect des pores ainsi que l'apparence des peaux ternes et matures. Il a été démontré qu'elle protégeait la peau contre les effets néfastes du chlore et des brûlures dues au vent ; elle offre également une légère protection solaire.

UTILISATIONS

L'huile de sésame convient à tous les types de peau.

SYNERGIES

Dans les formulations, l'huile de sésame peut représenter jusqu'à 100 % de l'huile support.

COMPOSITION TYPIQUE EN ACIDES GRAS			
ACIDES GRAS SATURÉS	ACIDES GRAS MONO-INSATURÉS	ACIDES GRAS POLY-INSATURÉS	AUTRE COMPOSANT
Acide stéarique 11 %	Acide oléique 5-10 %	Acide linoléique 40-45 %	Vitamine E
Acide palmitique 5-20 %		Acide alpha-linolénique 40-45 %	

TOURNESOL

Nom botanique : *Helianthus annuus*
Famille botanique : *Asteraceae*

L'huile de tournesol est obtenue par pression à froid des graines du tournesol, suivie d'un raffinage classique. De couleur jaune clair, l'huile possède un parfum subtil. L'huile de tournesol est produite en Italie, en Argentine, en Chine et aux Pays-Bas. Sa durée de conservation est courte, de 6 à 8 mois.

PROPRIÉTÉS

L'huile de tournesol est un émollient non gras qui convient à tous les types de peau, mais plus particulièrement aux peaux sensibles. Sa teneur élevée en acide linoléique confère à cette huile des propriétés protectrices pour la peau ; des études menées sur des enfants (dont la barrière cutanée n'est pas encore complètement développée) ont montré que l'huile de tournesol avait la capacité de prévenir différents types d'infections. De plus, une étude menée sur des adultes souffrant de dermatite a conclu qu'en application locale, l'huile avait pour effet de diminuer la perte d'eau cutanée et d'assainir les lésions squameuses. Sa texture non grasse en fait une bonne huile de massage naturelle et rend son utilisation adaptée dans les soins hydratants, les lotions, les onguents et les produits pour le bain.

UTILISATIONS

L'huile de tournesol convient à tous les types de peau.

SYNERGIES

Dans les formulations, l'huile de tournesol peut représenter jusqu'à 100 % de l'huile support ; elle peut également être associée à d'autres huiles plus riches telles que les huiles de rose musquée, de bourrache, de chanvre ou d'onagre. Elle est également idéale en association avec des macérâts huileux tels que ceux de carotte et de calendula.

COMPOSITION TYPIQUE EN ACIDES GRAS			
ACIDES GRAS SATURÉS	ACIDES GRAS MONO-INSATURÉS	ACIDES GRAS POLY-INSATURÉS	AUTRES COMPOSANTS
Acide palmitique 5-10 %	Acide oléique 15-20 %	Acide linoléique 70-75 %	Vitamine E
Acide stéarique 4 %	Acide palmitoléique 1-2 %	Acide alpha-linolénique 1-2 %	Squalane

Beurres végétaux

BEURRE DE CACAO

Nom botanique : *Theobroma nucifera*
Famille botanique : *Malvaceae*

Le beurre de cacao est issu des fèves du cacaoyer. Le cacao est principalement produit en Afrique de l'Ouest (Ghana, Côte d'Ivoire, Nigéria), en Malaisie, au Brésil, en Amérique centrale, en Inde et au Sri Lanka. Le beurre a une couleur jaune pâle et une odeur caractéristique de chocolat (il est également disponible en version désodorisée, à l'odeur neutre). Sa durée de conservation est de 12 mois.

PROPRIÉTÉS

Le beurre de cacao est remarquable pour apaiser et adoucir la peau. Il la protège de la déshydratation et améliore son élasticité. Dans les formulations, le beurre de cacao peut jouer le rôle d'émulsifiant léger ; il possède de puissantes propriétés émollientes et confère une texture crémeuse aux produits. Le beurre de cacao constitue un ingrédient de choix dans les formulations nécessitant une base plus épaisse, telles que les beurres corporels, les gommages et les baumes à lèvres. Il peut également être incorporé dans des lotions et des soins hydratants afin de leur donner une texture plus épaisse que ne le ferait une huile.

ALERTE IRRITATION

Le beurre de cacao peut être irritant pour les peaux sensibles. Par ailleurs, évitez de l'utiliser si vous présentez une allergie au cacao.

UTILISATIONS

Le beurre de cacao convient à tous les types de peau.

SYNERGIES

Dans les formulations, le beurre de cacao peut représenter 10 à 90 % de la base support.

COMPOSITION TYPIQUE EN ACIDES GRAS		
ACIDES GRAS SATURÉS	ACIDES GRAS MONO-INSATURÉS	ACIDES GRAS POLY-INSATURÉS
Acide stéarique 35-40 %	Acide oléique 35-40 %	Acide linoléique 2-5 %
Acide palmitique 25-30 %		
Acide laurique 5-10 %		

BEURRE DE KARITÉ

Nom botanique : *Vitellaria paradoxa*
Famille botanique : *Sapotaceae*

Le beurre de karité constitue un formidable ajout dans des formulations nécessitant une base plus épaisse, telles que les beurres corporels, les gommages et les baumes à lèvres. Il peut également être incorporé dans des lotions et des soins hydratants afin de leur donner une texture plus épaisse que ne le ferait une huile.

PROPRIÉTÉS

Ce beurre est réputé pour ses propriétés cicatrisantes et réparatrices, qu'il doit probablement à sa teneur élevée en acide stéarique — des études ont montré que l'acide stéarique contribuait à la guérison des brûlures et des plaies. Le beurre de karité est également apaisant et hydratant, et il a été démontré qu'il atténuait les rides, ce qui en fait un ingrédient de choix dans les formulations anti-âge.

ALERTE SENSIBILITÉ

Le beurre de karité a peu de chances de provoquer une réaction allergique chez les personnes souffrant d'allergie aux fruits à coque. Néanmoins, ces personnes pouvant être sensibles aux produits contenant du beurre de karité, utilisez-le avec précaution.

UTILISATIONS

Le beurre de karité convient à tous les types de peau.

SYNERGIES

Dans les formulations, le beurre de karité peut représenter 10 à 90 % de la base support. (Sachez que les formulations contenant ce beurre peuvent acquérir une texture granuleuse au fil du temps.)
Le beurre de karité est issu des noix du karité. Sous sa forme brute, il a une teinte jaune légèrement verdâtre et une odeur très forte. Le beurre de karité est souvent raffiné (désodorisé et blanchi) avant d'être utilisé dans les produits cosmétiques du commerce. Le beurre est produit en Afrique de l'Ouest et a une durée de conservation de 12 mois.

COMPOSITION TYPIQUE EN ACIDES GRAS		
ACIDES GRAS SATURÉS	ACIDES GRAS MONO-INSATURÉS	ACIDES GRAS POLY-INSATURÉS
Acide stéarique 35-50 %	Acide oléique 35-70 %	Acide linoléique 5-10 %
Acide palmitique 5-10 %		

Macérâts

Faire infuser des plantes, des épices, des fleurs ou du thé dans une huile support, du vinaigre, de la glycérine ou de l'alcool vous permettra d'obtenir des macérâts qui apporteront à vos formulations des nutriments que les huiles essentielles ne peuvent pas leur fournir. Créer un macérât permet d'extraire des composants bioactifs, tels que les caroténoïdes et les phénols, de la plante utilisée. En plus de conférer des propriétés cicatrisantes supplémentaires à vos produits, ces macérâts les parfument merveilleusement.
Vous trouverez ci-dessous quelques-uns de mes ingrédients favoris, que j'utilise pour créer des macérâts. La plupart d'entre eux sont disponibles dans les magasins bio ou en ligne (pour les vendeurs en ligne, voir la liste des fournisseurs page 351). Vous pouvez acheter des plantes fraîches ou séchées, mais je vous conseille, dans la mesure du possible, de les faire pousser vous-même (par exemple, je fais pousser mes propres soucis).

ARNICA

Nom botanique : *Arnica montana*
Famille botanique : *Asteraceae*

L'arnica est une plante herbacée vivace qui pousse en Europe et en Amérique du Nord. Sa fleur, semblable à une marguerite jaune vif, est portée par une longue tige. La plante possède des vertus anti-inflammatoires ; c'est pour cette raison qu'elle est utilisée dans les remèdes homéopathiques classiques destinés au traitement local des bleus, des plaies, des rougeurs et des coups de soleil. Elle est également utilisée comme analgésique ; des études aléatoires contrôlées ont montré que l'arnica contribuait à réduire les gonflements chez des patients venant d'être opérés. L'arnica peut être employée dans les baumes pour les pieds et les mains, les crèmes contre les ecchymoses et les huiles corporelles ciblant les douleurs musculaires.

CALENDULA

Nom botanique : *Calendula officinalis*
Famille botanique : *Asteraceae*

Le calendula, aussi connu sous le nom de souci, est une plante herbacée annuelle qui pousse toute l'année dans les régions chaudes de l'Europe, et du début de l'été à la fin de l'automne dans le reste de l'hémisphère nord, y compris en Amérique du Nord. La plante produit des fleurs semblables à des marguerites orange vif portées par de longues tiges qui rappellent des algues. Les pétales de la fleur de calendula sont bénéfiques dans le traitement des inflammations et des plaies. Les soucis regorgent également de caroténoïdes, qui agissent comme des antioxydants dans le corps et protègent des radicaux libres responsables du vieillissement ; c'est pour cette raison que le calendula est largement utilisé dans les formules solaires et réparatrices.

MILLEPERTUIS

Nom botanique : *Hypericum perforatum*
Famille botanique : *Hypericaceae*

Le millepertuis est une plante herbacée vivace, souvent considérée comme une mauvaise herbe envahissante, qui pousse en Europe et en Amérique du Nord. Ses courtes tiges portent des fleurs jaunes en forme d'étoiles. Curieusement, lorsque le millepertuis est infusé dans de l'alcool, le macérât prend aussitôt une teinte rouge, tandis que lorsqu'il est infusé dans de l'huile, il faut un certain temps avant que le macérât prenne une couleur auburn foncé.
La couleur rouge caractéristique du macérât de millepertuis provient de l'un de ses composants chimiques, l'hypéricine, dont le potentiel antiviral fait actuellement l'objet de recherches. En aromathérapie traditionnelle, le millepertuis est utilisé pour traiter des troubles nerveux et des maladies virales, telles que le zona, l'herpès et d'autres problèmes d'inflammation cutanée. Utilisez-le dans les onguents, les baumes, les huiles et les crèmes.

CAROTTE

Nom botanique : *Daucus carota*
Famille botanique : *Apiaceae*

La carotte est un légume racine orange vif originaire d'Europe et cultivé dans le monde entier. Les macérâts de carottes sont riches en caroténoïdes, lesquels possèdent de puissantes propriétés cicatrisantes et sont bénéfiques pour les peaux enflammées et matures. C'est pour cette raison que la carotte est fréquemment utilisée dans les formules solaires et réparatrices. (Ne pas confondre le macérât huileux de carotte et l'huile essentielle de carotte, laquelle provient de la distillation des graines de la plante, et non de la racine). Utilisez ce macérât dans des préparations telles que des soins hydratants, des crèmes pour le corps, des lotions, des baumes et des huiles de massage.

CAMOMILLE

Nom botanique : *Matricaria recutita (M. chamomilla)* et *Chamaemelum nobile*
Famille botanique : *Asteraceae*

Cette petite fleur blanche pousse dans de nombreux endroits du monde. Les deux espèces de camomille, *Matricaria recutita* (camomille allemande) et *Chamaemelum nobile* (camomille romaine), produisent des huiles essentielles très différentes l'une de l'autre en termes de propriétés thérapeutiques. Toutefois, en ce qui concerne la plante, les deux espèces ont des actions très similaires.
L'infusion de camomille est une boisson courante, reconnue pour son effet calmant sur le système nerveux et l'appareil digestif. Appliquée localement sous la forme d'un macérât, la camomille offre ces mêmes propriétés calmantes, anti-inflammatoires et apaisantes. Les macérâts de camo-

mille peuvent être utilisés dans les toniques, les soins hydratants, les produits pour le bain et les baumes.

HIBISCUS

Nom botanique : *Hibiscus* (diverses espèces)
Famille botanique : *Malvaceae*

L'hibiscus porte de grandes fleurs en forme de trompette aux couleurs variées. Il est riche en phénols, des molécules végétales dotées de puissantes propriétés antioxydantes. L'un des principaux antioxydants de l'hibiscus, la quercétine, peut pénétrer les couches supérieures de la peau sans provoquer d'irritations lorsqu'il est apporté au moyen d'un support huileux. La quercétine apaise également les peaux brûlées par le soleil, diminue la dégradation de l'élastine et améliore l'apparence de la peau et des cicatrices. Utilisez l'hibiscus dans des formulations destinées aux peaux matures et dans des soins hydratants réparateurs.

SAFRAN

Nom botanique : *Crocus sativus*
Famille botanique : *Iridaceae*

Cette précieuse épice provient d'une plante vivace à bulbe arborant des fleurs violettes. Cultivé dans tout le Moyen-Orient et en Asie, le safran est depuis toujours utilisé en cuisine et

Conseil d'expert

Le safran étant une épice très onéreuse, de nombreux vendeurs proposent des contrefaçons. Pour vérifier l'authenticité de votre safran, placez quelques pistils séchés dans de l'eau. Si la couleur se diffuse lentement dans l'eau, rassurez-vous, il s'agit de safran véritable ; si un pigment jaune se propage rapidement, vous avez probablement acheté des soies de maïs colorées.

en cosmétique. Il a été démontré qu'il renforçait les effets hydratants des produits de soin. Il présente également de puissantes propriétés anti-âge. Utilisez-le dans les masques, les nettoyants, les toniques et les soins hydratants pour le visage.

CURCUMA

Nom botanique : *Curcuma longa*
Famille botanique : *Zingiberaceae*

Le curcuma est originaire d'Asie. L'un de ses principaux principes actifs, la curcumine, est un polyphénol de couleur jaune aux puissantes propriétés antioxydantes ; ses propriétés anti-inflammatoires et anti-infectieuses ont également été démontrées.
Le curcuma contribue à soulager les ecchymoses, les plaies et les problèmes d'inflammation cutanée. Son rôle d'agent tenseur et raffermissant est lui aussi avéré. Utilisez-le dans les masques, les nettoyants, les toniques et les soins hydratants pour le visage.

THÉ BLANC

Nom botanique : *Camellia sinensis*
Famille botanique : *Theaceae*

Le thé blanc est produit à partir des bourgeons et des jeunes feuilles du *Camellia sinensis*. Au contraire d'autres thés, il ne subit qu'une transformation minimale, d'où sa couleur légèrement grisée. Le thé blanc est riche en catéchines, un type de flavonoïdes réputés pour leurs propriétés antioxydantes permettant de lutter contre les maladies. En cosmétique, le thé blanc est utilisé en tant qu'ingrédient anti-âge ; ses vertus antiseptiques et antimicrobiennes sont également reconnues. Utilisez-le dans les masques, les nettoyants, les toniques et les soins hydratants pour le visage.

THÉ VERT

Nom botanique : *Camellia sinensis*
Famille botanique : *Theaceae*

Le thé vert est produit à partir des feuilles du *Camellia sinensis*. Il est rapidement chauffé et séché afin d'empêcher une oxydation trop forte. Comme son nom l'indique, il est vert. La légère oxydation signifie qu'il contient moins d'antioxydants que le thé blanc. Toutefois, le thé vert reste réputé pour ses propriétés antioxydantes, particulièrement intéressantes dans les produits après-soleil. Ce thé est également utilisé dans le traitement des peaux sèches et des peaux enflammées. Utilisez-le dans les masques, les nettoyants, les toniques et les soins hydratants pour le visage.

MACÉRÂT HUILEUX DE PLANTES PRÉPARATION À CHAUD

Lorsque vous confectionnez un macérât huileux, employez toujours des huiles fraîches pressées à froid ayant une longue durée de conservation afin d'éviter tout rancissement. Intégrez ce macérât à des formulations à base d'huile telles que les crèmes, les lotions, les sérums et les baumes.

Pour • 375 ml environ
Ustensiles • Bain-marie avec bol • Bocal en verre (400 ml) désinfecté à l'alcool à 70°
Ingrédients • 375 ml d'huile de sésame, de coco ou de jojoba • 5 c. à s. (90 ml) de plantes séchées ou fraîches, au choix • 20 gouttes (1 ml) de vitamine E • 20 gouttes (1 ml) de synergie antimicrobienne, au choix (voir pages 35 et 36)

ASTUCE
Cette recette prévoit une quantité relativement importante. Si vous préférez, réduisez les doses afin d'obtenir la moitié voire le quart de la quantité.

1. Placez un bol en verre résistant à la chaleur dans une casserole d'eau frémissante (100 °C). Versez-y l'huile, ajoutez les plantes et mélangez. Laissez mijoter à feu très doux pendant 3 à 4 heures (l'eau dans la casserole peut s'évaporer ; vérifiez régulièrement et remettez-en si nécessaire).

2. Ôtez le bol du feu. À l'aide d'une passoire fine placée au-dessus du bocal désinfecté, filtrez l'huile infusée. Utilisez le dos d'une cuillère pour presser les plantes afin d'en extraire autant d'essence que possible. Jetez les résidus solides.

3. Ajoutez la vitamine E et la synergie. Fermez hermétiquement et secouez bien. Stocké dans de bonnes conditions (voir page 174), le macérât se conservera jusqu'à 6 mois. Secouez avant utilisation.

Confectionner des macérâts de plantes

Les plantes et autres ingrédients végétaux peuvent être infusés dans de nombreux supports. Les huiles sont couramment utilisées — je recommande les huiles de sésame, de coco et de jojoba pour leur longue durée de conservation. Outre les huiles, vous pouvez utiliser de la glycérine, du vinaigre de cidre ou de l'alcool. Ces deux derniers sont des conservateurs naturels : en plus de conférer des vertus thérapeutiques à vos formulations, ils prolongeront également leur durée de vie.

MACÉRÂT HUILEUX DE PLANTES : RECETTE CLASSIQUE

Lorsque vous confectionnez un macérât huileux, employez toujours des huiles fraîches pressées à froid ayant une longue durée de conservation afin d'éviter tout rancissement. Intégrez ce macérât à des formulations à base d'huile telles que les crèmes, les lotions, les sérums et les baumes.

Pour • 375 ml environ
Ustensiles • 2 bocaux en verre (400 ml) désinfectés à l'alcool à 70°
Ingrédients • 5 c. à s. (90 g) de plantes séchées, au choix • 375 ml d'huile d'amande douce, de tournesol, de sésame, de jojoba ou d'olive extra-vierge • 20 gouttes (1 ml) de vitamine E • 20 gouttes (1 ml) de synergie antimicrobienne, au choix (voir pages 35 et 36)

ASTUCE
Cette recette prévoit une quantité relativement importante. Si vous préférez, réduisez les doses afin d'obtenir la moitié voire le quart de la quantité.

1. Placez les plantes dans l'un des deux bocaux désinfectés et couvrez d'huile, en laissant environ 5 cm d'espace en haut et en veillant à ce qu'elles soient complètement immergées. Fermez le bocal hermétiquement et secouez bien. Stockez dans un endroit frais à l'abri de la lumière pendant 3 à 4 semaines.

2. À l'aide d'une passoire fine placée au-dessus du second bocal désinfecté, filtrez l'huile infusée. Utilisez le dos d'une cuillère pour presser les plantes afin d'en extraire autant d'essence que possible. Jetez les résidus solides.

3. Ajoutez la vitamine E et la synergie et remuez bien. Fermez hermétiquement le bocal. Stocké dans de bonnes conditions (voir page 174), le macérât se conservera jusqu'à 6 mois. Secouez avant utilisation.

Huiles et plantes

Il existe deux méthodes de base pour faire infuser des plantes dans de l'huile : chauffer l'huile pour accélérer le processus ou prévoir un temps plus long afin que les principes actifs se diffusent lentement dans une huile à température ambiante. Il vous faudra filtrer vos macérâts et, dans la mesure où une grande partie de l'huile aura été absorbée par les plantes, vous devrez les presser dans la passoire afin d'extraire autant de leurs précieux composants que possible.

MACÉRÂT GLYCÉRINÉ DE PLANTES

Intégrez ce macérât à des formulations à base d'huile telles que les crèmes, les lotions, les sérums, les baumes, les toniques et les gels douche.

Pour • 375 ml environ
Ustensiles • 2 bocaux en verre (400 ml) désinfectés à l'alcool à 70°
Ingrédients • 5 c. à s. (90 g) de plantes fraîches au choix (voir conseil ci-dessous), finement ciselées • 375 ml de glycérine • 20 gouttes (1 ml) de vitamine E • 20 gouttes (1 ml) de synergie antimicrobienne, au choix (voir pages 35 et 36)

ASTUCE
Cette recette prévoit une quantité relativement importante. Si vous préférez, réduisez les doses afin d'obtenir la moitié voire le quart de la quantité.

1. Placez les plantes dans l'un des deux bocaux désinfectés et couvrez de glycérine, en laissant environ 5 cm d'espace en haut. Fermez le bocal hermétiquement et secouez bien. Stockez dans un endroit frais et sec pendant 1 à 2 semaines.

2. À l'aide d'une passoire fine placée au-dessus du second bocal désinfecté, filtrez la glycérine infusée. Utilisez le dos d'une cuillère pour presser les plantes afin d'en extraire autant d'essence que possible. Jetez les résidus solides.

3. Ajoutez la vitamine E et la synergie. Fermez hermétiquement le bocal. Stocké dans de bonnes conditions (voir page 174), le macérât se conservera jusqu'à 6 mois. Secouez avant utilisation.

Conseil d'expert

Vous pouvez également confectionner des macérâts glycérinés à partir de plantes séchées. Toutefois, les plantes fraîches sont idéales dans la mesure où elles possèdent une humidité naturelle qui permet aux principes actifs et aux pigments de se dissoudre dans la base glycérinée. Si vous utilisez des plantes séchées, ajoutez 2 c. à s. (30 ml) d'eau filtrée pour 75 ml de plantes.

MACÉRÂT VINAIGRÉ DE PLANTES

S'utilise dans les toniques, les formulations pour le corps et les shampoings.

Pour
- 500 ml

Ingrédients
- 2 bocaux en verre (500 ml) désinfectés à l'alcool à 70°

Ustensiles
- 6 c. à s. (120 g) de plantes fraîches au choix, finement ciselées
- 500 ml de vinaigre de cidre

ASTUCE
Cette recette prévoit une quantité relativement importante. Si vous préférez, réduisez les doses afin d'obtenir la moitié voire le quart de la quantité.

1. Placez les plantes dans l'un des deux bocaux désinfectés. Ajoutez le vinaigre de cidre, en appuyant sur les plantes afin qu'elles soient complètement recouvertes de liquide (secouez légèrement pour parfaire l'opération). Fermez le bocal hermétiquement et stockez-le dans un endroit frais à l'abri de la lumière pendant 1 à 2 semaines.

2. À l'aide d'une passoire fine placée au-dessus du second bocal désinfecté, filtrez le vinaigre infusé. Utilisez le dos d'une cuillère pour presser les plantes afin d'en extraire autant d'essence que possible. Jetez les résidus solides. Fermez le bocal hermétiquement. Stocké dans de bonnes conditions (voir page 174), le macérât se conservera jusqu'à 6 mois.

MACÉRÂT ALCOOLIQUE DE PLANTES

L'alcool est un conservateur naturel. Intégrez un macérât alcoolique à des formulations à base d'huile telles que les crèmes, les lotions, les sérums, les baumes, les toniques et les gels douche afin de leur apporter des propriétés de conservation. Les personnes extrêmement sensibles peuvent réagir à l'alcool ; il leur est donc conseillé de choisir une autre méthode pour la confection de macérâts de plantes.

Pour • 500 ml
Ustensiles • 2 bocaux en verre (500 ml) désinfectés à l'alcool à 70°
Ingrédients • 6 c. à s. (120 g) de plantes fraîches au choix, finement ciselées • 500 ml d'alcool de grain

ASTUCE
Cette recette prévoit une quantité relativement importante. Si vous préférez, réduisez les doses afin d'obtenir la moitié voire le quart de la quantité.

1. Placez les plantes dans l'un des deux bocaux désinfectés. Ajoutez l'alcool, en appuyant sur les plantes afin qu'elles soient complètement recouvertes de liquide. Fermez hermétiquement et stockez dans un endroit frais à l'abri de la lumière pendant 1 à 2 semaines.

2. À l'aide d'une passoire fine placée au-dessus du second bocal désinfecté, filtrez l'alcool infusé. Utilisez le dos d'une cuillère pour presser les plantes afin d'en extraire autant d'essence que possible. Jetez les résidus solides. Fermez le bocal hermétiquement. Stocké dans de bonnes conditions (voir page 174), le macérât se conservera jusqu'à 6 mois.

MISE EN GARDE

Les macérâts de plantes sont très puissants et le deviennent encore plus en vieillissant. Ces préparations sont exclusivement destinées à un usage cutané.

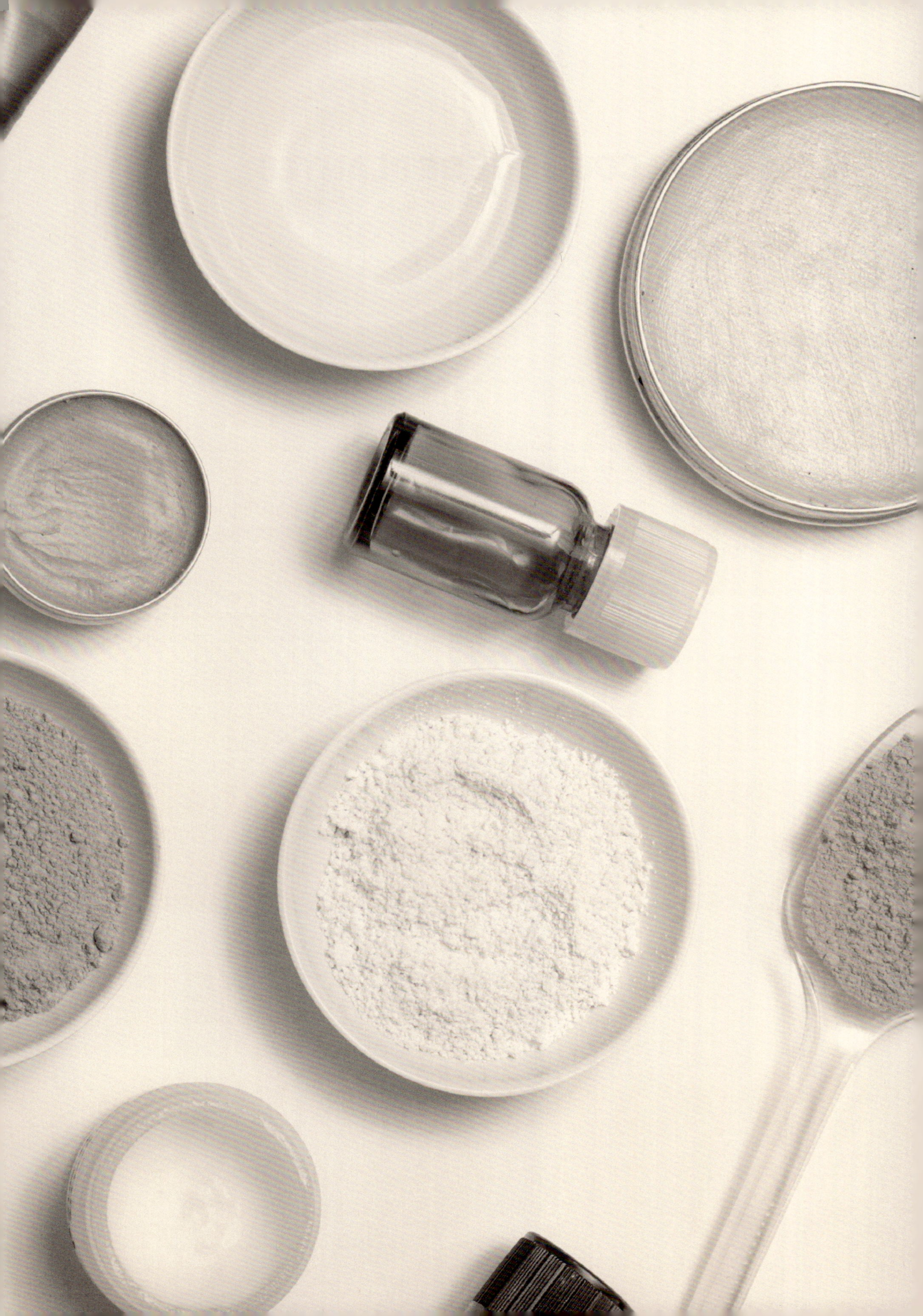

Huiles essentielles

Tout sur les huiles essentielles

QUE SONT LES HUILES ESSENTIELLES ?

Les huiles essentielles jouent un rôle important dans les produits de soin. Elles en renforcent le parfum et leur confèrent de nombreuses propriétés thérapeutiques. Je n'exagère pas lorsque je dis que chaque goutte d'huile essentielle renferme une pharmacopée naturelle unique.

Les huiles essentielles peuvent être définies comme des essences aromatiques extraites de plantes au moyen de diverses méthodes. Ces huiles sont de minuscules structures chimiques métabolisées au cœur des plantes aromatiques, lesquelles les développent lorsqu'elles s'adaptent à leur environnement. Les composés aromatiques contribuent à assurer la survie de la plante en la protégeant des agents pathogènes et en dissuadant les insectes et autres animaux de la manger. Lorsque les gens utilisent les huiles essentielles, ces composants remplissent des fonctions similaires, telles que stopper les infections, cicatriser les plaies et renforcer l'immunité.

Les huiles essentielles sont volatiles : elles s'évaporent dans l'air, même à température ambiante, et s'oxydent à son contact. Chaque huile contient entre 30 et 100 substances chimiques bioactives, et chacune d'entre elles est unique eu égard à sa composition chimique caractéristique.

PRODUCTION DES HUILES ESSENTIELLES

Les huiles essentielles peuvent être produites de différentes façons. Voici quelques méthodes couramment utilisées.

DISTILLATION À LA VAPEUR D'EAU

Lors d'une distillation à la vapeur d'eau, des matières végétales sont placées dans un alambic et de la vapeur d'eau chaude est utilisée pour briser les délicates membranes qui contiennent les huiles aromatiques. L'huile essentielle est isolée avant d'être recueillie. Méthode d'extraction très courante, la distillation à la vapeur d'eau représente également le moyen le plus économique de produire des huiles essentielles. L'inconvénient de cette méthode est que la chaleur dégrade les constituants originaux de la plante. Les huiles de haute qualité sont surveillées très attentivement afin d'éviter tout traitement excessif.

EXPRESSION À FROID

Lors d'une expression à froid, l'huile essentielle est extraite des matières végétales au moyen d'une forte pression mécanique, sans recours à la chaleur. Cette méthode est généralement employée pour les agrumes afin de produire des huiles essentielles et pour les graines et les fruits à coque afin de produire des huiles support. L'un des avantages de cette méthode est que l'arôme de l'huile essentielle reste proche de l'odeur du fruit d'origine. De plus, cette méthode préserve une part plus importante de composants thérapeutiques dans les huiles support.

EXTRACTION AU DIOXYDE DE CARBONE

Pour cette méthode d'extraction, du gaz carbonique (CO_2) est soumis à une pression telle qu'il en devient liquide. Ce liquide extrêmement froid dissout ensuite les matières végétales. Lorsqu'on laisse retomber la pression du CO_2, celui-ci retourne à l'état gazeux et l'huile essentielle peut être recueillie.

EXTRACTION PAR SOLVANTS CHIMIQUES

L'extraction chimique implique d'extraire les composés aromatiques des matières végétales à l'aide de solvants tels que l'hexane, ainsi que par évaporation. Au cours de ce processus, les matières non volatiles telles que les cires et les pigments sont également extraites. Cette méthode est couramment utilisée pour les plantes ayant un rendement en huile essentielle très faible ou pour des huiles produisant des composants résineux. Elle permet d'obtenir des fragrances subtiles, mais les solvants utilisés se retrouvent parfois dans les huiles, ce qui peut provoquer une sensibilisation.

Qu'est-ce qu'une absolue ?

Les absolues sont semblables aux huiles essentielles dans le sens où toutes sont extraites de plantes. Néanmoins, les absolues sont obtenues au moyen d'une méthode différente d'extraction par solvants qui produit un résultat caractéristique : une absolue contient à la fois les composés aromatiques de la plante et certaines de ses matières semi-solides telles que les cires et les pigments. Une absolue de plante peut être plus odorante que son huile essentielle, précisément en raison de la présence de ces matières supplémentaires. L'absolue de rose et l'absolue de jasmin sont de bons exemples ; elles sont couramment utilisées dans les parfums pour leur fragrance intense.

ENFLEURAGE

Cette méthode suppose de placer des fleurs fraîchement cueillies entre deux plaques de verre, dont chacune est enduite d'une couche de graisse pure et inodore, d'origine animale ou végétale. Les végétaux sont laissés au contact de la graisse jusqu'à ce que celle-ci soit infusée de leurs extraits. Ce processus est répété avec de nouveaux pétales de fleurs jusqu'à saturation de la graisse ; cette dernière est alors dissoute dans de l'alcool afin d'isoler l'extrait floral (la graisse est ensuite utilisée pour fabriquer du savon). Une fois l'alcool évaporé, il reste l'huile essentielle. L'enfleurage, long et coûteux, permet de produire de petites quantités ; c'est pourquoi il n'est utilisé que pour des fleurs donnant de très petites quantités d'huile.

Durabilité et huiles essentielles

Les plantes produisent les huiles essentielles en quantités limitées. Cela fait d'elles de précieuses ressources qui doivent être appréciées à leur juste valeur. En tant que personne tributaire des remèdes végétaux, je sais combien il est important que nous protégions ces ressources. Il est fondamental que vous utilisiez les huiles essentielles en connaissance de cause et en gardant la durabilité à l'esprit. Je n'insisterai jamais assez sur la nécessité de prendre soin de nos plantes — et de notre planète. Faites preuve de circonspection avec les huiles essentielles afin de pérenniser le règne végétal.

DU BON USAGE DES HUILES ESSENTIELLES DANS LES PRODUITS NATURELS

Lorsque vous employez des huiles essentielles, il est important de comprendre les propriétés de leurs différents constituants afin de garantir la sécurité et l'efficacité de leur utilisation. Dans la prochaine section, vous trouverez les profils détaillés des différentes huiles essentielles ainsi que des conseils sur la façon de les utiliser dans les produits naturels. Chaque profil renseigne également le nom et la famille botanique de la plante. Ces informations sont essentielles, car de nombreuses plantes ont des noms usuels similaires. Il vous faut connaître le nom botanique d'une plante afin d'avoir la certitude d'acheter et d'utiliser la bonne huile essentielle.

Avant de passer à la section suivante, nous allons nous pencher sur la classification de base des plantes, afin que vous compreniez pourquoi certaines huiles essentielles ont des noms similaires — camomille romaine et camomille allemande, par exemple — mais des effets thérapeutiques différents. Vous trouverez également un aperçu des principales questions de sécurité associées à l'utilisation des huiles essentielles dans les produits de soin. Enfin, nous verrons comment l'application locale d'huiles essentielles peut contribuer à apaiser l'esprit et à réduire le stress.

CONNAÎTRE LES PLANTES

Des huiles issues d'un même type de plante peuvent avoir des compositions chimiques différentes. Cela peut être particulièrement troublant lorsque deux plantes ont des noms similaires mais des propriétés différentes. Prenez la camomille romaine et la camomille allemande, par exemple. Toutes deux sont produites à partir de plantes de la famille des Astéracées, mais elles appartiennent à des genres et des espèces différents. Leurs propriétés thérapeutiques sont elles aussi différentes : la camomille romaine a un effet plus relaxant et calmant, tandis que la camomille allemande est réputée pour ses vertus anti-inflammatoires.

Les plantes sont classées (par ordre descendant) en fonction de leur famille, de leur genre, de leur espèce et de leur variété. Voyons ce que signifient ces termes.

Famille

Le règne végétal est divisé en ordres, puis en familles, qui représentent l'ordre supérieur suivant de classification. Les plantes sont assignées à une famille sur la base de traits botaniques communs et de caractéristiques similaires. Les noms des familles se terminent généralement par — *ae* ; les *Lamiaceae* (anciennement *Labiatae*), par exemple, sont connues pour être la famille des menthes.

Genre

Le genre fait référence à des plantes très proches et inclut souvent plus d'une espèce. Souvent, le nom décrira l'un des aspects de la plante — la couleur des fleurs ou bien la taille ou la forme des feuilles ; la plante peut également tenir son nom de l'endroit où on la trouve. Par exemple, *Lavandula* est un genre de la famille des *Lamiaceae*, communément appelées lavandes.

Espèce

Bien qu'elles aient la même ascendance ainsi qu'une structure et un comportement quasiment identiques, il existe des différences entre les espèces d'un même genre. Ensemble, le genre et l'espèce peuvent faire référence à une plante bien spécifique ; ce nom combiné représente ainsi le meilleur moyen d'identifier une plante particulière. Par exemple, *Lavandula angustifolium* (anciennement connue sous le nom de *L. officinalis*) et *Lavandula latifolia* sont deux espèces du genre *Lavandula*. La première est l'espèce la plus courante, celle que nous appelons souvent « lavande vraie ».

Variété

Dans certains cas, une espèce est encore divisée en sous-espèces qui contiennent des plantes très similaires. Ces plantes sont ce que l'on appelle des variétés. De nombreuses variétés peuvent être créées à partir d'une espèce par le biais de la culture ; il s'agit souvent d'hybrides appelés cultivars (de l'anglais *cultivated varieties*, variétés cultivées). Le nom de la variété suit le genre et l'espèce et est précédé de l'abréviation « var. » ou « ssp. ». Les noms de cultivars sont quant à eux précédés d'un « x ».

Qu'est-ce qu'un chémotype ?

Les chémotypes sont des plantes d'un même genre et d'une même espèce qui produisent des huiles essentielles ayant une composition chimique différente. Le chémotype d'une plante peut varier en fonction de nombreux facteurs, comme le sol de la région dans laquelle elle a été cultivée et le climat de cette région. Le basilic est un exemple de plante ayant des chémotypes ; ses huiles essentielles sont généralement identifiées selon leur chémotype : linalol, eugénol ou camphre, entre autres. Connaître le chémotype d'une huile essentielle est important, dans la mesure où il peut avoir une incidence sur ses propriétés thérapeutiques d'une part, mais aussi pour des raisons de sécurité d'autre part. Avec le basilic, par exemple, seul le chémotype linalol peut être utilisé sans danger dans les produits de soin (voir page 85 pour plus d'informations).

LE POUVOIR DES HUILES ESSENTIELLES

En tant qu'essences mêmes des plantes, les huiles essentielles sont incroyablement puissantes. Lorsqu'elles sont appliquées localement, un grand nombre de leurs constituants parviennent à pénétrer la couche cornée (la couche supérieure de la peau) et à traverser les autres couches de l'épiderme pour atteindre la couche centrale de la peau, le derme. Une fois qu'elles s'y trouvent, ces molécules peuvent passer dans les capillaires et terminer leur course dans le système sanguin.

Il est important de veiller à ne pas dépasser la quantité maximale recommandée d'une huile essentielle pouvant être incorporée dans une formulation. En effet, une surexposition à une huile essentielle pourrait entraîner une irritation voire une sensibilisation.

PRÉCAUTIONS GÉNÉRALES POUR L'UTILISATION DES HUILES ESSENTIELLES

Contrairement à une idée répandue, une réaction cutanée à une huile essentielle ne signifie pas que votre corps se « détoxifie ». Si votre peau montre des signes d'irritation suite à l'application locale d'une huile, cessez immédiatement de l'utiliser.

Les réactions allergiques graves aux huiles essentielles sont rares. Néanmoins, en cas de réaction sévère, demandez conseil à votre médecin.

L'EXCÈS NUIT EN TOUTE CHOSE

Après des années passées à formuler des produits de soin, j'ai conclu qu'une utilisation excessive des huiles essentielles était contre-productive. La plupart des gens utilisent de nombreux produits tout au long de la journée, des nettoyants aux soins hydratants en passant par les déodorants et les produits pour le bain. Si chacun de ces produits contient une quantité significative d'une huile essentielle particulière, il y a de fortes chances que ces personnes soient surexposées à cette huile à la fin de la journée. C'est pour cette raison que la plupart de mes formulations n'excèdent pas une dilution de 3 %, ce qui signifie que l'huile essentielle ne représente pas plus de 3 pour cent de la formulation.

CONSEILS DE SÉCURITÉ

- **N'ingérez jamais d'huiles essentielles.**
- **N'appliquez jamais d'huiles essentielles directement sur la peau. Évitez tout contact avec les yeux et les muqueuses.**
- **Ne versez pas directement une huile essentielle dans l'eau du bain. Elle s'accumulerait à la surface de l'eau et pourrait provoquer des irritations cutanées.**
- **Avant d'utiliser une huile essentielle pour la première fois, effectuez un test cutané (voir page 26).**
- **Évitez la lumière directe du soleil et les cabines de bronzage après avoir appliqué des huiles essentielles phototoxiques, telles que celles d'agrumes.**
- **Évitez d'appliquer des huiles essentielles immédiatement après avoir transpiré ou après une séance de sauna.**
- **Stockez les huiles essentielles à l'abri du gel, de la chaleur, de la lumière et de l'humidité.**
- **Les huiles essentielles sont inflammables. Ne les utilisez pas à proximité d'une flamme nue.**
- **Tenez les huiles essentielles hors de portée des enfants.**

QUALITÉ DES HUILES ESSENTIELLES

Avec la popularité croissante de l'aromathérapie, de plus en plus d'entreprises élaborent des produits de mauvaise qualité pour les vendre. Cette situation est regrettable, car la qualité d'une huile est primordiale pour son innocuité et ses propriétés thérapeutiques. (Les huiles de « qualité parfum », par exemple, sont des huiles de synthèse produites en laboratoire, qui sont parfumées mais ne possèdent aucune valeur thérapeutique.) Utiliser des huiles de bonne qualité dans vos produits de soin vous permettra d'obtenir des résultats optimaux. Il est préférable d'en sélectionner quelques-unes d'excellente qualité plutôt que d'en utiliser un grand nombre de mauvaise qualité.

La qualité d'une huile essentielle dépend de nombreux facteurs, comme l'environnement de la plante et sa situation géographique, les conditions climatiques, la nature du sol, l'âge de la plante et le mois — voire le moment de la journée — où elle a été récoltée. Les méthodes de production et les équipements de fabrication ont eux aussi une incidence considérable.

Un autre facteur est la contamination par les pesticides et autres substances, qui peuvent inclure d'autres huiles essentielles et des produits chimiques, à la fois naturels et de synthèse. Cela peut augmenter la toxicité d'une huile. Malheureusement, l'adultération est très courante. La quantité d'huiles essentielles disponibles au sein du monde végétal est limitée, ce qui les rend onéreuses. Les producteurs sont tentés d'accroître leurs rendements par l'ajout de produits de synthèse ou autres substances similaires. Cela donne des huiles moins chères de qualité inférieure. Détecter l'adultération n'est pas chose aisée, même en s'appuyant sur des tests de chromatographie en phase gazeuse. Par conséquent, achetez vos huiles auprès d'un fournisseur fiable. Pour des recommandations, référez-vous à la liste page 351.

LES HUILES ESSENTIELLES ET LE LIEN ENTRE LA PEAU ET L'ESPRIT

Avez-vous déjà eu la chair de poule lorsque vous aviez peur ou rougi lorsque vous étiez en colère ? Il s'agit de votre peau qui manifeste une réponse à une émotion.

Les nerfs de votre peau répondent continuellement à un large éventail de stimuli. Ces nerfs diffusent des messages à votre système nerveux central, et vice versa. Il n'est donc guère surprenant que bon nombre de problèmes de peau soient qualifiés de psychosomatiques — en effet, des facteurs de stress émotionnel peuvent déclencher des maladies telles que le psoriasis, l'eczéma, l'acné et même le vieillissement prématuré. Malheureusement, la plupart de ces maladies ont des conséquences esthétiques qui augmentent le stress, aggravant, de fait, un peu plus les symptômes.

En résumé, le stress affecte non seulement votre état émotionnel, mais également l'aspect et le comportement de votre peau. C'est là qu'interviennent les huiles essentielles. De nombreuses études ont montré que ces dernières contribuaient à apaiser le corps et réduisaient les symptômes du stress. C'est l'une des raisons pour lesquelles leur utilisation est si précieuse dans les produits de soin.

Lorsque vous inhalez le parfum d'une huile essentielle, son arôme est acheminé vers votre cerveau. De là, il voyage jusqu'à votre système limbique, le réseau du cerveau qui contrôle les réponses émotionnelles. Les huiles essentielles sont capables de voyager à travers ces chemins biologiques lorsqu'elles sont inhalées ou lorsqu'elles sont appliquées directement sur la peau.

·Ainsi, il a été démontré que les huiles de lavande et de sauge sclarée, en particulier, apaisaient le système nerveux. Il a été constaté que l'huile essentielle de néroli diminuait les niveaux de cortisol et réduisait la pression sanguine. Il ne s'agit là que de quelques exemples d'huiles essentielles ayant été identifiées comme particulièrement apaisantes. Intégrer ces huiles essentielles à vos produits de soin leur conférera le bienfait supplémentaire de favoriser l'apaisement de l'esprit et la relaxation du corps.

Psychodermatologie

Le lien qui existe entre la peau et l'esprit est désormais pris au sérieux dans le milieu médical. De nos jours, de plus en plus de dermatologues reconnaissent que certains problèmes de peau chroniques peuvent être en grande partie d'origine psychologique. Dans le domaine naissant de la psychodermatologie, les dermatologues et les psychologues travaillent de concert pour mettre au point des programmes de traitement pour les patients. Le consensus est que le stress et l'anxiété peuvent exacerber des problèmes de peau existants, et vice versa — de graves problèmes de peau étant souvent à l'origine d'une détresse psychologique.

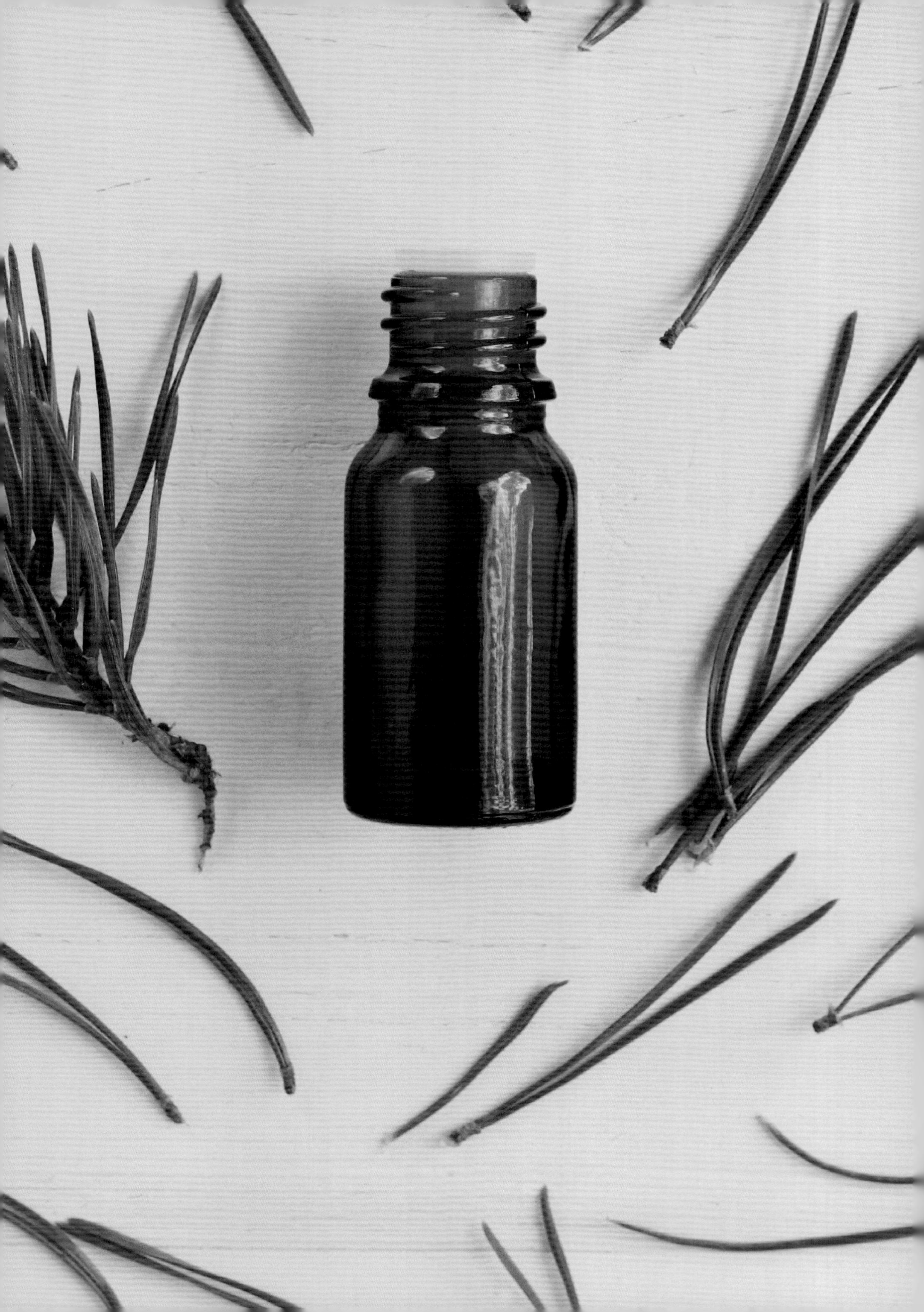

36 HUILES ESSENTIELLES POUR LES PRODUITS DE SOIN

Attention

Les pourcentages des éléments chimiques indiqués dans cette partie correspondent aux principaux constituants qui entrent dans la composition type des huiles essentielles présentées. La quantité exacte de chacun de ces constituants peut varier, parfois considérablement.

BASILIC DOUX (À LINALOL)

Nom botanique : *Ocimum basilicum*
Famille botanique : *Lamiaceae*
Répartition géographique : originaire d'Afrique et d'Asie ; cultivé dans le monde entier
Odeur : douce, notes de fond chaudes et épicées

DESCRIPTION DE LA PLANTE

Le basilic est une plante vivace à l'odeur sucrée qui pousse dans de nombreuses régions du monde. Ses feuilles, en forme d'ovales pointus, sont d'un vert émeraude foncé. Les sommités fleuries sont de couleur variable, allant du blanc verdâtre au blanc rosé. La plante elle-même est populaire en cuisine.

Extraction : distillation à la vapeur d'eau des feuilles et des fleurs

UTILISATION DE L'HUILE ESSENTIELLE

L'huile essentielle de basilic doux a un effet tonifiant sur la peau : stimulante, elle favorise l'activation de la circulation sanguine. Il a également été démontré qu'elle contenait de puissants antioxydants. De plus, grâce à sa teneur en eugénol et en méthylchavicol qui lui confère d'efficaces propriétés antimicrobiennes, elle contribue à éliminer les micro-organismes ou ralentir leur propagation. Ainsi, elle est particulièrement bien adaptée pour la formulation de crèmes, de lotions et d'onguents désinfectants pour les pieds et les mains.

MISE EN GARDE

Il existe plusieurs chémotypes de basilic. Lorsque vous confectionnez des produits de soin, il est important d'utiliser le type à linalol.

PRÉCAUTIONS

Cette huile n'est pas irritante lorsqu'elle est appliquée aux dilutions maximales recommandées ou en deçà, sauf en cas de sensibilité préexistante à l'un de ses composants (tels que le linalol, présent en grande quantité). Ne l'utilisez pas pendant la grossesse et l'allaitement. Stockée dans de bonnes conditions, l'huile de basilic doux se conserve jusqu'à 2 ans.

PRINCIPAUX CONSTITUANTS

Linalol (55-70 %) : ce constituant pénètre dans la peau et contribue à atténuer les gonflements et les inflammations. Il possède des vertus analgésiques et antimicrobiennes. Le linalol a de nombreuses propriétés bénéfiques — par exemple, il a un effet calmant et sédatif — mais à des concentrations élevées, il peut provoquer une réaction allergique (voir page 30 et Alerte oxydation, page 106).

Méthylchavicol (25-30 %) : des études montrent que ce constituant est un antimicrobien qui peut contribuer à inhiber les infections cutanées.

Eucalyptol (3-5 %) : ce constituant agit comme un promoteur de pénétration (voir page 53). Ses propriétés antimicrobiennes et antifongiques ont également été démontrées. Lorsqu'il est inhalé, il agit comme un décongestionnant qui facilite l'évacuation du mucus.

CONNAÎTRE LA VARIÉTÉ

Il existe plusieurs grands chémotypes de basilic (voir page 89 pour en savoir plus sur les chémotypes), qui diffèrent par leurs principaux composants chimiques. Lorsque vous confectionnez vos produits de soin, optez toujours pour le basilic doux à linalol ; cherchez la mention « Ocimum basilicum ct. linalol » sur l'étiquette. Évitez les autres types, tels que le basilic exotique (*Ocimum basilicum ct. méthylchavicol*), par exemple.
Vous pouvez également identifier le type du basilic à son odeur. Le basilic doux à linalol possède une odeur douce, sucrée et herbacée, avec seulement une légère note de clou de girofle, tandis que ce dernier prédomine dans les autres chémotypes de basilic.

Eugénol (1-2 %) : c'est à ce composé que l'huile doit son odeur caractéristique de clou de girofle. Efficace pour tuer les bactéries, il confère à cette huile d'intéressantes vertus antiseptiques. Bien qu'il possède de nombreuses propriétés bénéfiques, l'eugénol est un sensibilisant connu (voir page 26).

ALERTE SENSIBILITÉ

L'huile essentielle de basilic doux contient de l'eugénol ; une surexposition à ce composé peut entraîner une sensibilisation. N'utilisez pas de produits contenant cette huile pendant de longues périodes, et respectez toujours les dilutions recommandées.

SOIN DE LA PEAU		
Une dilution maximale de 1 % peut être utilisée dans les produits sans rinçage ; toutefois, les produits pour les mains et les pieds peuvent contenir une dilution maximale de 2 %. Le basilic doux convient à la plupart des types de peau, à l'exception des peaux sensibles, qui peuvent réagir aux quantités élevées d'eugénol et de méthylchavicol.		
PROPRIÉTÉS		
• chauffante • stimulante		• antibactérienne • antifongique
INDICATIONS		
• peaux grasses • acné	• infections bactériennes • infections fongiques	• piqûres d'insectes • peaux ternes, fatiguées
PRODUIT	**TYPE DE PEAU/INDICATIONS**	**QUANTITÉ**
VISAGE		
Crèmes hydratantes	tous types de peau, à l'exception des peaux sensibles	1 % (6 gouttes dans 30 ml)
Masques pour le visage	tous types de peau, à l'exception des peaux sensibles	1 % (6 gouttes dans 30 ml)
Toniques	tous types de peau, à l'exception des peaux sensibles	1 % (6 gouttes dans 30 ml)
Nettoyants	peaux grasses et acnéiques	1 % (6 gouttes dans 30 ml)
Exfoliants	peaux grasses et acnéiques	1 % (6 gouttes dans 30 ml)
CORPS		
Huiles de massage		1 % (6 gouttes dans 30 ml)
Huiles et lotions pour le corps		1 % (6 gouttes dans 30 ml)
Exfoliants		1-2 % (6-12 gouttes dans 30 ml)
MAINS ET PIEDS		
Onguents		1-2 % (6-12 gouttes dans 30 ml)
Lotions/beurres		1-2 % (6-12 gouttes dans 30 ml)
CHEVEUX ET CUIR CHEVELU		
Shampoings et après-shampoings*		1 % (6 gouttes dans 30 ml)
Sérums capillaires		1 % (6 gouttes dans 30 ml)

* Lorsqu'elles sont exposées à la chaleur et à l'eau, les huiles essentielles s'oxydent plus rapidement. Envisagez de conditionner vos shampoings et après-shampoings dans des bouteilles à clapet ou dans des flacons-pompes afin de limiter l'oxydation.

BENJOIN

Nom botanique : *Styrax benzoin*
Famille botanique : *Styracaceae*
Répartition géographique : originaire des forêts tropicales du Vietnam, du Laos et d'Indonésie
Odeur : notes de fond chaudes et vanillées

DESCRIPTION DE LA PLANTE

Le benjoin est un arbre aromatique à feuilles persistantes qui peut atteindre 34 mètres de haut. L'arbre est présent dans la forêt tropicale et les marécages boisés de Malaisie, d'Indonésie et des environs. Il produit une résine épaisse qui ne peut être récoltée qu'en effectuant de profondes incisions dans l'écorce de l'arbre.

Extraction : extraction par solvants à partir de la résine, généralement avec de l'alcool ou du benzène.

UTILISATION DE L'HUILE ESSENTIELLE

Le benjoin est communément utilisé comme alternative à la vanille dans les parfums et les déodorants. En raison de ses excellentes propriétés cicatrisantes, il est également employé pour traiter les peaux sèches et gercées ainsi que les démangeaisons. La teneur en acide benzoïque de l'huile lui confère des propriétés de conservation ; elle peut donc être utilisée pour prolonger la durée de vie de vos produits de soin. Elle durcit facilement, prenant une texture granuleuse. Afin de contrecarrer cette tendance, lorsque vous l'utilisez dans une formulation, mélangez l'huile essentielle à ½ c. à c. (2 ml) d'huile support avant de l'incorporer à la préparation. Utilisez-la dans des gels pour les peaux à problèmes, ou dans des onguents, des lotions et des beurres pour les peaux extrêmement sèches.

PRÉCAUTIONS

Cette huile n'est pas irritante lorsqu'elle est appliquée aux dilutions maximales recommandées ou en deçà. Le benjoin est classé comme sensibilisant cutané et doit être utilisé avec précaution sur les peaux hypersensibles. Évitez de l'utiliser pendant la grossesse. Stockée dans de bonnes conditions, l'huile essentielle de benjoin se conserve jusqu'à 2 ans.

PRINCIPAUX CONSTITUANTS

Benzoate de benzyle (60-65 %)
Réputé pour ses propriétés désinfectantes, ce constituant est intéressant dans les formulations destinées à lutter contre les microbes et les virus. Sa capacité à enrayer la propagation de la gale, une maladie de peau contagieuse qui provoque des démangeaisons et l'apparition de papules rouges, a également été démontrée. Le benzoate de benzyle a de nombreuses propriétés bénéfiques, mais il est sensibilisant (voir page 26).

Acide benzoïque (15-20 %)
Ce constituant possède lui aussi des propriétés désinfectantes. Il est connu pour être un conservateur efficace.

CONNAÎTRE LA VARIÉTÉ

Le benjoin (*Styrax benzoin*) est couramment utilisé en aromathérapie. Le benjoin de Sumatra (*Styrax tonkinensis*) est utilisé par l'industrie du parfum pour son odeur vanillée.

SOIN DE LA PEAU		
Une dilution maximale de 2 % peut être utilisée dans les produits sans rinçage.		
PROPRIÉTÉS		
• calmante • relaxante		• antibactérienne
INDICATIONS		
• peaux sèches, gercées • démangeaisons		• acné • peaux enflammées
PRODUIT	TYPE DE PEAU/INDICATIONS	QUANTITÉ
VISAGE		
Gels hydratants	acné, plaies et peaux enflammées	1 % (6-8 gouttes dans 30 ml)
Crèmes pour les yeux	tous types de peau	0,5 % (3 gouttes dans 30 ml)
Masques pour le visage	tous types de peau	1 % (6 gouttes dans 30 ml)
Toniques	tous types de peau	1 % (6 gouttes dans 30 ml)
Nettoyants	tous types de peau	1 % (6 gouttes dans 30 ml)
Exfoliants	tous types de peau	1 % (6 gouttes dans 30 ml)
Baumes à lèvres		1-2 % (30 gouttes par lot)
CORPS		
Huiles de massage		1-2 % (6-12 gouttes dans 30 ml)
Lotions pour le corps		1-2 % (6-12 gouttes dans 30 ml)
Onguents		1-2 % (6-12 gouttes dans 30 ml)
MAINS ET PIEDS		
Onguents		2 % (12 gouttes dans 30 ml)
Lotions/beurres		2 % (12 gouttes dans 30 ml)
CHEVEUX ET CUIR CHEVELU		
Shampoings et après-shampoings*		1-3 % (6-18 gouttes dans 30 ml)
Sérums capillaires	pellicules	1 % (6 gouttes dans 30 ml)

* Lorsqu'elles sont exposées à la chaleur et à l'eau, les huiles essentielles s'oxydent plus rapidement. Envisagez de conditionner vos shampoings et après-shampoings dans des bouteilles à clapet ou dans des flacons-pompes afin de limiter l'oxydation.

BERGAMOTE

Nom botanique : *Citrus bergamia*
Famille botanique : *Rutaceae*
Répartition géographique : originaire d'Asie tropicale ; désormais cultivée en Italie
Odeur : notes de tête intenses, herbacées et hespéridées

DESCRIPTION DE LA PLANTE

Le bergamotier peut atteindre 5 mètres de haut. Cet arbre porte des feuilles vert foncé et des fleurs parfumées en forme d'étoiles. L'huile essentielle provient de l'écorce du petit fruit amer. De nos jours, il est très largement cultivé en Calabre, en Italie.

Extraction : pression à froid de la peau du fruit presque mûr

UTILISATION DE L'HUILE ESSENTIELLE

En inhalation, l'huile essentielle de bergamote calme et relaxe le système nerveux. Ainsi, l'utilisation de cette huile dans vos produits de soin diminuera le stress et favorisera la relaxation. La bergamote a également démontré une forte activité antifongique lorsqu'elle était appliquée localement, ce qui signifie qu'elle contribue à prévenir et à traiter les infections fongiques de la peau. Utilisez-la dans des formulations ciblant les peaux grasses à tendance acnéique.

MISE EN GARDE

L'huile essentielle de bergamote contient des furocoumarines, des composés chimiques connus pour leur effet phototoxique sur la peau. Si vous prévoyez de vous exposer au soleil ou à d'autres rayons UV, utilisez une huile essentielle de bergamote sans furocoumarines dans vos produits de soin – cherchez la mention « sans furocoumarines » ou « FCF » sur l'étiquette.

PRÉCAUTIONS

Cette huile n'est pas irritante lorsqu'elle est appliquée aux dilutions maximales recommandées ou en deçà. Stockée dans de bonnes conditions, l'huile essentielle de bergamote se conserve 6 à 8 mois.

PRINCIPAUX CONSTITUANTS

Acétate de linalyle (35-40 %) : c'est ce constituant qui confère à l'huile essentielle de bergamote son odeur. Il pénètre dans la peau et contribue à prévenir et à traiter les inflammations cutanées. Grâce à ses vertus antispasmodiques, il peut également aider à détendre les muscles et soulager les crampes.

D-limonène (20-30 %) : ce constituant fait partie de ceux que l'on trouve le plus couramment dans les fruits ; c'est lui qui confère à l'orange bergamote et aux autres agrumes leur odeur d'agrume caractéristique. Le d-limonène est absorbé par la peau, mais il s'oxyde rapidement, entraînant des irritations cutanées.

Linalol (20-26 %) : ce constituant pénètre dans la peau et contribue à atténuer les gonflements et les inflammations. Il possède des vertus analgésiques et antimicrobiennes. Le linalol a de nombreuses propriétés bénéfiques, mais à des concentrations élevées, il peut provoquer une réaction allergique (voir page 30). De plus, lorsqu'il est oxydé, il peut causer des irritations.

Bêta-pinène (6-19 %) : ce constituant possède de puissantes propriétés antimicrobiennes ; il est de plus très efficace pour prévenir les infections cutanées. Le bêta-pinène présente peu de risques d'allergie, mais lorsqu'il est oxydé, il peut causer des irritations.

Gamma-terpinène (6-9 %) : ce constituant possède de puissantes propriétés antibactériennes, qui peuvent contribuer à la prévention des infections cutanées. Il ralentit également l'oxydation de l'acide linoléique, de sorte qu'il joue un rôle de conservateur lorsqu'il est ajouté à des huiles support.

ALERTE OXYDATION

L'huile essentielle de bergamote contient une quantité non négligeable de d-limonène. Il s'agit de l'un des constituants les plus présents dans les fruits ; c'est lui qui confère à l'orange bergamote et aux autres agrumes leur odeur caractéristique. Néanmoins, il s'oxyde assez rapidement, ce qui peut provoquer des irritations cutanées (voir page 26). Lorsque vous utilisez cette huile essentielle dans des formulations, conservez les produits la contenant à l'abri de la chaleur, de l'eau et de la lumière.

SOIN DE LA PEAU		
Une dilution maximale de 3 % peut être utilisée dans les produits sans rinçage.		
PROPRIÉTÉS		
• stimulante • optimisante	• désodorisante • tonifiante	• antifongique
INDICATIONS		
• acné • boutons de fièvre	• peaux grasses • peaux fatiguées	• pied d'athlète
PRODUIT	TYPE DE PEAU/INDICATIONS	QUANTITÉ
VISAGE		
Gels hydratants	acné	1-2 % (6-12 gouttes dans 30 ml)
Masques pour le visage	peaux grasses et acné	1-2 % (6-12 gouttes dans 30 ml)
Toniques	peaux grasses et acné	2 % (12 gouttes dans 30 ml)
Nettoyants	peaux grasses et acné	2-3 % (12-18 gouttes dans 30 ml)
Exfoliants	peaux grasses et acné	2-3 % (12-18 gouttes dans 30 ml)
Baumes à lèvres		2-3 % (12-18 gouttes dans 30 ml)
CORPS		
Huiles de massage		1-3 % (6-18 gouttes dans 30 ml)
Lotions pour le corps		1-3 % (6-18 gouttes dans 30 ml)
Déodorants		1-3 % (6-18 gouttes dans 30 ml)
Exfoliants		1-2 % (6-12 gouttes dans 30 ml)
Beurres corporels		2-3 % (12-18 gouttes dans 30 ml)
MAINS ET PIEDS		
Baumes pour les pieds		2-3 % (12-18 gouttes dans 30 ml)
CHEVEUX ET CUIR CHEVELU		
Shampoings et après-shampoings*		1-3 % (6-18 gouttes dans 30 ml)
Baumes revitalisants sans rinçage pour le traitement du cuir chevelu*		1-2 % (6-12 gouttes dans 30 ml)

* Lorsqu'elles sont exposées à la chaleur et à l'eau, les huiles essentielles s'oxydent plus rapidement. Envisagez de conditionner vos shampoings et après-shampoings dans des bouteilles à clapet ou dans des flacons-pompes afin de limiter l'oxydation.

CAJEPUT

Nom botanique : *Melaleuca cajuputi*
Famille botanique : *Myrtaceae*
Répartition géographique : cultivé en Malaisie, en Australie et dans d'autres régions tropicales
Odeur : fraîche et légère, avec des notes de fond camphrées

DESCRIPTION DE LA PLANTE

Le cajeput est un grand arbre à feuilles persistantes qui peut atteindre 27 mètres de haut. L'arbre possède une écorce blanche, souple et spongieuse, qui se détache facilement. Il est originaire d'Australie.

Extraction : distillation à la vapeur d'eau des feuilles et ramilles fraîches.

UTILISATION DE L'HUILE ESSENTIELLE

Le cajeput est utilisé pour sa capacité à décongestionner la peau, ainsi que pour ses propriétés antimicrobiennes. Ces propriétés font de cette huile un ingrédient remarquable dans les produits de soin ciblant les peaux grasses et les peaux à tendance acnéique. L'odeur du cajeput est très rafraîchissante, ce qui rend l'utilisation de cette huile essentielle intéressante dans les nettoyants pour le matin. De plus, ses propriétés chauffantes en font un ingrédient de choix dans les huiles de massage. Notez que l'huile essentielle de cajeput possède une odeur camphrée, due à sa teneur en eucalyptol.

MISE EN GARDE

L'huile de cajeput a tendance à s'oxyder rapidement, ce qui peut provoquer des irritations cutanées.

PRÉCAUTIONS

Cette huile n'est pas irritante lorsqu'elle est appliquée aux dilutions maximales recommandées ou en deçà. Ne l'utilisez pas pendant la grossesse et l'allaitement. Stockée dans de bonnes conditions, l'huile essentielle de cajeput se conserve 2 ans.

PRINCIPAUX CONSTITUANTS

Alpha-pinène (45-55 %) : ce constituant est connu pour sa capacité à soulager la douleur et l'inflammation et pour ses puissantes propriétés antimicrobiennes, qui peuvent contribuer à prévenir et à traiter les infections cutanées. Lorsqu'il est oxydé, il peut provoquer des irritations cutanées.

Eucalyptol (30-35 %) : ce constituant agit comme un promoteur de pénétration (voir page 53). Ses propriétés antimicrobiennes et antifongiques ont également été démontrées. Lorsqu'il est inhalé, il agit comme un décongestionnant qui facilite l'évacuation du mucus.

Alpha-terpinène (7-10 %) : grâce à sa forte activité antifongique et antibactérienne, ce constituant peut prévenir ou ralentir la croissance des champignons et des bactéries.

Terpinène-4-ol (3-4 %) : ce constituant est un puissant agent antibactérien. Il possède également des propriétés anti-inflammatoires et pénètre facilement dans la peau. Des études montrent l'efficacité du terpinène-4-ol pour guérir les infections cutanées et atténuer l'acné. Il est également efficace contre les acariens de la peau et les mycoses cutanées.

ALERTE OXYDATION

L'huile essentielle de cajeput contient une quantité non négligeable d'alpha-pinène, qui s'oxyde assez rapidement. Cela peut provoquer des irritations cutanées. Conservez les produits contenant cette huile essentielle en grande quantité à l'abri de la chaleur, de l'eau et de la lumière.

SOIN DE LA PEAU		
Une dilution maximale de 3 % peut être utilisée dans les produits sans rinçage.		
PROPRIÉTÉS		
• rafraîchissante	• antibactérienne	• antifongique
INDICATIONS		
• acné • piqûres d'insectes	• peaux grasses • peaux marbrées	• infections fongiques
PRODUIT	TYPE DE PEAU/INDICATIONS	QUANTITÉ
VISAGE		
Crèmes hydratantes	peaux grasses et acné	1 % (6 gouttes dans 30 ml)
Masques pour le visage	peaux grasses et acné	1 % (6 gouttes dans 30 ml)
Toniques	peaux grasses et acné	1-2 % (6-12 gouttes dans 30 ml)
Nettoyants	peaux grasses et acné	1-3 % (6-18 gouttes dans 30 ml)
Exfoliants	peaux grasses et acné	1-2 % (6-12 gouttes dans 30 ml)
Baumes à lèvres		1-2 % (6-12 gouttes dans 30 ml)
CORPS		
Huiles de massage		2-3 % (12-18 gouttes dans 30 ml)
Lotions pour le corps		2-3 % (12-18 gouttes dans 30 ml)
Exfoliants		1-2 % (6-12 gouttes dans 30 ml)
MAINS ET PIEDS		
Onguents		2-3 % (12-18 gouttes dans 30 ml)
Lotions/beurres		2-3 % (12-18 gouttes dans 30 ml)
CHEVEUX ET CUIR CHEVELU		
Shampoings et après-shampoings*		3 % (18 gouttes dans 30 ml)
Sérums pour le cuir chevelu		1 % (6 gouttes dans 30 ml)

* Lorsqu'elles sont exposées à la chaleur et à l'eau, les huiles essentielles s'oxydent plus rapidement. Envisagez de conditionner vos shampoings et après-shampoings dans des bouteilles à clapet ou dans des flacons-pompes afin de limiter l'oxydation.

CAMOMILLE ALLEMANDE

Nom botanique : *Matricaria recutita* (aussi connue sous le nom de *M. chamomilla*)
Famille botanique : *Asteraceae*
Répartition géographique : cultivée en Europe de l'Est et en Égypte
Odeur : notes de fond intenses, herbacées

DESCRIPTION DE LA PLANTE

La camomille allemande est une plante herbacée annuelle dotée de longues tiges dressées et plumeuses, pouvant atteindre 60 à 90 cm de haut. Les fleurs, semblables à des marguerites, ont une tête arrondie qui les distingue des fleurs de la camomille romaine, qui ont une tête aplatie. La plante est bien connue pour ses applications culinaires et notamment pour son utilisation en infusion.

Extraction : distillation à la vapeur d'eau des fleurs (le chamazulène, qui confère à l'huile sa couleur bleu profond, n'est pas un constituant de la fleur; il se développe pendant le processus d'extraction).

UTILISATION DE L'HUILE ESSENTIELLE

La plante et l'huile essentielle sont toutes deux fréquemment utilisées dans les soins pour la peau. L'huile essentielle possède de remarquables propriétés anti-inflammatoires. Elle favorise la réparation des peaux enflammées, ce qui la rend idéale dans les traitements après-soleil ainsi que dans les produits ciblant les rougeurs, les brûlures et autres plaies. Sa teneur élevée en alpha-bisabolol en fait un efficace éclaircissant cutané naturel. La camomille allemande étant une huile essentielle onéreuse, il est recommandé de l'utiliser dans des produits sans rinçage tels que les soins hydratants, les crèmes, les lotions et les onguents.

MISE EN GARDE :

L'huile essentielle de camomille allemande a tendance à s'oxyder rapidement, ce qui peut provoquer des irritations cutanées.

PRÉCAUTIONS

Les personnes présentant une allergie à l'ambroisie peuvent être sensibles à cette huile, et à d'autres huiles de la famille des *Asteraceae*. Utilisez-la avec prudence pendant la grossesse et l'allaitement. Stockée dans de bonnes conditions, l'huile essentielle de camomille allemande se conserve jusqu'à 2 ans.

CONNAÎTRE LA VARIÉTÉ

Il existe deux grandes variétés d'huile essentielle de camomille, chacune ayant des propriétés thérapeutiques distinctes. La camomille allemande (*Matricaria recutita*), également appelée camomille bleue, possède une couleur bleue caractéristique attribuée au chamazulène. La camomille romaine (*Anthemis nobilis*) ne produit quant à elle qu'une très petite quantité de chamazulène (voir page 104 pour en savoir plus sur cette huile).
La camomille marocaine est une variété moins commune. Faites attention : de la camomille marocaine mélangée à du chamazulène est souvent vendue en tant que camomille allemande ou camomille bleue, à un prix très inférieur à la vraie. Demandez toujours un rapport de chromatographie en phase gazeuse lorsque vous achetez de la camomille allemande.

PRINCIPAUX CONSTITUANTS

Alpha-bisabolol (50-60 %) : ce constituant est connu pour sa capacité à traiter les inflammations cutanées. De plus, grâce à son puissant effet antifongique, il peut prévenir ou ralentir le développement des infections fongiques. Enfin, il a été démontré que l'alpha-bisabolol pouvait contribuer à réduire l'hyperpigmentation de la peau et le temps de cicatrisation des brûlures.

Chamazulène (15-20 %) : ce constituant possède d'excellentes propriétés anti-inflammatoires. C'est également un puissant antimicrobien qui peut aider à prévenir et à traiter les infections cutanées.

Farnésène (15-20 %) : des études montrent que ce constituant possède des propriétés antimicrobiennes qui contribuent à inhiber les infections cutanées.

SOIN DE LA PEAU		
Une dilution maximale de 2 % peut être utilisée dans les produits sans rinçage.		
PROPRIÉTÉS		
• anti-inflammatoire	• antibactérienne	• antifongique
INDICATIONS		
• peaux enflammées • peaux sèches, qui démangent	• plaies • cicatrices	• brûlures • acné
PRODUIT	TYPE DE PEAU/INDICATIONS	QUANTITÉ
VISAGE		
Gels hydratants	acné, plaies et peaux enflammées	1 % (6 gouttes dans 30 ml)
Crèmes pour les yeux	tous types de peau	0,5 % (3 gouttes dans 30 ml)
Masques pour le visage	acné, plaies et peaux enflammées	1 % (6 gouttes dans 30 ml)
Toniques	acné, plaies et peaux enflammées	1-2 % (9 gouttes dans 30 ml)
Nettoyants	acné, plaies et peaux enflammées	1-2 % (12 gouttes dans 30 ml)
Baumes à lèvres		1-2 % (6-12 gouttes dans 30 ml)
CORPS		
Huiles de massage		1-2 % (6-12 gouttes dans 30 ml)
Lotions pour le corps		1-2 % (6-12 gouttes dans 30 ml)
Onguents		1-2 % (6-12 gouttes dans 30 ml)
MAINS ET PIEDS		
Onguents		2-3 % (12-18 gouttes dans 30 ml)
Lotions/beurres		2-3 % (12-18 gouttes dans 30 ml)
CHEVEUX ET CUIR CHEVELU		
Sérums capillaires		1 % (6 gouttes dans 30 ml)

CAMOMILLE ROMAINE

Nom botanique : *Chamaemelum nobile*
Famille botanique : *Asteraceae*
Répartition géographique : originaire du sud et de l'ouest de l'Europe ; cultivée en Grande-Bretagne, en Belgique, en Hongrie, en Italie et en France
Odeur : notes de fond intenses, sucrées et corsées

DESCRIPTION DE LA PLANTE

La camomille romaine est une plante herbacée vivace dotée de petites fleurs semblables à des marguerites ; elle peut atteindre 25 cm de haut. Les fleurs, portées par des tiges plumeuses, ont la tête aplatie, ce qui les distingue de celles de la camomille allemande, qui ont la tête arrondie (pour en savoir plus sur les différences entre camomille romaine et camomille allemande, voir « Connaître la variété », page 102). La plante est bien connue pour ses applications culinaires et notamment pour son utilisation en infusion.

Extraction : distillation à la vapeur d'eau des fleurs

UTILISATION DE L'HUILE ESSENTIELLE

La camomille romaine est réputée pour ses effets calmants et sédatifs, qui peuvent être attribués à ses principaux composants, les angélates. Des études confirment que cette huile apaise le système nerveux, sans que nous sachions par quel mécanisme. Dans la mesure où les angélates sont les principaux constituants de cette huile, nous pouvons raisonnablement supposer qu'ils contribuent à cet effet. Cette huile constitue un ingrédient de choix dans un grand nombre de produits de soin, et elle est particulièrement bien adaptée aux huiles de massage relaxantes. La camomille romaine est également réputée pour ses propriétés anti-inflammatoires, qui contribuent à soulager les peaux enflammées et les douleurs musculaires. Utilisez-la dans des crèmes, des lotions et des gels hydratants destinés aux peaux irritées et au traitement des rougeurs, ainsi que dans des baumes et des beurres apaisants pour les pieds fatigués.

PRÉCAUTIONS

Les personnes présentant une allergie à l'ambroisie peuvent être sensibles à cette huile, et à d'autres huiles de la famille des *Asteraceae*. Utilisez-la avec prudence pendant la grossesse et l'allaitement. Stockée dans de bonnes conditions, l'huile essentielle de camomille romaine se conserve jusqu'à 2 ans.

PRINCIPAUX CONSTITUANTS

Angélate d'isobutyle (40-45 %) : ce constituant est mal connu, mais il pourrait être l'un des éléments qui confèrent à la camomille romaine ses propriétés sédatives et calmantes.

Alpha-pinène (20-25 %) : ce constituant est connu pour sa capacité à soulager la douleur et l'inflammation et pour ses puissantes propriétés antimicrobiennes, qui peuvent contribuer à prévenir et à traiter les infections cutanées. Lorsqu'il est oxydé, il peut provoquer des irritations cutanées.

Angélate de méthylbutyle (19-25 %) : ce constituant est mal connu, mais il pourrait être l'un des éléments qui confèrent à la camomille romaine ses propriétés sédatives et calmantes.

Angélate d'isoamyle (5-8 %) : on ne sait pas grand-chose au sujet de ce constituant, mais nous pensons qu'il pourrait contribuer à calmer le système nerveux.

ALERTE OXYDATION

L'huile essentielle de camomille romaine contient une quantité non négligeable d'alpha-pinène, qui s'oxyde assez rapidement. Cette oxydation peut provoquer des irritations cutanées. Conservez les produits contenant cette huile essentielle en grande quantité à l'abri de la chaleur, de l'eau et de la lumière.

SOIN DE LA PEAU		
Une dilution maximale de 3 % peut être utilisée dans les produits sans rinçage.		
PROPRIÉTÉS		
• calmante et apaisante	• convient à tous les types de peau	
INDICATIONS		
• rougeurs	• peaux irritées	• acné
PRODUIT	TYPE DE PEAU/INDICATIONS	QUANTITÉ
VISAGE		
Gels hydratants	tous types de peau	1-2 % (6-12 gouttes dans 30 ml)
Masques pour le visage	tous types de peau	1-2 % (6-12 gouttes dans 30 ml)
Toniques	tous types de peau	2 % (12 gouttes dans 30 ml)
Nettoyants	tous types de peau	2-3 % (12-18 gouttes dans 30 ml)
Exfoliants	tous types de peau	2-3 % (12-18 gouttes dans 30 ml)
Baumes à lèvres		2-3 % (12-18 gouttes dans 30 ml)
CORPS		
Huiles de massage		1-2 % (6-12 gouttes dans 30 ml)
Lotions pour le corps		1-2 % (6-12 gouttes dans 30 ml)
Déodorants		1-2 % (6-12 gouttes dans 30 ml)
Exfoliants		1-2 % (6-12 gouttes dans 30 ml)
MAINS ET PIEDS		
Baumes et beurres		2-3 % (12-18 gouttes dans 30 ml)
CHEVEUX ET CUIR CHEVELU		
Shampoings antipelliculaires*		1-3 % (6-18 gouttes dans 30 ml)
Baumes revitalisants sans rinçage pour le traitement du cuir chevelu*		1-2 % (6-12 gouttes dans 30 ml)

* Lorsqu'elles sont exposées à la chaleur et à l'eau, les huiles essentielles s'oxydent plus rapidement. Envisagez de conditionner vos shampoings et après-shampoings dans des bouteilles à clapet ou dans des flacons-pompes afin de limiter l'oxydation.

CARDAMOME

Nom botanique : *Elettaria cardamomum*
Famille botanique : *Zingiberaceae*
Répartition géographique : originaire d'Inde, du Pakistan, du Bangladesh, d'Indonésie et du Népal ; cultivée en Inde, au Cambodge, au Guatemala et au Salvador
Odeur : notes de fond intenses, vertes, épicées et camphrées

DESCRIPTION DE LA PLANTE

La cardamome est un arbuste qui peut atteindre 4 mètres de haut. Il porte de très longues feuilles et des fleurs jaunes marginées de violet. Le fruit de l'arbuste contient de nombreuses graines vertes, populaires en cuisine.

Extraction : distillation à la vapeur d'eau des graines, recueillies juste avant que le fruit arrive à maturité

UTILISATION DE L'HUILE ESSENTIELLE

L'huile essentielle de cardamome possède une odeur chaude et épicée et des propriétés thérapeutiques uniques. L'huile a un effet intéressant sur la peau : outre son action à la fois tonifiante et nettoyante, elle contribue à rajeunir son apparence. Cela la rend idéale pour les peaux matures, ainsi que pour les peaux grasses à tendance acnéique. Notez que la cardamome a une odeur très puissante — due à sa teneur élevée en eucalyptol — aussi est-il conseillé de l'utiliser avec modération.

MISE EN GARDE

L'huile essentielle de cardamome a tendance à s'oxyder rapidement, ce qui peut provoquer des irritations cutanées.

PRÉCAUTIONS

Cette huile n'est pas irritante lorsqu'elle est appliquée aux dilutions maximales recommandées ou en deçà. Ne l'utilisez pas pendant la grossesse et l'allaitement. Stockée dans de bonnes conditions, l'huile essentielle de cardamome se conserve 2 ans.

PRINCIPAUX CONSTITUANTS

Acétate d'alpha-terpényle (40-45 %) : grâce à son puissant effet antifongique, ce constituant peut prévenir les infections fongiques ou ralentir leur développement.

Eucalyptol (30-35 %) : ce constituant agit comme un promoteur de pénétration (voir page 53). Ses propriétés antimicrobiennes et antifongiques ont également été démontrées. Lorsqu'il est inhalé, il agit comme un décongestionnant qui facilite l'évacuation du mucus.

Linalol (10-15 %) : ce constituant est absorbé par la peau et contribue à atténuer les gonflements et les inflammations. Il possède des vertus analgésiques et antimicrobiennes. Le linalol a de nombreuses propriétés bénéfiques — par exemple, il est apaisant — mais à des concentrations élevées, il peut provoquer une réaction allergique (voir page 30) et lorsqu'il est oxydé, il peut causer des irritations.

ALERTE OXYDATION

L'huile essentielle de cardamome contient une quantité non négligeable de linalol, un constituant qui pénètre dans la peau et contribue à atténuer les gonflements et les inflammations. Il est de plus doté de vertus analgésiques et antimicrobiennes. Le linalol possède une odeur florale apaisante qui a de nombreuses propriétés bénéfiques, mais à des concentrations élevées, il peut provoquer une réaction allergique. De plus, lorsqu'il est oxydé, il peut causer des irritations (voir page 26). Conservez les produits contenant cette huile essentielle à l'abri de la chaleur, de l'eau et de la lumière.

SOIN DE LA PEAU		
Une dilution maximale de 3 % peut être utilisée dans les produits sans rinçage.		
PROPRIÉTÉS		
• stimulante	• antibactérienne	• antifongique
INDICATIONS		
• peaux grasses • peaux matures	• peaux ternes • piqûres d'insectes	• pied d'athlète
PRODUIT	TYPE DE PEAU/INDICATIONS	QUANTITÉ
VISAGE		
Crèmes hydratantes	peaux grasses et acné	1 % (6 gouttes dans 30 ml)
Masques pour le visage	peaux grasses et acné	1 % (6 gouttes dans 30 ml)
Toniques	peaux grasses et acné	1-2 % (6-12 gouttes dans 30 ml)
Nettoyants	peaux grasses et acné	1-2 % (6-12 gouttes dans 30 ml)
Exfoliants	peaux grasses et acné	1-2 % (6-12 gouttes dans 30 ml)
Baumes à lèvres		1-2 % (6-12 gouttes dans 30 ml)
CORPS		
Huiles de massage		1-2 % (6-12 gouttes dans 30 ml)
Lotions pour le corps		1-2 % (6-12 gouttes dans 30 ml)
Déodorants		1-2 % (6-12 gouttes dans 30 ml)
Exfoliants		1-2 % (6-12 gouttes dans 30 ml)
MAINS ET PIEDS		
Onguents		1-2 % (6-12 gouttes dans 30 ml)
Lotions/beurres		1-2 % (6-12 gouttes dans 30 ml)
CHEVEUX ET CUIR CHEVELU		
Shampoings et après-shampoings*		3 % (18 gouttes dans 30 ml)
Sérums pour le cuir chevelu		1 % (6 gouttes dans 30 ml)

* Lorsqu'elles sont exposées à la chaleur et à l'eau, les huiles essentielles s'oxydent plus rapidement. Envisagez de conditionner vos shampoings et après-shampoings dans des bouteilles à clapet ou dans des flacons-pompes afin de limiter l'oxydation.

CAROTTE

Nom botanique : *Daucus carota*
Famille botanique : *Apiaceae*
Répartition géographique : cultivée dans le monde entier ; l'huile essentielle est principalement produite aux Pays-Bas, en Hongrie et en France
Odeur : notes de cœur épicées et herbacées

DESCRIPTION DE LA PLANTE

Les carottes sont cultivées comme des plantes annuelles. La plante est faite d'une couronne de feuilles plumeuses qui s'élèvent directement depuis le sommet de la racine pivotante rouge-orangé, qui pousse sous la terre. Les graines de carotte proviennent des fleurs de la carotte.

Extraction : distillation à la vapeur d'eau des graines séchées

UTILISATION DE L'HUILE ESSENTIELLE

L'huile essentielle de carotte est bénéfique pour un très grand nombre de problèmes cutanés et peut être utilisée pour tous les types de peau. Son principal constituant chimique, le carotol, est un antifongique puissant qui permet de prévenir les infections fongiques ou de ralentir leur croissance. Elle est donc parfaitement adaptée dans les shampoings et après-shampoings antipelliculaires. Son action légèrement anti-inflammatoire en fait un ingrédient de choix dans les formulations destinées à traiter l'eczéma et le psoriasis. Le bêta-caryophyllène qu'elle contient a des propriétés éclaircissantes, qui contribuent à améliorer l'aspect des peaux ternes. Enfin, l'alpha-pinène a de puissants effets antibactériens qui renforcent les propriétés bactéricides de cette remarquable huile essentielle.

MISE EN GARDE

L'huile essentielle de carotte contient des traces de furocoumarines, des composés chimiques organiques connus pour leur effet phototoxique sur la peau. Si vous prévoyez de vous exposer au soleil ou à d'autres rayons UV, n'utilisez pas de produits de soin contenant de l'huile essentielle de carotte.

PRÉCAUTIONS

Ne confondez pas l'huile essentielle de carotte avec le macérât huileux de carotte ou l'huile de carotte extraite à froid (voir ci-dessus à droite). L'huile essentielle de carotte n'est pas irritante lorsqu'elle est appliquée aux dilutions maximales recommandées ou en deçà. Évitez de l'utiliser pendant la grossesse et l'allaitement. Stockée dans de bonnes conditions, l'huile essentielle de carotte se conserve 2 ans.

PRINCIPAUX CONSTITUANTS

Carotol (75-85 %) : ce constituant est spécifique à l'huile essentielle de carotte. Des études en laboratoire ont attesté ses puissantes vertus antifongiques, ce qui signifie qu'il peut prévenir ou ralentir la croissance des champignons.

Connaître la carotte

Trois dérivés de la carotte sont utilisés en aromathérapie. La racine séchée est infusée dans une huile (voir page 76), ce qui permet d'obtenir un macérât orange riche en bêta-carotène aux vertus réparatrices pour la peau. Les graines de carotte peuvent être pressées à froid afin d'extraire une huile riche en acides gras mono-insaturés, ou peuvent être distillées à la vapeur d'eau afin de produire une huile essentielle. La présente section se rapporte à l'huile essentielle de carotte.

Bêta-caryophyllène (8-10 %) : il a été démontré que ce constituant avait la capacité de soulager la douleur et l'inflammation. Il est également susceptible d'agir comme agent éclaircissant pour la peau.

Alpha-pinène (6-8 %) : ce constituant est connu pour sa capacité à soulager la douleur et l'inflammation et pour ses puissantes propriétés antimicrobiennes, qui peuvent contribuer à prévenir et à traiter les infections cutanées. Lorsqu'il est oxydé, il peut provoquer des irritations cutanées.

ALERTE OXYDATION

L'alpha-pinène contenu dans l'huile essentielle de carotte sera à l'origine de son oxydation particulièrement rapide. Cette oxydation peut provoquer des irritations cutanées. Conservez les produits contenant cette huile essentielle en grande quantité à l'abri de la chaleur, de l'eau et de la lumière.

SOIN DE LA PEAU		
Une dilution maximale de 2 % peut être utilisée dans les produits sans rinçage.		
PROPRIÉTÉS		
• stimulante	• antibactérienne	• antifongique
INDICATIONS		
• acné • eczéma	• psoriasis • peaux matures	• peaux ternes • pellicules
PRODUIT	TYPE DE PEAU/INDICATIONS	QUANTITÉ
VISAGE		
Crèmes hydratantes	tous types de peau	1-2 % (6-12 gouttes dans 30 ml)
Masques pour le visage	tous types de peau	1-2 % (6-12 gouttes dans 30 ml)
Toniques	tous types de peau	1-2 % (6-12 gouttes dans 30 ml)
Nettoyants	tous types de peau	1-2 % (6-12 gouttes dans 30 ml)
Exfoliants		1-2 % (6-12 gouttes dans 30 ml)
Baumes à lèvres		2 % (12 gouttes dans 30 ml)
CORPS		
Huiles de massage		1-2 % (6-12 gouttes dans 30 ml)
Lotions pour le corps		1-2 % (6-12 gouttes dans 30 ml)
Exfoliants		1-2 % (6-12 gouttes dans 30 ml)
MAINS ET PIEDS		
Onguents		2 % (12 gouttes dans 30 ml)
Lotions/beurres		2 % (12 gouttes dans 30 ml)
CHEVEUX ET CUIR CHEVELU		
Shampoings et après-shampoings*		2 % (12 gouttes dans 30 ml)

* Lorsqu'elles sont exposées à la chaleur et à l'eau, les huiles essentielles s'oxydent plus rapidement. Envisagez de conditionner vos shampoings et après-shampoings dans des bouteilles à clapet ou dans des flacons-pompes afin de limiter l'oxydation.

CITRON

Nom botanique : *Citrus x limon*
Famille botanique : *Rutaceae*
Répartition géographique : originaire d'Asie; pousse désormais à l'état sauvage dans la région méditerranéenne, en particulier en Italie, en Espagne et au Portugal; largement cultivé en Italie, en Israël et en Amérique du Nord et du Sud
Odeur : notes de tête hespéridées, vives et vigoureuses

DESCRIPTION DE LA PLANTE

Le citronnier atteint une hauteur de 5 mètres; il porte des feuilles vert foncé et des fleurs odorantes en forme d'étoiles. L'arbre produit un fruit acide mesurant entre 7,5 et 12,5 cm de long, doté d'une épaisse peau jaune.

Extraction : pression à froid de la peau du fruit presque mûr

UTILISATION DE L'HUILE ESSENTIELLE

L'huile est reconnue pour son effet revigorant, qui contribue à stimuler la vigilance. Elle constitue un ingrédient de choix dans les routines de nettoyage du matin; employez-la pour confectionner des shampoings, des gels douche et des lotions revitalisantes. L'huile essentielle de citron est légèrement antibactérienne et antifongique, des propriétés intéressantes pour le traitement des peaux grasses et des peaux à tendance acnéique; utilisez-la dans les nettoyants, les toniques et les gels hydratants destinés aux peaux grasses.

MISE EN GARDE

L'huile essentielle de citron contient des traces de furocoumarines, des composés chimiques organiques connus pour leur effet phototoxique sur la peau. Évitez d'utiliser des produits qui en contiennent si vous prévoyez de vous exposer au soleil ou à d'autres rayons UV; si vous utilisez de tels produits régulièrement, ne vous exposez pas au soleil pendant les 12 heures suivant la dernière application.

PRÉCAUTIONS

L'huile essentielle de citron n'est pas irritante lorsqu'elle est appliquée aux dilutions maximales recommandées ou en deçà. Toutefois, cette huile ne doit pas être appliquée sur une peau lésée ou brûlée par le soleil. Utilisez-la avec prudence pendant la grossesse et l'allaitement. Cette huile essentielle est vulnérable à l'oxydation, laquelle peut entraîner une sensibilisation. Stockée dans de bonnes conditions, l'huile essentielle de citron se conserve 6 à 8 mois.

PRINCIPAUX CONSTITUANTS

D-limonène (65-70 %) : ce constituant fait partie de ceux que l'on trouve le plus couramment dans les fruits; c'est lui qui confère au citron et aux autres agrumes leur odeur caractéristique. Le d-limonène s'oxyde assez rapidement, ce qui peut provoquer des irritations cutanées.

Gamma-terpinène (10-12 %) : ce constituant possède de puissantes propriétés antibactériennes, qui peuvent contribuer à la prévention des infections cutanées. Il ralentit également l'oxydation de l'acide linoléique, de sorte qu'il joue un rôle de conservateur lorsqu'il est ajouté à des huiles support.

Bêta-pinène (10 %) : ce constituant possède de puissantes propriétés antimicrobiennes; il est de plus très efficace pour prévenir les infections cutanées. Le bêta-pinène présente peu de risques d'allergie.

Myrcène (2 %) : ni irritant, ni allergisant, ce constituant est un antioxydant. Il possède des propriétés sédatives qui contribuent à calmer et à apaiser le système nerveux.

ALERTE OXYDATION

L'huile essentielle de citron contient une quantité non négligeable de d-limonène. Il s'agit de l'un des constituants les plus présents dans les fruits ; c'est lui qui confère aux agrumes leur odeur caractéristique. Néanmoins, il s'oxyde assez rapidement, ce qui peut provoquer des irritations cutanées. Conservez les produits contenant cette huile essentielle à l'abri de la chaleur, de l'eau et de la lumière.

SOIN DE LA PEAU		
Une dilution maximale de 2 % peut être utilisée dans les produits sans rinçage.		
PROPRIÉTÉS		
• optimisante	• rafraîchissante et vivifiante	• antibactérienne
INDICATIONS		
• acné • peaux grasses	• verrues • furoncles	• infections fongiques • coupures
PRODUIT	**TYPE DE PEAU/INDICATIONS**	**QUANTITÉ**
VISAGE		
Gels hydratants	acné	1 % (6 gouttes dans 30 ml)
Masques pour le visage	peaux grasses et acné	1 % (6 gouttes dans 30 ml)
Toniques	peaux grasses et acné	1,5 % (9 gouttes dans 30 ml)
Nettoyants	peaux grasses et acné	2 % (12 gouttes dans 30 ml)
CORPS		
Huiles de massage		1-2 % (6-12 gouttes dans 30 ml)
Lotions pour le corps		1-2 % (6-12 gouttes dans 30 ml)
Déodorants		1-2 % (6-12 gouttes dans 30 ml)
Exfoliants		1-2 % (6-12 gouttes dans 30 ml)
MAINS ET PIEDS		
Huiles blanchissantes pour les ongles et réparatrices pour les cuticules		1-2 % (6-12 gouttes dans 30 ml)
CHEVEUX ET CUIR CHEVELU		
Shampoings et après-shampoings*		1-3 % (6-18 gouttes dans 30 ml)

* Lorsqu'elles sont exposées à la chaleur et à l'eau, les huiles essentielles s'oxydent plus rapidement. En raison de sa teneur en d-limonène, l'huile essentielle de citron s'oxydera particulièrement rapidement. Envisagez de conditionner vos shampoings et après-shampoings dans des bouteilles à clapet ou dans des flacons-pompes afin de limiter l'oxydation.

CITRON VERT

Nom botanique : *Citrus aurantifolia*
Famille botanique : *Rutaceae*
Répartition géographique : originaire du sud de l'Asie ; cultivé dans de nombreuses régions tropicales et subtropicales du monde
Odeur : vif parfum de citron vert, notes de tête fugaces

DESCRIPTION DE LA PLANTE

Le Citrus aurantifolia est un arbre qui peut atteindre 5 mètres de haut ; il porte des feuilles vert foncé et des fleurs odorantes en forme d'étoiles. L'arbre produit un fruit rond et acide, doté d'une épaisse peau verte. De nos jours, l'arbre est principalement cultivé dans le sud de la Floride, à Cuba, au Mexique et en Italie. Les fruits sont parfois appelés limes dans leurs applications culinaires.

Extraction : pression à froid ou distillation à la vapeur d'eau de la peau du fruit (voir « Mise en garde »)

UTILISATION DE L'HUILE ESSENTIELLE

L'huile essentielle de citron vert constitue un ingrédient de choix dans les produits destinés aux peaux grasses et au traitement de l'acné. Utilisée avec modération, elle possède un effet calmant et relaxant sur le système nerveux. Elle est également très intéressante dans les huiles de massage, grâce à ses effets stimulants qui contribuent à détoxifier le corps. Cette huile essentielle peut être utilisée dans les nettoyants, les soins hydratants, les toniques, les shampoings, les après-shampoings, les gels douche et les exfoliants pour le matin.

MISE EN GARDE

L'huile essentielle de citron vert extraite à froid est extrêmement phototoxique et potentiellement cancérigène. La version distillée n'est pas phototoxique et son utilisation est sans danger dans les cosmétiques. Vérifiez toujours que l'étiquette du flacon d'huile essentielle de citron vert porte la mention « distillée ». Consultez également le rapport de chromatographie en phase gazeuse, afin de vous assurer que l'huile essentielle est exempte de coumarines.

PRÉCAUTIONS

La teneur élevée de cette huile essentielle en d-limonène la rend vulnérable à l'oxydation, laquelle peut causer des irritations. Utilisez-la avec prudence pendant la grossesse et l'allaitement. Stockée dans de bonnes conditions, l'huile essentielle de citron vert se conserve de 6 à 8 mois.

PRINCIPAUX CONSTITUANTS

D-limonène (65-75 %) : ce constituant fait partie de ceux que l'on trouve le plus couramment dans les fruits ; c'est lui qui confère au citron vert et aux autres agrumes leur odeur d'agrume caractéristique. Le d-limonène s'oxyde assez rapidement, ce qui peut provoquer des irritations cutanées.

Gamma-terpinène (12-15 %) : ce constituant possède de puissantes propriétés antibactériennes, qui peuvent contribuer à la prévention des infections cutanées. Il ralentit également l'oxydation de l'acide linoléique, de sorte qu'il joue un rôle de conservateur lorsqu'il est ajouté à des huiles support.
Alpha-terpinolène (10-12 %) : les propriétés antioxydantes et antivirales de ce constituant ont été attestées.

Myrcène (4-6 %) : ni irritant, ni allergisant, ce constituant est un antioxydant. Il possède des propriétés sédatives qui contribuent à calmer et à apaiser le système nerveux.

ALERTE OXYDATION

L'huile essentielle de citron vert contient une quantité non négligeable de d-limonène. Il s'agit de l'un des constituants les plus présents dans les fruits ; c'est lui qui confère aux agrumes leur odeur d'agrume caractéristique. Néanmoins, il s'oxyde assez rapidement, ce qui peut provoquer des irritations cutanées. Conservez les produits contenant cette huile essentielle à l'abri de la chaleur, de l'eau et de la lumière.

SOIN DE LA PEAU		
Une dilution maximale de 3 % peut être utilisée dans les produits sans rinçage.		
PROPRIÉTÉS		
• optimisante et vivifiante	• antibactérienne	• tonifiante
INDICATIONS		
• acné • peaux fatiguées	• infections bactériennes	• infections virales
PRODUIT	TYPE DE PEAU/INDICATIONS	QUANTITÉ
VISAGE		
Crèmes et gels hydratants	tous types de peau	1 % (6 gouttes dans 30 ml)
Masques pour le visage	tous types de peau	1 % (6 gouttes dans 30 ml)
Toniques	tous types de peau	1-2 % (6-12 gouttes dans 30 ml)
Nettoyants	tous types de peau	1-3 % (6-18 gouttes dans 30 ml)
Exfoliants	tous types de peau	2 % (12 gouttes dans 30 ml)
Baumes à lèvres	tous types de peau	1-3 % (6-18 gouttes dans 30 ml)
CORPS		
Huiles de massage		1-3 % (6-18 gouttes dans 30 ml)
Lotions pour le corps		1-3 % (6-18 gouttes dans 30 ml)
Exfoliants		1-3 % (6-18 gouttes dans 30 ml)
MAINS ET PIEDS		
Onguents ou crèmes tonifiants		1-3 % (6-18 gouttes dans 30 ml)
CHEVEUX ET CUIR CHEVELU		
Shampoings et après-shampoings*		3 % (18 gouttes dans 30 ml)

* Lorsqu'elles sont exposées à la chaleur et à l'eau, les huiles essentielles s'oxydent plus rapidement. (En raison de sa teneur en d-limonène, l'huile essentielle de citron vert s'oxydera particulièrement rapidement.) Envisagez de conditionner vos shampoings et après-shampoings dans des bouteilles à clapet ou dans des flacons-pompes afin de limiter l'oxydation.

CITRONNELLE

Nom botanique : *Cymbopogon nardus*
Famille botanique : *Poaceae*
Répartition géographique : originaire d'Asie; désormais cultivée au Sri Lanka, en Inde et en Indonésie
Odeur : vif parfum citronné, atténué par des notes de fond herbacées

DESCRIPTION DE LA PLANTE

L'huile essentielle de citronnelle provient d'une espèce de Cymbopogon, aussi connue sous le nom de verveine des Indes. Cette plante herbacée tropicale vivace et odorante possède des feuilles lisses et tombantes mesurant environ 1 mètre.

Extraction : distillation à la vapeur d'eau des feuilles

UTILISATION DE L'HUILE ESSENTIELLE

La citronnelle est connue pour ses propriétés insectifuges. Cette huile essentielle contient du citronellol et du géraniol, qui contribuent tous deux à prévenir les infections bactériennes et fongiques. La citronnelle agit comme un désodorisant efficace dans les produits de soin; elle est également utilisée dans les formulations destinées aux peaux grasses à tendance acnéique et aux peaux mixtes.

MISE EN GARDE

La citronnelle contient une quantité non négligeable de bornéol, lequel, lorsqu'il est présent en quantité supérieure aux dilutions recommandées, peut provoquer des nausées. Elle contient également une grande quantité de citronellal, un allergène connu pouvant causer des irritations cutanées chez certaines personnes.

PRÉCAUTIONS

Cette huile n'est pas irritante lorsqu'elle est appliquée aux dilutions maximales recommandées ou en deçà. Toutefois, ne l'utilisez pas pendant la grossesse et l'allaitement. Stockée dans de bonnes conditions, l'huile essentielle de citronnelle se conserve 2 ans.

PRINCIPAUX CONSTITUANTS

Citronellal (23-25 %)

Ce constituant possède des propriétés antimicrobiennes avérées. Toutefois, il est classé parmi les allergènes cutanés et peut provoquer des irritations.

Citronellol (19-25 %)

Ce constituant possède des propriétés antibactériennes avérées. C'est également lui qui confère en partie à l'huile son odeur de rose.

Géraniol (19-25 %)

Ce constituant contribue lui aussi à l'odeur de rose de l'huile. Grâce à sa puissante activité antifongique et antibactérienne, le géraniol peut prévenir ou ralentir la croissance des champignons et des bactéries. Il possède de nombreuses propriétés bénéfiques, mais à des concentrations élevées, il peut être irritant et sensibilisant pour la peau, voire entraîner une réaction allergique (voir page 26).

Bornéol (13-15%)

Grâce à ses propriétés naturellement insectifuges, ce constituant contribue à prévenir les maladies transmises par les moustiques et autres insectes nuisibles.

Bêta-caryophyllène (8-10 %)

Ce constituant est connu pour sa capacité à soulager la douleur et l'inflammation. Il est également susceptible d'agir comme agent éclaircissant pour la peau.

SOIN DE LA PEAU		
Une dilution maximale de 3 % peut être utilisée dans les produits sans rinçage.		
PROPRIÉTÉS		
• désodorisante	• antibactérienne	• antifongique
INDICATIONS		
• acné • boutons de fièvre	• peaux grasses • piqûres d'insectes	• peaux ternes • pied d'athlète
PRODUIT	TYPE DE PEAU/INDICATIONS	QUANTITÉ
VISAGE		
Gels hydratants	acné	1 % (6 gouttes dans 30 ml)
Masques pour le visage	peaux grasses et acné	1-2 % (6-12 gouttes dans 30 ml)
Toniques	peaux grasses et acné	1-2 % (6-12 gouttes dans 30 ml)
Nettoyants	peaux grasses et acné	1-3 % (6-18 gouttes dans 30 ml)
Exfoliants	peaux grasses et acné	1-2 % (6-12 gouttes dans 30 ml)
Baumes à lèvres		2-3 % (12-18 gouttes dans 30 ml)
CORPS		
Huiles de massage		1-2 % (6-12 gouttes dans 30 ml)
Lotions pour le corps		1-2 % (6-12 gouttes dans 30 ml)
Déodorants		1-2 % (6-12 gouttes dans 30 ml)
Insectifuges		1-3 % (6-18 gouttes dans 30 ml)
MAINS ET PIEDS		
Baumes antifongiques pour les pieds		2-3 % (12-18 gouttes dans 30 ml)
CHEVEUX ET CUIR CHEVELU		
Shampoings antipelliculaires*		1-3 % (6-18 gouttes dans 30 ml)
Baumes revitalisants sans rinçage pour le traitement du cuir chevelu*		1-2 % (6-12 gouttes dans 30 ml)

* Lorsqu'elles sont exposées à la chaleur et à l'eau, les huiles essentielles s'oxydent plus rapidement. Envisagez de conditionner vos shampoings et après-shampoings dans des bouteilles à clapet ou dans des flacons-pompes afin de limiter l'oxydation.

ENCENS

Nom botanique : *Boswellia carterii*
Famille botanique : *Burseraceae*
Répartition géographique : originaire de la région de la mer Rouge ; pousse désormais dans tout le nord-est de l'Afrique
Odeur : notes de fond et notes de cœur orientales, herbacées et balsamiques

DESCRIPTION DE LA PLANTE

Le Boswellia carterii est un petit arbre ancien qui pousse dans des zones rocheuses. Pour récolter l'encens, une profonde incision est pratiquée dans le tronc de l'arbre et un morceau d'écorce de 13 cm est détaché. De petites gouttes laiteuses de résine s'écoulent ainsi du bois mis à nu ; une fois séchée, la résine est traditionnellement utilisée comme encens. L'huile est de couleur jaune pâle.

Extraction : distillation à la vapeur d'eau de la résine

UTILISATION DE L'HUILE ESSENTIELLE

L'huile essentielle d'encens est l'une des principales huiles essentielles utilisées dans les produits de soin et les cosmétiques. Elle possède de remarquables propriétés cicatrisantes et est fréquemment recommandée pour tonifier et revitaliser les peaux matures ; elle est donc particulièrement intéressante dans les produits anti-âge. Le bêta-caryophyllène présent dans cette huile lui confère des propriétés naturellement éclaircissantes, efficaces dans les crèmes, les nettoyants, les toniques, les masques et les exfoliants. De plus, cette huile essentielle est dotée de puissantes vertus antimicrobiennes, ce qui en fait un ingrédient de choix dans les formulations ciblant l'acné ainsi que dans les baumes destinés à traiter les infections fongiques des pieds.

MISE EN GARDE

L'alpha-pinène et le l-limonène présents dans l'huile essentielle d'encens seront à l'origine de son oxydation rapide, laquelle peut entraîner des irritations cutanées. Par ailleurs, il a été démontré que cette huile interagissait avec certains psychotropes et qu'elle était susceptible d'augmenter la somnolence.

PRÉCAUTIONS

L'huile essentielle d'encens n'est pas irritante lorsqu'elle est appliquée aux dilutions maximales recommandées ou en deçà. Évitez de l'utiliser pendant la grossesse et l'allaitement. Stockée dans de bonnes conditions, l'huile essentielle d'encens se conserve 1 à 2 ans.

PRINCIPAUX CONSTITUANTS

Alpha-pinène (58-60 %) : ce constituant est connu pour sa capacité à soulager la douleur et l'inflammation et pour ses puissantes propriétés antimicrobiennes, qui peuvent contribuer à prévenir et à traiter les infections cutanées.

L-limonène (18-20 %) : le l-limonène est présent dans de nombreuses huiles essentielles de conifères ; lorsqu'il est oxydé, il peut provoquer des irritations.

Sabinène (10-15 %) : ce constituant possède des propriétés antimicrobiennes.

Bêta-caryophyllène (7-10 %) : ce constituant est connu pour sa capacité à soulager la douleur et l'inflammation. Il est également susceptible d'agir comme agent éclaircissant pour la peau.

Bêta-pinène (3-5 %) : ce constituant, qui présente peu de risques d'allergie, possède de puissantes propriétés antimicrobiennes ; il est de plus très efficace pour prévenir les infections cutanées. Lorsqu'il est oxydé, il peut causer des irritations.

Acétate de géranyle (1-5 %) : grâce à ses effets antispasmodiques, ce constituant peut contribuer à détendre les muscles et soulager les crampes.

Myrcène (1-3 %) : ni irritant ni allergisant, cet antioxydant possède des propriétés sédatives qui contribuent à calmer le système nerveux.

Terpinène-4-ol (1-3 %) : ce constituant est un puissant agent antibactérien, qui possède également des propriétés anti-inflammatoires. Il peut favoriser la guérison des infections cutanées et atténuer l'acné; de plus, il est efficace contre les acariens de la peau et les mycoses cutanées.

ALERTE OXYDATION

L'huile essentielle d'encens contient une quantité non négligeable d'alpha-pinène et de l-limonène, qui s'oxydent tous deux assez rapidement. Cette oxydation peut provoquer des irritations cutanées (voir page 26). Lorsque vous utilisez cette huile essentielle dans des formulations, conservez les produits qui la contiennent à l'abri de la chaleur et de l'eau.

SOIN DE LA PEAU		
Une dilution maximale de 3 % peut être utilisée dans les produits sans rinçage.		
PROPRIÉTÉS		
• antibactérienne	• tonifiante	• convient à tous les types de peau
INDICATIONS		
• infections bactériennes et fongiques • acné	• tissus cicatriciels	• ridules
PRODUIT	TYPE DE PEAU/INDICATIONS	QUANTITÉ
VISAGE		
Crèmes hydratantes	tous types de peau et peaux matures	1-2 % (6-12 gouttes dans 30 ml)
Masques pour le visage	tous types de peau et peaux matures	1-2 % (6-12 gouttes dans 30 ml)
Toniques	tous types de peau et peaux matures	2 % (12 gouttes dans 30 ml)
Nettoyants	tous types de peau et peaux matures	2-3 % (12-18 gouttes dans 30 ml)
Exfoliants	tous types de peau et peaux matures	2-3 % (12-18 gouttes dans 30 ml)
CORPS		
Huiles de massage		1-2 % (6-12 gouttes dans 30 ml)
Lotions pour le corps		1-2 % (6-12 gouttes dans 30 ml)
Exfoliants		1-3 % (6-18 gouttes dans 30 ml)
MAINS ET PIEDS		
Baumes et beurres pour les pieds		2-3 % (12-18 gouttes dans 30 ml)
CHEVEUX ET CUIR CHEVELU		
Baumes revitalisants sans rinçage pour le traitement du cuir chevelu*		1-2 % (6-12 gouttes dans 30 ml)

* Lorsqu'elles sont exposées à la chaleur et à l'eau, les huiles essentielles s'oxydent plus rapidement. Envisagez de conditionner vos shampoings et après-shampoings dans des bouteilles à clapet ou dans des flacons-pompes afin de limiter l'oxydation.

GENÉVRIER

Nom botanique : *Juniperus communis*
Famille botanique : *Cupressaceae*
Répartition géographique : originaire de l'hémisphère nord, y compris de Scandinavie, de Sibérie, du Canada, du nord de l'Europe et du nord de l'Asie ; l'huile essentielle est principalement produite en Italie, en France, en Autriche, en Espagne et en Allemagne
Odeur : notes de cœur et notes de tête de pin, évanescentes et fluides

DESCRIPTION DE LA PLANTE

Le genévrier est un arbuste ou petit arbre aux feuilles épineuses et persistantes, pouvant atteindre 12 mètres de haut. Il porte des feuilles bleu-vert semblables à des aiguilles, des fleurs jaune-vert et de petites baies.

Extraction : distillation à la vapeur d'eau des baies séchées et écrasées

UTILISATION DE L'HUILE ESSENTIELLE

L'huile essentielle de genévrier contient une quantité non négligeable de myrcène. Présent à l'état de traces dans de nombreuses huiles essentielles, ce constituant est réputé pour sa capacité à calmer et à apaiser le système nerveux. L'alpha-pinène présent dans cette huile agit comme un antimicrobien qui peut contribuer à combattre les infections cutanées.
Le genévrier est idéal pour le traitement des problèmes spécifiques aux peaux grasses, comme les pores obstrués, ainsi que pour le traitement des varices. Utilisez-le dans les produits de soin tels que les nettoyants, les exfoliants, les masques pour le visage, les gels douche, les shampoings et les après-shampoings.

MISE EN GARDE

Certaines entreprises produisent l'huile essentielle de genévrier à partir des aiguilles et des ramilles de l'arbre, ce qui donne une huile essentielle entêtante et de mauvaise qualité, potentiellement irritante pour la peau.

PRÉCAUTIONS

L'huile essentielle de genévrier n'est pas irritante lorsqu'elle est appliquée aux dilutions maximales recommandées ou en deçà. Ne l'utilisez pas pendant la grossesse et l'allaitement. Stockée dans de bonnes conditions, l'huile essentielle de genévrier se conserve jusqu'à 2 ans.

PRINCIPAUX CONSTITUANTS

Alpha-pinène (44-48 %) : ce constituant est connu pour sa capacité à soulager la douleur et l'inflammation ainsi que pour ses puissantes propriétés antimicrobiennes, qui peuvent contribuer à prévenir et à traiter les infections de la peau. Lorsqu'il est oxydé, il peut provoquer des irritations cutanées.

Myrcène (10-12 %) : ni irritant ni allergisant, ce constituant est un antioxydant. Il possède des propriétés sédatives qui contribuent à calmer et à apaiser le système nerveux.

Sabinène (10-12 %) : ce constituant possède des propriétés anti-microbiennes ; c'est lui qui confère à l'huile son odeur épicée et boisée.

Bêta-pinène (3-5 %) : ce constituant possède de puissantes propriétés antimicrobiennes ; il est de plus très efficace pour prévenir les infections cutanées. Le bêta-pinène présente peu de risques d'allergie.

ALERTE OXYDATION

L'huile essentielle de genévrier contient une quantité non négligeable d'alpha-pinène, qui s'oxyde assez rapidement. Cette oxydation peut provoquer des irritations cutanées. Conservez les produits contenant cette huile essentielle en grande quantité à l'abri de la chaleur, de l'eau et de la lumière.

SOIN DE LA PEAU		
Une dilution maximale de 2 % peut être utilisée dans les produits sans rinçage.		
PROPRIÉTÉS		
• calmante et relaxante	• antibactérienne	
INDICATIONS		
• pellicules • acné	• peaux grasses	• peaux mixtes
PRODUIT	TYPE DE PEAU/INDICATIONS	QUANTITÉ
VISAGE		
Gels hydratants	peaux grasses et acné	1 % (6 gouttes dans 30 ml)
Masques pour le visage	peaux grasses et acné	1 % (6 gouttes dans 30 ml)
Toniques	peaux grasses et acné	1,5 % (9 gouttes dans 30 ml)
Nettoyants	peaux grasses et acné	2 % (12 gouttes dans 30 ml)
Exfoliants	tous types de peau	1 % (6 gouttes dans 30 ml)
CORPS		
Huiles de massage		1-2 % (6-12 gouttes dans 30 ml)
Lotions pour le corps		1-2 % (6-12 gouttes dans 30 ml)
Gommages pour le corps		1-2 % (6-12 gouttes dans 30 ml)
MAINS ET PIEDS		
Crèmes		1-3 % (6-18 gouttes dans 30 ml)
CHEVEUX ET CUIR CHEVELU		
Shampoings et après-shampoings*	pellicules	3 % (18 gouttes dans 30 ml)
Sérums pour le cuir chevelu		1 % (6 gouttes dans 30 ml)

* Lorsqu'elles sont exposées à la chaleur et à l'eau, les huiles essentielles s'oxydent plus rapidement. Envisagez de conditionner vos shampoings et après-shampoings dans des bouteilles à clapet ou dans des flacons-pompes afin de limiter l'oxydation.

GÉRANIUM

Nom botanique : *Pelargonium (diverses espèces)*
Famille botanique : *Geraniaceae*
Répartition géographique : originaire d'Afrique du Sud ; cultivé dans le monde entier
Odeur : notes de cœur corsées, rappelant l'herbe et la rose

DESCRIPTION DE LA PLANTE

Il existe plus de 250 espèces de géraniums (*Pelargonium*) ; celles utilisées pour les huiles essentielles sont cultivées en Égypte, en France, en Chine, en Algérie, en Afrique du Sud, au Maroc et en Espagne. Les géraniums sont des plantes ligneuses vivaces qui atteignent 1 mètre de haut. Ils portent des feuilles vertes profondément striées et odorantes et de petites fleurs roses.

EXTRACTION : distillation à la vapeur d'eau des feuilles, des tiges et des fleurs

UTILISATION DE L'HUILE ESSENTIELLE

Lorsqu'elle est utilisée de façon subtile, l'huile essentielle de géranium confère une fraîche odeur de rose aux produits de soin. Elle tonifie et soulage les peaux marbrées et boursouflées, ce qui la rend intéressante dans le traitement des peaux irritées par des déséquilibres hormonaux. Elle est également fréquemment utilisée dans les formulations destinées à réduire l'aspect disgracieux de la cellulite.
Grâce à ses puissantes propriétés antibactériennes et antifongiques, l'huile essentielle de géranium peut prévenir ou ralentir la croissance des bactéries et des champignons. Son effet rafraîchissant et relaxant sur les tissus musculaires agit utilement sur les muscles lisses du visage et du corps. Ces vertus la rendent efficace dans les formulations anti-âge ; utilisez-la dans les lotions, les toniques et les crèmes pour le visage.

MISE EN GARDE :

Il a été démontré qu'en inhalation, le géraniol présent dans le géranium entraînait une élévation du taux d'enzymes hépatiques, ce qui pourrait expliquer qu'une surexposition à cette huile essentielle puisse être à l'origine de maux de tête et de nausées. De plus, dans la mesure où l'huile essentielle de géranium pourrait augmenter la pénétration des médicaments appliqués sur la peau, ne l'utilisez pas sur une peau traitée avec ce type de médicaments.

PRÉCAUTIONS

Une surexposition à l'huile essentielle de géranium peut irriter les peaux sensibles. Évitez de l'utiliser pendant la grossesse et l'allaitement. Stockée dans de bonnes conditions, l'huile essentielle de géranium se conserve 2 ans.

PRINCIPAUX CONSTITUANTS

Citronellol (38-40 %)
Ce constituant possède des propriétés antibactériennes avérées. C'est également lui qui confère en partie à l'huile son odeur de rose.

Géraniol (20-30 %)
Ce constituant contribue lui aussi à l'odeur de rose de l'huile. Grâce à sa puissante activité antifongique et antibactérienne, le géraniol peut prévenir ou ralentir la croissance des champignons et des bactéries. Il possède de nombreuses propriétés bénéfiques, mais à des concentrations élevées, il peut être irritant et sensibilisant pour la peau, voire entraîner une réaction allergique (voir page 30).

Isomenthone (9-10 %)
Ce constituant contribue à l'effet rafraîchissant sur la peau ; il détend également les muscles lisses.

Formiate de citronellyle (8-10 %)
Ce constituant a un effet relaxant et contribue à l'odeur florale et sucrée.

Formiate de géranyle (5-6 %)
Ce constituant a un effet relaxant et contribue à l'odeur florale et sucrée.

ALERTE SENSIBILITÉ
Une surexposition à l'huile essentielle de géranium peut provoquer une réaction allergique. Cette réaction est due à l'un de ses principaux constituants chimiques, le géraniol (voir page 29).

SOIN DE LA PEAU		
Une dilution maximale de 3 % peut être utilisée dans les produits sans rinçage.		
PROPRIÉTÉS		
• tonifiante • désodorisante	• antibactérienne	• antifongique
INDICATIONS		
• peaux grasses • infections cutanées	• peaux ternes • peaux matures	• cellulite • odeurs corporelles
PRODUIT	TYPE DE PEAU/INDICATIONS	QUANTITÉ
VISAGE		
Crèmes et gels hydratants	tous types de peau	1 % (6 gouttes dans 30 ml)
Masques pour le visage	tous types de peau	1 % (6 gouttes dans 30 ml)
Toniques	tous types de peau	1-2 % (6-12 gouttes dans 30 ml)
Nettoyants	tous types de peau	1-2 % (6-12 gouttes dans 30 ml)
Exfoliants	tous types de peau	1-2 % (6-12 gouttes dans 30 ml)
CORPS		
Huiles de massage		1-2 % (6-12 gouttes dans 30 ml)
Lotions pour le corps		1-2 % (6-12 gouttes dans 30 ml)
Exfoliants		1-2 % (6-12 gouttes dans 30 ml)
MAINS ET PIEDS		
Crèmes		1-2 % (6-12 gouttes dans 30 ml)
CHEVEUX ET CUIR CHEVELU		
Shampoings et après-shampoings*		3 % (18 gouttes dans 30 ml)
Sérums capillaires sans rinçage		1 % (6 gouttes dans 30 ml)

* Lorsqu'elles sont exposées à la chaleur et à l'eau, les huiles essentielles s'oxydent plus rapidement. Envisagez de conditionner vos shampoings et après-shampoings dans des bouteilles à clapet ou dans des flacons-pompes afin de limiter l'oxydation.

GINGEMBRE

Nom botanique : *Zingiber officinale*
Famille botanique : *Zingiberaceae*
Répartition géographique : originaire d'Asie ; cultivé dans les régions tropicales
Odeur : notes de fond sèches et vives

DESCRIPTION DE LA PLANTE

Le gingembre est une plante vivace qui atteint environ 60 cm de haut. Il possède de longues feuilles étroites semblables à des roseaux et des fleurs jaunes, issues des rhizomes (racines) aromatiques. La racine de gingembre est populaire pour ses applications culinaires.

Extraction : distillation à la vapeur d'eau des rhizomes séchés

UTILISATION DE L'HUILE ESSENTIELLE

L'huile essentielle de gingembre est principalement utilisée en cas de problèmes inflammatoires, tels que les douleurs musculaires. Elle a un effet chauffant sur la peau et favorise la circulation sanguine ; associer l'huile essentielle de gingembre à un massage stimulera le flux sanguin, ce qui en fait un ingrédient idéal dans les huiles de massage destinées aux sportifs. Incorporée dans les produits de soin, elle a un effet revitalisant et convient donc particulièrement bien aux peaux matures. Utilisez-la dans les nettoyants, les soins hydratants et les masques.

PRÉCAUTIONS

L'huile essentielle de gingembre peut irriter les peaux sensibles ; utilisez-la à faibles concentrations. Cette huile peut être légèrement phototoxique si elle appliquée à fortes concentrations. Ne l'utilisez pas pendant la grossesse et l'allaitement. Stockée dans de bonnes conditions, l'huile essentielle de gingembre se conserve 2 ans.

PRINCIPAUX CONSTITUANTS

Zingibérène (46-48 %)
Ce constituant contribue à l'odeur du gingembre et possède de puissantes propriétés anti-inflammatoires. Il a été démontré que le zingibérène était légèrement irritant pour la peau.

Ar-curcumène (16-21 %)
Ce composé possède de puissantes propriétés anti-inflammatoires. Il est également antibactérien, ce qui peut aider à prévenir et à traiter les infections bactériennes.

Camphène (6-10 %)
L'odeur de ce composé est similaire à celle du camphre. Grâce à son action antifongique, le camphène contribue à prévenir ou ralentir la croissance des champignons. Il possède également des propriétés antioxydantes.

Bêta-bisabolène (6-8 %)
Ce composé a une odeur balsamique. Une étude a conclu que le bêta-bisabolène avait un effet toxique sur les cellules cancéreuses humaines. Il peut être légèrement irritant pour la peau.

SOIN DE LA PEAU		
Une dilution maximale de 3 % peut être utilisée dans les produits sans rinçage.		
PROPRIÉTÉS		
• chauffante • stimulante • antibactérienne		
INDICATIONS		
• peaux pâles et fatiguées • peaux grasses • peaux matures • acné		
PRODUIT	TYPE DE PEAU/INDICATIONS	QUANTITÉ
VISAGE		
Crèmes hydratantes	peaux matures	1-2 % (6-12 gouttes dans 30 ml)
Masques pour le visage	peaux matures	1-2 % (6-12 gouttes dans 30 ml)
Toniques	peaux matures	1-2 % (6-12 gouttes dans 30 ml)
Nettoyants	tous types de peau	1-2 % (6-12 gouttes dans 30 ml)
Exfoliants		1-2 % (6-12 gouttes dans 30 ml)
CORPS		
Huiles de massage		1-2 % (6-12 gouttes dans 30 ml)
Lotions pour le corps		1-2 % (6-12 gouttes dans 30 ml)
Exfoliants		1-2 % (6-12 gouttes dans 30 ml)
MAINS ET PIEDS		
Crèmes	fatigués et douloureux	2-3 % (12-18 gouttes dans 30 ml)
CHEVEUX ET CUIR CHEVELU		
Shampoings et après-shampoings*		1-3 % (6-18 gouttes dans 30 ml)
Sérums	cuir chevelu enflammé	1-2 % (6-12 gouttes dans 30 ml)

* Lorsqu'elles sont exposées à la chaleur et à l'eau, les huiles essentielles s'oxydent plus rapidement. Envisagez de conditionner vos shampoings et après-shampoings dans des bouteilles à clapet ou dans des flacons-pompes afin de limiter l'oxydation.

HÉLICHRYSE ITALIENNE

Nom botanique : *Helichrysum italicum*
Famille botanique : *Asteraceae*
Répartition géographique : originaire de la région méditerranéenne ; désormais cultivée en Italie, dans les Balkans, en Espagne et en France
Odeur : notes de fond rappelant le miel et le curry

DESCRIPTION DE LA PLANTE

L'hélichryse italienne est une plante fortement aromatique qui peut atteindre 60 cm de haut. Elle porte des feuilles oblongues et plates et des fleurs jaune vif semblables à des marguerites. Il existe des centaines d'espèces d'Helichrysum ; c'est pour cette raison qu'elle est couramment désignée par d'autres noms (par exemple, immortelle d'Italie). Elle est également connue sous le nom d'herbe à curry en raison de la forte odeur de ses feuilles.

Extraction : distillation à la vapeur d'eau de la plante en fleurs

UTILISATION DE L'HUILE ESSENTIELLE

En aromathérapie traditionnelle, l'hélichryse italienne est reconnue pour ses propriétés cicatrisantes. C'est pourquoi elle est souvent utilisée pour traiter divers problèmes de peau tels que les brûlures, les gerçures et la rosacée. Elle est également réputée pour favoriser la réparation des tissus cicatriciels. Utilisez cette huile essentielle dans les crèmes hydratantes, les sérums, les lotions et les toniques pour le soir afin d'aider la peau à se réparer après une exposition au soleil ou d'atténuer l'apparence des cicatrices.

PRÉCAUTIONS

L'huile essentielle d'hélichryse italienne n'est pas irritante lorsqu'elle est appliquée aux dilutions maximales recommandées ou en deçà. Une surexposition à cette huile peut provoquer une légère irritation cutanée. Ne l'utilisez pas pendant la grossesse et l'allaitement. Stockée dans de bonnes conditions, l'huile essentielle d'hélichryse italienne se conserve jusqu'à 2 ans.

PRINCIPAUX CONSTITUANTS

Acétate de néryle (20-25 %)

Non irritant, ce constituant a un effet calmant et relaxant.

Alpha- et gamma-curcumène (15-20 % chacun)

Ces composés curcuminoïdes possèdent de puissantes propriétés anti-inflammatoires qui favorisent la cicatrisation des plaies et la réparation de la peau. Ils possèdent également d'excellentes propriétés antioxydantes.

Italidione (3-5 %)

Les vertus cicatrisantes (plaies et ecchymoses) de l'hélichryse italienne sont attribuées à ce constituant. Toutefois, davantage de preuves sont nécessaires pour étayer cette allégation.

UNE HUILE ONÉREUSE

L'hélichryse italienne étant une huile onéreuse, son emploi dans les produits capillaires à rincer n'est pas recommandé. Si toutefois vous l'utilisiez dans des shampoings et des après-shampoings, veillez à conditionner ces produits dans des bouteilles à clapet ou dans des flacons-pompes afin de limiter l'oxydation due à l'exposition à l'eau et à la chaleur.

Bêta-caryophyllène (2-4 %)
Ce constituant est connu pour sa capacité à soulager la douleur et l'inflammation. Il est également susceptible d'agir comme agent éclaircissant pour la peau.

Chamazulène (2-3 %)
Ce constituant possède d'excellentes propriétés anti-inflammatoires. C'est également un puissant antimicrobien qui contribue à prévenir les infections cutanées.

SOIN DE LA PEAU		
Une dilution maximale de 3 % peut être utilisée dans les produits sans rinçage.		
PROPRIÉTÉS		
• réparatrice cutanée	• convient à tous les types de peau	• antibactérienne
INDICATIONS		
• peaux sensibles • rosacée	• acné	• brûlures
PRODUIT	TYPE DE PEAU/INDICATIONS	QUANTITÉ
VISAGE		
Crèmes hydratantes	tous types de peau	1-2 % (6-12 gouttes dans 30 ml)
Masques pour le visage	tous types de peau	1-2 % (6-12 gouttes dans 30 ml)
Toniques	tous types de peau	1-2 % (6-12 gouttes dans 30 ml)
Nettoyants	tous types de peau	1-2 % (6-12 gouttes dans 30 ml)
CORPS		
Huiles de massage		1-2 % (6-12 gouttes dans 30 ml)
Lotions pour le corps		1-2 % (6-12 gouttes dans 30 ml)
MAINS ET PIEDS		
Onguents		2-3 % (12-18 gouttes dans 30 ml)
Lotions/beurres		2-3 % (12-18 gouttes dans 30 ml)
CHEVEUX ET CUIR CHEVELU		
Shampoings*		1-3 % (6-18 gouttes dans 30 ml)
Sérums	cuir chevelu enflammé	1-2 % (6-12 gouttes dans 30 ml)

* Lorsqu'elles sont exposées à la chaleur et à l'eau, les huiles essentielles s'oxydent plus rapidement. Envisagez de conditionner vos shampoings et après-shampoings dans des bouteilles à clapet ou dans des flacons-pompes afin de limiter l'oxydation.

JASMIN

Nom botanique : *Jasminum grandiflorum, J. sambac*
Famille botanique : *Oleaceae*
Répartition géographique : de nombreuses espèces poussent dans le monde ; les jasmins couramment utilisés en aromathérapie sont cultivés en Égypte et en Inde
Odeur : notes de fond et notes de cœur intenses, sucrées et ambrées (*J. grandiflorum*) ; notes de fond et notes de cœur légères, sucrées et ambrées (*J. sambac*)

ABSOLUE DE JASMIN

Il est pratiquement impossible de trouver de l'huile essentielle de jasmin pure, le rendement de la plante étant extrêmement limité. Par conséquent, cette section se rapporte à l'absolue de jasmin (voir page 87 pour en savoir plus sur les absolues).

DESCRIPTION DE LA PLANTE

Le jasmin pousse sous la forme d'un arbuste ou d'une plante grimpante à feuilles persistantes pouvant atteindre 9 mètres de haut. Elle porte des fleurs odorantes d'un blanc cireux. La haute saison de production s'étale de mars à juillet.

Extraction : extraction par solvants à partir des fleurs

UTILISATION DE L'ABSOLUE DE JASMIN

Le parfum agréable de la fleur de jasmin fait de cette absolue un ingrédient de choix dans les produits de soin. Son odeur sucrée contribue à réduire le stress et l'anxiété. Le benzoate de benzyle présent dans le jasmin est efficace contre la gale, un problème de peau caractérisé par l'apparition de papules rouges qui démangent. Utilisez cette absolue dans les nettoyants, les lotions, les baumes, les gels douche, les shampoings et les après-shampoings.

MISE EN GARDE

L'absolue de jasmin est onéreuse ; c'est pourquoi certaines entreprises la coupent avec de l'acétate de benzyle. Cela donne une huile épaisse et visqueuse au parfum écœurant et entêtant.

PRÉCAUTIONS

L'absolue de jasmin étant obtenue au moyen d'une extraction par solvants, une surexposition peut provoquer des irritations cutanées. Évitez de l'utiliser pendant la grossesse et l'allaitement. Stockée dans de bonnes conditions, l'absolue de jasmin se conserve jusqu'à 2 ans.

PRINCIPAUX CONSTITUANTS (*JASMINUM SAMBAC*)

Linalol (13-20 %)

Ce constituant est absorbé par la peau et contribue à atténuer les gonflements et les inflammations. Il possède des vertus analgésiques et antimicrobiennes. Le linalol a de nombreuses propriétés bénéfiques, mais à des concentrations élevées, il peut provoquer une réaction allergique (voir page 30) et lorsqu'il est oxydé, il peut causer des irritations (voir « Alerte oxydation », page 106).

Acétate de benzyle (10-20 %)

Ce constituant contribue à l'odeur florale sucrée et exotique du jasmin. (Une version synthétique est présente dans de nombreux produits du commerce afin de leur conférer l'odeur caractéristique du jasmin.) Certaines études en laboratoire ont établi des liens entre niveaux élevés d'acétate de benzyle et cancer du pancréas ; il est conseillé d'utiliser les huiles riches en acétate de benzyle à faibles concentrations (1 % d'une formulation). Notez que le *Jasminum grandiflorum* a une teneur plus élevée en acétate de benzyle que le *J. sambac*.

Farnésène (10-13 %)

Ce constituant possède des propriétés antimicrobiennes qui contribuent à prévenir et à traiter les infections cutanées. Il est également connu pour ses vertus anti-inflammatoires.

Jasmonate de méthyle (1-3 %)
Avec la jasmone, ce composé contribue à l'odeur de cette absolue.

Benzoate de benzyle (1-2 %)
Ce constituant possède des propriétés désinfectantes, ce qui est utile dans les formulations destinées à lutter contre les microbes et les virus. Sa capacité à enrayer la propagation de la gale, une maladie de peau contagieuse, a également été démontrée. Le benzoate de benzyle a de nombreuses propriétés bénéfiques, mais il est sensibilisant (voir page 26).

Jasmone (1-2 %)
Avec le jasmonate de méthyle, ce composé contribue à l'odeur de cette absolue.

ALERTE SENSIBILITÉ
L'absolue de *Jasminum sambac* a une teneur élevée en linalol. Une surexposition passée au linalol peut entraîner une réaction à sa présence dans le jasmin.

SOIN DE LA PEAU		
Une dilution maximale de 3 % peut être utilisée dans les produits sans rinçage. Toutefois, il est recommandé d'utiliser cette absolue à des dilutions plus faibles, dans la mesure où sa méthode d'extraction peut produire des résidus potentiellement irritants pour la peau.		
PROPRIÉTÉS		
• calmante et apaisante • désodorisante • antibactérienne	• convient à la plupart des types de peau, à l'exception des peaux sensibles	
INDICATIONS		
• peaux sèches	• ridules	• tensions musculaires
PRODUIT	TYPE DE PEAU/INDICATIONS	QUANTITÉ
VISAGE		
Gels hydratants	tous types de peau	1 % (6 gouttes dans 30 ml)
Masques pour le visage	tous types de peau	1 % (6 gouttes dans 30 ml)
Toniques	tous types de peau	1 % (6 gouttes dans 30 ml)
Nettoyants	tous types de peau	1 % (6 gouttes dans 30 ml)
Exfoliants	tous types de peau	1 % (6 gouttes dans 30 ml)
Baumes à lèvres		1 % (6 gouttes dans 30 ml)
CORPS		
Huile de massage		1 % (6 gouttes dans 30 ml)
Lotions pour le corps		1 % (6 gouttes dans 30 ml)
Déodorants		1 % (6 gouttes dans 30 ml)
MAINS ET PIEDS		
Baumes et beurres pour les pieds		1 % (6 gouttes dans 30 ml)
CHEVEUX ET CUIR CHEVELU		
Shampoings et après-shampoings*		1-3 % (6-18 gouttes dans 30 ml)
Baumes revitalisants sans rinçage pour le traitement du cuir chevelu*		1-2 % (6-12 gouttes dans 30 ml)

* Lorsqu'elles sont exposées à la chaleur et à l'eau, les huiles essentielles s'oxydent plus rapidement. Envisagez de conditionner vos shampoings et après-shampoings dans des bouteilles à clapet ou dans des flacons-pompes afin de limiter l'oxydation.

LAVANDE

Nom botanique : *Lavandula angustifolia*
Famille botanique : *Lamiaceae*
Répartition géographique : originaire de la région méditerranéenne
Odeur : notes de cœur florales (violette), fraîches, douces et herbacées

DESCRIPTION DE LA PLANTE

Cette plante de taille moyenne (environ 60 cm) porte des feuilles duveteuses de couleur gris-vert et des tiges de même couleur. L'huile essentielle est extraite à partir des fleurs. À l'origine, l'huile essentielle de lavande n'était produite qu'en Provence, en France. Néanmoins, de nombreux petits fermiers d'Amérique du Nord cultivent désormais la plante pour produire cette huile essentielle. Cela signifie qu'il existe de multiples sources et variétés de lavande, chacune ayant une composition chimique unique.

Extraction : distillation à la vapeur d'eau des fleurs

UTILISATION DE L'HUILE ESSENTIELLE

La lavande fait partie des huiles essentielles les plus populaires en aromathérapie. Elle possède une agréable odeur et a un effet calmant et relaxant sur le système nerveux. Elle possède également des propriétés antibactériennes et antifongiques et soulage les traumatismes physiques.

MISE EN GARDE :

Certains types de lavande ne conviennent pas pour une utilisation cutanée en raison de leur teneur élevée en camphre et en eucalyptol, extrêmement asséchants pour la peau. Avant d'utiliser l'huile de lavande dans des produits de soin — en particulier s'ils sont destinés aux peaux sensibles et abîmées —, veillez à ce que ses teneurs en camphre et en eucalyptol soient inférieures à 2 %.

PRÉCAUTIONS

L'huile essentielle de lavande n'est pas irritante lorsqu'elle est appliquée aux dilutions maximales recommandées ou en deçà, à moins que vous ayez une sensibilité préexistante à l'un de ses composants. Elle est connue pour se dissoudre dans la sueur et devient irritante sous l'action de la lumière du soleil ; cela peut provoquer des réactions allergiques, même chez des personnes non sensibles. Utilisez-la avec prudence pendant la grossesse et l'allaitement. Stockée dans de bonnes conditions, l'huile essentielle de lavande se conserve jusqu'à 2 ans.

PRINCIPAUX CONSTITUANTS

Acétate de linalyle (38-44 %)

Ce constituant pénètre dans la peau et contribue à prévenir et à traiter les inflammations cutanées. Grâce à ses vertus antispasmodiques, il peut également aider à détendre les muscles et soulager les crampes.

Linalol (37-40 %)

Ce constituant est absorbé par la peau et contribue à atténuer les gonflements et les inflammations. Il possède des vertus analgésiques et antimicrobiennes. Le linalol a de nombreuses propriétés bénéfiques, mais à des concentrations élevées, il peut provoquer une réaction allergique (voir page 30). Il peut également causer des irritations lorsqu'il est oxydé (voir « Alerte oxydation », page 106).

Bornéol (5-6%)

Grâce à ses propriétés naturellement insectifuges, ce constituant contribue à prévenir les maladies transmises par les moustiques et autres insectes nuisibles.

CONNAÎTRE LA VARIÉTÉ

Il existe de nombreuses variétés de lavande, dont certaines ne conviennent pas aux formulations cosmétiques. Lorsque vous confectionnez des produits de soin, optez pour une huile essentielle produite uniquement à partir d'une lavande cultivée à haute altitude : riche en esters et en alcools, celle-ci aura une teneur limitée en camphre et en eucalyptol, potentiellement irritants (voir Mise en garde).

Bêta-caryophyllène (4-6 %)
Ce constituant a la capacité de soulager la douleur et l'inflammation. Il est également susceptible d'agir comme agent éclaircissant pour la peau.

Terpinène-4-ol (4-6 %)
Ce constituant est un puissant agent antibactérien; des études montrent son efficacité pour guérir les infections cutanées et atténuer l'acné. Il est également efficace contre les acariens de la peau et les mycoses cutanées. Il possède des propriétés anti-inflammatoires et pénètre facilement dans la peau.

Eucalyptol (2 %)
Ce composé âcre agit comme un promoteur de pénétration (voir page 53). Ses propriétés antimicrobiennes et antifongiques ont également été démontrées. Lorsqu'il est inhalé, il agit comme un décongestionnant qui facilite l'évacuation du mucus. Toutefois, appliquer des produits de soin contenant de l'eucalyptol en grande quantité sur le visage peut non seulement dessécher la peau, mais aussi affecter les voies respiratoires. Gardez cela à l'esprit lorsque vous formulez des produits pour les enfants et les personnes sensibles.

ALERTE SENSIBILITÉ
Le linalol de synthèse est une fragrance très fréquemment utilisée dans de nombreux produits courants, tels que les détergents, les assouplissants, les désodorisants et les cosmétiques. Une surexposition passée au linalol peut entraîner une réaction à sa présence dans certaines huiles essentielles, dont celle de lavande.

SOIN DE LA PEAU
Une dilution maximale de 3 % peut être utilisée dans les produits sans rinçage.

PROPRIÉTÉS

- calmante et relaxante
- antibactérienne
- antifongique
- anti-inflammatoire

INDICATIONS

- acné
- peaux enflammées
- coups de soleil
- eczéma
- psoriasis

PRODUIT	TYPE DE PEAU/INDICATIONS	QUANTITÉ
VISAGE		
Gels hydratants	tous types de peau	1-2 % (6-12 gouttes dans 30 ml)
Masques pour le visage	tous types de peau	1-2 % (6-12 gouttes dans 30 ml)
Toniques	tous types de peau	2 % (12 gouttes dans 30 ml)
Nettoyants	tous types de peau	2-3 % (12-18 gouttes dans 30 ml)
Exfoliants	tous types de peau	2-3 % (12-18 gouttes dans 30 ml)
Baumes à lèvres		2-3 % (12-18 gouttes dans 30 ml)
CORPS		
Huiles de massage		1-2 % (6-12 gouttes dans 30 ml)
Lotions pour le corps		1-2 % (6-12 gouttes dans 30 ml)
Beurres corporels		2-3 % (12-18 gouttes dans 30 ml)
Déodorants		1-2 % (6-12 gouttes dans 30 ml)
MAINS ET PIEDS		
Baumes et beurres pour les pieds		2-3 % (12-18 gouttes dans 30 ml)
CHEVEUX ET CUIR CHEVELU		
Shampoings et après-shampoings*		1-3 % (6-18 gouttes dans 30 ml)
Baumes revitalisants sans rinçage pour les cheveux*		1-3 % (6-18 gouttes dans 30 ml)

* Lorsqu'elles sont exposées à la chaleur et à l'eau, les huiles essentielles s'oxydent plus rapidement. Envisagez de conditionner vos shampoings et après-shampoings dans des bouteilles à clapet ou dans des flacons-pompes afin de limiter l'oxydation.

LEMONGRASS

Nom botanique : *Cymbopogon citratus* (verveine des Indes occidentales) ; *C. flexosus* (verveine des Indes orientales)
Famille botanique : *Poaceae*
Répartition géographique : originaire d'Asie ; désormais cultivée aux Antilles, en Afrique et dans d'autres régions tropicales
Odeur : notes de cœur et notes de fond intenses, hespéridées

DESCRIPTION DE LA PLANTE

Le lemongrass est une grande plante herbacée vivace et aromatique. Ses feuilles à croissance rapide peuvent atteindre 1,5 mètre de haut. Cette plante herbacée tropicale possède une puissante odeur citronnée et herbacée.

Extraction : distillation à la vapeur d'eau des feuilles partiellement séchées

UTILISATION DE L'HUILE ESSENTIELLE

Cette huile essentielle est extrêmement efficace pour réguler la transpiration ; elle est bien adaptée dans les produits de soin qui ciblent les infections bactériennes et fongiques. La forte teneur en citral de cette huile est à l'origine de ses propriétés sédatives ; ce constituant peut également aider en cas d'insomnie. Ainsi, cette huile essentielle est idéale dans les nettoyants, les toniques et les masques pour le visage destinés à être utilisés le soir. Notez que l'odeur de l'huile essentielle de lemongrass sera l'odeur dominante dans un produit de soin.

MISE EN GARDE

À haute dose, le citral présent dans l'huile essentielle de lemongrass peut avoir des effets sédatifs particulièrement prononcés. Ne dépassez pas la dilution maximale recommandée.

PRÉCAUTIONS

N'utilisez pas cette huile pendant la grossesse et l'allaitement. Stockée dans de bonnes conditions, l'huile essentielle de lemongrass se conserve 1 an.

PRINCIPAUX CONSTITUANTS

Citral (80-85 %)

Le néral et le géranial sont des formes de citral. Grâce à leur forte activité antifongique et antibactérienne, ces constituants peuvent prévenir ou ralentir la croissance des champignons et des bactéries. Le citral est également connu pour ses propriétés sédatives, qui contribuent à calmer et à apaiser le système nerveux. Bien que ce composant ait de nombreuses propriétés bénéfiques, il est irritant pour la peau et possède un taux d'oxydation élevé (voir page 29).

Farnésol (5-8 %)

Le farnésol est un antimicrobien qui contribue à prévenir et à traiter les infections cutanées. Il est également connu pour sa capacité à réduire les inflammations cutanées. En prime, le farnésol aide à lisser les ridules et améliore l'élasticité de la peau.

ALERTE OXYDATION

Le citral présent dans l'huile essentielle de lemongrass est un irritant cutané ; il sera également à l'origine de l'oxydation particulièrement rapide de l'huile. Conservez les produits contenant cette huile essentielle en grande quantité à l'abri de la chaleur, de l'eau et de la lumière.

SOIN DE LA PEAU		
Une dilution maximale de 1 % peut être utilisée dans les produits sans rinçage.		
PROPRIÉTÉS		
• tonifiante	• désodorisante	• antibactérienne
INDICATIONS		
• acné • peaux grasses • peaux matures	• peaux ternes • piqûres d'insectes • boutons de fièvre	• pied d'athlète • infections cutanées à candida • transpiration excessive
PRODUIT	TYPE DE PEAU/INDICATIONS	QUANTITÉ
VISAGE		
Gels hydratants	acné	0,5 % (3 gouttes dans 30 ml)
Masques pour le visage	peaux grasses et acné	0,5 % (3 gouttes dans 30 ml)
Toniques	peaux grasses et acné	0,5 % (3 gouttes dans 30 ml)
Nettoyants	peaux grasses et acné	0,5 % (3 gouttes dans 30 ml)
Exfoliants	peaux grasses et acné	0,5 % (3 gouttes dans 30 ml)
Baumes à lèvres		0,5 % (3 gouttes dans 30 ml)
CORPS		
Huiles de massage		0,5 % (3 gouttes dans 30 ml)
Lotions pour le corps		1 % (6 gouttes dans 30 ml)
Déodorants		0,5 % (3 gouttes dans 30 ml)
Exfoliants		0,5 % (3 gouttes dans 30 ml)
MAINS ET PIEDS		
Baumes et beurres pour les pieds		1 % (6 gouttes dans 30 ml)
CHEVEUX ET CUIR CHEVELU		
Shampoings*	pellicules	1 % (6 gouttes dans 30 ml)
Baumes revitalisants sans rinçage pour le traitement du cuir chevelu*		0,5 % (3 gouttes dans 30 ml)

* Lorsqu'elles sont exposées à la chaleur et à l'eau, les huiles essentielles s'oxydent plus rapidement. Envisagez de conditionner vos shampoings et après-shampoings dans des bouteilles à clapet ou dans des flacons-pompes afin de limiter l'oxydation.

MANDARINE

Nom botanique : *Citrus reticulata*
Famille botanique : *Rutaceae*
Répartition géographique : originaire du sud de la Chine
Odeur : notes de tête corsées, hespéridées et miellées

DESCRIPTION DE LA PLANTE

Le *Citrus reticulata* est un arbre qui peut atteindre 4,5 mètres de haut. Il porte des feuilles brillantes et des fleurs blanches odorantes. L'arbre produit des mandarines — de petits fruits sphériques semblables à des oranges mais d'une saveur plus sucrée. Ces agrumes ont été importés en Europe en 1805, puis aux États-Unis en 1845. De nos jours, les mandarines sont principalement cultivées en Italie, en Espagne, en Algérie, à Chypre, en Grèce, au Moyen-Orient et au Brésil.

Extraction : pression à froid de la peau du fruit presque mûr

UTILISATION DE L'HUILE ESSENTIELLE

Ce qui distingue en partie l'huile essentielle de mandarine des autres huiles essentielles d'agrumes est sa teneur légèrement supérieure en anthranilate de diméthyle, un constituant qui lui confère son odeur sucrée et son effet optimisant. Utilisez-la pour confectionner des lotions et des huiles de massage revigorantes pour le corps. L'huile essentielle de mandarine contient également une quantité non négligeable de gamma-terpinène, un constituant reconnu pour sa capacité à agir comme conservateur dans la plupart des huiles support. Incorporer de l'huile essentielle de mandarine dans vos produits de soin peut allonger leur durée de vie.

MISE EN GARDE

L'huile essentielle de mandarine contient des traces de furocoumarines, des composés chimiques organiques connus pour leur effet phototoxique sur la peau. Évitez d'utiliser des produits qui en contiennent si vous prévoyez de vous exposer au soleil ou à d'autres rayons UV ; si vous utilisez de tels produits régulièrement, ne vous exposez pas au soleil pendant les 12 heures suivant la dernière application

PRÉCAUTIONS

La teneur élevée de cette huile essentielle en d-limonène la rend vulnérable à l'oxydation, laquelle peut causer une sensibilisation. Utilisez-la avec prudence en cas de grossesse et d'allaitement. Stockée dans de bonnes conditions, l'huile essentielle de mandarine se conserve 6 à 8 mois.

PRINCIPAUX CONSTITUANTS

D-limonène (65-75 %)

Ce constituant fait partie de ceux que l'on trouve le plus couramment dans les fruits ; c'est lui qui confère à la mandarine et aux autres agrumes leur odeur d'agrume caractéristique. Le d-limonène est absorbé par la peau. Ce constituant s'oxyde assez rapidement, ce qui peut provoquer des irritations cutanées.

Gamma-terpinène (18-20 %)

Ce constituant possède de puissantes propriétés antibactériennes, qui contribuent à la prévention des infections cutanées. Il ralentit également l'oxydation de l'acide linoléique, de sorte qu'il joue un rôle de conservateur lorsqu'il est ajouté à des huiles support.

Bêta-pinène (2-4 %)

Ce constituant possède de puissantes propriétés antimicrobiennes ; il est de plus très efficace pour prévenir les infections cutanées. Le bêta-pinène présente peu de risques d'allergie, mais lorsqu'il est oxydé, il peut causer des irritations.

Myrcène (2-4 %)
Ni irritant ni allergisant, ce constituant est un antioxydant. Il possède des propriétés sédatives qui contribuent à calmer et à apaiser le système nerveux.

ALERTE OXYDATION
L'huile essentielle de mandarine contient une quantité non négligeable de d-limonène. Il s'agit de l'un des constituants les plus présents dans les fruits ; c'est lui qui confère aux agrumes leur odeur d'agrume caractéristique. Néanmoins, il s'oxyde assez rapidement, ce qui peut provoquer des irritations cutanées. Conservez les produits contenant cette huile essentielle à l'abri de la chaleur, de l'eau et de la lumière.

SOIN DE LA PEAU		
Une dilution maximale de 3 % peut être utilisée dans les produits sans rinçage.		
PROPRIÉTÉS		
• optimisante	• convient à tous les types de peau	• antibactérienne
INDICATIONS		
• acné	• infections fongiques	• infections virales
PRODUIT	TYPE DE PEAU/INDICATIONS	QUANTITÉ
VISAGE		
Crèmes et gels hydratants	tous types de peau	1-2 % (6-12 gouttes dans 30 ml)
Masques pour le visage	tous types de peau	1-2 % (6-12 gouttes dans 30 ml)
Toniques	tous types de peau	1-2 % (6-12 gouttes dans 30 ml)
Nettoyants	tous types de peau	1-2 % (6-12 gouttes dans 30 ml)
Exfoliants	tous types de peau	1-2 % (6-12 gouttes dans 30 ml)
CORPS		
Huiles de massage		1-3 % (6-18 gouttes dans 30 ml)
Lotions pour le corps		1-3 % (6-18 gouttes dans 30 ml)
Déodorants		1-3 % (6-18 gouttes dans 30 ml)
Exfoliants		1-3 % (6-18 gouttes dans 30 ml)
MAINS ET PIEDS		
Crèmes		1-3 % (6-18 gouttes dans 30 ml)
CHEVEUX ET CUIR CHEVELU		
Shampoings et après-shampoings*		3 % (18 gouttes dans 30 ml)
Sérums capillaires		1-2 % (6-12 gouttes dans 30 ml)

* Lorsqu'elles sont exposées à la chaleur et à l'eau, les huiles essentielles s'oxydent plus rapidement. (En raison de sa teneur en d-limonène, l'huile essentielle de mandarine s'oxydera particulièrement rapidement.) Envisagez de conditionner vos shampoings et après-shampoings dans des bouteilles à clapet ou dans des flacons-pompes afin de limiter l'oxydation.

MARJOLAINE

Nom botanique : *Origanum majorana*
Famille botanique : *Lamiaceae*
Répartition géographique : originaire du nord de l'Afrique et du sud-ouest de l'Asie ; cultivée aux États-Unis, en Égypte, en Hongrie et dans plusieurs pays méditerranéens
Odeur : chaude, herbacée, épicée, camphrée et boisée

DESCRIPTION DE LA PLANTE

Cette plante vivace peut atteindre une hauteur légèrement supérieure à 45 cm. Elle porte de petites feuilles ovales gris-vert et des fleurs roses ou violettes.

Extraction : distillation à la vapeur d'eau de la plante séchée

UTILISATION DE L'HUILE ESSENTIELLE

En aromathérapie traditionnelle, la marjolaine est utilisée pour soulager la douleur et les tensions. Son utilisation est idéale dans les produits destinés aux personnes stressées et nerveuses. L'huile essentielle de marjolaine agit comme un sédatif qui contribue à calmer et à apaiser le système nerveux ; elle possède également d'excellentes propriétés antibactériennes. Incorporez-la aux crèmes hydratantes, aux lotions et aux huiles de massage pour le soir.

MISE EN GARDE

En grande quantité, l'huile essentielle de marjolaine peut provoquer une somnolence. Ne dépassez pas la dilution maximale recommandée.

PRÉCAUTIONS

L'huile essentielle de marjolaine n'est pas irritante lorsqu'elle est appliquée aux dilutions maximales recommandées ou en deçà, à moins que vous ayez une sensibilité préexistante à l'un de ses composants (tels que le linanol). Évitez de l'utiliser pendant la grossesse et l'allaitement. Stockée dans de bonnes conditions, l'huile essentielle de marjolaine se conserve 2 ans.

PRINCIPAUX CONSTITUANTS

Terpinène-4-ol (48-53 %)

Ce constituant est un puissant agent antibactérien. Des études montrent son efficacité pour guérir les infections cutanées et atténuer l'acné. Il est également efficace contre les acariens de la peau et les mycoses cutanées. Cet anti-inflammatoire pénètre facilement dans la peau.

Linalol (18-20 %)

Ce constituant est absorbé par la peau et contribue à atténuer les gonflements et les inflammations. Il possède des vertus analgésiques et antimicrobiennes. Le linalol a de nombreuses propriétés bénéfiques — par exemple, il a un effet calmant — mais à des concentrations élevées, il peut provoquer une réaction allergique (voir page 30).

Alpha-terpinéol (10-12 %)

Ce constituant possède de puissantes propriétés antibactériennes, qui favorisent la prévention des infections cutanées.

Acétate de linalyle (8-10 %)

Associé au linalol, ce constituant peut contribuer à prévenir et à traiter les inflammations cutanées. Il pénètre dans la peau et grâce à ses vertus antispasmodiques, il peut aider à détendre les muscles et soulager les crampes.

Myrcène (5 %)

Ni irritant ni allergisant, ce constituant est un antioxydant. Il possède des propriétés sédatives qui contribuent à calmer et à apaiser le système nerveux.

Terpinolène (5 %)

Les propriétés antioxydantes et antivirales de ce constituant ont été attestées.

ALERTE OXYDATION

L'huile essentielle de marjolaine contient une quantité non négligeable de linalol, un constituant qui pénètre dans la peau et contribue à atténuer les gonflements et les inflammations. Il est doté de vertus analgésiques et antimicrobiennes. Le linalol possède une odeur florale apaisante qui lui confère de nombreuses propriétés bénéfiques, mais à des concentrations élevées, il peut provoquer une réaction allergique. De plus, lorsqu'il est oxydé, il peut causer des irritations (voir page 26). Conservez les produits contenant cette huile essentielle à l'abri de la chaleur, de l'eau et de la lumière.

SOIN DE LA PEAU		
Une dilution maximale de 3 % peut être utilisée dans les produits sans rinçage.		
PROPRIÉTÉS		
• calmante et sédative	• antibactérienne	• antifongique
INDICATIONS		
• acné • peaux marbrées	• hyperpigmentation	• infections cutanées à candida
PRODUIT	TYPE DE PEAU/INDICATIONS	QUANTITÉ
VISAGE		
Crèmes hydratantes	peaux grasses et acné	2 % (12 gouttes dans 30 ml)
Masques pour le visage	peaux grasses et acné	2 % (12 gouttes dans 30 ml)
Toniques	peaux grasses et acné	2-3 % (12-18 gouttes dans 30 ml)
Nettoyants	peaux grasses et acné	2-3 % (12-18 gouttes dans 30 ml)
Exfoliants	peaux grasses et acné	2-3 % (12-18 gouttes dans 30 ml)
CORPS		
Huiles de massage		2-3 % (12-18 gouttes dans 30 ml)
Lotions pour le corps		2-3 % (12-18 gouttes dans 30 ml)
MAINS ET PIEDS		
Onguents		2-3 % (12-18 gouttes dans 30 ml)
CHEVEUX ET CUIR CHEVELU		
Shampoings et après-shampoings*		3 % (18 gouttes dans 30 ml)
Sérums pour le cuir chevelu		1 % (6 gouttes dans 30 ml)

* Lorsqu'elles sont exposées à la chaleur et à l'eau, les huiles essentielles s'oxydent plus rapidement. Envisagez de conditionner vos shampoings et après-shampoings dans des bouteilles à clapet ou dans des flacons-pompes afin de limiter l'oxydation.

MENTHE POIVRÉE

Nom botanique : *Mentha x piperita*
Famille botanique : *Lamiaceae* (anciennement *Labiatae*)
Répartition géographique : originaire de la région méditerranéenne ; désormais cultivée dans le monde entier
Odeur : notes de fond mentholées, fraîches et rafraîchissantes

DESCRIPTION DE LA PLANTE

Cette herbe aromatique vivace peut atteindre 1 mètre de haut. Elle possède des tiges lisses, des racines fibreuses et des feuilles vert foncé veinées de brun-rouge. La menthe poivrée doit être régulièrement replantée dans de nouveaux champs afin de produire une bonne quantité d'huile essentielle. (La plante ne produit pas de graines ; elle est reproduite par bouturage.)

Extraction : distillation à la vapeur d'eau des feuilles, généralement récoltées avant la floraison de la plante

UTILISATION DE L'HUILE ESSENTIELLE

En termes de produits de soin, l'huile essentielle de menthe poivrée est une épée à double tranchant. D'un côté, elle possède de nombreuses vertus thérapeutiques : ses propriétés rafraîchissantes rendent son utilisation intéressante dans les produits après-soleil ; ses propriétés naturellement antiseptiques, qui contribuent à l'élimination des peaux mortes et des bactéries, profitent aux peaux grasses à tendance acnéique ; enfin, son indice de protection solaire (SPF) de 7 en fait une huile idéale dans les lotions, les gels et les baumes à lèvres pour la journée. D'un autre côté, cette huile essentielle doit être utilisée avec beaucoup de précautions, dans la mesure où elle peut entraîner de sérieuses réactions cutanées (voir Mise en garde, ci-dessous).

MISE EN GARDE

L'huile essentielle de menthe poivrée peut augmenter la pénétration des médicaments appliqués sur la peau ; ne l'utilisez pas sur une peau traitée avec ce type de médicaments. Une surexposition à cette huile peut entraîner de sérieuses réactions cutanées. À des concentrations élevées, elle peut être toxique ; ne dépassez pas la dilution maximale recommandée. Les produits contenant de l'huile essentielle de menthe poivrée ne doivent pas être utilisés à proximité d'enfants en bas âge.

PRÉCAUTIONS

Une surexposition à l'huile essentielle de menthe poivrée peut provoquer une sensibilisation. Ne l'utilisez pas pendant la grossesse et l'allaitement. Stockée dans de bonnes conditions, l'huile essentielle de menthe poivrée se conserve 1 à 2 ans.

PRINCIPAUX CONSTITUANTS

Menthol (40-50 %)
Le menthol est un agent rafraîchissant connu pour ses propriétés naturellement analgésiques. Ce constituant a la capacité d'augmenter la pénétration de certains médicaments administrés par voie cutanée.

Menthone (20-30 %)
Le menthone est un agent antimicrobien qui contribue à prévenir et à traiter les infections cutanées.

Eucalyptol (8-10 %)
Ce constituant agit comme un promoteur de pénétration (voir page 53). Ses propriétés antimicrobiennes et antifongiques ont également été démontrées. Lorsqu'il est inhalé, il agit comme un décongestionnant qui facilite l'évacuation du mucus.

ALERTE

Les produits contenant de la menthe poivrée peuvent causer une sensation de fraîcheur et de picotement sur le cuir chevelu lorsqu'ils entrent en contact avec de l'eau ; par conséquent, conservez-les à l'abri de la chaleur et de l'eau.

SOIN DE LA PEAU		
Une dilution maximale de 1 % peut être utilisée dans les produits sans rinçage.		
PROPRIÉTÉS		
• rafraîchissante	• stimulante	• antibactérienne
INDICATIONS		
• acné • peaux grasses • piqûres d'insectes	• peaux ternes • pied d'athlète	• infections cutanées à candida • boutons de fièvre
PRODUIT	TYPE DE PEAU/INDICATIONS	QUANTITÉ
VISAGE		
Gels hydratants	acné	0,5 % (3 gouttes dans 30 ml)
Masques pour le visage	peaux grasses et acné	0,5 % (3 gouttes dans 30 ml)
Toniques	peaux grasses et acné	0,5 % (3 gouttes dans 30 ml)
Nettoyants	peaux grasses et acné	0,5 % (3 gouttes dans 30 ml)
Exfoliants	peaux grasses et acné	0,5 % (3 gouttes dans 30 ml)
Baumes à lèvres		0,5 % (3 gouttes dans 30 ml)
CORPS		
Huiles de massage		0,5 % (3 gouttes dans 30 ml)
Lotions pour le corps		0,5 % (3 gouttes dans 30 ml)
Déodorants		0,5 % (3 gouttes dans 30 ml)
Exfoliants		0,5 % (3 gouttes dans 30 ml)
MAINS ET PIEDS		
Baumes et beurres pour les pieds		0,5 % (3 gouttes dans 30 ml)
CHEVEUX ET CUIR CHEVELU		
Shampoings*	pellicules	1 % (6 gouttes dans 30 ml)
Baumes revitalisants sans rinçage pour le traitement du cuir chevelu*		0,5 % (3 gouttes dans 30 ml)

* Lorsqu'elles sont exposées à la chaleur et à l'eau, les huiles essentielles s'oxydent plus rapidement. Envisagez de conditionner vos shampoings et après-shampoings dans des bouteilles à clapet ou dans des flacons-pompes afin de limiter l'oxydation.

MYRRHE

Nom botanique : *Commiphora myrrha*
Famille botanique : *Burseraceae*
Répartition géographique : originaire du nord-est de l'Afrique et du sud-ouest de l'Asie ; cultivée dans la région de la mer Rouge, y compris en Somalie, au Yémen et en Éthiopie
Odeur : arôme d'ambre prononcé

DESCRIPTION DE LA PLANTE

Généralement présent dans des régions vallonnées et rocailleuses, l'arbre à myrrhe est un petit arbre pouvant atteindre 3 mètres de haut. Ses branches épineuses portent de petites feuilles vertes et il se couvre de fleurs vertes durant les mois d'août et septembre. Pour récolter la myrrhe, de profondes incisions sont pratiquées dans le tronc de l'arbre et de petites gouttes cireuses de résine s'écoulent des entailles. La résine solidifiée est jaune et brillante.

Extraction : distillation à la vapeur d'eau de la résine

UTILISATION DE L'HUILE ESSENTIELLE

De texture visqueuse, l'huile essentielle de myrrhe est réputée en aromathérapie pour ses puissantes vertus qui font d'elles l'une des meilleures huiles réparatrices cutanées. Les propriétés cicatrisantes de l'un de ses principaux constituants, le curzérène, ont été démontrées. Utilisez cette huile dans les nettoyants, les toniques et les soins hydratants destinés aux peaux lésées ou enflammées ainsi que dans les onguents pour les mains et les pieds secs et crevassés.

PRÉCAUTIONS

La myrrhe n'est pas irritante lorsqu'elle est appliquée aux dilutions maximales recommandées ou en deçà, même si elle peut être irritante pour les peaux sensibles. Évitez de l'utiliser pendant la grossesse et l'allaitement. Stockée dans de bonnes conditions, l'huile essentielle de myrrhe se conserve jusqu'à 2 ans.

PRINCIPAUX CONSTITUANTS

Furanoeudesma (38-40 %)

Les propriétés exactes de ce constituant sont inconnues à l'heure actuelle ; davantage d'études s'imposent. Toutefois, nous savons que le groupe chimique auquel il appartient est classé parmi les anti-inflammatoires.

Curzérène (26-30 %)

Les propriétés cicatrisantes de ce constituant ont été démontrées.

Furanodiène (18-20 %)

Les propriétés exactes de ce constituant sont inconnues à l'heure actuelle ; davantage d'études s'imposent. Toutefois, nous savons que le groupe chimique auquel il appartient est classé parmi les anti-inflammatoires.

Lindestrène (12-15 %)

Les propriétés exactes de ce constituant sont inconnues à l'heure actuelle ; davantage d'études s'imposent. Toutefois, nous savons que le groupe chimique auquel il appartient est classé parmi les anti-inflammatoires.

Bêta-élémène (1-3 %)

Des études ont montré que ce constituant contribuait à enrayer la prolifération des cellules cancéreuses.

SOIN DE LA PEAU		
Une dilution maximale de 2 % peut être utilisée dans les produits sans rinçage.		
PROPRIÉTÉS		
• tonifiante • antiseptique • antibactérienne • cicatrisante		
INDICATIONS		
• peaux grasses et mixtes • peaux matures • acné • ridules		
PRODUIT	TYPE DE PEAU/INDICATIONS	QUANTITÉ
VISAGE		
Gels hydratants	acné, lésions et peaux enflammées	1 % (6-8 gouttes dans 30 ml)
Crèmes pour les yeux	tous types de peau	0,5 % (3 gouttes dans 30 ml)
Masques pour le visage	acné, lésions et peaux enflammées	1 % (6 gouttes dans 30 ml)
Toniques	acné, lésions et peaux enflammées	1,5 % (9 gouttes dans 30 ml)
Nettoyants	acné, lésions et peaux enflammées	2 % (12 gouttes dans 30 ml)
Baumes à lèvres		1-2 % (6-12 gouttes dans 30 ml)
CORPS		
Huiles de massage		1-2 % (6-12 gouttes dans 30 ml)
Lotions pour le corps		1-2 % (6-12 gouttes dans 30 ml)
Onguents	divers problèmes de peau	1-2 % (6-12 gouttes dans 30 ml)
MAINS ET PIEDS		
Onguents		2-3 % (12-18 gouttes dans 30 ml)
Lotions/beurres		2-3 % (12-18 gouttes dans 30 ml)
CHEVEUX ET CUIR CHEVELU		
Sérums capillaires		1 % (6 gouttes dans 30 ml)

* Lorsqu'elles sont exposées à la chaleur et à l'eau, les huiles essentielles s'oxydent plus rapidement. Envisagez de conditionner vos shampoings et après-shampoings dans des bouteilles à clapet ou dans des flacons-pompes afin de limiter l'oxydation.

NÉROLI (FLEUR D'ORANGER)

Nom botanique : *Citrus x aurantium ssp. amara*
Famille botanique : *Rutaceae*
Répartition géographique : originaire d'Inde et du sud de la Chine ; désormais cultivé principalement en Italie, en Tunisie, au Maroc, en Égypte, en France et aux États-Unis
Odeur : notes de cœur douces, herbacées et florales (fleurs blanches)

DESCRIPTION DE LA PLANTE

L'oranger amer peut atteindre 3 à 9 mètres de haut. Il permet d'obtenir trois types d'huiles essentielles, ayant chacune une composition chimique très différente : celle de néroli (à partir des fleurs), celle de petit grain bigarade (à partir des feuilles) et celle d'orange amère (à partir du fruit). L'arbre est en pleine floraison de novembre à mars ; les fleurs, d'un blanc cireux et très parfumées, se développent en grappes qui forment des « bouquets » autour de l'arbre.

Extraction : distillation à la vapeur d'eau des fleurs fraîchement cueillies (ce processus permet également d'obtenir deux produits dérivés, l'hydrolat de fleur d'oranger et l'absolue de fleur d'oranger).

UTILISATION DE L'HUILE ESSENTIELLE

Bien qu'elle soit relativement onéreuse, l'huile essentielle de néroli est largement utilisée en cosmétique en raison de sa délicatesse et de sa polyvalence. Il a été démontré que son odeur, légère et divine, avait un effet calmant sur le système nerveux. Cette huile, qui convient à tous les types de peau, est particulièrement bien adaptée aux produits anti-âge pour le visage, en raison de son effet tonifiant sur les peaux matures. Son parfum fait également d'elle un ingrédient de choix dans les huiles de massage, et elle est suffisamment douce pour être employée dans les huiles de massage destinées aux peaux sensibles. L'huile essentielle de néroli peut être utilisée dans les produits de soin pour le matin et pour le soir.

PRÉCAUTIONS

Cette huile n'est pas irritante lorsqu'elle est appliquée aux dilutions maximales recommandées ou en deçà, à moins que vous ayez une sensibilité préexistante à l'un de ses composants (tels que le linalol, présent en grande quantité). Utilisez-la avec prudence pendant la grossesse et l'allaitement. Stockée dans de bonnes conditions, l'huile essentielle de néroli se conserve jusqu'à 2 ans.

PRINCIPAUX CONSTITUANTS

Linalol (48-50 %)

Ce constituant est absorbé par la peau et contribue à atténuer les gonflements et les inflammations. Il possède des vertus analgésiques et antimicrobiennes. Le linalol a de nombreuses propriétés bénéfiques, mais à des concentrations élevées, il peut provoquer une réaction allergique (voir page 30). De plus, lorsqu'il est oxydé, il peut causer des irritations (voir « Alerte oxydation », page 106).

Acétate de linalyle (8-10 %)

Ce constituant pénètre dans la peau et contribue à prévenir et à traiter les inflammations cutanées. Grâce à ses vertus antispasmodiques, il peut également aider à détendre les muscles et soulager les crampes.

Alpha-terpinéol (6-8 %)

Ce constituant possède de puissantes propriétés antibactériennes, qui favorisent la prévention des infections cutanées.

Géraniol (4-7 %)

Grâce à sa puissante activité antifongique et antibactérienne, ce constituant peut prévenir ou ralentir la croissance des champignons et des bactéries. Le géraniol possède de nombreuses propriétés bénéfiques, mais à des concentrations élevées, il peut être irritant et sensibilisant pour la peau, voire entraîner une réaction allergique.

Bêta-pinène (4-6 %)

Ce constituant possède de puissantes propriétés antimicrobiennes ; il est de plus très efficace pour prévenir les infections cutanées. Il présente peu de risques d'allergie. Lorsqu'il est oxydé, il peut causer des irritations.

Farnésol (3-5 %)

Ce constituant est un antimicrobien qui contribue à prévenir et à traiter les infections cutanées. Il est également connu pour sa capacité à réduire les inflammations cutanées. En prime, le farnésol aide à lisser les ridules et améliore l'élasticité de la peau.

Myrcène (1-3 %)

Ni irritant ni allergisant, ce constituant est un antioxydant. Il possède des propriétés sédatives qui contribuent à calmer et à apaiser le système nerveux.

ALERTE SENSIBILITÉ

Le linalol de synthèse est une fragrance très fréquemment utilisée dans de nombreux produits courants, tels que les détergents, les assouplissants, les désodorisants et les cosmétiques. Une surexposition passée au linalol peut entraîner une réaction à sa présence dans certaines huiles essentielles, telles que celle de néroli.

UNE BELLE ALTERNATIVE

L'huile essentielle de néroli est onéreuse. Vous pouvez la remplacer par l'huile essentielle de petit grain bigarade, plus économique, qui conférera malgré tout cette agréable odeur herbacée à vos produits de soin.

SOIN DE LA PEAU		
Une dilution maximale de 3 % peut être utilisée dans les produits sans rinçage.		
PROPRIÉTÉS		
• tonifiante	• douce	• convient à tous les types de peau
INDICATIONS		
• eczéma • psoriasis	• fragilité des capillaires sanguins • acné	• peaux ternes ou marbrées • ridules
PRODUIT	TYPE DE PEAU/INDICATIONS	QUANTITÉ
VISAGE		
Crèmes hydratantes	tous types de peau	1-2 % (6-12 gouttes dans 30 ml)
Masques pour le visage	tous types de peau	1-2 % (6-12 gouttes dans 30 ml)
Toniques	tous types de peau	2 % (12 gouttes dans 30 ml)
Nettoyants	tous types de peau	2-3 % (12-18 gouttes dans 30 ml)
CORPS		
Huiles de massage	tous types de peau	1-2 % (6-12 gouttes dans 30 ml)
Lotions pour le corps		1-2 % (6-12 gouttes dans 30 ml)
Onguents		1-2 % (6-12 gouttes dans 30 ml)
MAINS ET PIEDS		
Baumes et beurres pour les pieds		2-3 % (12-18 gouttes dans 30 ml)
CHEVEUX ET CUIR CHEVELU		
Baumes revitalisants sans rinçage pour le traitement du cuir chevelu*		1-2 % (6-12 gouttes dans 30 ml)

* Lorsqu'elles sont exposées à la chaleur et à l'eau, les huiles essentielles s'oxydent plus rapidement. Envisagez de conditionner vos shampoings et après-shampoings dans des bouteilles à clapet ou dans des flacons-pompes afin de limiter l'oxydation.

ORANGE

Nom botanique : *Citrus x aurantium ssp. amara* (orange amère) ; *Citrus x sinensis* (orange douce)
Famille botanique : *Rutaceae*
Répartition géographique : originaire d'Inde et du sud de la Chine
Odeur : notes de têtes corsées, hespéridées et amères (orange amère) ; notes de tête légères, hespéridées (orange douce)

DESCRIPTION DE LA PLANTE

Les deux espèces d'orangers portent des feuilles vert foncé et des fleurs blanches odorantes en forme d'étoiles. Les oranges amères sont principalement cultivées en Italie, en Tunisie, au Maroc, en Égypte, en France et aux États-Unis ; les oranges douces sont cultivées en Espagne, aux Antilles, en Italie et au Brésil.

Extraction : pression à froid du zeste du fruit presque mûr

UTILISATION DE L'HUILE ESSENTIELLE

Le parfum de l'huile essentielle d'orange, délicieusement rayonnant, en fait un ingrédient de choix dans de nombreux produits de soin. L'odeur de l'orange est presque invariablement calmante — il a été démontré que l'huile essentielle d'orange amère pouvait avoir des effets sédatifs et que l'huile essentielle d'orange douce soulageait l'anxiété. Utilisez-la dans les nettoyants, les toniques, les soins hydratants et les masques pour tous les types de peau, ainsi que dans les lotions et les huiles de massage revitalisantes pour le corps.

MISE EN GARDE :

L'huile essentielle d'orange contient des traces de furocoumarines, des composés chimiques connus pour favoriser leur effet phototoxique sur la peau. Évitez d'utiliser des produits qui en contiennent si vous prévoyez de vous exposer au soleil ou à d'autres rayons UV ; si vous utilisez de tels produits régulièrement, ne vous exposez pas au soleil pendant les 12 heures suivant la dernière application

PRÉCAUTIONS :

L'huile essentielle d'orange n'est pas irritante lorsqu'elle est appliquée aux dilutions maximales recommandées ou en deçà. Toutefois, cette huile ne doit pas être appliquée sur une peau lésée ou brûlée par le soleil. La teneur élevée de cette huile essentielle en d-limonène la rend vulnérable à l'oxydation, ce qui peut causer des irritations. Stockée dans de bonnes conditions, l'huile essentielle d'orange se conserve 6 à 8 mois.

PRINCIPAUX CONSTITUANTS

D-limonène (85-95 %)
Ce constituant fait partie de ceux que l'on trouve le plus couramment dans les fruits ; c'est lui qui confère à l'orange et aux autres agrumes leur odeur d'agrume caractéristique. Le d-limonène s'oxyde assez rapidement, ce qui peut provoquer des irritations cutanées.

Myrcène (1-3 %)
Ni irritant ni allergisant, ce constituant est un antioxydant. Il possède des propriétés sédatives qui contribuent à calmer et à apaiser le système nerveux.

Linalol (1-2 %)

CONNAÎTRE LA VARIÉTÉ

Les huiles essentielles d'orange amère et d'orange douce sont produites à partir du fruit de deux sous-espèces différentes d'orangers. Ici, elles sont regroupées, car il est possible de les utiliser de manière interchangeable lors de la confection de produits de soin.

Ce constituant est absorbé par la peau et contribue à atténuer les gonflements et les inflammations. Il possède des vertus analgésiques et antimicrobiennes. Le linalol a de nombreuses propriétés bénéfiques — par exemple, il a un effet calmant et possède une agréable odeur florale — mais à des concentrations élevées, il peut provoquer une réaction allergique (voir page 30). Lorsqu'il est oxydé, il peut causer des irritations cutanées.

Alpha-pinène (1-2 %)

Ce constituant est connu pour sa capacité à soulager la douleur et l'inflammation et pour ses puissantes propriétés antimicrobiennes, qui peuvent contribuer à prévenir et à traiter les infections cutanées. Lorsqu'il est oxydé, il peut provoquer des irritations cutanées.

ALERTE OXYDATION

L'huile essentielle d'orange contient une quantité non négligeable de d-limonène, l'un des constituants les plus présents dans les fruits. Néanmoins, il s'oxyde assez rapidement, ce qui peut provoquer des irritations cutanées. Conservez les produits contenant cette huile essentielle à l'abri de la chaleur, de l'eau et de la lumière.

SOIN DE LA PEAU		
Une dilution maximale de 3 % peut être utilisée dans les produits sans rinçage.		
PROPRIÉTÉS		
• calmante	• tonifiante	• convient à tous les types de peau
INDICATIONS		
• acné		• peaux ternes, fatiguées
PRODUIT	TYPE DE PEAU/INDICATIONS	QUANTITÉ
VISAGE		
Crèmes et gels hydratants	peaux grasses	1 % (6 gouttes dans 30 ml)
Masques pour le visage	peaux grasses	1 % (6 gouttes dans 30 ml)
Toniques	peaux grasses	1,5 % (9 gouttes dans 30 ml)
Nettoyants	peaux grasses	2 % (12 gouttes dans 30 ml)
CORPS		
Huiles de massage		1-2 % (6-12 gouttes dans 30 ml)
Lotions pour le corps		1-2 % (6-12 gouttes dans 30 ml)
Déodorants		1-2 % (6-12 gouttes dans 30 ml)
Exfoliants		1-2 % (6-12 gouttes dans 30 ml)
MAINS ET PIEDS		
Crèmes		1-2 % (6-12 gouttes dans 30 ml)
CHEVEUX ET CUIR CHEVELU		
Shampoings et après-shampoings*		3 % (18 gouttes dans 30 ml)

* Lorsqu'elles sont exposées à la chaleur et à l'eau, les huiles essentielles s'oxydent plus rapidement. (En raison de sa teneur en d-limonène, l'huile essentielle d'orange s'oxydera particulièrement rapidement.) Envisagez de conditionner vos shampoings et après-shampoings dans des bouteilles à clapet ou dans des flacons-pompes afin de limiter l'oxydation.

PALMAROSA

Nom botanique : *Cymbopogon martinii*
Famille botanique : *Poaceae*
Répartition géographique : originaire d'Inde ; désormais cultivé au Brésil, en Indonésie, aux Seychelles et aux Comores
Odeur : notes de cœur vives, florales et rosées

DESCRIPTION DE LA PLANTE

L'huile essentielle de palmarosa provient d'une espèce de Cymbopogon, aussi connue sous le nom de géranium des Indes. Cette plante herbacée vivace et odorante peut atteindre 1 à 3 mètres de haut. Elle possède de longues tiges fines, de couleur verte, terminées par des sommités fleuries.

Extraction : distillation à la vapeur d'eau de la plante fraîche ou séchée

UTILISATION DE L'HUILE ESSENTIELLE

L'huile essentielle de palmarosa est utilisée dans de nombreux produits cosmétiques pour son parfum rappelant celui de la rose. Cette huile est utilisée pour traiter divers problèmes tels que l'acné, l'excès de sébum ainsi que les candidoses et autres infections fongiques. Utilisez-la dans les nettoyants, les toniques, les crèmes et les gels destinés aux peaux grasses à tendance acnéique. L'huile essentielle de palmarosa a également un effet désodorisant, ce qui en fait un ingrédient de choix dans les déodorants, les gels douche, les shampoings et les après-shampoings.

PRÉCAUTIONS

La teneur élevée en géraniol de cette huile essentielle peut provoquer des irritations cutanées, en particulier pour les peaux sensibles. Évitez de l'utiliser pendant la grossesse et l'allaitement. Stockée dans de bonnes conditions, l'huile essentielle de palmarosa se conserve 2 ans.

PRINCIPAUX CONSTITUANTS

Géraniol (75-80 %)

Ce constituant contribue à l'odeur de rose de l'huile. Grâce à sa puissante activité antifongique et antibactérienne, le géraniol peut prévenir ou ralentir la croissance des champignons et des bactéries. Il possède de nombreuses propriétés bénéfiques, mais à des concentrations élevées, il peut être irritant et sensibilisant pour la peau, voire entraîner une réaction allergique.

Acétate de géranyle (8-10 %)

Grâce à ses effets antispasmodiques, ce constituant peut contribuer à détendre les muscles et soulager les crampes.

Farnésol (4-6 %)

En tant qu'antimicrobien, le farnésol contribue à prévenir et à traiter les infections cutanées. Il est également connu pour sa capacité à réduire les inflammations cutanées. En prime, le farnésol aide à lisser les ridules et améliore l'élasticité de la peau.

Linalol (3-5 %)

Ce constituant est absorbé par la peau et contribue à atténuer les gonflements et les inflammations. Il possède des vertus analgésiques et antimicrobiennes. Le linalol a de nombreuses propriétés bénéfiques, mais à des concentrations élevées, il peut provoquer une réaction allergique (voir page 30).

Ocimène (1-4 %)

Ce constituant possède des propriétés antioxydantes.

SOIN DE LA PEAU		
Une dilution maximale de 3 % peut être utilisée dans les produits sans rinçage.		
PROPRIÉTÉS		
• désodorisante	• antibactérienne	• antifongique
INDICATIONS		
• acné • peaux grasses	• pellicules • odeurs corporelles	• infections fongiques des pieds
PRODUIT	TYPE DE PEAU/INDICATIONS	QUANTITÉ
VISAGE		
Crèmes et gels hydratants	peaux grasses	1 % (6 gouttes dans 30 ml)
Masques pour le visage	peaux grasses	1 % (6 gouttes dans 30 ml)
Toniques	peaux grasses et infections fongiques	1 % (6 gouttes dans 30 ml)
Nettoyants	peaux grasses et infections fongiques	1 % (6 gouttes dans 30 ml)
CORPS		
Exfoliants	peaux grasses	1-2 % (6-12 gouttes dans 30 ml)
Huiles de massage		1-2 % (6-12 gouttes dans 30 ml)
Lotions pour le corps		1-2 % (6-12 gouttes dans 30 ml)
Déodorants		1-2 % (6-12 gouttes dans 30 ml)
MAINS ET PIEDS		
Exfoliants Crèmes		1-2 % (6-12 gouttes dans 30 ml) 1-2 % (6-12 gouttes dans 30 ml)
CHEVEUX ET CUIR CHEVELU		
Shampoings et après-shampoings*	pellicules	1-3 % (6-18 gouttes dans 30 ml)

* Lorsqu'elles sont exposées à la chaleur et à l'eau, les huiles essentielles s'oxydent plus rapidement. Envisagez de conditionner vos shampoings et après-shampoings dans des bouteilles à clapet ou dans des flacons-pompes afin de limiter l'oxydation.

PAMPLEMOUSSE

Nom botanique : *Citrus x paradisi*
Famille botanique : *Rutaceae*
Répartition géographique : originaire d'Asie tropicale et des Antilles ; cultivé en Californie, en Floride, au Brésil et en Israël
Odeur : notes de tête hespéridées, douces-amères et évanescentes

DESCRIPTION DE LA PLANTE

Le pamplemoussier peut atteindre 5 mètres de haut ; il porte des feuilles vert foncé et des fleurs odorantes en forme d'étoiles. L'arbre produit un grand fruit rond doux-amer ayant une épaisse peau jaune.

Extraction : pression à froid de la peau du fruit

UTILISATION DE L'HUILE ESSENTIELLE

L'huile essentielle de pamplemousse est remarquablement stimulante et optimisante. En aromathérapie, elle est généralement utilisée pour traiter la dépression et l'anxiété. Cette huile essentielle a également un effet vivifiant sur le corps. Par conséquent, son emploi est recommandé dans les produits pour le corps et les cheveux destinés à un usage matinal. Ces mêmes propriétés stimulantes contribuent à conférer à la peau du visage un aspect souple et tonifié, ce qui rend l'huile de pamplemousse particulièrement adaptée aux produits anti-âge. Enfin, grâce à ses puissantes propriétés antimicrobiennes, cette huile est idéale dans les nettoyants, les toniques, les crèmes et les masques destinés aux peaux grasses à tendance acnéique.

MISE EN GARDE

L'huile essentielle de pamplemousse contient des traces de furocoumarines, des composés chimiques connus pour leur effet phototoxique sur la peau. Si vous prévoyez de vous exposer au soleil ou à d'autres rayons UV, n'utilisez pas de produits de soin contenant de l'huile essentielle de pamplemousse.

PRÉCAUTIONS

L'huile essentielle de pamplemousse n'est pas irritante lorsqu'elle est appliquée aux dilutions maximales recommandées ou en deçà. Toutefois, la teneur élevée de cette huile en d-limonène la rend vulnérable à l'oxydation, laquelle peut provoquer une sensibilisation. Utilisez-la avec prudence en cas de grossesse et d'allaitement. Stockée dans de bonnes conditions, l'huile essentielle de pamplemousse se conserve 6 à 8 mois.

PRINCIPAUX CONSTITUANTS

D-limonène (80-85 %)

Ce constituant fait partie de ceux que l'on trouve le plus couramment dans les fruits ; c'est lui qui confère au pamplemousse et aux autres agrumes leur odeur caractéristique. Le d-limonène s'oxyde assez rapidement, ce qui peut provoquer des irritations cutanées (voir page 26).

Alpha-pinène (2 %)

Ce constituant est connu pour sa capacité à soulager la douleur et l'inflammation ainsi que pour ses puissantes propriétés antimicrobiennes, qui peuvent contribuer à prévenir et à traiter les infections cutanées. Lorsqu'il est oxydé, il peut provoquer des irritations cutanées.

Myrcène (2 %)

Ni irritant ni allergisant, ce constituant est un antioxydant. Il possède des propriétés sédatives qui contribuent à calmer et à apaiser le système nerveux.

ALERTE OXYDATION

L'huile essentielle de pamplemousse contient une quantité non négligeable de d-limonène. Il s'agit de l'un des constituants les plus présents dans les fruits ; c'est lui qui confère aux agrumes leur odeur d'agrume caractéristique. Néanmoins, il s'oxyde assez rapidement, ce qui peut provoquer des irritations cutanées. Conservez les produits contenant cette huile essentielle à l'abri de la chaleur, de l'eau et de la lumière.

SOIN DE LA PEAU		
Une dilution maximale de 2 % peut être utilisée dans les produits sans rinçage. Une dilution maximale de 3 % peut être utilisée dans les produits à rincer.		
PROPRIÉTÉS		
• tonifiante	• stimulante et vivifiante	• antibactérienne
INDICATIONS		
• infections bactériennes • peaux grasses	• acné • peaux congestionnées	• cellulite
PRODUIT	TYPE DE PEAU/INDICATIONS	QUANTITÉ
VISAGE		
Crèmes et gels hydratants	peaux grasses et acné	1 % (6 gouttes dans 30 ml)
Masques pour le visage	peaux grasses et acné	1 % (6 gouttes dans 30 ml)
Toniques	peaux grasses et acné	1 % (6 gouttes dans 30 ml)
Nettoyants	peaux grasses et acné	1 % (6 gouttes dans 30 ml)
Exfoliants		1 % (6 gouttes dans 30 ml)
CORPS		
Huiles de massage		1-2 % (6-12 gouttes dans 30 ml)
Lotions pour le corps		1-2 % (6-12 gouttes dans 30 ml)
Exfoliants		1-2 % (6-12 gouttes dans 30 ml)
Déodorants		1-2 % (6-12 gouttes dans 30 ml)
MAINS ET PIEDS		
Huiles blanchissantes pour les ongles et réparatrices pour les cuticules		1-2 % (6-12 gouttes dans 30 ml)
CHEVEUX ET CUIR CHEVELU		
Shampoings et après-shampoings*		3 % (18 gouttes dans 30 ml)

* Lorsqu'elles sont exposées à la chaleur et à l'eau, les huiles essentielles s'oxydent plus rapidement. Envisagez de conditionner vos shampoings et après-shampoings dans des bouteilles à clapet ou dans des flacons-pompes afin de limiter l'oxydation.

PATCHOULI

Nom botanique : *Pogostemon cablin*
Famille botanique : *Lamiaceae* (anciennement *Labiatae*)
Répartition géographique : originaire du sud-est de l'Asie ; cultivé à grande échelle en Indonésie, aux Philippines, en Malaisie, en Chine, en Inde, en Afrique de l'Ouest et au Vietnam
Odeur : notes de fond intenses, légèrement ambrées, chocolatées et boisées

DESCRIPTION DE LA PLANTE

Cet arbuste aromatique vivace possède des tiges dressées tétragonales pouvant atteindre 1 mètre de haut environ. Il porte de grandes feuilles vertes de forme ovoïde et des fleurs blanches teintées de violet.

Extraction : distillation à la vapeur d'eau des feuilles séchées.

UTILISATION DE L'HUILE ESSENTIELLE

L'huile essentielle de patchouli est considérée comme l'une de celles dont l'utilisation est la plus sûre en aromathérapie. De nombreuses études ont été menées sur sa capacité à calmer et à détendre l'esprit. Elle est également efficace dans le traitement des infections cutanées, des plaies et des blessures, et certaines données attestent que ses propriétés antioxydantes contribuent à prévenir les symptômes du vieillissement cutané causés par l'exposition aux rayons UV. Toutes ces vertus en font une huile idéale pour tous les types de peau, en particulier les peaux matures. Elle peut être utilisée dans les produits anti-âge pour le visage ainsi que dans la plupart des formulations de soins pour la peau et pour les cheveux.

PRÉCAUTIONS

Cette huile n'est pas irritante lorsqu'elle est appliquée aux dilutions maximales recommandées ou en deçà. Utilisez-la avec prudence pendant la grossesse et l'allaitement. Stockée dans de bonnes conditions, l'huile essentielle de patchouli se conserve jusqu'à 2 ans.

PRINCIPAUX CONSTITUANTS

Patchoulol (25-30 %)
Ce constituant contribue à prévenir de nombreux types d'infections cutanées grâce à ses puissantes propriétés antibactériennes, antifongiques et antivirales. Il peut également aider à prévenir et à apaiser les inflammations cutanées.

Delta-guaiène (14-18 %)
Ce constituant contribue à prévenir et à apaiser les inflammations cutanées.

Alpha-guaiène (12-15 %)
Cet agent antibactérien contribue à prévenir et à traiter les infections cutanées d'origine bactérienne.

Alpha-patchoulène (8-10 %)
Ce constituant contribue à prévenir et à apaiser les inflammations cutanées.

Gamma-patchoulène (7-9 %)
Cet agent antibactérien contribue à prévenir et à traiter les infections cutanées d'origine bactérienne.

Seychellène (7-9 %)
Ce constituant pourrait avoir des vertus anti-inflammatoires et insectifuges. Davantage d'études le concernant s'imposent.

Bêta-patchoulène (6-8 %)
Cet agent antibactérien contribue à prévenir et à traiter les infections cutanées d'origine bactérienne.

Bêta-caryophyllène (3-5 %)

Ce constituant est connu pour sa capacité à soulager la douleur et l'inflammation. Il est également susceptible d'agir comme agent éclaircissant pour la peau.

Pogostol (2-5 %)

Le pogostol est un agent antibactérien et antifongique qui peut contribuer à prévenir et à traiter les infections cutanées d'origine bactérienne et fongique.

SOIN DE LA PEAU		
Une dilution maximale de 3 % peut être utilisée dans les produits sans rinçage.		
PROPRIÉTÉS		
• convient à tous les types de peau	• antibactérienne	• antifongique
INDICATIONS		
• eczéma • infections fongiques	• tissus cicatriciels • plaies	• peaux sèches, squameuses ou craquelées
PRODUIT	TYPE DE PEAU/INDICATIONS	QUANTITÉ
VISAGE		
Crèmes hydratantes	tous types de peau	2 % (12 gouttes dans 30 ml)
Masques pour le visage	tous types de peau	2 % (12 gouttes dans 30 ml)
Toniques	tous types de peau	2-3 % (12-18 gouttes dans 30 ml)
Nettoyants	peaux grasses et acné	2-3 % (12-18 gouttes dans 30 ml)
Exfoliants	tous types de peau	2-3 % (12-18 gouttes dans 30 ml)
CORPS		
Huiles de massage		2-3 % (12-18 gouttes dans 30 ml)
Lotions pour le corps		2-3 % (12-18 gouttes dans 30 ml)
Exfoliants peaux sèches		2-3 % (12-18 gouttes dans 30 ml)
MAINS ET PIEDS		
Onguents		2-3 % (12-18 gouttes dans 30 ml)
Lotions et beurres		2-3 % (12-18 gouttes dans 30 ml)
CHEVEUX ET CUIR CHEVELU		
Shampoings et après-shampoings*		3 % (18 gouttes dans 30 ml)
Sérums	cuir chevelu sec	1 % (6 gouttes dans 30 ml)

* Lorsqu'elles sont exposées à la chaleur et à l'eau, les huiles essentielles s'oxydent plus rapidement. Envisagez de conditionner vos shampoings et après-shampoings dans des bouteilles à clapet ou dans des flacons-pompes afin de limiter l'oxydation.

PETIT GRAIN BIGARADE

Nom botanique : *Citrus aurantium ssp. amara*
Famille botanique : *Rutaceae*
Répartition géographique : originaire d'Inde et du sud de la Chine ; désormais cultivé principalement en Italie, en Tunisie, au Maroc, en Égypte, en France et aux États-Unis
Odeur : vive, riches nuances herbacées de tabac et de verdure

DESCRIPTION DE LA PLANTE

L'oranger amer peut atteindre 3 à 9 mètres de haut. Il permet d'obtenir trois types d'huiles essentielles, ayant chacune une composition chimique très différente : celle de néroli (à partir des fleurs), celle de petit grain bigarade (à partir des feuilles) et celle d'orange (à partir du fruit). L'arbre est en pleine floraison de novembre à mars ; les fleurs, d'un blanc cireux et très parfumées, se développent en grappes qui forment des « bouquets » autour de l'arbre.

Extraction : distillation à la vapeur d'eau des feuilles et des ramilles

UTILISATION DE L'HUILE ESSENTIELLE

Les huiles essentielles de petit grain bigarade et de néroli ont des fragrances similaires, mais la première possède une note de tabac plus prononcée. L'huile essentielle de petit grain bigarade peut être utilisée dans la plupart des formulations de soins pour la peau. Elle peut également compléter des produits contenant de l'huile essentielle de néroli, plus onéreuse, en particulier ceux ayant une base plus lourde, tels que les shampoings, les après-shampoings, les nettoyants, les baumes et les beurres. Les composés chimiques de cette huile essentielle contribuent à combattre les infections cutanées. L'huile a également un effet calmant sur le corps et l'esprit. Intégrez-la aux soins de peau que vous utiliserez en période de stress — c'est un ingrédient de choix dans les huiles de massage relaxantes.

MISE EN GARDE

Bien qu'un grand nombre de rapports indiquent que le petit grain bigarade ne provoque ni irritation ni sensibilisation, cette huile essentielle est connue pour se dissoudre dans la sueur, et lorsqu'une peau qui transpire est exposée à la lumière du soleil, l'huile peut être irritante. Chez certaines personnes, cela peut même entraîner une réaction allergique.

PRÉCAUTIONS

Cette huile n'est pas irritante lorsqu'elle est appliquée aux dilutions maximales recommandées ou en deçà, à moins que vous ayez une sensibilité préexistante à l'un de ses composants (tels que le linalol, présent en grande quantité). Ne l'utilisez pas pendant la grossesse et l'allaitement. Stockée dans de bonnes conditions, l'huile essentielle de petit grain bigarade se conserve jusqu'à 2 ans.

PRINCIPAUX CONSTITUANTS

Acétate de linalyle (40-50 %)
Ce constituant pénètre dans la peau et contribue à prévenir et à traiter les inflammations cutanées. Grâce à ses vertus antispasmodiques, il peut également aider à détendre les muscles et soulager les crampes.

Linalol (20-30 %)
Ce constituant est absorbé par la peau et contribue à atténuer les gonflements et les inflammations. Il possède des vertus analgésiques et antimicrobiennes. Le linalol a de nombreuses propriétés bénéfiques, mais à des concentrations élevées, il peut provoquer une réaction allergique (voir page 30).

Nérol (7-9 %)
Ce constituant contribue à l'odeur de rose de l'huile.

Alpha-terpinéol (5-6 %)
Ce constituant possède des propriétés antioxydantes et antivirales.

D-limonène (5 %)
Ce constituant fait partie de ceux que l'on trouve le plus couramment dans les fruits ; c'est lui qui confère aux agrumes leur odeur caractéristique. Le d-limonène s'oxyde assez rapidement, ce qui peut entraîner des irritations cutanées.

Acétate de géranyle (4-5 %)

Ce constituant contribue lui aussi à l'odeur florale et sucrée de l'huile. Grâce à ses effets antispasmodiques, il peut contribuer à détendre les muscles et soulager les crampes.

Géraniol (1-2 %)

Ce constituant contribue à l'odeur de rose de l'huile. Il possède une puissante activité antifongique et antibactérienne. À des concentrations élevées, il peut être irritant et sensibilisant pour la peau, voire entraîner une réaction allergique.

ALERTE OXYDATION

L'huile essentielle de petit grain bigarade contient une quantité non négligeable de linalol, un constituant qui pénètre dans la peau et contribue à atténuer les gonflements et les inflammations. Il est doté de vertus analgésiques et antimicrobiennes. Le linalol possède une odeur florale apaisante qui a de nombreuses propriétés bénéfiques, mais à des concentrations élevées, il peut provoquer une réaction allergique. De plus, lorsqu'il est oxydé, il peut causer des irritations (voir page 31). Conservez les produits contenant cette huile essentielle à l'abri de la chaleur, de l'eau et de la lumière.

SOIN DE LA PEAU		
Une dilution maximale de 3 % peut être utilisée dans les produits sans rinçage.		
PROPRIÉTÉS		
• désodorisante	• convient à tous les types de peau	• anti-inflammatoire
INDICATIONS		
• acnés • peaux grasses	• peaux mixtes	• peaux fatiguées
PRODUIT	**TYPE DE PEAU/INDICATIONS**	**QUANTITÉ**
VISAGE		
Gels hydratants	tous types de peau	1-2 % (6-12 gouttes dans 30 ml)
Masques pour le visage	tous types de peau	1-2 % (6-12 gouttes dans 30 ml)
Toniques	tous types de peau	2 % (12 gouttes dans 30 ml)
Nettoyants	tous types de peau	2-3 % (12-18 gouttes dans 30 ml)
Exfoliants	tous types de peau	2-3 % (12-18 gouttes dans 30 ml)
Baumes à lèvres		2-3 % (12-18 gouttes dans 30 ml)
CORPS		
Huiles de massage		1-2 % (6-12 gouttes dans 30 ml)
Lotions pour le corps		1-2 % (6-12 gouttes dans 30 ml)
Déodorants		1-2 % (6-12 gouttes dans 30 ml)
Exfoliants		1-2 % (6-12 gouttes dans 30 ml)
MAINS ET PIEDS		
Baumes et beurres pour les pieds		2-3 % (12-18 gouttes dans 30 ml)
CHEVEUX ET CUIR CHEVELU		
Shampoings et après-shampoings*		1-3 % (6-18 gouttes dans 30 ml)
Baumes revitalisants sans rinçage pour le traitement du cuir chevelu*		1 % (6 gouttes dans 30 ml)

* Lorsqu'elles sont exposées à la chaleur et à l'eau, les huiles essentielles s'oxydent plus rapidement. Envisagez de conditionner vos shampoings et après-shampoings dans des bouteilles à clapet ou dans des flacons-pompes afin de limiter l'oxydation.

PIN SYLVESTRE

Nom botanique : *Pinus sylvestris*
Famille botanique : *Pinaceae*
Répartition géographique : originaire de Sibérie, de l'est de l'Asie et d'Europe
Odeur : notes fraîches, boisées, terreuses, résineuses et camphrées

DESCRIPTION DE LA PLANTE

Le pin sylvestre peut atteindre 46 mètres de haut. Il porte de fines aiguilles pointues et des cônes renflés. Cet arbre, qui pousse dans de nombreuses régions du monde, est l'arbre national de l'Écosse.

Extraction : distillation à la vapeur d'eau des aiguilles

UTILISATION DE L'HUILE ESSENTIELLE

L'huile essentielle de pin sylvestre est largement utilisée en aromathérapie afin de soulager les infections des voies respiratoires et certains symptômes tels que l'essoufflement. Ses propriétés naturellement antiseptiques, qui contribuent à l'élimination des peaux mortes et des bactéries, profitent aux peaux grasses à tendance acnéique. Utilisez-la dans les crèmes et lotions hydratantes, les gels douche, les gommages, les shampoings et les après-shampoings.

MISE EN GARDE

L'huile essentielle de pin sylvestre a une teneur élevée en alpha-pinène, un constituant qui a tendance à s'oxyder rapidement, ce qui peut entraîner des irritations cutanées.

PRÉCAUTIONS

Cette huile n'est pas irritante lorsqu'elle est appliquée aux dilutions maximales recommandées ou en deçà. Ne l'utilisez pas pendant la grossesse et l'allaitement. Stockée dans de bonnes conditions, l'huile essentielle de pin sylvestre se conserve jusqu'à 2 ans.

PRINCIPAUX CONSTITUANTS

Alpha-pinène (45-48 %)

Ce constituant, qui pénètre dans la peau, est connu pour sa capacité à soulager la douleur et l'inflammation et pour ses puissantes propriétés antimicrobiennes, qui peuvent contribuer à prévenir et à traiter les infections cutanées. Lorsqu'il est oxydé, il peut provoquer des irritations cutanées.

Bêta-pinène (30-34 %)

Ce constituant possède une puissante activité antimicrobienne qui peut contribuer à prévenir les infections cutanées. Le bêta-pinène présente peu de risques d'allergie. Lorsqu'il est oxydé, il peut causer des irritations cutanées.

Acétate de bornyle (10-12 %)

Ce constituant est susceptible d'avoir une activité anti-inflammatoire ; une étude a montré qu'il avait la capacité de réduire les inflammations pulmonaires.

D-limonène (5 %)

Ce constituant fait partie de ceux que l'on trouve le plus couramment dans les fruits ; c'est lui qui confère aux agrumes leur odeur caractéristique. Le d-limonène s'oxyde assez rapidement, ce qui peut provoquer des irritations cutanées (voir page 26).

Myrcène (3-5 %)

Ni irritant, ni allergisant, ce constituant est un antioxydant. Il possède des propriétés sédatives qui contribuent à calmer et à apaiser le système nerveux.

ALERTE OXYDATION

L'huile essentielle de pin sylvestre contient une quantité non négligeable d'alpha-pinène, qui s'oxyde assez rapidement. Cette oxydation peut provoquer des irritations cutanées. Conservez les produits contenant cette huile essentielle en grande quantité à l'abri de la chaleur, de l'eau et de la lumière.

SOIN DE LA PEAU		
Une dilution maximale de 2 % peut être utilisée dans les produits sans rinçage.		
PROPRIÉTÉS		
• vivifiante		• antibactérienne
INDICATIONS		
• peaux grasses	• acné	• coupures
PRODUIT	TYPE DE PEAU/INDICATIONS	QUANTITÉ
VISAGE		
Gels hydratants	acné	1 % (6 gouttes dans 30 ml)
Masques pour le visage	peaux grasses et acné	1 % (6 gouttes dans 30 ml)
Toniques	peaux grasses et acné	1 % (6 gouttes dans 30 ml)
Nettoyants	peaux grasses et acné	1 % (6 gouttes dans 30 ml)
CORPS		
Huiles de massage		1-2 % (6-12 gouttes dans 30 ml)
Lotions pour le corps		1-2 % (6-12 gouttes dans 30 ml)
Exfoliants		1 % (6 gouttes dans 30 ml)
MAINS ET PIEDS		
Baumes pour les pieds		1-2 % (6-12 gouttes dans 30 ml)
CHEVEUX ET CUIR CHEVELU		
Shampoings et après-shampoings*		1-3 % (6-18 gouttes dans 30 ml)

* Lorsqu'elles sont exposées à la chaleur et à l'eau, les huiles essentielles s'oxydent plus rapidement. Envisagez de conditionner vos shampoings et après-shampoings dans des bouteilles à clapet ou dans des flacons-pompes afin de limiter l'oxydation.

ROMARIN

Nom botanique : *Rosmarinus officinalis*
Famille botanique : *Lamiaceae*
Répartition géographique : originaire de la région méditerranéenne ; cultivé dans le monde entier
Odeur : herbacée, avec des notes de cœur et des notes de têtes camphrées

DESCRIPTION DE LA PLANTE

Le romarin est un arbrisseau vivace qui porte de petites feuilles rigides dont la forme rappelle des aiguilles. Les fleurs peuvent être roses, violettes, d'un bleu profond ou parfois blanches. Cette plante aromatique peut atteindre 2 mètres de haut.

Extraction : distillation à la vapeur d'eau de la plante entière

UTILISATION DE L'HUILE ESSENTIELLE

Le romarin est utilisé depuis des siècles en cuisine, dans des remèdes de grands-mères et lors de cérémonies rituelles. Les infusions de feuilles de romarin sont traditionnellement utilisées pour traiter les cuirs chevelus secs, les pellicules et l'alopécie. De nos jours, l'huile essentielle de romarin s'intègre merveilleusement bien aux shampoings, après-shampoings et toniques pour le cuir chevelu destinés à renforcer les cheveux et à prévenir leur chute. C'est également un conservateur naturel qui peut être utilisé dans les nettoyants, les toniques, les crèmes pour le visage et les lotions pour le corps.

MISE EN GARDE

En raison de ses effets hautement stimulants, l'huile essentielle de romarin ne doit pas être utilisée par des personnes ayant une tension artérielle élevée ou souffrant d'épilepsie.

PRÉCAUTIONS

Cette huile n'est pas irritante lorsqu'elle est appliquée aux dilutions maximales recommandées ou en deçà. Une utilisation excessive de l'huile peut causer des irritations cutanées chez certaines personnes. Ne l'utilisez pas pendant la grossesse et l'allaitement. L'huile essentielle de romarin peut s'oxyder assez rapidement, ce qui peut provoquer des irritations cutanées. Stockée dans de bonnes conditions, elle se conserve jusqu'à 2 ans.

PRINCIPAUX CONSTITUANTS

Eucalyptol (35-48 %)

Ce constituant agit comme un promoteur de pénétration (voir page 53). Ses propriétés antimicrobiennes et antifongiques ont également été démontrées. Lorsqu'il est inhalé, il agit comme un décongestionnant qui facilite l'évacuation du mucus.

Camphre (16-18 %)

Le camphre est un analgésique qui peut contribuer à soulager la douleur. Toutefois, en quantité excessive, il peut être neurotoxique.

Alpha-pinène (12-15 %)

Ce constituant, qui pénètre dans la peau, est connu pour sa capacité à soulager la douleur et l'inflammation et pour ses puissantes propriétés antimicrobiennes, qui peuvent contribuer à prévenir et à traiter les infections cutanées. Lorsqu'il est oxydé, il peut provoquer des irritations cutanées.

Bêta-pinène (10-15 %)

Ce constituant possède une puissante activité antimicrobienne qui peut contribuer à prévenir les infections cutanées. Le bêta-pinène présente peu de risques d'allergie, mais lorsqu'il est oxydé, il peut causer des irritations cutanées.

Myrcène (2 %)

Ni irritant ni allergisant, ce constituant est un antioxydant. Il possède des propriétés sédatives qui contribuent à calmer et à apaiser le système nerveux.

SOIN DE LA PEAU		
Une dilution maximale de 2 % peut être utilisée dans les produits sans rinçage.		
PROPRIÉTÉS		
• stimulante et vivifiante	• antibactérienne	
INDICATIONS		
• acné • peaux grasses	• peaux marbrées	• pellicules
PRODUIT	TYPE DE PEAU/INDICATIONS	QUANTITÉ
VISAGE		
Crèmes hydratantes	peaux grasses et acné	1-2 % (6-12 gouttes dans 30 ml)
Masques pour le visage	peaux grasses et acné	1-2 % (6-12 gouttes dans 30 ml)
Toniques	peaux grasses et acné	1-2 % (6-12 gouttes dans 30 ml)
Nettoyants	peaux grasses et acné	1-2 % (6-12 gouttes dans 30 ml)
Exfoliants	peaux grasses et acné	1-2 % (6-12 gouttes dans 30 ml)
CORPS		
Huiles de massage		1-2 % (6-12 gouttes dans 30 ml)
Lotions pour le corps		1-2 % (6-12 gouttes dans 30 ml)
MAINS ET PIEDS		
Onguents Lotions et beurres		1-2 % (6-12 gouttes dans 30 ml) 1-2 % (6-12 gouttes dans 30 ml)
CHEVEUX ET CUIR CHEVELU		
Shampoings et après-shampoings*		1-3 % (18 gouttes dans 30 ml)
Sérums pour le cuir chevelu		1 % (6 gouttes dans 30 ml)

* Lorsqu'elles sont exposées à la chaleur et à l'eau, les huiles essentielles s'oxydent plus rapidement. Envisagez de conditionner vos shampoings et après-shampoings dans des bouteilles à clapet ou dans des flacons-pompes afin de limiter l'oxydation.

ROSE DE DAMAS

Nom botanique : *Rosa x damascena*
Famille botanique : *Rosaceae*
Répartition géographique : originaire d'Europe et de l'ouest de l'Asie ; cultivée dans le monde entier. Les principaux producteurs de rose de Damas (aussi appelée huile de rose ou essence de rose) sont la France, la Bulgarie, le Maroc, la Turquie, l'Italie et la Chine
Odeur : notes de cœur typiques, florales et rosées.

DESCRIPTION DE LA PLANTE

Il existe plus de 5000 variétés de rosiers. De tailles variables, tous sont dotés de tiges cylindriques épineuses portant des feuilles ovoïdes vert foncé. Les roses peuvent se parer de mille couleurs, allant du blanc pur au presque noir, en passant par toutes les nuances entre ces deux extrêmes. Certaines espèces et variétés sont très parfumées, tandis que d'autres n'ont aucune odeur. L'huile essentielle de rose de Damas provient du rosier de Damas, un hybride allant du rose au rouge, réputé pour son parfum agréable.

Extraction : distillation à la vapeur d'eau des fleurs entières

UTILISATION DE L'HUILE ESSENTIELLE

La rose de Damas, qui possède de remarquables propriétés thérapeutiques pour l'esprit et le corps, est l'une des huiles essentielles les plus appréciées en aromathérapie et dans l'industrie cosmétique. Des études montrent qu'elle permet de réduire les niveaux d'adrénaline dans le corps ; elle contribue également à combattre le stress, l'anxiété, l'insomnie et les inflammations. La rose de Damas contient du citronellol et du géraniol, deux constituants qui jouent un rôle dans la lutte contre les infections bactériennes et fongiques. Ils possèdent de plus des vertus antioxydantes qui permettent d'unifier le teint d'une part, et de lisser les ridules et prévenir leur apparition chez les peaux matures d'autre part ; cette huile est donc idéale dans les produits anti-âge. L'huile essentielle de rose de Damas profite à tous les types de peau, en particulier aux peaux matures et sensibles. Utilisez-la dans les nettoyants, les toniques et les masques pour le visage ainsi que dans les lotions pour le corps et les huiles de massage équilibrantes cutanées. Elle fait également un agréable sérum capillaire hydratant.

MISE EN GARDE

Une surexposition à l'huile essentielle de rose peut provoquer une réaction allergique à l'un de ses principaux constituants chimiques, le géraniol (voir page 29).

PRÉCAUTIONS

À des concentrations élevées, cette huile est irritante et sensibilisante pour la peau ; ne dépassez pas les dilutions maximales recommandées. Utilisez-la avec prudence pendant la grossesse et l'allaitement. Stockée dans de bonnes conditions, l'huile essentielle de rose de Damas se conserve jusqu'à 2 ans.

PRINCIPAUX CONSTITUANTS

Citronellol (35-45 %)

Les vertus antibactériennes de ce constituant sont avérées ; il possède de plus des propriétés antioxydantes. Le citronellol confère en partie à l'huile son odeur de rose.

Géraniol (20-25 %)

Ce constituant contribue lui aussi à l'odeur de rose de l'huile. Grâce à sa puissante activité antifongique et antibactérienne, le géraniol peut prévenir ou ralentir la croissance des champignons et des bactéries. Il possède de nombreuses propriétés bénéfiques, mais à des concentrations élevées, il peut être irritant et sensibilisant pour la peau, voire entraîner une réaction allergique (voir page 26).

Nérol (7-8 %)
Ce constituant contribue également à l'odeur de rose de l'huile.

Farnésol (2 %)
Le farnésol est un antimicrobien qui contribue à prévenir et à traiter les infections cutanées. Il est également connu pour sa capacité à réduire les inflammations cutanées. En prime, le farnésol aide à lisser les ridules et améliore l'élasticité de la peau.

Alcool phényléthylique (2 %)
Des études montrent que ce constituant possède des propriétés calmantes et relaxantes. Il contribue également à l'odeur de l'huile essentielle.

SOIN DE LA PEAU		
Une dilution maximale de 2 % peut être utilisée dans les produits sans rinçage.		
PROPRIÉTÉS		
• calmante et relaxante	• convient à tous les types de peau	• antibactérienne
INDICATIONS		
• peaux sèches ou matures • fragilité des capillaires sanguins	• peaux ternes ou marbrées	• ridules
PRODUIT	**TYPE DE PEAU/INDICATIONS**	**QUANTITÉ**
VISAGE		
Crèmes hydratantes	peaux matures	0,5-1 % (3-6 gouttes dans 30 ml)
Masques pour le visage	peaux matures et sensibles	0,5-1 % (3-6 gouttes dans 30 ml)
Toniques	peaux matures et sensibles	0,5-1 % (3-6 gouttes dans 30 ml)
Nettoyants	peaux matures et sensibles	1-2 % (6-12 gouttes dans 30 ml)
CORPS		
Huiles de massage		1 % (6 gouttes dans 30 ml)
Lotions pour le corps		1 % (6 gouttes dans 30 ml)
MAINS ET PIEDS		
Crèmes		1 % (6 gouttes dans 30 ml)
CHEVEUX ET CUIR CHEVELU		
Sérums capillaires		1 % (6 gouttes dans 30 ml)

SANTAL JAUNE

Nom botanique : *Santalum austrocaledonicum*
Répartition géographique : îles de Nouvelle-Calédonie et Vanuatu, dans le sud-ouest de l'océan Pacifique
Odeur : notes de fond douces et boisées

DESCRIPTION DE LA PLANTE

Le santal jaune — officiellement appelé santal jaune de Nouvelle-Calédonie — est un arbre buissonnant aux tiges multiples, résistant à la sécheresse et pouvant mesurer 5 à 12 mètres de haut. Les feuilles sont bleu-vert, brillantes sur le dessus et d'un vert pâle terne sur le dessous. L'écorce de l'arbre est légèrement rugueuse, avec des taches grisâtres ou brun-rouge.

Extraction : distillation à la vapeur d'eau du duramen (partie interne du tronc de l'arbre)

UTILISATION DE L'HUILE ESSENTIELLE

L'huile essentielle de santal complète luxueusement les produits de soin. Des études montrent que l'alpha-santalol, l'un de ses principaux constituants, a la capacité de pénétrer la peau et d'abaisser la tension artérielle. L'alpha-santalol et le bêta-santalol sont tous deux efficaces dans le traitement des peaux enflammées. Cette huile est également utilisée pour illuminer le teint — c'est l'une des meilleures huiles essentielles à cet égard. Elle possède en outre de puissantes propriétés antifongiques, ce qui la rend intéressante dans le traitement de problèmes tels que l'acné et le pied d'athlète. Utilisez cette huile essentielle dans les nettoyants, les toniques et les crèmes destinés à éclaircir la peau, ainsi que dans les baumes et les beurres ciblant les infections fongiques des pieds.

PRÉCAUTIONS

Cette huile n'est pas irritante lorsqu'elle est appliquée aux dilutions maximales recommandées ou en deçà. Une utilisation excessive peut causer des irritations cutanées chez les personnes ayant la peau sensible. Utilisez-la avec prudence pendant la grossesse et l'allaitement. Stockée dans de bonnes conditions, l'huile essentielle de santal se conserve jusqu'à 2 ans.

CONNAÎTRE LA VARIÉTÉ

Les santals illustrent bien la raison pour laquelle il est essentiel de prendre nos ressources naturelles en considération lorsque nous achetons et utilisons des huiles essentielles. La famille des santals compte 19 espèces différentes. Autrefois, l'huile essentielle de santal blanc (*Santalum album*) était utilisée en cosmétiques et lors de pratiques spirituelles. Le santal blanc fait aujourd'hui partie des espèces menacées et son utilisation est strictement réglementée. Le santal jaune représente une bonne alternative au santal blanc — leurs constituants sont très similaires. Lorsque vous achetez de l'huile essentielle de santal, veillez à ce que l'étiquette précise « *Santalum austrocaledonicum* ».

PRINCIPAUX CONSTITUANTS

Alpha-santalol (40-53 %)

Ce constituant est absorbé par la peau et a la capacité d'abaisser la tension artérielle. Ses propriétés antibactériennes et antifongiques contribuent à prévenir et à traiter les infections cutanées. Des études ont montré que l'alpha-santalol était un agent éclaircissant ; des données attestent en outre sa toxicité pour les cancers de la peau et sa capacité à freiner les tumeurs dans les cancers de la bouche.

Bêta-santalol (20-25 %)

Ce constituant contribue à l'effet sédatif de l'huile essentielle de santal.

SOIN DE LA PEAU		
Une dilution maximale de 3 % peut être utilisée dans les produits sans rinçage.		
PROPRIÉTÉS		
• antibactérienne • calmante • éclaircissante cutanée • antifongique		
INDICATIONS		
• hyperpigmentation • acné • peaux matures • coups de soleil		
PRODUIT	**TYPE DE PEAU/INDICATIONS**	**QUANTITÉ**
VISAGE		
Crèmes hydratantes	tous types de peau, peaux matures	1-2 % (6-12 gouttes dans 30 ml)
Masques pour le visage	tous types de peau, peaux matures	1-2 % (6-12 gouttes dans 30 ml)
Toniques	tous types de peau, peaux matures	2 % (12 gouttes dans 30 ml)
Nettoyants	tous types de peau, peaux matures	2-3 % (12-18 gouttes dans 30 ml)
CORPS		
Huiles de massage		1-2 % (6-12 gouttes dans 30 ml)
Lotions pour le corps		1-2 % (6-12 gouttes dans 30 ml)
MAINS ET PIEDS		
Baumes et beurres pour les pieds		2-3 % (12-18 gouttes dans 30 ml)
CHEVEUX ET CUIR CHEVELU		
Baumes revitalisants sans rinçage pour le traitement du cuir chevelu*		1 % (6 gouttes dans 30 ml)

* Lorsqu'elles sont exposées à la chaleur et à l'eau, les huiles essentielles s'oxydent plus rapidement. Envisagez de conditionner vos shampoings et après-shampoings dans des bouteilles à clapet ou dans des flacons-pompes afin de limiter l'oxydation.

SAUGE SCLARÉE

Nom botanique : *Salvia sclarea*
Famille botanique : *Lamiaceae*
Répartition géographique : originaire de Méditerranée, désormais cultivée dans le monde entier
Odeur : notes de fond et notes de cœur florales, sucrées et herbacées

DESCRIPTION DE LA PLANTE

La sauge sclarée est une plante herbacée fortement aromatique qui peut atteindre 1 mètre de haut. Elle porte des feuilles velues et de petites fleurs violettes ou bleues. La plante est cultivée pour son huile essentielle en France, en Grande-Bretagne et au Maroc.

Extraction : distillation à la vapeur d'eau des fleurs

UTILISATION DE L'HUILE ESSENTIELLE

L'essence de sauge sclarée calme le système nerveux tout en réparant délicatement la peau. L'acétate de linalyle présent dans cette huile essentielle contribue à tonifier la peau et à détendre les muscles. La sauge sclarée s'intègre avantageusement à un large éventail de produits de soin. Elle est particulièrement bien adaptée dans les crèmes, les soins hydratants et les sérums pour la nuit en raison de ses propriétés relaxantes pour le corps.

MISE EN GARDE

L'huile essentielle de sauge sclarée possède des propriétés sédatives qui peuvent accentuer les effets enivrants de l'alcool.

PRÉCAUTIONS

Cette huile n'est pas irritante lorsqu'elle est appliquée aux dilutions maximales recommandées ou en deçà. Ne l'utilisez pas pendant la grossesse et l'allaitement. Stockée dans de bonnes conditions, l'huile essentielle de sauge sclarée se conserve 2 ans.

PRINCIPAUX CONSTITUANTS

Acétate de linalyle (65-70 %)
Ce constituant pénètre dans la peau et contribue à prévenir et à traiter les inflammations cutanées. Grâce à ses vertus antispasmodiques, il peut également aider à détendre les muscles et soulager les crampes.

Linalol (15-20 %)
Ce constituant est absorbé par la peau et contribue à atténuer les gonflements et les inflammations. Il possède des vertus analgésiques et antimicrobiennes. Le linalol a de nombreuses propriétés bénéfiques — par exemple, il a un effet calmant — mais à des concentrations élevées, il peut provoquer une réaction allergique (voir page 30) et lorsqu'il est oxydé, il peut causer des irritations.

Alpha-terpinéol (3-5 %)
Ce constituant possède de puissantes propriétés antibactériennes, qui favorisent la prévention des infections cutanées.

Géraniol (4-5 %)
Grâce à sa puissante activité antifongique et antibactérienne, le géraniol peut prévenir ou ralentir la croissance des champignons et des bactéries. Il possède de nombreuses propriétés bénéfiques, mais à des concentrations élevées, il peut être irritant et sensibilisant pour la peau, voire entraîner une réaction allergique (voir page 30).

Bêta-caryophyllène (4-6 %).
Ce constituant est connu pour sa capacité à soulager la douleur et l'inflammation. Il est également susceptible d'agir comme agent éclaircissant pour la peau.

SOIN DE LA PEAU		
Une dilution maximale de 3 % peut être utilisée dans les produits sans rinçage.		
PROPRIÉTÉS		
• calmante et relaxante • convient à tous les types de peau • désodorisante		
INDICATIONS		
• acné • peaux grasses • peaux matures • pellicules		
PRODUIT	TYPE DE PEAU/INDICATIONS	QUANTITÉ
VISAGE		
Gels hydratants	tous types de peau	1-2 % (6-12 gouttes dans 30 ml)
Masques pour le visage	tous types de peau	1-2 % (6-12 gouttes dans 30 ml)
Toniques	tous types de peau	2 % (12 gouttes dans 30 ml)
Nettoyants	tous types de peau	2-3 % (12-18 gouttes dans 30 ml)
Exfoliants	tous types de peau	2-3 % (12-18 gouttes dans 30 ml)
Baumes à lèvres		2-3 % (12-18 gouttes dans 30 ml)
CORPS		
Huiles de massage		1-2 % (6-12 gouttes dans 30 ml)
Lotions pour le corps		1-2 % (6-12 gouttes dans 30 ml)
Déodorants		1-2 % (6-12 gouttes dans 30 ml)
Exfoliants		1-3 % (6-18 gouttes dans 30 ml)
MAINS ET PIEDS		
Baumes et beurres		2-3 % (12-18 gouttes dans 30 ml)
CHEVEUX ET CUIR CHEVELU		
Shampoings et après-shampoings*		1-3 % (6-18 gouttes dans 30 ml)
Baumes revitalisants sans rinçage pour le traitement du cuir chevelu*		1-2 % (6-12 gouttes dans 30 ml)

* Lorsqu'elles sont exposées à la chaleur et à l'eau, les huiles essentielles s'oxydent plus rapidement. Envisagez de conditionner vos shampoings et après-shampoings dans des bouteilles à clapet ou dans des flacons-pompes afin de limiter l'oxydation.

TEA TREE

Nom botanique : *Melaleuca alternifolia*
Famille botanique : *Myrtaceae*
Répartition géographique : originaire d'Australie, principalement de Nouvelle-Galles-du-Sud
Odeur : notes fraîches, âcres

DESCRIPTION DE LA PLANTE

Les arbustes et arbres de type Melaleuca, connus en anglais sous le nom de « paperbarks » (leur écorce se détache par morceaux qui rappellent des feuilles de papier), peuvent atteindre de 2 à 30 mètres de haut, selon les espèces. Ils possèdent une écorce blanche écailleuse et portent des feuilles ovales allant du vert foncé au vert-de-gris. Les fleurs se développent en grappes denses le long des tiges, chacune étant pourvue de petits pétales fins pouvant être blancs, roses, rouges, jaune pâle ou verts. Le fruit de l'arbre est une petite capsule contenant de nombreuses graines minuscules.

Extraction : distillation à la vapeur d'eau des feuilles et des ramilles

UTILISATION DE L'HUILE ESSENTIELLE

En aromathérapie, l'huile essentielle de tea tree est utilisée pour traiter les infections fongiques, bactériennes et virales. Cette huile essentielle a fait l'objet d'abondantes recherches et son efficacité a été prouvée en cas de coups de soleil, de furoncles, d'acné, de candidoses, d'éruptions, de piqûres d'insectes et de boutons de fièvre. Elle est également fréquemment intégrée aux shampoings antipelliculaires. Utilisez-la dans les crèmes, les nettoyants et les exfoliants destinés aux peaux grasses à tendance acnéique, ainsi que dans les shampoings, les après-shampoings et les sérums pour le cuir chevelu.

MISE EN GARDE

L'huile essentielle de tea tree est largement utilisée dans les formulations de soins naturels. Récemment, elle a été employée à outrance, de nombreuses entreprises s'étant tournées vers le tea tree afin de conférer à leurs produits l'attrait du « naturel ». Une surexposition à l'huile essentielle de tea tree peut causer des irritations et une sensibilisation cutanées.

PRÉCAUTIONS

Cette huile n'est pas irritante lorsqu'elle est appliquée aux dilutions maximales recommandées ou en deçà. Les femmes enceintes ou allaitantes doivent l'utiliser avec prudence. L'huile de tea tree peut s'oxyder assez rapidement, ce qui peut provoquer des irritations cutanées. Stockée dans de bonnes conditions, l'huile essentielle de tea tree se conserve jusqu'à 2 ans.

PRINCIPAUX CONSTITUANTS

Gamma-terpinène (30-33 %)
Ce constituant possède de puissantes propriétés antibactériennes, qui peuvent contribuer à la prévention des infections cutanées. Il ralentit également l'oxydation de l'acide linoléique, de sorte qu'il joue un rôle de conservateur lorsqu'il est ajouté à la plupart des huiles support.

Terpinène-4-ol (19-22 %)
Ce constituant est un puissant agent antibactérien ; des études montrent son efficacité pour guérir les infections cutanées et atténuer l'acné. Il est également efficace contre les acariens de la peau et les mycoses cutanées. Également anti-inflammatoire, il pénètre facilement dans la peau.

Cymène (18-20 %)
Ce constituant est un antioxydant.

Eucalyptol (16-20 %)

Ce constituant agit comme un promoteur de pénétration (voir page 53). Ses propriétés antimicrobiennes et antifongiques ont également été démontrées. Lorsqu'il est inhalé, il agit comme un décongestionnant qui contribue à évacuer le mucus.

Alpha-terpinène (7-9 %)

Grâce à sa forte activité antifongique et antibactérienne, ce constituant peut prévenir ou ralentir la croissance des champignons et des bactéries.

SOIN DE LA PEAU		
Une dilution maximale de 3 % peut être utilisée dans les produits sans rinçage.		
PROPRIÉTÉS		
• antibactérienne		• antifongique
INDICATIONS		
• infections cutanées à candida • acné	• peaux grasses • peaux marbrées	• hyperpigmentation
PRODUIT	TYPE DE PEAU/INDICATIONS	QUANTITÉ
VISAGE		
Crèmes hydratantes	peaux grasses et acné	2 % (12 gouttes dans 30 ml)
Masques pour le visage	peaux grasses et acné	2 % (12 gouttes dans 30 ml)
Toniques	peaux grasses et acné	2-3 % (12-18 gouttes dans 30 ml)
Nettoyants	peaux grasses et acné	2-3 % (12-18 gouttes dans 30 ml)
Exfoliants	peaux grasses et acné	2-3 % (12-18 gouttes dans 30 ml)
CORPS		
Huiles de massage		2-3 % (12-18 gouttes dans 30 ml)
Lotions pour le corps		2-3 % (12-18 gouttes dans 30 ml)
MAINS ET PIEDS		
Onguents		2-3 % (12-18 gouttes dans 30 ml)
Lotions et beurres		2-3 % (12-18 gouttes dans 30 ml)
CHEVEUX ET CUIR CHEVELU		
Shampoings et après-shampoings*		3 % (18 gouttes dans 30 ml)
Sérums pour le cuir chevelu		1 % (6 gouttes dans 30 ml)

* Lorsqu'elles sont exposées à la chaleur et à l'eau, les huiles essentielles s'oxydent plus rapidement. Envisagez de conditionner vos shampoings et après-shampoings dans des bouteilles à clapet ou dans des flacons-pompes afin de limiter l'oxydation.

YLANG-YLANG

Nom botanique : *Cananga odorata*
Famille botanique : *Annonaceae*
Répartition géographique : originaire d'Asie tropicale ; l'huile est produite à Madagascar, à la Réunion et aux Comores
Odeur : notes sucrées, florales et herbacées

DESCRIPTION DE LA PLANTE

Le *Cananga odorata* est un arbre qui peut atteindre 12 mètres de haut. Il porte des feuilles vertes brillantes ; ses grandes fleurs jaunes aux pétales allongés sont très parfumées, en particulier le soir.

Extraction : distillations fractionnées à la vapeur d'eau des pétales de fleurs. Cette méthode permet d'obtenir six fractions d'huile essentielle, de qualités différentes : extra-supérieure, produite au début de la distillation ; extra, produite au cours de la première heure de distillation ; première, deuxième et troisième, respectivement produites après 3, 6 et 12 heures ; et complète, obtenue une fois la distillation terminée. L'intégralité du processus d'extraction nécessite entre 8 et 12 heures.

UTILISATION DE L'HUILE ESSENTIELLE

Inutile d'incorporer une grande quantité d'huile essentielle d'ylang-ylang à une formulation pour profiter de son merveilleux parfum, optimisant et sensuel. L'ylang-ylang est un puissant antiseptique qui contribue à améliorer les peaux grasses à tendance acnéique. Il contribue également à tonifier la peau et à accroître sa souplesse, ce qui rend l'utilisation de cette huile idéale dans les formulations anti-âge. L'huile essentielle d'ylang-ylang peut être utilisée dans la plupart des formulations de soins pour la peau et pour les cheveux.

PRÉCAUTIONS

Cette huile n'est pas irritante lorsqu'elle est appliquée aux dilutions maximales recommandées ou en deçà. Une surexposition à l'huile essentielle d'ylang-ylang peut causer une sensibilisation cutanée ; elle peut également provoquer des maux de tête. Les femmes enceintes ou allaitantes doivent l'utiliser avec prudence. Stockée dans de bonnes conditions, l'huile essentielle d'ylang-ylang se conserve jusqu'à 2 ans.

PRINCIPAUX CONSTITUANTS

Bêta-caryophyllène (10-21 %)
Ce constituant est connu pour sa capacité à soulager la douleur et l'inflammation. Il est également susceptible d'agir comme agent éclaircissant pour la peau.

Germacrène d (15-24 %)
Ce constituant, présent dans de nombreuses espèces de plantes, peut agir comme insectifuge contre les moustiques, les aphidés et les tiques.

Benzoate de benzyle (10-15 %)
Ce constituant est réputé pour ses propriétés désinfectantes, ce qui est utile dans les formulations destinées à lutter contre les microbes et les virus. Sa capacité à enrayer la propagation de la gale, une maladie de peau contagieuse qui provoque des démangeaisons et l'apparition de papules rouges, a également été démontrée. Le benzoate de benzyle a de nombreuses propriétés bénéfiques, mais il est sensibilisant (voir page 26).

Benzoate de méthyle (6 %)
Ce constituant est utilisé dans l'industrie du parfum en raison de son odeur agréable. À hautes doses, ce composé peut être irritant pour la peau.

Farnésène (8-10 %)
Le farnésène possède des propriétés antimicrobiennes qui contribuent à prévenir et à traiter les infections cutanées. Il est également connu pour ses vertus anti-inflammatoires.
Linalol (4-15 %).

Ce constituant est absorbé par la peau et contribue à atténuer les gonflements et les inflammations. Il possède des vertus analgésiques et antimicrobiennes. Le linalol a de nombreuses propriétés bénéfiques, mais à des concentrations élevées, il peut provoquer une réaction allergique (voir page 30) et lorsqu'il est oxydé, il est irritant pour la peau.

SOIN DE LA PEAU		
Une dilution maximale de 3 % peut être utilisée dans les produits sans rinçage.		
PROPRIÉTÉS		
• antibactérienne	• insectifuge	• calmante et relaxante
INDICATIONS		
• peaux sèches • peaux grasses	• peaux mixtes • ridules	• tensions musculaires
PRODUIT	TYPE DE PEAU/INDICATIONS	QUANTITÉ
VISAGE		
Gels hydratants	tous types de peau	1 % (6 gouttes dans 30 ml)
Masques pour le visage	tous types de peau	1 % (6 gouttes dans 30 ml)
Toniques	tous types de peau	1 % (6 gouttes dans 30 ml)
Nettoyants	tous types de peau	1 % (6 gouttes dans 30 ml)
Exfoliants	tous types de peau	1 % (6 gouttes dans 30 ml)
Baumes à lèvres		1 % (6 gouttes dans 30 ml)
CORPS		
Huiles de massage		1 % (6 gouttes dans 30 ml)
Lotions pour le corps		1 % (6 gouttes dans 30 ml)
Déodorants		1 % (6 gouttes dans 30 ml)
MAINS ET PIEDS		
Baumes et beurres pour les pieds		1 % (6 gouttes dans 30 ml)
CHEVEUX ET CUIR CHEVELU		
Shampoings et après-shampoings*		1-3 % (6-18 gouttes dans 30 ml)
Baumes revitalisants sans rinçage pour le traitement du cuir chevelu*		1-2 % (6-12 gouttes dans 30 ml)

* Lorsqu'elles sont exposées à la chaleur et à l'eau, les huiles essentielles s'oxydent plus rapidement. Envisagez de conditionner vos shampoings et après-shampoings dans des bouteilles à clapet ou dans des flacons-pompes afin de limiter l'oxydation.

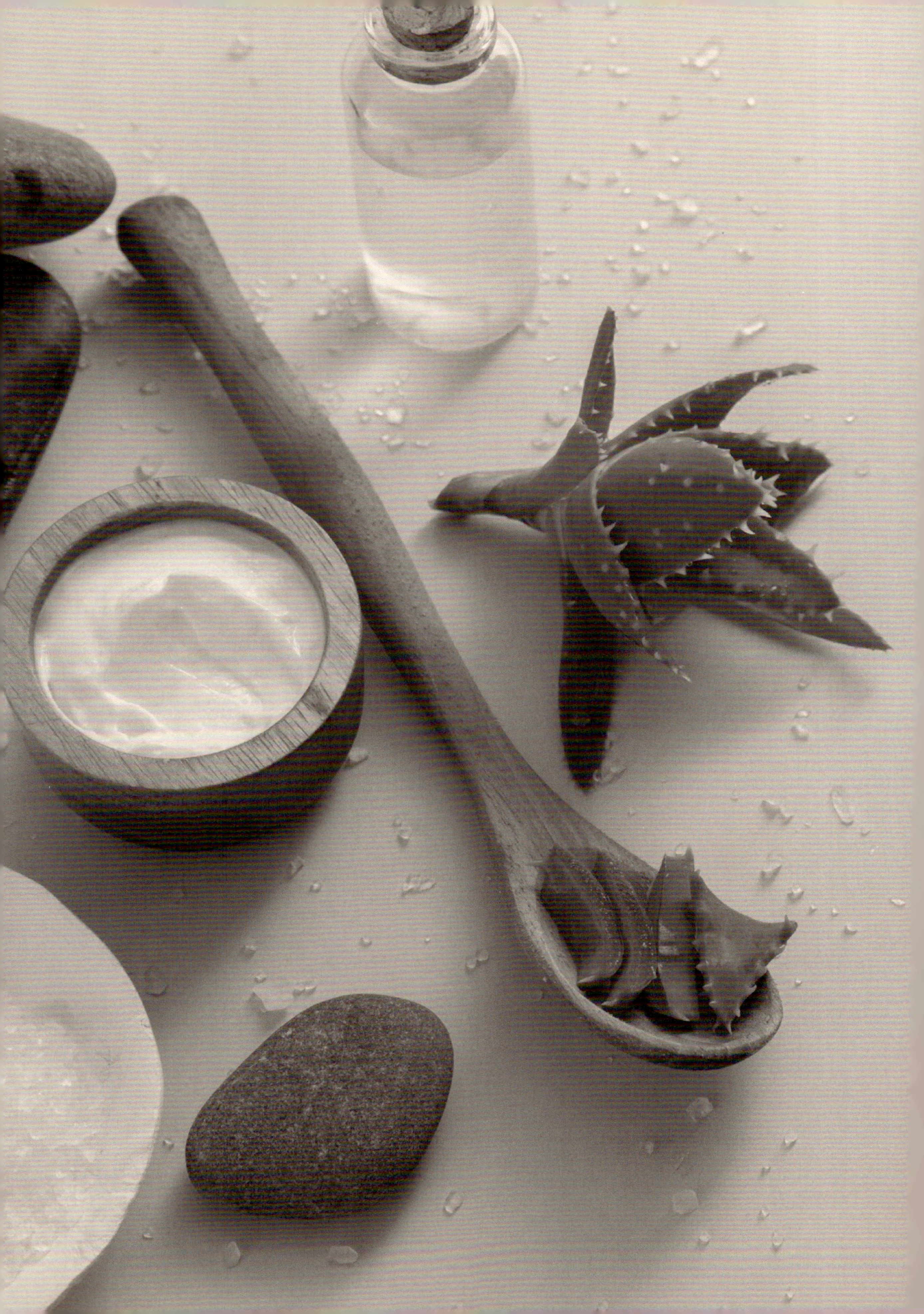

Les recettes

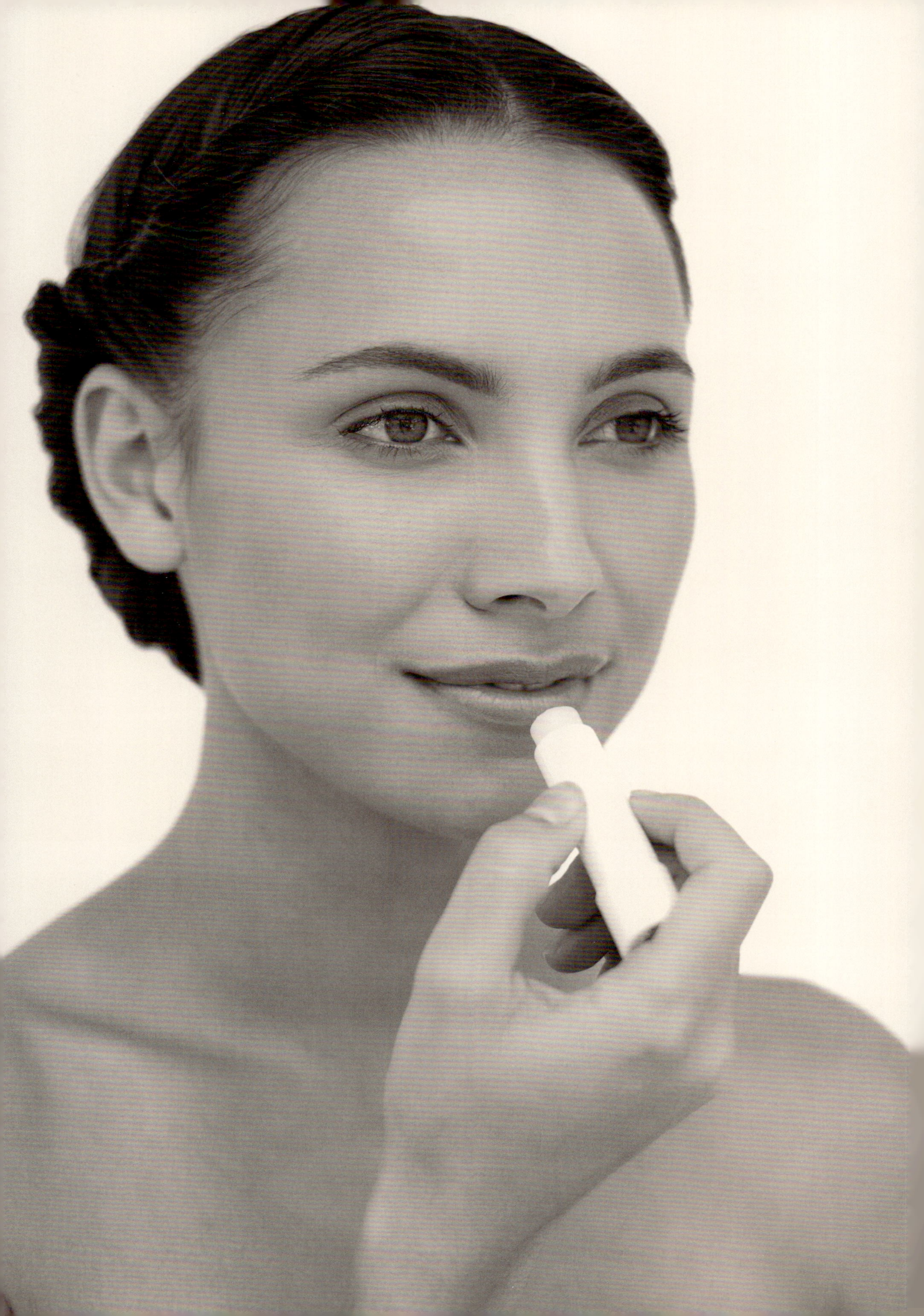

CONFECTIONNER DES PRODUITS DE SOIN : LES RECETTES DE BASE

Fabriquer des cosmétiques chez soi n'a rien de compliqué. Soins hydratants, lotions, beurres, crèmes, baumes et onguents — tous ces produits sont réalisés au moyen d'une même méthode de base, mais avec des matières premières différentes. Une fois que vous aurez assimilé les rudiments, vous pourrez créer une variété presque infinie de produits qui répondront à une multitude de besoins.

Parce qu'ils contiennent davantage d'eau et moins d'émulsifiant, les soins hydratants et les lotions ont généralement une texture plus légère et plus fluide que les crèmes et les beurres ; ils sont donc particulièrement adaptés aux soins du visage et du buste. Les beurres et les crèmes contiennent quant à eux moins d'eau et davantage d'émulsifiant ; vous les appliquerez idéalement sur les mains, les pieds et les jambes. Enfin, les onguents et les baumes ne contiennent pas d'eau du tout ; leur base, plus grasse et plus épaisse, convient parfaitement aux produits destinés à certaines parties du corps, tels que les baumes à lèvres, les déodorants et les pommades.

J'ai créé trois formulations de base — une crème hydratante, une lotion et un baume à lèvres — chacune d'entre elles pouvant être personnalisée pour répondre à vos besoins spécifiques. Avant de vous livrer ces formulations, je les ai décomposées dans un diagramme qui illustre étape par étape la méthode universelle permettant de confectionner des produits de beauté. J'ai ensuite expliqué ces étapes avec des mots. Une fois que vous maîtriserez les techniques de base, vous devriez avoir suffisamment d'assurance pour réaliser toutes les formulations de ce livre. Bien que les instructions de fabrication varient légèrement d'une recette à l'autre, leur préparation fait appel à ces étapes communes.

CRÉER SES RECETTES : LES DIFFÉRENTES ÉTAPES

En ce qui concerne les ingrédients pouvant être intégrés à des produits de soin naturels, les possibilités sont presque infinies. Chaque jour, de nouveaux ingrédients naturels et novateurs sont lancés sur le marché. Référez-vous aux pages 41 à 83 pour un aperçu des plus usités au moment de l'écriture de ce livre. Renseignez-vous toujours sur les ingrédients que vous utilisez et veillez à prendre connaissance des quantités maximales recommandées que vous pouvez incorporer dans les produits.

1. CRÉEZ UNE ÉMULSION

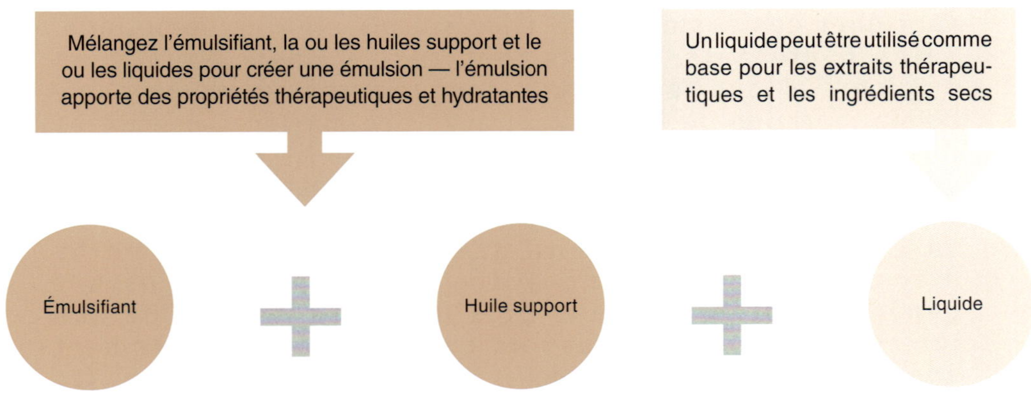

2. AJOUTEZ LES HUILES ESSENTIELLES

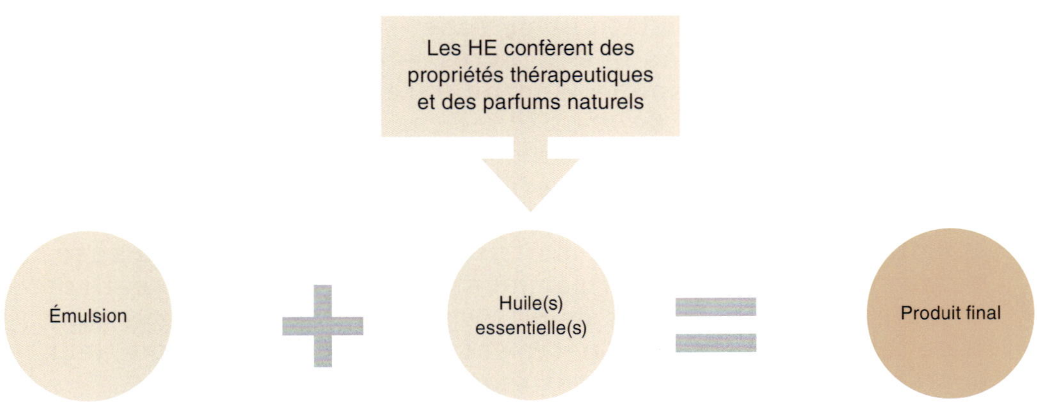

EXEMPLE DE FORMULE TYPE :
SOIN HYDRATANT ET NOURRISSANT PARFUMÉ À LA ROSE

2 c. à s. (30 ml) d'émulsifiant + 2 c. à s. (30 ml) d'acide stéarique

+

60 ml d'huile de jojoba + 60 ml d'huile de rose musquée

+

250 ml d'eau chaude filtrée + 60 ml de glycérine

+

4 gouttes d'HE de rose de Damas + 2 gouttes d'HE de petit grain bigarade

=

Soin hydratant et nourrissant parfumé à la rose

ÉTAPE 1 : FAITES FONDRE L'ÉMULSIFIANT

Cette étape est l'une des plus importantes lors de la confection d'une crème ou d'une lotion. L'émulsifiant — par exemple, une cire émulsifiante ou de l'acide stéarique — est la substance de votre formulation qui permet de lier l'eau et les lipides (graisses). Si vous omettez l'émulsifiant, ou si vous n'incorporez pas la bonne quantité d'émulsifiant, dans votre formule, les liquides et les lipides vont se dissocier. C'est la porte ouverte au développement très rapide des moisissures et des bactéries.

ÉTAPE 2 : AJOUTEZ LA OU LES HUILES SUPPORT

L'huile support — par exemple, de l'huile d'amande douce ou de l'huile de rose musquée — est ce qui apporte à votre produit la valeur émolliente et thérapeutique que vous souhaitez lui conférer. Choisissez une huile adaptée à votre type de peau ou à votre problème cutané et qui n'est pas susceptible de provoquer une réaction allergique (voir pages 52 à 72).

ÉTAPE 3 : AJOUTEZ LE LIQUIDE

Le liquide est l'ingrédient qui confère à votre produit une texture plus fraîche et plus légère et qui contribue à apporter du volume au résultat final. Vous pouvez renforcer les propriétés thérapeutiques de vos produits en dissolvant des extraits dans le liquide ou en y faisant infuser des thés, des gels, des conservateurs ou des ingrédients en poudre (voir pages 75 à 83).

ÉTAPE 4 : AJOUTEZ LA OU LES HUILES ESSENTIELLES

Les huiles essentielles apportent à vos produits un parfum naturel; elles ont également une incidence sur leurs propriétés thérapeutiques grâce à leurs effets calmants, antiseptiques, antibactériens, antiviraux, anti-inflammatoires ou antifongiques (voir pages 85 à 165).

SÉLECTIONNEZ VOS HUILES

Les tableaux suivants vous aideront à choisir les huiles support et les huiles essentielles qui conviennent le mieux à votre type de peau et à votre budget.

CHOIX DES HUILES SUPPORT

	TYPE DE PEAU					
HUILE SUPPORT	SÈCHE	GRASSE	MIXTE	SENSIBLE	MATURE	GAMME DE PRIX
Abricot	•	•	•	•	•	€€
Amande douce	•				•	€€
Argan	•	•	•	•	•	€€€
Avocat (brute)	•			•	•	€€
Bourrache	•	•	•		•	€€€
Cacao (beurre)	•				•	€€
Camélia	•	•	•	•	•	€
Chanvre	•	•	•	•	•	€€€
Coco, extra-vierge	•	•	•	•	•	€
Coco, fractionnée	•				•	€
Jojoba	•	•	•	•	•	€€€
Karité (beurre)	•			•	•	€€
Marula	•	•	•	•	•	€€€
Noisette		•	•			€€
Onagre	•	•	•	•	•	€€€
Pépins de raisin	•	•	•	•	•	€
Rose musquée	•		•	•	•	€€€
Sésame	•				•	€€€
Tournesol	•			•	•	€

Légende : € = bon marché ; €€ = prix moyen ; €€€ = onéreuse

ALERTE ALLERGIE : LES FRUITS À COQUE

Si vous êtes sensible aux fruits à coque, évitez d'utiliser des huiles qui en sont issues, telles que l'huile d'amande douce ; privilégiez plutôt des huiles support telles que l'huile de pépins de raisin, l'huile de coco fractionnée ou l'huile d'abricot. Ces huiles permettent également d'obtenir une base à la texture légère.

CHOIX DES HUILES ESSENTIELLES

	TYPE DE PEAU					
HUILE SUPPORT	SÈCHE	GRASSE	MIXTE	MATURE	SENSIBLE	GAMME DE PRIX
Basilic doux		•				€
Benjoin	•			•		€
Bergamote		•	•			€€
Cajeput		•				€
Camomille allemande	•	•	•	•	•	€€€
Camomille romaine	•	•	•	•	•	€€€
Cardamome		•				€€
Carotte		•	•	•		€€
Citron		•				€
Citron vert		•	•			€
Citronnelle		•				€€
Encens	•	•	•	•	•	€€
Genévrier		•	•	•		€€
Géranium	•	•		•		€€
Gingembre		•	•			€€
Hélichryse italienne	•	•	•	•	•	€€€
Jasmin	•			•		€€€
Lavande	•	•	•	•	•	€€
Lemongrass		•				€
Mandarine	•	•	•			€
Marjolaine		•	•	•		€€€
Menthe poivrée		•				€
Myrrhe		•	•	•		€€€
Néroli	•	•	•	•	•	€€€
Orange		•				€
Palmarosa		•				€
Pamplemousse		•				€
Patchouli	•	•	•	•		€
Petit grain bigarade	•		•	•		€
Pin sylvestre		•				€
Romarin		•	•			€
Rose de Damas	•	•	•	•	•	€€€
Santal (jaune)	•	•	•	•		€€€
Sauge sclarée	•		•	•		€
Tea tree		•	•			€
Ylang-ylang	•		•	•		€€

Légende : € = bon marché ; €€ = prix moyen ; €€€ = onéreuse

CRÈME HYDRATANTE : RECETTE DE BASE

(pour 350 ml)

Bien que la préparation d'une crème hydratante de base soit relativement simple, il vous faudra suivre une méthode spécifique qui vous garantira de bons résultats. Cette formulation décrit, étape par étape, les techniques permettant de réaliser une crème pour le visage en utilisant des ingrédients de base.

Type de peau : tous
Quand l'utiliser : le matin (voir « Variantes »)

ASTUCES

- Démarrez toujours le batteur à basse vitesse. Mélangez patiemment, sans vous arrêter, afin que la cire et l'huile ne refroidissent pas avant d'être émulsifiées. Autrement, elles pourraient se dissocier.
- Renseignez-vous toujours sur les ingrédients que vous utilisez et veillez à prendre connaissance de la quantité maximale recommandée que vous pouvez incorporer dans les produits.
- Étiquetez le produit fini, en précisant les dates de fabrication et de péremption.

DIFFÉRENTES HUILES SUPPORT

Vous pouvez utiliser jusqu'à quatre huiles support différentes, pour peu que la quantité totale ne dépasse pas la quantité spécifiée. Tenez compte des propriétés de chaque huile support et choisissez des huiles compatibles avec votre type de peau et avec le type de produit que vous confectionnez. Référez-vous aux pages 52 à 72 pour une liste complète des possibilités, ou essayez les variantes suivantes :

- Peau grasse : huile d'argan, de pépins de raisin ou de bourrache
- Peau sensible : huile d'amande douce, de chanvre ou de jojoba
- Peau mixte à tendance acnéique : huile d'onagre ou de rose musquée
- Peau sèche et mature : huile d'argan, de sésame ou de bourrache

BIEN CHOISIR LES HUILES ESSENTIELLES

Les huiles essentielles présentées dans ce livre ont été spécifiquement sélectionnées pour la fabrication de produits de soin naturels. Tenez compte de ce qui suit dans votre choix :

- Est-elle adaptée à votre type de peau et son utilisation sans danger (voir pages 93 à 165) ?
- Quel effet souhaitez-vous que son parfum vous procure (par exemple, qu'il vous relaxe ou vous stimule) ? Le parfum de votre produit joue un rôle important sur l'effet qu'il aura sur vous (voir page 91).
- Quel est votre budget ? Les huiles essentielles sont disponibles à différents prix, certaines pouvant être très onéreuses. Consultez les variantes de chaque formulation ainsi que le tableau de la page 173 pour savoir quelle huile essentielle peut en remplacer une autre au besoin.

DURÉE DE CONSERVATION ET STOCKAGE

- Lorsque vous fabriquez des produits de soin, ils sont exempts de puissants conservateurs chimiques et contiennent souvent des ingrédients tels que l'eau et les céréales, dans lesquels les bactéries ont tendance à proliférer. Par conséquent, je recommande une durée de conservation de 3 mois pour la plupart des formulations de ce livre. Afin de réduire le potentiel de croissance des bactéries, conditionnez vos produits dans des contenants hermétiquement fermés et stockez-les dans un endroit frais et sec ou au réfrigérateur. Transvasez de petites portions dans des contenants en verre pour votre utilisation quotidienne et rechargez-les en fonction de vos besoins.
- **Mise en garde :** si un produit se déphase, se décolore ou commence à dégager une odeur désagréable, jetez-le immédiatement.

Conditionnement et stockage

Votre produit, une fois prêt, nécessite d'être conditionné et stocké dans de bonnes conditions. Désinfectez toujours votre contenant avant d'y verser votre préparation, fermez-le hermétiquement et stockez votre produit dans un endroit frais à l'abri de la lumière.

Ustensiles • Bain-marie avec bol • Agitateur en verre • Batteur électrique • Pot en verre (400 ml) désinfecté à l'alcool à 70°
Ingrédients • 3 c. à s. (45 ml) de cire émulsifiante n° 1 • 125 ml d'huile de tournesol • 175 ml d'eau filtrée chauffée à 30 °C • 20 gouttes (1 ml) d'huile essentielle de votre choix (voir page 173)

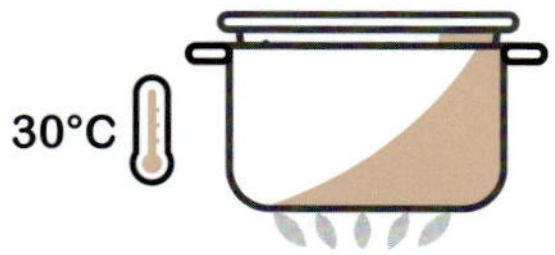

1. Placez un verre gradué résistant à la chaleur et doté d'un bec verseur dans une casserole d'eau chaude non bouillante (30 °C) ; faites chauffer jusqu'à ce que le verre soit chaud au toucher.

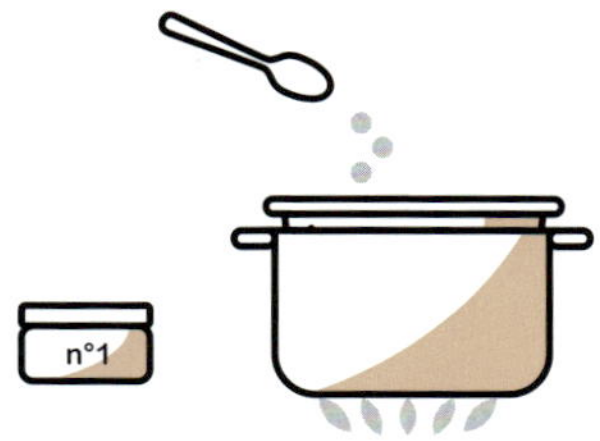

2. Versez-y la cire émulsifiante et laissez fondre complètement.

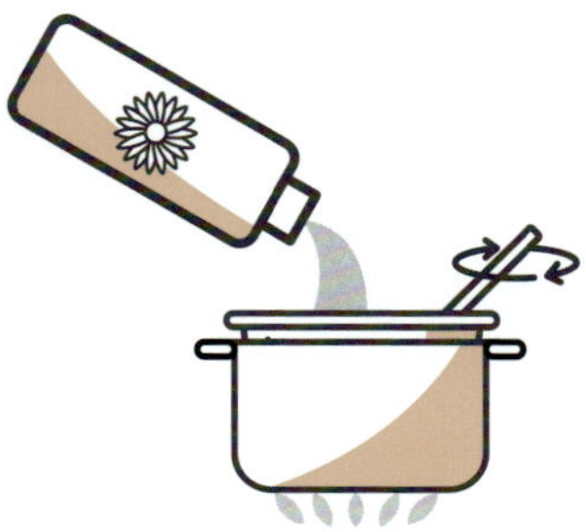

3. Ajoutez l'huile de tournesol et mélangez délicatement jusqu'à ce qu'elle soit complètement incorporée. Ôtez du feu.

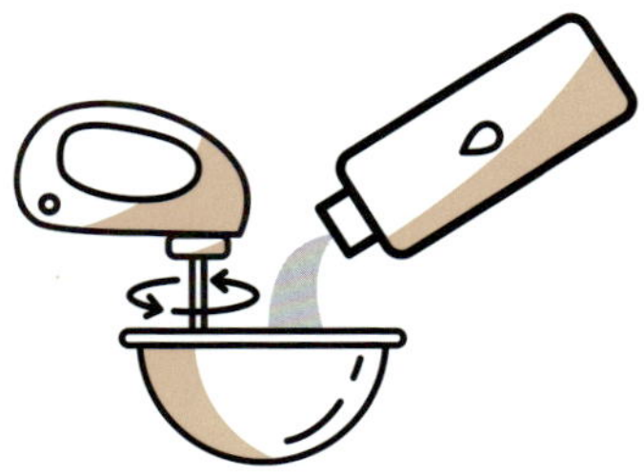

4. À l'aide d'un batteur à basse vitesse, incorporez progressivement l'eau chaude. Continuez à battre pendant 5 à 10 minutes, jusqu'à obtention d'une émulsion (épaisse et crémeuse).

5. Ajoutez l'huile essentielle et mélangez jusqu'à ce qu'elle soit complètement incorporée.

6. Transférez le mélange dans le pot désinfecté et fermez-le hermétiquement. Stockée dans de bonnes conditions, la crème se conservera jusqu'à 3 mois.

VARIANTES

- Pour un soin hydratant sans alcool, remplacez la cire émulsifiante par une quantité équivalente de cire d'abeille ou de beurre de karité.
- Si vous le souhaitez, vous pouvez utiliser une cire émulsifiante éco-certifiée (voir « Ressources », page 351).
- Vous pouvez utiliser, en quantité équivalente, n'importe quelle huile support de votre choix (voir pages 52 à 72).
- **Crème de jour basique :** privilégiez les huiles support ayant une texture légère et une teneur élevée en acides gras mono-insaturés et poly-insaturés, ainsi que les huiles essentielles équilibrantes et stimulantes (voir pages 93 à 165).
- **Crème de nuit basique :** privilégiez les huiles support riches en acides gras saturés et insaturés, ainsi que les huiles essentielles calmantes et relaxantes (voir pages 52 à 72).

LOTION POUR LE CORPS : RECETTE DE BASE

(pour 900 ml)

Bien que la préparation d'une lotion pour le corps soit relativement simple, il vous faudra suivre une méthode spécifique qui vous garantira de bons résultats. Cette formulation décrit, étape par étape, les techniques permettant de réaliser une lotion pour le corps en utilisant des ingrédients de base.

Type de peau : tous (voir « Variantes »)
Quand l'utiliser : le matin

ASTUCES

- Cette formulation, comme de nombreuses autres dans ce livre, prévoit une grande quantité. Je recommande de transférer une petite portion de produit dans un contenant propre pour l'utilisation quotidienne et de stocker le reste de la préparation au réfrigérateur. Si vous préférez, vous pouvez également diviser par deux les quantités de cette formulation.
- Démarrez toujours le batteur à basse vitesse. Mélangez patiemment, sans vous arrêter, afin que la cire et les huiles ne refroidissent pas avant d'être émulsifiées. Autrement, elles pourraient se dissocier.
- Renseignez-vous toujours sur les ingrédients que vous utilisez et veillez à prendre connaissance de la quantité maximale recommandée que vous pouvez incorporer dans les produits.
- Étiquetez le produit fini, en précisant les dates de fabrication et de péremption.

DIFFÉRENTES HUILES SUPPORT

Vous pouvez utiliser jusqu'à quatre huiles support différentes dans une même formulation, pour peu que la quantité totale ne dépasse pas la quantité spécifiée. Tenez compte des propriétés de chaque huile support et choisissez des huiles compatibles avec votre type de peau et avec le type de produit que vous confectionnez. Référez-vous aux pages 57 à 76 pour une liste complète des possibilités, ou essayez les variantes suivantes :

- Peau grasse : huile d'abricot ou de pépins de raisin
- Peau sensible : huile d'amande douce, de chanvre ou de jojoba
- Peau mixte à tendance acnéique : huile d'onagre ou de rose musquée
- Peau sèche et mature : huile d'argan, de sésame ou de bourrache

STOCKAGE

Votre produit, une fois prêt, nécessite d'être conditionné et stocké dans de bonnes conditions. Désinfectez toujours votre contenant avant d'y verser votre préparation, fermez-le hermétiquement et stockez votre produit dans un endroit frais à l'abri de la lumière.

DÉSINFECTION

La désinfection du matériel est l'une des étapes les plus importantes de la fabrication de produits de soin. Utilisez toujours du matériel réservé à cette activité. Lavez-le à l'eau savonneuse, puis séchez-le à l'aide de serviettes en papier. Désinfectez ensuite le matériel à l'alcool à 70°, rincez-le abondamment, puis séchez-le de nouveau. Utilisez aussitôt votre matériel ou stockez-le dans une boîte en plastique hermétique.

GRAISSES SATURÉES

Les supports riches en graisses saturées — par exemple, l'huile de coco extra-vierge, le beurre de cacao et le beurre de karité — se solidifient à température ambiante. Si vous décidez de doubler la quantité de graisses saturées dans votre lotion, celle-ci aura une consistance plus épaisse et ressemblera davantage à une crème qu'à une lotion. À cet égard, un pot conviendra mieux qu'une bouteille pour la conditionner.

Ustensiles • Bain-marie avec bol • Agitateur en verre • Batteur électrique • Bouteille à clapet en PET (900 ml) désinfectée à l'alcool à 70°
Ingrédients • 60 ml de cire émulsifiante n° 1 • 60 ml d'huile de coco extra-vierge • 125 ml d'huile de pépins de raisin • 500 ml d'eau filtrée chauffée à 30 °C • 30 gouttes (1,5 ml) d'huile essentielle de votre choix (voir page 173)

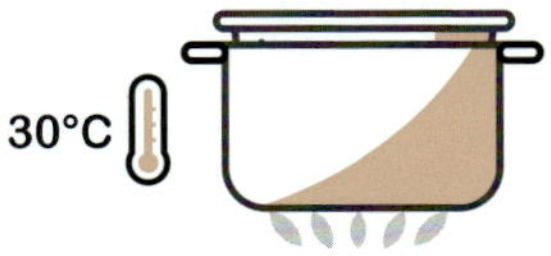

1. Placez un verre gradué résistant à la chaleur et doté d'un bec verseur dans une casserole d'eau chaude non bouillante (30 °C) ; faites chauffer jusqu'à ce que le verre soit chaud au toucher.

2. Versez-y la cire émulsifiante et laissez fondre complètement.

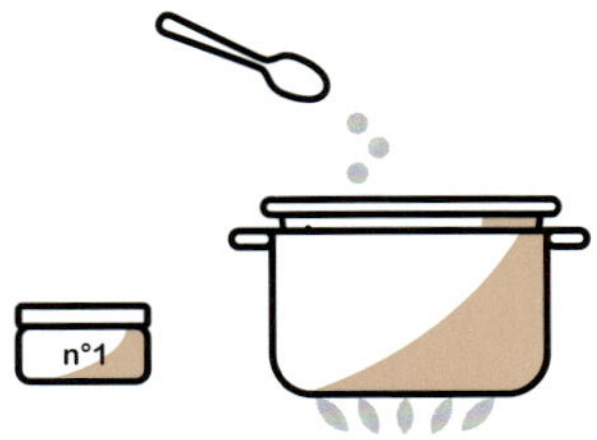

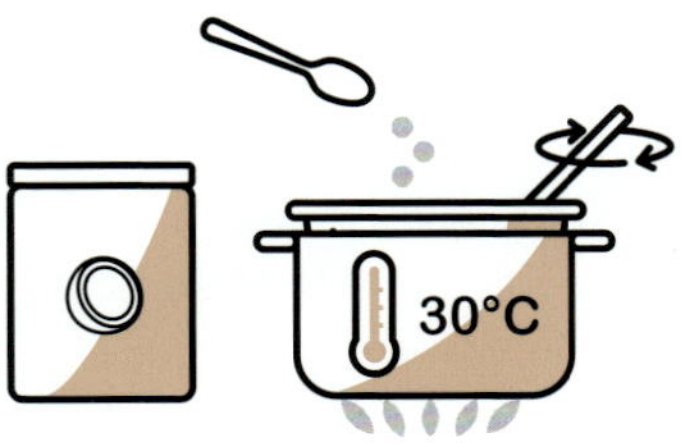

3. Ajoutez l'huile de coco et mélangez délicatement jusqu'à ce qu'elle soit complètement incorporée. Ajoutez l'huile de pépins de raisin et mélangez jusqu'à ce qu'elle soit complètement incorporée. Ôtez du feu.

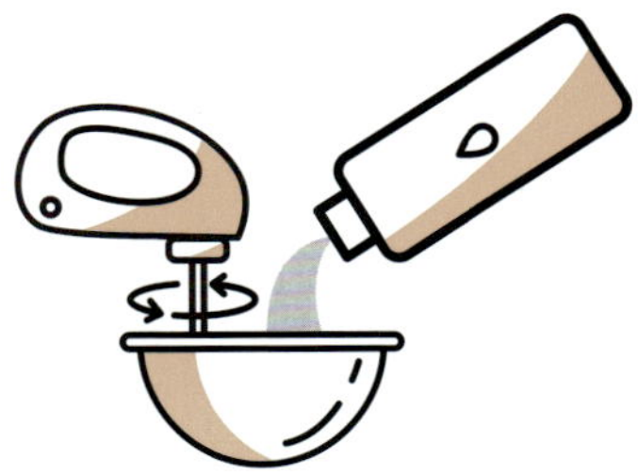

4. À l'aide d'un batteur à basse vitesse, incorporez progressivement l'eau chaude. Continuez à battre pendant 5 à 10 minutes, jusqu'à obtention d'une émulsion (épaisse et crémeuse).

5. Ajoutez l'huile essentielle et mélangez jusqu'à ce qu'elle soit complètement incorporée.

6. Transférez le mélange dans la bouteille désinfectée et fermez-la hermétiquement. Stockée dans de bonnes conditions, la lotion se conservera jusqu'à 3 mois.

VARIANTES

- Pour un soin hydratant sans alcool, remplacez la cire émulsifiante par 1,5 c. à s. (22 ml) de cire d'abeille et 2 c. à s. (30 ml) de beurre de karité.
- Vous pouvez utiliser, en quantité équivalente, n'importe quelle huile support de votre choix (voir pages 52 à 72).
- **Lotion riche pour le corps :** utilisez en partie des huiles support riches en acides gras saturés et poly-insaturés. Privilégiez des huiles essentielles équilibrantes et stimulantes (voir pages 93 à 165).

BAUME À LÈVRES : RECETTE DE BASE

(pour 125 ml)

Bien que la préparation d'un baume à lèvres soit relativement simple, il vous faudra suivre une méthode spécifique qui vous garantira de bons résultats. Cette formulation décrit, étape par étape, les techniques permettant de réaliser un baume à lèvres en utilisant des ingrédients de base.

Type de peau : tous (voir « Variantes »)
Quand l'utiliser : en fonction des besoins

ASTUCES

- Renseignez-vous toujours sur les ingrédients que vous utilisez et veillez à prendre connaissance de la quantité maximale recommandée que vous pouvez incorporer dans les produits.
- L'utilisation d'un bécher gradué résistant à la chaleur et doté d'un bec verseur à la place d'un bol permet de verser plus facilement les préparations.
- Les huiles essentielles sont utilisées dans les baumes à lèvres pour leur goût et leur parfum. Les cires et les huiles protègent et cicatrisent les lèvres sèches et gercées. Si vous avez les lèvres très sèches, ne mettez pas d'huile essentielle.
- Travaillez rapidement et maintenez la formule aussi chaude que possible, afin de la verser plus facilement. Si elle refroidit et devient difficile à verser, faites-la fondre de nouveau dans le bain-marie.
- Lorsque le baume à lèvres fige, il se rétracte légèrement dans le tube. Vous pouvez compléter les tubes avec le reste de la préparation.
- Votre produit, une fois prêt, nécessite d'être conditionné et stocké dans de bonnes conditions. Désinfectez toujours les tubes avant d'y verser votre préparation, fermez-les hermétiquement et stockez les baumes à lèvres dans un endroit frais à l'abri de la lumière.
- Étiquetez les produits finis, en précisant les dates de fabrication et de péremption.

VARIANTES

- Pour les lèvres sèches, gercées : remplacez le macérât huileux de calendula par une quantité équivalente de n'importe quelle huile support riche en graisses saturées – par exemple, de l'huile d'amande douce ou du macérât huileux de carotte sur base de tournesol ou de sésame.
- Vous pouvez utiliser jusqu'à quatre huiles support différentes dans une même formulation. Tenez compte des propriétés de chaque huile support et choisissez des huiles compatibles avec votre type de peau et avec le type de produit que vous confectionnez. Référez-vous aux pages 52 à 72 pour une liste complète des possibilités.
- Remplacez la cire de candelilla par une quantité équivalente de cire émulsifiante, de cire d'abeille ou de cire de carnauba.

Résoudre les problèmes rencontrés lors de la fabrication des baumes à lèvres

Afin de garantir que votre baume à lèvres se figera correctement dans les tubes, vérifiez, avant de la verser, que votre formulation a atteint la bonne consistance :

1. Plongez un agitateur en bois dans le mélange cire-huile et laissez quelques gouttes tomber sur un morceau de papier sulfurisé. Laissez reposer pendant 1 minute environ, jusqu'à ce qu'il soit sec.
2. Prélevez un peu de produit et frottez-le légèrement du bout du doigt pour sentir sa texture.
   - Si la préparation est dure et ne fond pas facilement sur votre doigt, il y a trop d'émulsifiant. Dans ce cas, ajoutez une c. à s. (15 ml) d'huile supplémentaire.
   - Si la préparation est molle et s'étale, votre baume à lèvres ne se figera pas correctement dans le tube. Ajoutez ¼ de c. à c. (1 ml) de cire de candelilla.

Ustensiles • Bain-marie avec bol (voir « Astuces ») • Agitateur en verre • 10 à 12 tubes pour baumes à lèvres (10 ml chacun), désinfectés à l'alcool à 70°
Ingrédients • 2 c. à s. (30 ml) de cire de candelilla • 2 c. à s. (30 ml) de beurre de cacao • 60 ml de macérât huileux de calendula • 20 gouttes (1 ml) d'huile essentielle de votre choix (voir page 173)

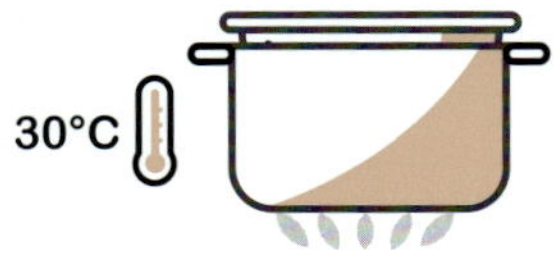

1. Placez un verre gradué résistant à la chaleur et doté d'un bec verseur dans une casserole d'eau chaude non bouillante (30 °C) ; faites chauffer jusqu'à ce que le verre soit chaud au toucher.

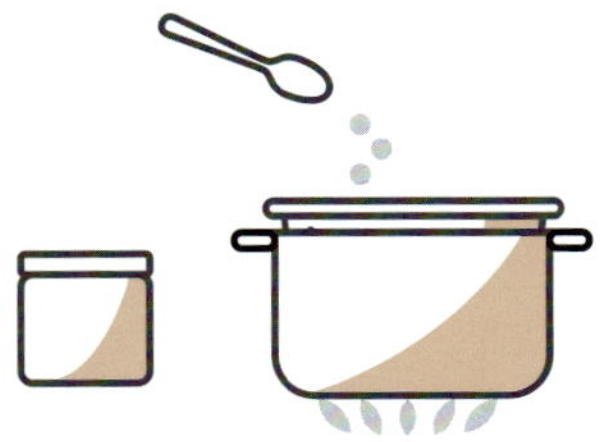

2. Versez-y la cire de candelilla et laissez fondre complètement.

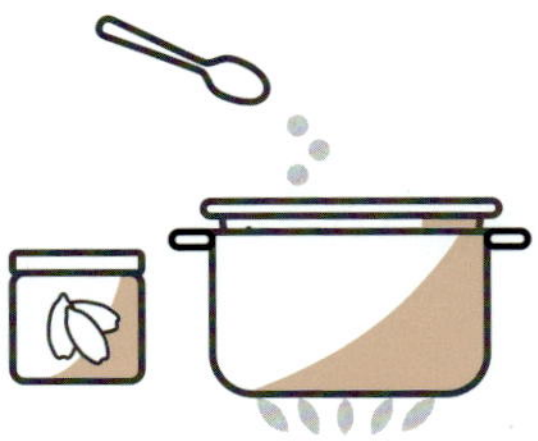

3. Ajoutez le beurre de cacao et mélangez délicatement jusqu'à ce qu'il soit complètement incorporé.

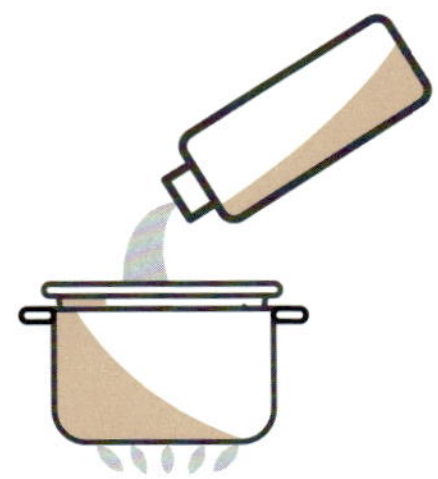

4. Ajoutez le macérât huileux de calendula et mélangez délicatement jusqu'à ce qu'il soit incorporé.

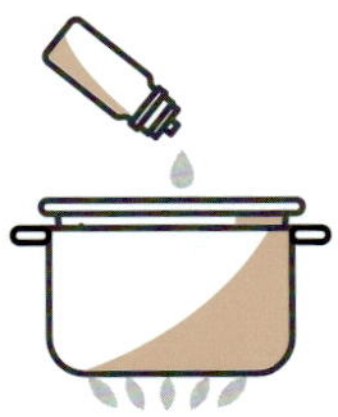

5. Ajoutez l'huile essentielle et mélangez jusqu'à ce qu'elle soit complètement incorporée. Ôtez du feu.

6. Répartissez la préparation dans les tubes désinfectés (il vous en restera). Laissez reposer pendant 5 minutes, puis complétez avec le reste de la préparation. Laissez refroidir 20 minutes ; fermez les tubes avec leurs bouchons.

VARIANTES

- Pour un soin hydratant sans alcool, remplacez la cire émulsifiante par 1,5 c. à s. (22 ml) de cire d'abeille et 2 c. à s. (30 ml) de beurre de karité.
- Vous pouvez utiliser, en quantité équivalente, n'importe quelle huile support de votre choix (voir pages 52 à 72).
- **Lotion riche pour le corps :** utilisez en partie des huiles support riches en acides gras saturés et poly-insaturés. Privilégiez des huiles essentielles équilibrantes et stimulantes (voir pages 93 à 165).

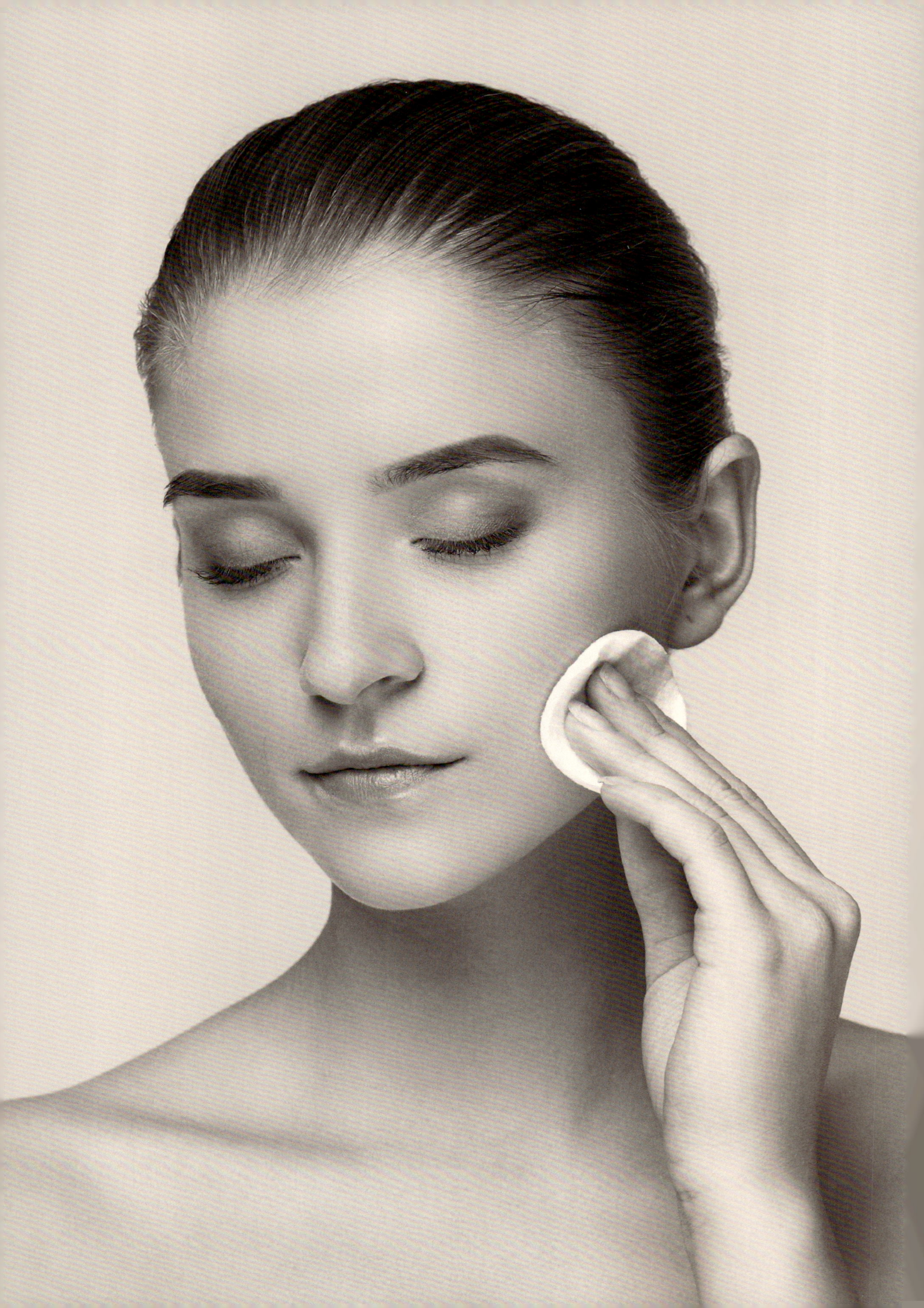

NETTOYANTS POUR LE VISAGE

Le nettoyage, étape importante de votre routine de soin, a pour objectif principal d'éliminer sueur, maquillage et saleté sans dessécher votre peau. Il doit aussi s'agir d'un geste agréable, que vous effectuez en pleine conscience. Choisissez des nettoyants adaptés à votre type de peau (voir « De l'art de soigner sa peau », page 19).

NETTOYANT APAISANT (pour 200 ml)

Lorsqu'il est exposé à des allergènes – aliments, produits chimiques agressifs ou polluants environnementaux – votre corps libère de l'histamine. Votre peau peut réagir par des rougeurs, des douleurs et des démangeaisons. L'approche aromathérapeutique visant à traiter ces symptômes consiste à appliquer localement des huiles essentielles ayant des propriétés anti-inflammatoires et stimulant la réponse immunitaire de votre organisme. Afin de renforcer leurs vertus thérapeutiques, ces huiles essentielles sont intégrées à une base d'huiles support qui agit comme une barrière protectrice.

Type de peau : sensible
Quand l'utiliser : matin et soir
Les bienfaits : le beurre de karité, l'huile de jojoba et le macérât huileux d'arnica, tous trois très doux, sont réputés pour leurs propriétés anti-inflammatoires. L'huile essentielle de camomille allemande est elle aussi reconnue pour ses propriétés anti-inflammatoires ; elle est souvent employée pour soulager les symptômes associés à l'eczéma, aux dermatites et à d'autres problèmes de peau notables.

Ustensiles • Bain-marie avec bol • Agitateur en verre • Bouteille à clapet ou flacon-pompe (200 ml) désinfecté à l'alcool à 70°
Ingrédients • 1 c. à s. (15 ml) de beurre de karité • 175 ml d'huile de jojoba • 1 c. à s. (15 ml) de macérât huileux d'arnica (voir Astuce) • 5 gouttes (0,25 ml) d'huile essentielle de camomille allemande

1. Placez un bol en verre résistant à la chaleur dans une casserole d'eau chaude non bouillante (30 °C) ; faites chauffer jusqu'à ce que le bol soit chaud au toucher. Versez-y le beurre de karité et laissez fondre complètement. Ajoutez l'huile de jojoba et le macérât huileux d'arnica et laissez chauffer pendant 1 à 2 minutes, jusqu'à ce que le mélange soit parfaitement transparent. Remuez délicatement pour vous assurer que les ingrédients sont correctement dissous et mélangés. Ôtez le bol du feu.
2. Ajoutez l'huile essentielle de camomille allemande et remuez jusqu'à ce que le mélange ait refroidi.
3. Transférez votre produit dans le contenant désinfecté et fermez hermétiquement. Stocké dans de bonnes conditions (voir page 174), le nettoyant se conservera jusqu'à 6 mois.

VARIANTE

Remplacez le macérât huileux d'arnica par une quantité équivalente de macérât huileux de calendula (voir page 75).

CONSEILS D'UTILISATION

Passez une serviette imbibée d'eau chaude sur votre visage. Prélevez environ ¼ de c. à c. (1 ml) de nettoyant et appliquez-le du bout des doigts sur votre peau légèrement humidifiée. Massez pendant 30 secondes puis rincez délicatement à l'eau tiède. Poursuivez par l'application d'un tonique et d'un soin hydratant, si nécessaire.

ASTUCE

Évitez d'appliquer du macérât huileux d'arnica sur une peau lésée (voir « Variantes »).

NETTOYANT PÉNÉTRANT DU SOIR (pour 250 ml)

Lorsque votre peau est sèche, elle a tendance à peler et à former des ridules. Elle tiraille et vous démange, en particulier après le nettoyage. Il est important d'utiliser des nettoyants doux pour le soin des peaux sèches, en particulier le soir, lorsque la peau est particulièrement déshydratée et nécessite davantage d'hydratation. Une combinaison d'huiles soigneusement sélectionnées contribuera à nourrir votre peau pendant votre sommeil.

Type de peau : sèche **Quand l'utiliser :** le soir
Les bienfaits : nettoyer une peau sèche à l'eau et au savon — en particulier si la première contient beaucoup de chlore et le second des détergents — peut la dessécher encore plus et déséquilibrer son pH naturel. C'est pour cette raison qu'il est particulièrement important d'utiliser un nettoyant qui fournit également une barrière protectrice à la peau afin de préserver son hydratation. L'huile d'amande douce, grâce à sa richesse en acide oléique, est dotée d'excellentes vertus émollientes. L'huile de rose musquée apporte des acides gras oméga-3, -6 et -9, du bêta-carotène et de la vitamine E. Ces nutriments nourrissent les peaux sèches, abimées et matures. L'ylang-ylang, floral, est composé de divers constituants chimiques ayant un effet équilibrant et des propriétés antibactériennes. Le patchouli, musqué, procure des bienfaits anti-inflammatoires.

Ustensiles • Petit bécher • Bain-marie avec bol • Agitateur en verre • Bouteille à clapet ou flacon-pompe (240 ml) désinfecté(e) à l'alcool à 70° **Pour la synergie d'huiles essentielles** • 5 gouttes (0,25 ml) d'huile essentielle d'ylang-ylang • 10 gouttes (0,5 ml) d'huile essentielle de patchouli **Pour la base** • 1 c. à c. (5 ml) de beurre de cacao désodorisé • 175 ml d'huile d'amande douce • 60 ml d'huile de rose musquée

1. Synergie d'huiles essentielles : dans le bécher, mélangez les huiles essentielles d'ylang-ylang et de patchouli. Couvrez de papier d'aluminium ou de film étirable et réservez. **2. Base :** placez un bol en verre résistant à la chaleur dans une casserole d'eau chaude non bouillante (30 °C) ; faites chauffer jusqu'à ce que le bol soit chaud au toucher. Versez-y le beurre de cacao et laissez fondre complètement. Ajoutez les huiles d'amande douce et de rose musquée et laissez chauffer pendant 1 à 2 minutes, jusqu'à ce que le mélange soit parfaitement transparent. Remuez délicatement afin de vous assurer que les ingrédients sont correctement dissous et mélangés. Ôtez le bol du feu. **3.** Ajoutez le mélange synergique et remuez jusqu'à ce que la préparation ait refroidi. Transférez votre produit dans la bouteille ou le flacon désinfecté et fermez hermétiquement. Stocké dans de bonnes conditions (voir page 174), le nettoyant se conservera jusqu'à 6 mois.

VARIANTES

L'huile de rose musquée peut être onéreuse et parfois difficile à trouver. Remplacez-la par une quantité équivalente d'huile de chanvre, qui contient des niveaux équivalents d'acides gras essentiels oméga-3, -6 et -9. Pour les peaux sensibles, remplacez l'huile essentielle d'ylang-ylang par une quantité équivalente d'huile essentielle de camomille romaine.

ALERTE ALLERGIE : LES FRUITS À COQUE

Si vous êtes sensible aux fruits à coque, vous pouvez utiliser d'autres huiles support. Remplacez l'huile d'amande douce par une quantité équivalente d'huile de pépins de raisin, d'huile de coco fractionnée ou d'huile d'abricot. Ces huiles permettent également d'obtenir une base à la texture légère.

CONSEILS D'UTILISATION

Avant d'aller vous coucher, passez une serviette imbibée d'eau chaude sur votre visage. Prélevez environ ¼ de c. à c. (1 ml) de nettoyant et appliquez-le sur votre peau légèrement humidifiée. Massez pendant 30 secondes puis rincez délicatement à l'eau tiède. Poursuivez par l'application d'un tonique et d'un soin hydratant, si nécessaire.

ASTUCES

Si vous trouvez l'odeur de l'ylang-ylang trop florale ou celle du patchouli trop puissante, abaissez à 3 gouttes la quantité de chacune de ces huiles essentielles.
Lorsque vous nettoyez vos ustensiles et votre matériel, essuyez-les toujours avec des serviettes en papier avant de les rincer. Cela évitera à vos canalisations d'être bouchées par des résidus d'huile et aux dépôts de s'accumuler dans l'évier.

NETTOYANT REVITALISANT (pour 300 ml)

Si vous vivez des situations particulièrement stressantes ou que vous souffrez d'insomnies, il est important d'offrir à votre peau un coup de fouet revitalisant. Votre corps a un besoin vital de sommeil et de réparation ; lorsqu'il est soumis au stress, quelle qu'en soit la forme, il est susceptible de déclencher une réponse inflammatoire. Les premiers symptômes de l'inflammation peuvent se manifester sur votre visage — vous avez les yeux gonflés, la peau enflée et moite, le teint pâle et grisâtre. L'approche aromathérapeutique visant à traiter ces symptômes consiste à formuler des produits contenant des huiles essentielles qui calment le système nerveux et stimulent la circulation.

Type de peau : tous
Quand l'utiliser : le matin
Les bienfaits : l'huile de coco contient de l'acide laurique, un acide gras présent dans le lait maternel et doté de vertus antibactériennes et antifongiques. Le macérât huileux de carotte, très doux, contient du bêta-carotène, un antioxydant qui nourrit la peau et la protège des dommages causés par le soleil.
L'huile essentielle de mandarine domine dans le mélange. Sa teneur en d-limonène lui confère une odeur qui calme le système nerveux tout en stimulant le système circulatoire. L'huile essentielle de cardamome renforce le parfum de la synergie. Ses deux principaux constituants — l'eucalyptol (décongestionnant et antimicrobien) et l'acétate de terpényle (antispasmodique) — contribuent à ouvrir les pores et à délasser les muscles du visage. En plus de ses propriétés antimicrobiennes et antifongiques, l'huile essentielle de tea tree a un effet protecteur sur la peau.

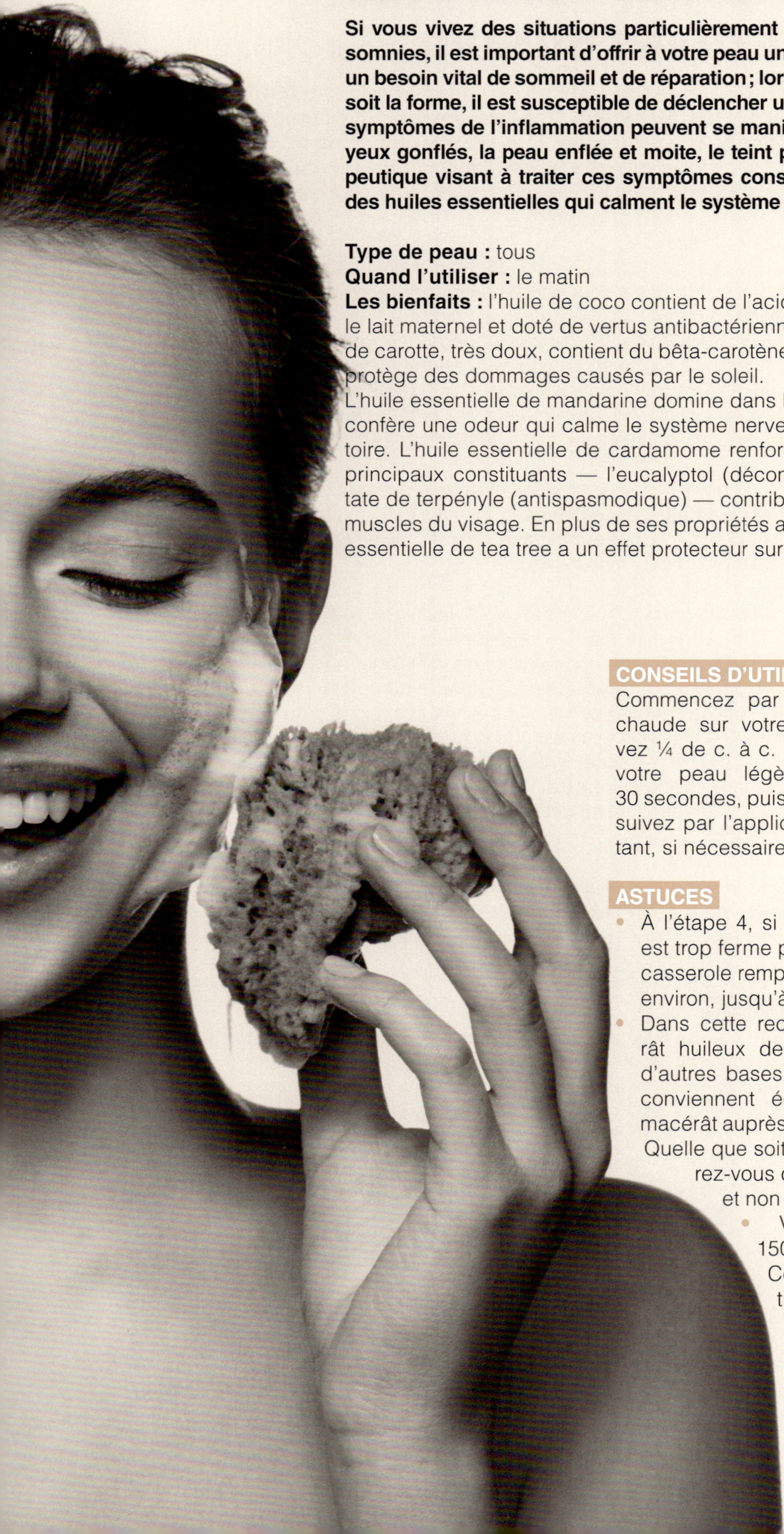

CONSEILS D'UTILISATION

Commencez par passer une serviette imbibée d'eau chaude sur votre visage. Du bout des doigts, prélevez ¼ de c. à c. (1 ml) de nettoyant et appliquez-le sur votre peau légèrement humidifiée. Massez pendant 30 secondes, puis rincez délicatement à l'eau tiède. Poursuivez par l'application d'un tonique et d'un soin hydratant, si nécessaire.

ASTUCES

- À l'étape 4, si votre base, après avoir été réfrigérée, est trop ferme pour être battue, placez le bol dans une casserole remplie d'eau chaude pendant 30 secondes environ, jusqu'à ce qu'elle soit malléable.
- Dans cette recette, j'utilise de préférence un macérât huileux de carotte sur base de sésame, mais d'autres bases, telles que l'huile d'olive extra-vierge, conviennent également. Vous pourrez acheter ce macérât auprès de fournisseurs fiables (voir page 351). Quelle que soit la base utilisée pour le macérât, assurez-vous de vous procurer un macérât de carotte et non pas une huile essentielle de carotte.
- Vous pouvez utiliser deux pots de 150 ml pour conditionner ce nettoyant. Conservez-en un pour votre usage quotidien et stockez l'autre au réfrigérateur.

Ustensile : • Bain-marie avec bol • Agitateur en verre • Petit bol • Batteur électrique • Pot en verre (280 ml) désinfecté à l'alcool à 70° (voir Astuce)
Pour la base : • 250 ml d'huile de coco extra-vierge • 1 c. à s. (15 ml) de macérât huileux de carotte (voir « Astuces ») • 1 c. à s. (15 ml) de savon liquide sans SLS (voir page 32)
Pour la synergie d'huiles essentielles : • 20 gouttes (1 ml) d'huile essentielle de mandarine • 5 gouttes (0,25 ml) d'huile essentielle de cardamome • 5 gouttes (0,25 ml) d'huile essentielle de tea tree

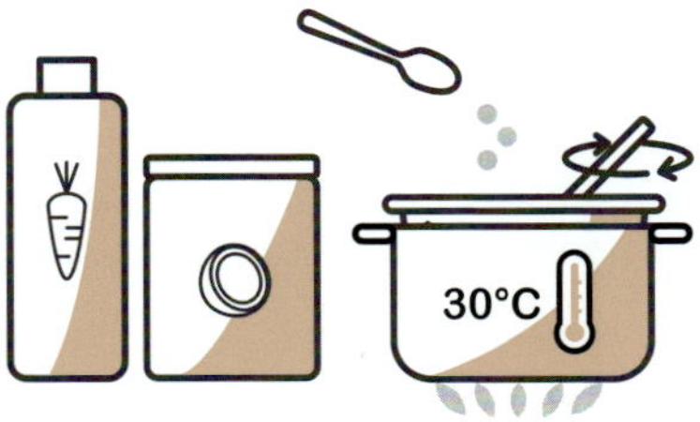

1. Base : placez un bol en verre résistant à la chaleur dans une casserole d'eau chaude non bouillante (30 °C) ; faites chauffer jusqu'à ce que le bol soit chaud au toucher. Versez-y l'huile de coco et laissez fondre complètement. Ajoutez le macérât huileux de carotte et laissez chauffer pendant 1 à 2 minutes, jusqu'à ce que le mélange soit parfaitement transparent. Remuez délicatement pour vous assurer que les ingrédients sont correctement dissous et mélangés.

2. Ôtez le bol du feu et laissez refroidir légèrement. Placez ensuite le bol au réfrigérateur pendant 30 minutes, jusqu'à ce que le mélange se soit légèrement solidifié.

3. Synergie d'huiles essentielles : pendant ce temps, dans le bécher, mélangez les huiles essentielles de mandarine, de cardamome et de tea tree. Couvrez de papier d'aluminium ou de film étirable et réservez.

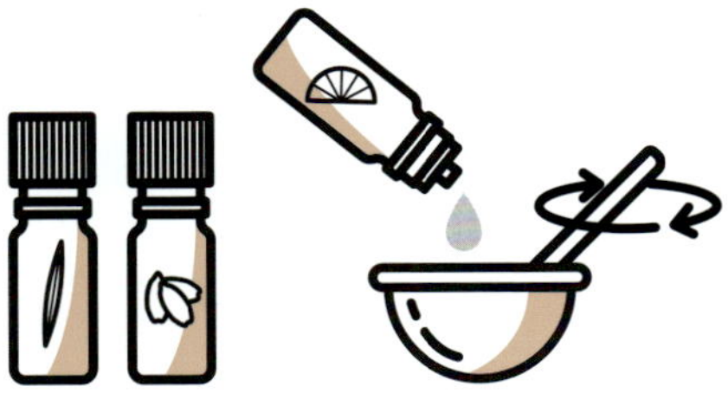

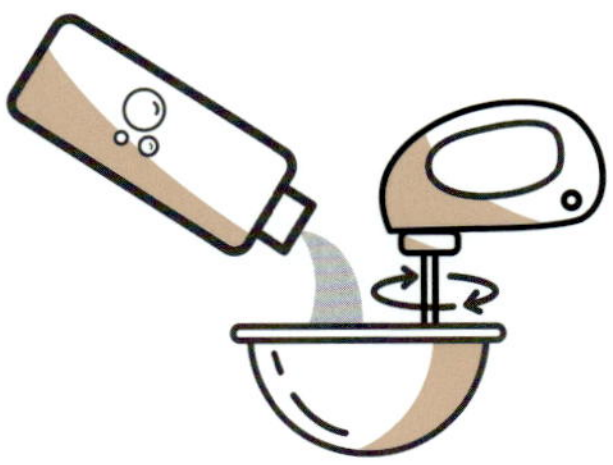

4. Une fois la base solidifiée, ajoutez le savon liquide et, à l'aide d'un batteur électrique à basse vitesse, fouettez jusqu'à ce que la préparation blanchisse et prenne une texture cotonneuse (voir « Astuces »).

5. Ajoutez le mélange synergique et remuez jusqu'à obtention d'une préparation homogène.

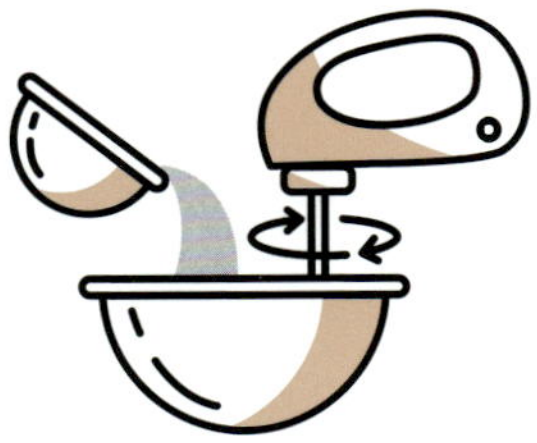

6. Transférez votre produit dans le pot désinfecté et fermez hermétiquement. Stocké dans de bonnes conditions (voir page 174), le nettoyant se conservera jusqu'à 6 mois.

VARIANTES
Remplacez le savon liquide sans SLS par une quantité équivalente de savon de Castille.
Si vous avez la peau sensible, réduisez de moitié les quantités d'huiles essentielles.

NETTOYANT POUR PEAU GRASSE (pour 250 ml)

Se manifestant principalement sur le visage et le cuir chevelu, la peau grasse est due à une hyperactivité des glandes sébacées. Un nettoyage régulier est particulièrement important pour maintenir la fraîcheur d'une peau grasse. Toutefois, il faut veiller à ne pas procéder à un nettoyage trop agressif. Un excès de nettoyage peut provoquer un déséquilibre dans la production de sébum, lequel est produit par votre corps afin de protéger votre peau.

Type de peau : grasse
Quand l'utiliser : matin et soir (voir « Variante »)
Les bienfaits : une peau grasse est sujette à l'acné. Cette formule contient deux puissants ingrédients, l'aloe vera et le beurre de karité, qui contribuent à réguler la production de sébum. Le beurre de karité possède en outre des propriétés hydratantes, anti-inflammatoires et réparatrices. L'aloe vera, astringent, contribue au maintien de l'hydratation tout en éliminant les impuretés.

Ustensiles • Bain-marie avec bol • Petit bécher • Agitateur en verre • Pot en verre (250 ml) désinfecté à l'alcool à 70°
Pour la base • 60 ml de beurre de karité • 60 ml de gel d'aloe vera
Pour la synergie d'huiles essentielles • 10 gouttes (0,5 ml) d'huile essentielle de cajeput • 10 gouttes (0,5 ml) d'huile essentielle de tea tree • 10 gouttes (0,5 ml) d'huile essentielle de pamplemousse

1. Base : placez un bol en verre résistant à la chaleur dans une casserole d'eau chaude non bouillante (30 °C) ; faites chauffer jusqu'à ce que le bol soit chaud au toucher. Versez-y le beurre de karité et laissez fondre complètement.
2. Ôtez le bol du feu et laissez refroidir légèrement. Placez ensuite le bol au réfrigérateur pendant 10 minutes, jusqu'à ce que le beurre de karité soit complètement froid, mais encore liquide.
3. Synergie d'huiles essentielles : pendant ce temps, dans le bécher, mélangez les huiles essentielles de cajeput, de tea tree et de pamplemousse. Couvrez de film d'aluminium ou de film étirable et réservez.
4. Incorporez l'aloe vera au beurre de karité refroidi en remuant constamment jusqu'à ce que les ingrédients soient émulsifiés. Ajoutez la synergie d'huiles essentielles que vous avez réservée et remuez jusqu'à obtention d'une préparation homogène. Transférez votre produit dans le pot désinfecté et fermez hermétiquement. Stocké dans de bonnes conditions, le nettoyant se conservera jusqu'à 6 mois.

VARIANTE

Les huiles essentielles de cajeput, de pamplemousse et de tea tree sont stimulantes. Si vous souhaitez utiliser ce nettoyant le soir, vous pouvez les remplacer, en quantités équivalentes, par des huiles essentielles calmantes et relaxantes adaptées aux peaux sensibles — telles que celles de marjolaine, de lavande et de mandarine.

CONSEILS D'UTILISATION

Passez une serviette imbibée d'eau chaude sur votre visage. Prélevez environ ¼ c. à c. (1 ml) de nettoyant et appliquez-le sur votre peau légèrement humidifiée. Massez pendant 30 secondes puis rincez délicatement à l'eau tiède. Poursuivez par l'application d'un tonique et d'un soin hydratant, si nécessaire.

ASTUCES

Si vous avez la peau très sensible, réduisez de moitié les quantités d'huiles essentielles.
Lorsque vous nettoyez vos ustensiles et votre matériel, essuyez-les toujours avec des serviettes en papier avant de les rincer. Cela évitera à vos canalisations d'être bouchées par des résidus d'huile et aux dépôts de s'accumuler dans l'évier.

ALERTE SENSIBILITÉ

Bien que les composants de l'huile essentielle de pamplemousse n'aient pas fait l'objet de recherches à cet égard, certaines substances (furocoumarines) présentes dans le jus de pamplemousse peuvent interagir avec certains médicaments. Ainsi, si vous suivez un traitement et qu'il vous a été conseillé d'éviter le pamplemousse, remplacez l'huile essentielle de pamplemousse par une quantité équivalente d'huile essentielle de bergamote sans furocoumarines ou de citron vert (distillée).

NETTOYANT ÉCLAIRCISSANT (pour 80 ml)

Une surexposition au soleil et à la pollution environnementale peut être à l'origine d'un teint terne et d'une hyperpigmentation, ce qui ne contribue pas à rajeunir votre apparence. En illuminant délicatement votre peau, cette formulation lui redonne vitalité et jeunesse. Utilisez ce nettoyant deux fois par semaine pendant un mois, à la place de votre nettoyant habituel.

Type de peau : tous
Quand l'utiliser : le soir
Les bienfaits : le miel est un remède ancestral pour une peau naturellement éclatante. Très riche en antioxydants, il possède également des propriétés antibactériennes qui renforcent l'immunité de votre peau et contribuent à ralentir son vieillissement.

Ustensiles • Agitateur en verre • Pot en verre (80 ml) désinfecté à l'alcool à 70°
Ingrédients • 60 ml de miel cru non pasteurisé • 1 c. à s. (15 ml) d'huile de bourrache ou d'onagre • 20 gouttes (1 ml) d'huile essentielle de citron

1. Versez le miel, l'huile de bourrache et l'huile essentielle de citron dans un bol et mélangez.
2. Transférez votre produit dans le pot en verre désinfecté et fermez hermétiquement. Stocké dans de bonnes conditions (voir page 174), le nettoyant se conservera jusqu'à 6 mois.

VARIANTES

Pour renforcer les propriétés éclaircissantes de cette formule, ajoutez 5 gouttes (0,25 ml) d'huile essentielle de camomille allemande, qui contient environ 50 % d'alpha-bisabolol, un agent éclaircissant cutané.
Si vous n'avez pas d'huile essentielle de citron, vous pouvez la remplacer par une quantité équivalente d'huile essentielle de pamplemousse ou de mandarine.

CONSEILS D'UTILISATION

Commencez par passer une serviette imbibée d'eau chaude sur votre visage. Prélevez ¼ de c. à c. (1 ml) de nettoyant et appliquez-le du bout des doigts sur votre peau légèrement humidifiée. Massez pendant 30 secondes puis laissez poser pendant 5 minutes. Rincez délicatement à l'eau tiède. Poursuivez par l'application d'un tonique et d'un soin hydratant, si nécessaire.

ASTUCES

Si votre miel a cristallisé, faites-le chauffer au bain-marie jusqu'à ce qu'il ait ramolli avant d'incorporer l'huile de bourrache.
N'utilisez pas ce nettoyant plus de deux fois par semaine. Évitez toute surexposition à la lumière directe du soleil après l'avoir utilisé.

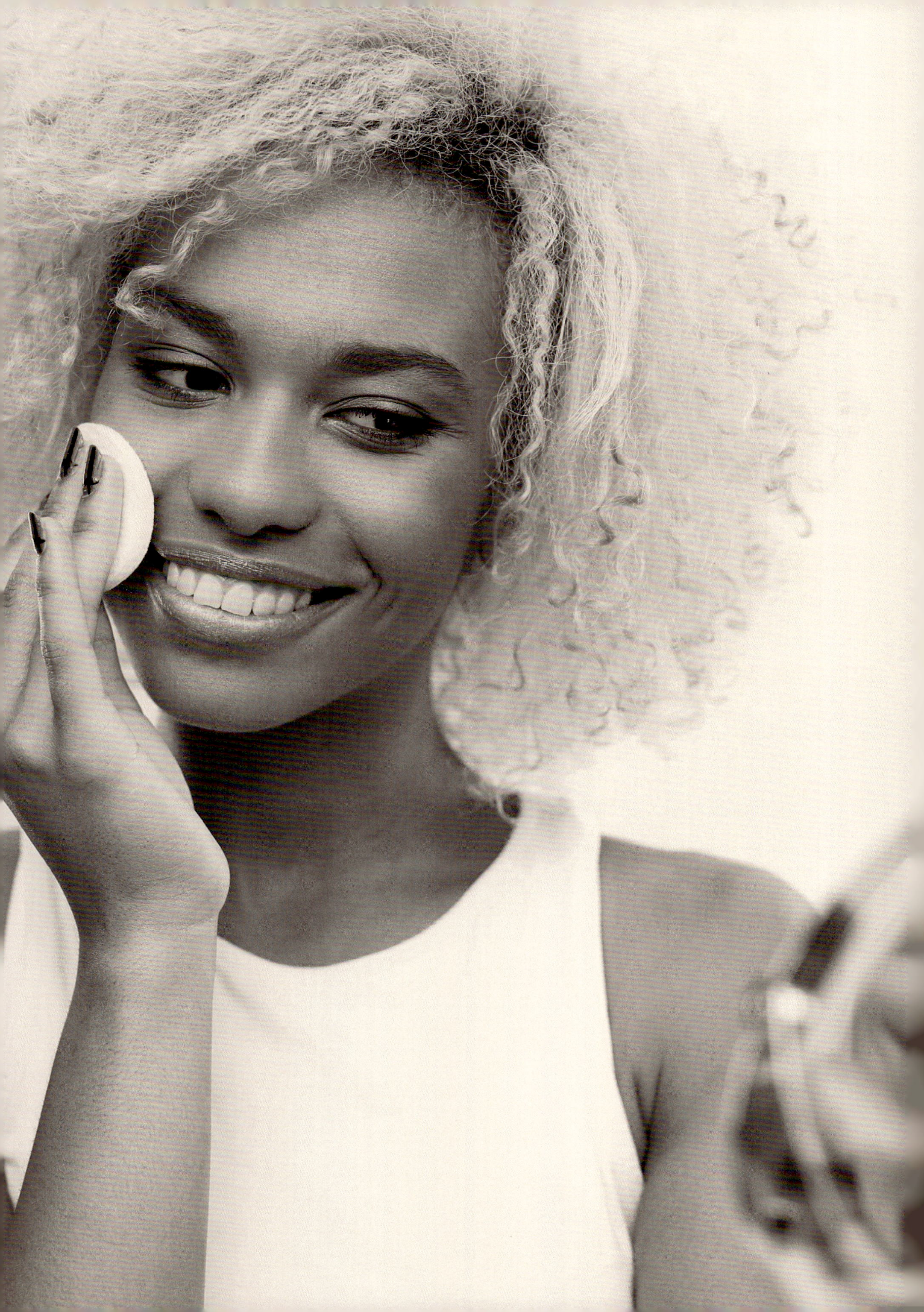

TONIQUES

L'application d'un tonique est une étape très importante de toute routine de soin. Les toniques, en éliminant l'excès de sébum et en resserrant les pores, confèrent un aspect lisse à la peau. Ils contribuent également à équilibrer son pH, lequel est plus ou moins acide ou alcalin. En règle générale, la peau a un pH moyen situé entre 4,5 et 6 (légèrement acide), qui l'aide à se protéger des microbes et de la pollution environnementale et prévient la déshydratation. Lorsque la peau a un pH alcalin (situé entre 7 et 8), elle a tendance à être sèche, sensible et sujette à l'inflammation ; elle perd également son élasticité, ce qui peut provoquer son vieillissement prématuré.

Un tonique doit être rafraîchissant et avoir des propriétés humectantes qui aident la peau à retenir son hydratation. L'eau du robinet a un pH généralement compris entre 9 et 10 (alcalin), qui perturbe les défenses naturelles de la peau. Un tonique adapté à votre type de peau permettra de contrebalancer les effets d'une surexposition à une eau alcaline.

TONIQUE FLOWER POWER (pour 100 ml)

Lorsque vous choisissez un tonique pour peau sensible, afin d'éviter toute irritation, cherchez-en un qui ne contient qu'une poignée d'ingrédients simples, mais efficaces. Ce tonique associe l'eau et le calendula à une faible dilution d'huiles essentielles pour apaiser et hydrater la peau.

Type de peau : tous, en particulier sensible
Quand l'utiliser : matin et soir, après le nettoyage
Les bienfaits : le macérât glycériné de calendula possède des propriétés anti-inflammatoires qui apaisent la peau et des propriétés humectantes qui contribuent à restaurer son hydratation. L'hélichryse italienne aide à atténuer les symptômes de la rosacée et d'autres problèmes inflammatoires cutanés.

Ustensiles • Petit bécher • Vaporisateur en verre (100 ml) désinfecté à l'alcool à 70°
Ingrédients • 1 c. à c. (5 ml) de macérât glycériné de calendula • 5 gouttes (0,25 ml) de synergie antimicrobienne florale (page 35) • 5 gouttes (0,25 ml) d'huile essentielle d'hélichryse italienne • 175 ml d'eau filtrée chauffée à 30 °C

1. Versez le macérât de calendula, la synergie antimicrobienne florale et l'huile essentielle d'hélichryse italienne dans le bécher. Ajoutez l'eau et mélangez bien à l'aide d'un fouet.
2 Transférez votre produit dans le vaporisateur désinfecté et fermez hermétiquement. Stocké dans de bonnes conditions, le tonique se conservera jusqu'à 8 semaines.

VARIANTE
Remplacez l'huile essentielle d'hélichryse italienne par une quantité équivalente d'huile essentielle de camomille allemande.

CONSEILS D'UTILISATION
Agitez bien avant utilisation. Après avoir nettoyé votre peau, vaporisez le tonique sur deux disques de coton. Prenez un coton dans chaque main et, en commençant par le menton et en remontant vers le front, appliquez le tonique en tapotant uniformément les deux côtés de votre visage. Évitez de frotter vigoureusement, ce qui aurait pour effet de perturber la peau. Laissez votre peau absorber le tonique pendant 5 à 10 secondes, puis appliquez la crème hydratante Flower Power (page 218).

ASTUCE
Les toniques doivent apporter une sensation de fraîcheur et avoir un effet légèrement tenseur sur la peau, grâce à leurs propriétés délicatement astringentes. Si vous éprouvez une sensation de brûlure, rincez immédiatement votre visage à l'eau et cessez d'utiliser le produit.

TONIQUE ÉCLAIRCISSANT NUITS DE SAFRAN
(pour 100 ml)

Grâce au vinaigre de cidre, ce tonique doux raffermit la peau et resserre les pores — il est remarquable pour les peaux matures.

Type de peau : peau sèche, mature
Quand l'utiliser : matin et soir
Les bienfaits : le safran confère à la peau un éclat radieux, tandis que le vinaigre de cidre l'adoucit et l'illumine. L'hydrolat de rose renforce délicatement les propriétés hydratantes de ce tonique. Le santal éclaircit la peau, et son odeur terreuse a un effet relaxant sur le système nerveux. Le parfum exotique du jasmin est à la fois sensuel et optimisant.

Ustensiles • Petit bécher • Vaporisateur en verre (100 ml) désinfecté à l'alcool à 70° (voir page 176)
Ingrédients • 60 ml d'eau filtrée chauffée à 30 °C • 3 pistils de safran • 1 c. à c. (5 ml) de vinaigre de cidre • 2 c. à s. (30 ml) d'hydrolat de rose • 5 gouttes (0,25 ml) d'absolue de jasmin • 5 gouttes (0,25 ml) d'huile essentielle de santal

1. Placez le safran et l'eau dans le bécher ; réservez et laisser infuser pendant 15 minutes.
2. Ajoutez le vinaigre de cidre et l'hydrolat de rose et mélangez bien à l'aide d'un fouet. Ajoutez ensuite l'absolue de jasmin et l'huile essentielle de santal et fouettez jusqu'à obtention d'un mélange homogène.
3. Transférez votre produit dans le vaporisateur désinfecté et fermez hermétiquement. Stocké dans de bonnes conditions (voir page 174), le tonique se conservera jusqu'à 8 semaines.

VARIANTE
Remplacez l'hydrolat de rose par une quantité équivalente d'hydrolat de fleur d'oranger.

CONSEILS D'UTILISATION
Agitez bien avant utilisation. Après avoir nettoyé votre peau, vaporisez le tonique sur deux disques de coton. Prenez un coton dans chaque main et, en commençant par le menton et en remontant vers le front, appliquez le tonique en tapotant uniformément les deux côtés de votre visage. Évitez de frotter vigoureusement, ce qui aurait pour effet de perturber la peau. Laissez votre peau absorber le tonique pendant 5 à 10 secondes, puis appliquez la Crème de nuit hydratante et réparatrice au safran (page 214).

ASTUCE
Vous pouvez également utiliser ce tonique en guise de déodorant ou de brume pour le corps.

TONIQUE À L'EAU DE FLEUR D'ORANGER

(pour 100 ml)

Une peau grasse et sensible peut avoir un aspect marbré. Cette formulation, grâce à ses propriétés légèrement astringentes qui désinfectent et tonifient, laisse la peau douce et lisse.

Type de peau : Sensible, grasse
Quand l'utiliser : Après le nettoyage
Les bienfaits : Doté de propriétés antiseptiques et antibactériennes, l'hydrolat de fleur d'oranger contribue à prévenir les éruptions cutanées et à purifier la peau. Avec ses vertus antibactériennes, l'huile essentielle de petit grain bigarade (obtenue à partir de la feuille de l'oranger amer) favorise elle aussi le traitement des éruptions cutanées.

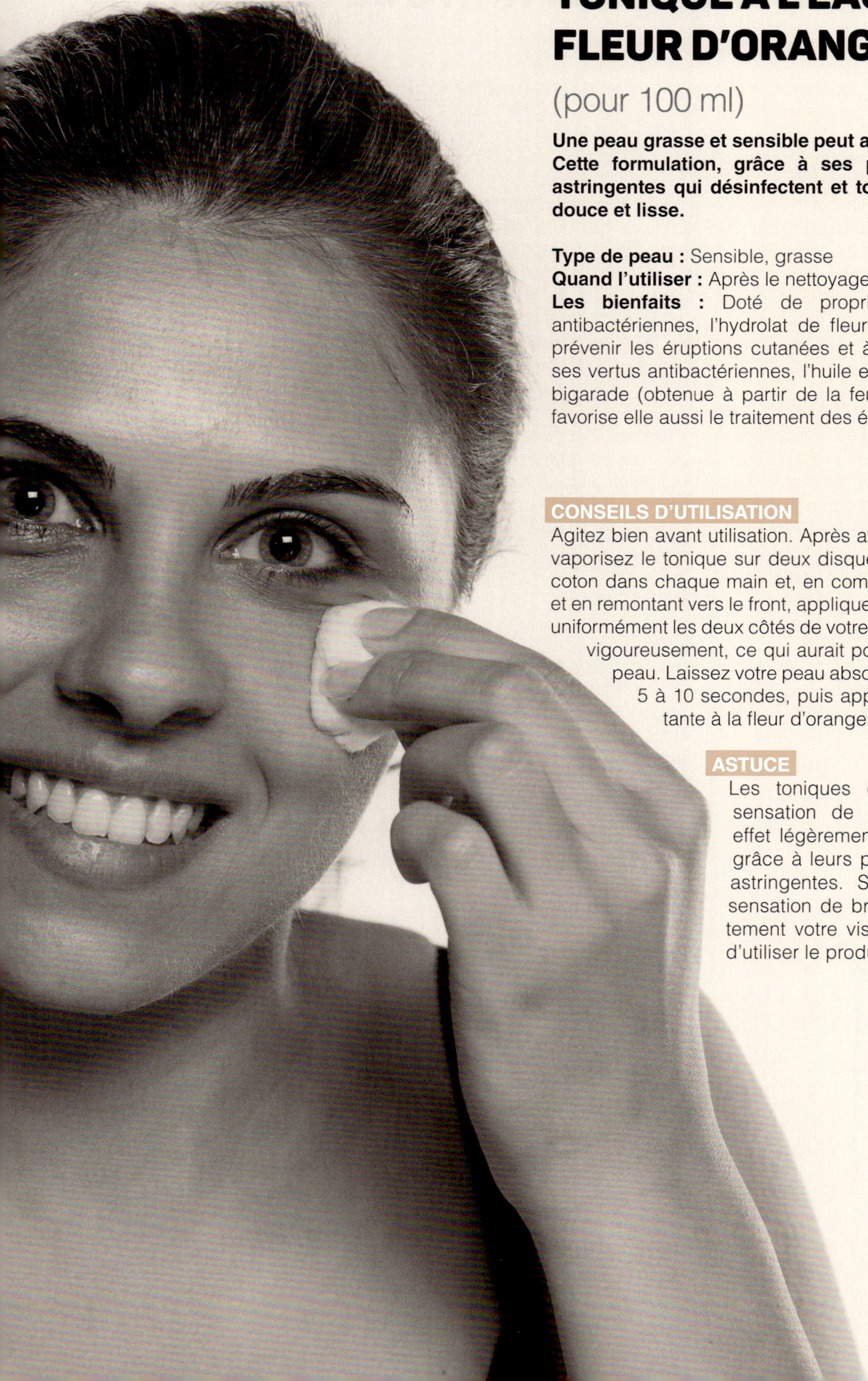

CONSEILS D'UTILISATION

Agitez bien avant utilisation. Après avoir nettoyé votre peau, vaporisez le tonique sur deux disques de coton. Prenez un coton dans chaque main et, en commençant par le menton et en remontant vers le front, appliquez le tonique en tapotant uniformément les deux côtés de votre visage. Évitez de frotter vigoureusement, ce qui aurait pour effet de perturber la peau. Laissez votre peau absorber le tonique pendant 5 à 10 secondes, puis appliquez la crème hydratante à la fleur d'oranger (page 216).

ASTUCE

Les toniques doivent apporter une sensation de fraîcheur et avoir un effet légèrement tenseur sur la peau, grâce à leurs propriétés délicatement astringentes. Si vous éprouvez une sensation de brûlure, rincez immédiatement votre visage à l'eau et cessez d'utiliser le produit.

Ustensiles : • Petit bécher • Vaporisateur en verre (100 ml) désinfecté à l'alcool à 70° (voir page 176)
Ingrédients : • 60 ml d'hydrolat de fleur d'oranger • 2 c. à s. (30 ml) d'hydrolat d'hamamélis • 1 c. à c. (5 ml) de gel d'aloe vera • 5 gouttes (0,25 ml) d'huile essentielle de néroli • 5 gouttes (0,25 ml) d'huile essentielle de petit grain bigarade

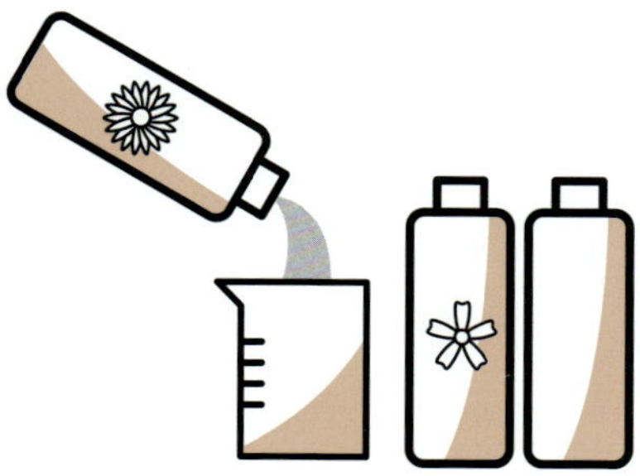

1. Versez les hydrolats de fleur d'oranger et d'hamamélis ainsi que le gel d'aloe vera dans le bécher.

2. Ajoutez les huiles essentielles de néroli et de petit grain bigarade et mélangez bien à l'aide d'un fouet.

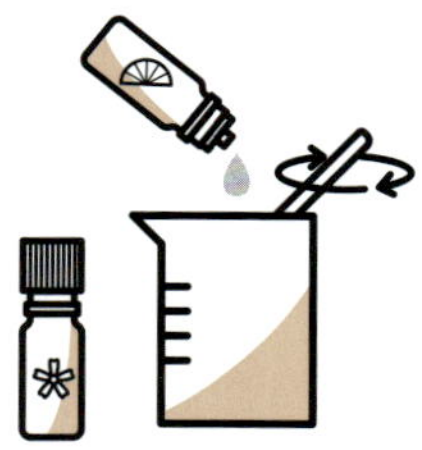

3. Transférez votre produit dans le vaporisateur désinfecté et fermez hermétiquement. Stocké dans de bonnes conditions (voir page 174), le tonique se conservera jusqu'à 8 semaines.

VARIANTES

Pour traiter des poussées d'acné sévères, ajoutez 5 gouttes (0,25 ml) d'huile essentielle de tea tree à la fin de l'étape 1.

Pour un mélange plus abordable, vous pouvez remplacer l'huile essentielle de néroli par une quantité équivalente d'huile essentielle de lavande ou de bergamote sans furocoumarines. La lavande et la bergamote possèdent toutes deux les mêmes vertus calmantes, antiseptiques et antibactériennes que le néroli.

TONIQUE REVITALISANT (pour 90 ml)

La peau a parfois besoin d'être réveillée. Ce tonique est conçu pour vous apporter tonus et vitalité, grâce à sa synergie d'huiles essentielles de mandarine, de tea tree et de cardamome. Il est particulièrement bénéfique à la mi-journée, lorsque la fatigue commence à se faire sentir. Une légère vaporisation de ce tonique est très rafraîchissante.

Type de peau : peau sèche, mature
Quand l'utiliser : matin ou milieu de journée
Les bienfaits : le macérât glycériné de carotte est riche en caroténoïdes et en nutriments qui contribuent à régénérer et à réparer la peau. Associé au gel d'aloe vera, il laisse la peau fraîche et rafraîchie. L'extrait de romarin joue le rôle de conservateur et apporte un parfum frais.

Ustensiles • Petit bécher • Vaporisateur en verre (100 ml) désinfecté à l'alcool à 70° (voir page 176)
Ingrédients • 60 ml d'eau filtrée chauffée à 30 °C • 1 c. à s. (15 ml) de macérât glycériné de carotte • 1 c. à s. (15 ml) de gel d'aloe vera • 20 gouttes (1 ml) d'huile essentielle de mandarine • 1 goutte d'huile essentielle de tea tree • 1 goutte d'huile essentielle de cardamome • 5 gouttes (0,25 ml) d'extrait de romarin

1. Versez l'eau, le macérât de carotte et le gel d'aloe vera dans le bécher. Ajoutez les huiles essentielles de mandarine, de tea tree et de cardamome ainsi que l'extrait de romarin et mélangez bien à l'aide d'un fouet.
2. Transférez votre produit dans le vaporisateur désinfecté et fermez hermétiquement. Stocké dans de bonnes conditions (voir page 174), le tonique se conservera jusqu'à 8 semaines.

VARIANTE
Remplacez l'huile essentielle de mandarine par une quantité équivalente d'huile essentielle de bergamote sans furocoumarines ou de citron vert.

CONSEILS D'UTILISATION
Agitez bien avant utilisation. Après avoir nettoyé votre peau, vaporisez le tonique sur deux disques de coton. Prenez un coton dans chaque main et, en commençant par le menton et en remontant vers le front, appliquez le tonique en tapotant uniformément les deux côtés de votre visage. Évitez de frotter vigoureusement, ce qui aurait pour effet de perturber la peau. Laissez votre peau absorber le tonique pendant 5 à 10 secondes, puis appliquez la Crème de jour hydratante anti-âge (page 212).

ASTUCE
Les toniques doivent apporter une sensation de fraîcheur et avoir un effet légèrement tenseur sur la peau, grâce à leurs propriétés délicatement astringentes. Si vous éprouvez une sensation de brûlure, rincez immédiatement votre visage à l'eau et cessez d'utiliser le produit.

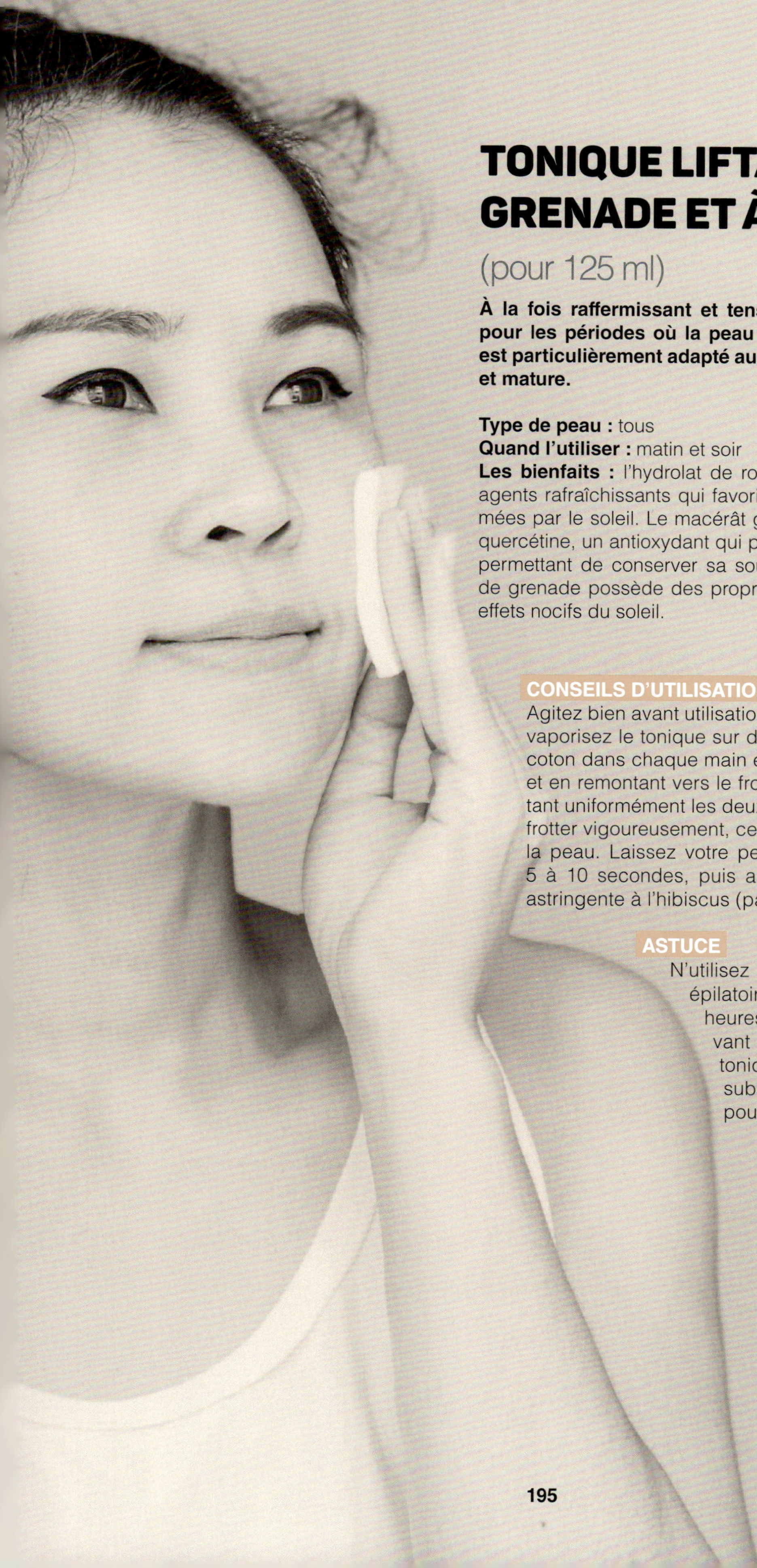

TONIQUE LIFTANT À LA GRENADE ET À L'HIBISCUS

(pour 125 ml)

À la fois raffermissant et tenseur, ce tonique doux est idéal pour les périodes où la peau paraît fatiguée et dévitalisée ; il est particulièrement adapté aux personnes ayant la peau sèche et mature.

Type de peau : tous
Quand l'utiliser : matin et soir
Les bienfaits : l'hydrolat de rose et le gel d'aloe vera sont des agents rafraîchissants qui favorisent la réparation des peaux abîmées par le soleil. Le macérât glycériné d'hibiscus contient de la quercétine, un antioxydant qui protège l'élastine de votre peau, lui permettant de conserver sa souplesse et sa résistance. L'extrait de grenade possède des propriétés antioxydantes et atténue les effets nocifs du soleil.

CONSEILS D'UTILISATION

Agitez bien avant utilisation. Après avoir nettoyé votre peau, vaporisez le tonique sur deux disques de coton. Prenez un coton dans chaque main et, en commençant par le menton et en remontant vers le front, appliquez le tonique en tapotant uniformément les deux côtés de votre visage. Évitez de frotter vigoureusement, ce qui aurait pour effet de perturber la peau. Laissez votre peau absorber le tonique pendant 5 à 10 secondes, puis appliquez la crème hydratante et astringente à l'hibiscus (page 220).

ASTUCE

N'utilisez pas de produits dépilatoires et épilatoires pour le visage dans les 48 heures (au moins) précédant et suivant l'application d'un tonique. Les toniques contiennent souvent des substances légèrement exfoliantes pour la peau.

Ustensiles : • Petit bécher • Vaporisateur en verre (100 ml) désinfecté à l'alcool à 70° (voir page 176)
Ingrédients : • 60 ml de macérât glycériné d'hibiscus • 60 ml d'hydrolat de rose • 1 c. à c. (5 ml) de gel d'aloe vera • 5 gouttes (0,25 ml) d'extrait de grenade • 5 gouttes (0,25 ml) d'huile essentielle de citron vert (distillée)

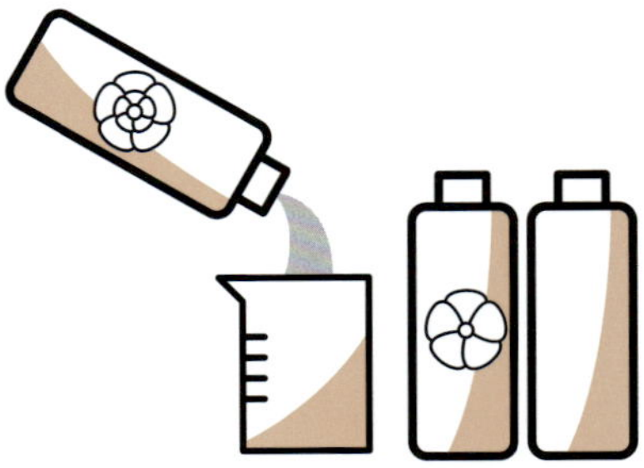

1. Versez le macérât d'hibiscus, l'hydrolat de rose et le gel d'aloe vera dans le bécher.

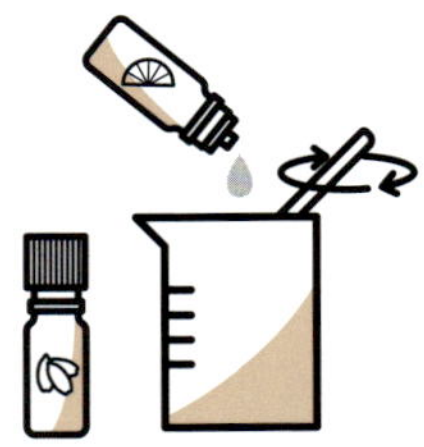

2. Ajoutez l'extrait de grenade et l'huile essentielle de citron vert et mélangez bien à l'aide d'un fouet.

3. Transférez votre produit dans le vaporisateur désinfecté et fermez hermétiquement. Stocké dans de bonnes conditions (voir page 174), le tonique se conservera jusqu'à 8 semaines.

VARIANTES

Pour un effet rafraîchissant et calmant, remplacez l'hydrolat de rose par une quantité équivalente d'hydrolat de camomille romaine.
Pour un effet anti-inflammatoire apaisant, remplacez l'huile essentielle de citron vert par une quantité équivalente d'huile essentielle de camomille romaine.

TONIQUE FLORAL ENRICHI À LA LAVANDE (pour 90 ml)

Grâce à ses propriétés thérapeutiques et calmantes, la lavande est considérée comme un traitement d'urgence efficace. Optez pour ce tonique lorsque votre peau a besoin d'un peu plus d'attention suite à une inflammation ou à une poussée de boutons.

Type de peau : tous
Quand l'utiliser : après le nettoyage
Les bienfaits : l'association du gel d'aloe vera et de l'hydrolat de lavande est rafraîchissante, apaisante, antiseptique et antibactérienne. L'huile essentielle de lavande contribue à la cicatrisation des plaies et des piqûres d'insectes et apaise les rougeurs et les coups de soleil.

Ustensiles • Petit bécher • Vaporisateur en verre (100 ml) désinfecté à l'alcool à 70° (voir page 176)
Ingrédients • 60 ml d'hydrolat de lavande • 2 c. à s. (30 ml) de gel d'aloe vera • 1 goutte d'huile essentielle de lavande

1. Versez l'hydrolat de lavande et le gel d'aloe vera dans le bécher. Ajoutez l'huile essentielle de lavande et mélangez bien à l'aide d'un fouet.
2. Transférez votre produit dans le vaporisateur désinfecté et fermez hermétiquement. Stocké dans de bonnes conditions (voir page 174), le tonique se conservera jusqu'à 8 semaines.

VARIANTE

Remplacez l'huile essentielle de lavande par une quantité équivalente d'huile essentielle de benjoin.

CONSEILS D'UTILISATION

Agitez bien avant utilisation. Après avoir nettoyé votre peau, placez le vaporisateur à une distance de 15 à 20 cm de votre visage et pulvérisez délicatement le tonique sur votre peau pendant quelques secondes. Du bout des doigts, tapotez doucement votre visage jusqu'à ce que le tonique soit sec — cette façon de procéder favorise la pénétration cutanée des ingrédients et stimule la circulation sanguine : votre peau est resplendissante. Si vous appliquez le tonique sur une peau irritée, contentez-vous de sécher votre visage en le tapotant à l'aide d'un coton.

ASTUCE

Vous trouverez du gel d'aloe vera en magasin bio. Il doit être stocké au réfrigérateur, dans un contenant hermétique.

TONIQUE ANTIOXYDANT À LA LAVANDE ET AU THÉ VERT (pour 100 ml)

Les poussées d'acné peuvent survenir à tout moment et pour de nombreuses raisons, quel que soit votre âge. Ce tonique apaise la peau, en soulageant les rougeurs et l'inflammation.

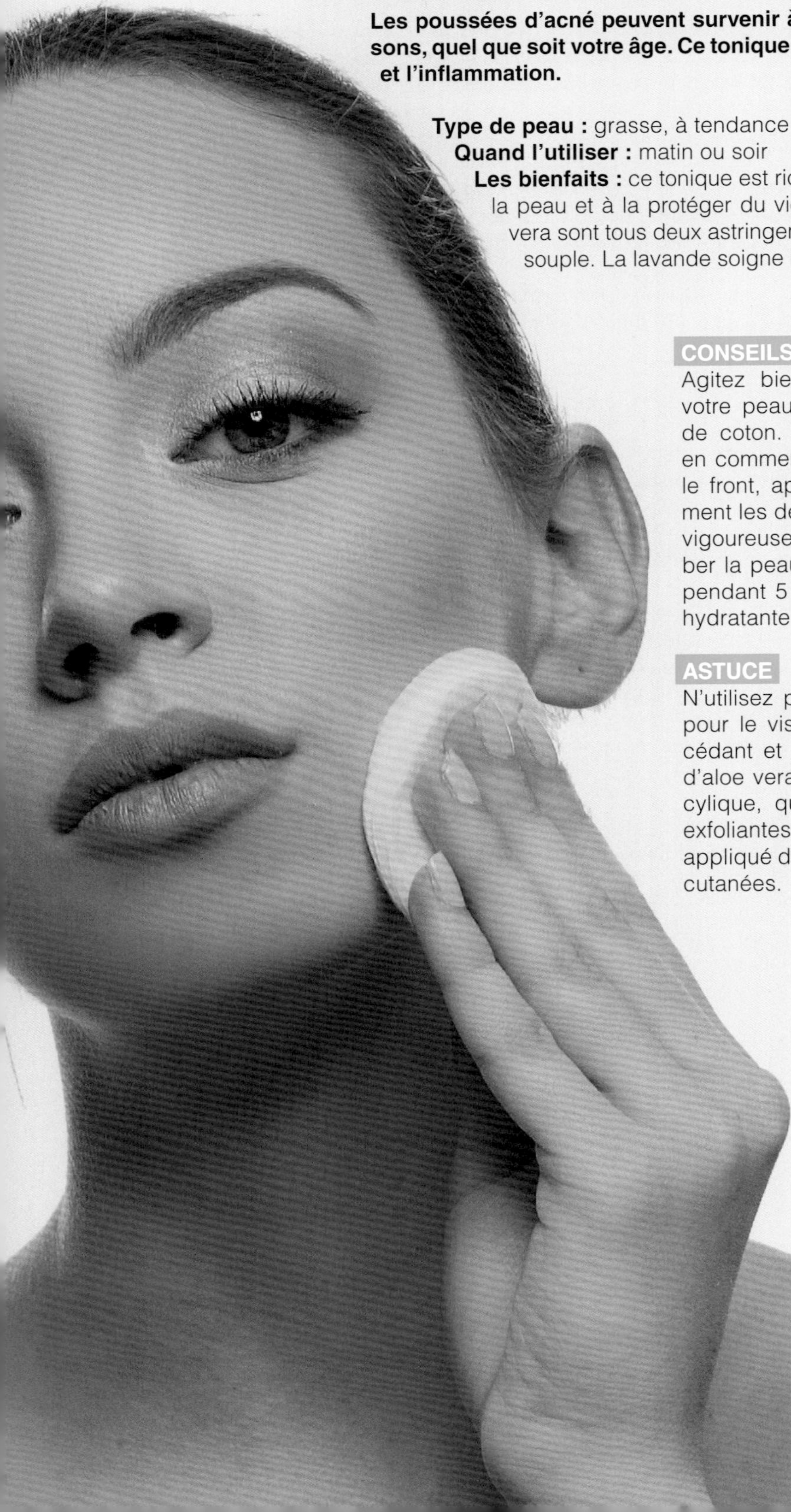

Type de peau : grasse, à tendance acnéique
Quand l'utiliser : matin ou soir
Les bienfaits : ce tonique est riche en antioxydants qui contribuent à réparer la peau et à la protéger du vieillissement prématuré. L'hamamélis et l'aloe vera sont tous deux astringents ; ils resserrent les pores et laissent la peau souple. La lavande soigne les peaux endommagées.

CONSEILS D'UTILISATION

Agitez bien avant utilisation. Après avoir nettoyé votre peau, vaporisez le tonique sur deux disques de coton. Prenez un coton dans chaque main et, en commençant par le menton et en remontant vers le front, appliquez le tonique en tapotant uniformément les deux côtés de votre visage. Évitez de frotter vigoureusement, ce qui aurait pour effet de perturber la peau. Laissez votre peau absorber le tonique pendant 5 à 10 secondes, puis appliquez la crème hydratante Beauté verte (page 222).

ASTUCE

N'utilisez pas de produits dépilatoires et épilatoires pour le visage dans les 48 heures (au moins) précédant et suivant l'application d'un tonique. Le gel d'aloe vera contient une petite quantité d'acide salicylique, qui lui confère des propriétés légèrement exfoliantes. Réaliser une épilation à la cire après avoir appliqué du gel d'aloe vera peut entraîner des lésions cutanées.

Ustensiles : • Petit bécher • Vaporisateur en verre (125 ml) désinfecté à l'alcool à 70° (voir page 174)
Ingrédients : • 60 ml d'eau filtrée chauffée à 30 °C • 1 c. à s. (15 ml) d'hydrolat d'hamamélis • 1 c. à s. (15 ml) de gel d'aloe vera • 1 c. à s. (15 ml) de macérât glycériné de thé vert • 20 gouttes (1 ml) d'huile essentielle de lavande

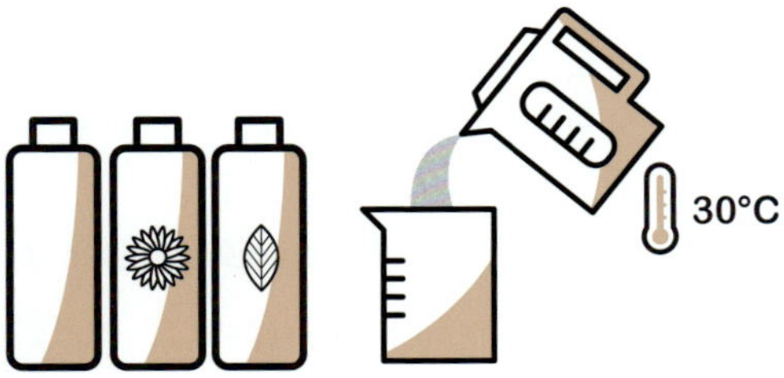

1. Versez l'eau, l'hydrolat d'hamamélis, le gel d'aloe vera et le macérât de thé vert dans le bécher.

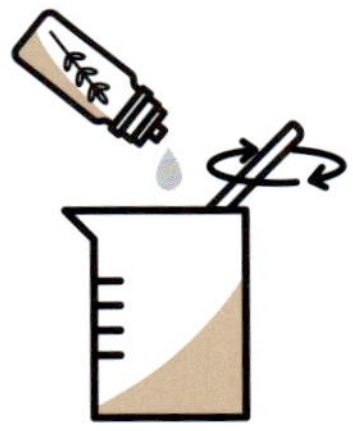

2. Ajoutez l'huile essentielle de lavande et mélangez bien à l'aide d'un fouet.

3. Transférez votre produit dans le vaporisateur désinfecté et fermez hermétiquement. Stocké dans de bonnes conditions (voir page 174), le tonique se conservera jusqu'à 8 semaines.

VARIANTES

- Remplacez 10 gouttes (0,5 ml) d'huile essentielle de lavande par 10 gouttes d'huile essentielle de camomille romaine.
- Pour un tonique du matin, remplacez l'huile essentielle de lavande par une quantité équivalente d'huile essentielle de bergamote sans furocoumarines.

TONIQUE APAISANT (pour 90 ml)

Les agents rafraîchissants présents dans ce tonique — gel d'aloe vera et macérât de camomille romaine — apaisent les peaux lésées, en contribuant à réduire les rougeurs et l'inflammation.

Type de peau : tous, en particulier sensible
Quand l'utiliser : après le nettoyage
Les bienfaits : la camomille est réputée pour sa capacité à réduire l'inflammation et à ramener la peau à un état normal, d'équilibre.

Ustensiles • Petit bécher • Vaporisateur en verre (100 ml) désinfecté à l'alcool à 70° (voir page 176)
Ingrédients • 60 ml d'eau filtrée chauffée à 30 °C • 1 c. à s. (15 ml) de macérât glycériné de camomille • 1 c. à s. (15 ml) de gel d'aloe vera • 5 gouttes (0,25 ml) d'huile essentielle de camomille romaine • 5 gouttes (0,25 ml) d'huile essentielle de camomille allemande

1. Versez l'eau, le macérât de camomille et le gel d'aloe vera dans le bécher. Ajoutez les huiles essentielles de camomille romaine et de camomille allemande et mélangez bien à l'aide d'un fouet.
2. Transférez votre produit dans le vaporisateur désinfecté et fermez hermétiquement. Stocké dans de bonnes conditions (voir page 174), le tonique se conservera jusqu'à 8 semaines.

VARIANTE
Si vous présentez une sensibilité à l'une des plantes de la famille des camomilles (*Asteraceae*), remplacez le macérât de camomille par une quantité équivalente de macérât de thé vert. Utilisez 3 gouttes d'huile essentielle de patchouli et 3 gouttes d'huile essentielle de santal jaune à la place des huiles essentielles de camomille romaine et de camomille allemande.

CONSEILS D'UTILISATION
Agitez bien avant utilisation. Après avoir nettoyé votre peau, vaporisez le tonique sur deux disques de coton. Prenez un coton dans chaque main et, en commençant par le menton et en remontant vers le front, appliquez le tonique en tapotant uniformément les deux côtés de votre visage. Évitez de frotter vigoureusement, ce qui aurait pour effet de perturber la peau. Laissez votre peau absorber le tonique pendant 5 à 10 secondes, puis appliquez la crème hydratante pour tous les jours (page 210).

ASTUCE
Les toniques doivent apporter une sensation de fraîcheur et avoir un effet légèrement tenseur sur la peau, grâce à leurs propriétés délicatement astringentes. Si vous éprouvez une sensation de brûlure, rincez immédiatement votre visage à l'eau et cessez d'utiliser le produit.

TONIQUE FLORAL ENRICHI À LA ROSE (pour 90 ml)

Optez pour ce tonique lorsque vous sentez que vous avez besoin de vous dorloter. La rose dégage un parfum floral luxueux qui est à la fois calmant et relaxant.

Type de peau : tous
Quand l'utiliser : après le nettoyage
Les bienfaits : l'association du gel d'aloe vera et de l'eau de rose est à la fois rafraîchissante et hydratante. Si vous souffrez de sécheresse cutanée extrême ou de rougeurs dues à des fluctuations hormonales, l'huile essentielle de rose de Damas est particulièrement cicatrisante.

Ustensiles • Petit bécher • Vaporisateur en verre (100 ml) désinfecté à l'alcool à 70° (voir page 176)
Ingrédients • 60 ml d'hydrolat de rose • 2 c. à s. (30 ml) de gel d'aloe vera • 1 goutte d'huile essentielle de rose de Damas

1. Versez l'hydrolat de rose et le gel d'aloe vera dans le bécher. Ajoutez l'huile essentielle de rose de Damas et mélangez bien à l'aide d'un fouet.
2. Transférez votre produit dans le vaporisateur désinfecté et fermez hermétiquement. Stocké dans de bonnes conditions (voir page 174), le tonique se conservera jusqu'à 8 semaines.

VARIANTE
Pour un mélange plus abordable, remplacez l'huile essentielle de rose de Damas par une quantité équivalente d'huile essentielle de géranium.

CONSEILS D'UTILISATION
Agitez bien avant utilisation. Après avoir nettoyé votre peau, placez le vaporisateur à une distance de 15 à 20 cm de votre visage et pulvérisez délicatement le tonique sur votre peau pendant quelques secondes. Du bout des doigts, tapotez doucement votre visage jusqu'à ce que le tonique soit sec — cette façon de procéder favorise la pénétration cutanée des ingrédients et stimule la circulation sanguine : votre peau est resplendissante. Si vous appliquez le tonique sur une peau irritée, contentez-vous de sécher votre visage en le tapotant à l'aide d'un coton.

ASTUCE
Vous trouverez du gel d'aloe vera en magasin bio. Il doit être stocké au réfrigérateur, dans un contenant hermétique.

HYDROLATS

Les hydrolats (aussi appelés hydrosols, eaux florales ou distillats) sont obtenus par distillation à la vapeur d'eau. Des plantes ou des fleurs sont placées dans une cuve de distillation et exposées à l'eau bouillante et à la vapeur. Cette dernière fait éclater les parois des cellules de la plante, lesquelles renferment les essences aromatiques ; ces essences se mêlent alors à la vapeur. Une fois la vapeur refroidie et redevenue liquide, les molécules d'huile essentielle se dissocient et flottent à la surface, formant deux couches : l'huile essentielle flotte au-dessus et l'hydrolat en dessous. L'hydrolat contient, en petite quantité (1 à 2 %), les constituants chimiques présents dans l'huile essentielle ; il contient également les mêmes composés non volatils que la plante.
Les hydrolats peuvent être utilisés seuls en guise de toniques et ils sont suffisamment polyvalents pour être employés en tant que brumes après-rasage, sprays parfumés pour le corps ou parfums pour le bain. Les hydrolats suivants font partie des principaux hydrolats pouvant être utilisés à la place des toniques. (Voir aussi page 20).

CONNAÎTRE LE PH DE VOS HYDROLATS

À l'instar de votre peau, les hydrolats ont un pH acide, situé entre 3,5 et 6. Tout changement dans le pH habituel de l'hydrolat peut être le signe d'une contamination. Une contamination peut avoir de nombreuses origines : de mauvaises conditions de stockage, une contamination croisée pendant le processus de distillation, ou tout simplement l'âge du produit (utilisation au-delà de la date de péremption). Mesurez l'acidité de vos hydrolats à l'aide de bandelettes de pH afin de vous assurer qu'ils ne sont pas devenus alcalins (pH supérieur à 7). Une alcalinité indique qu'un hydrolat a pu être contaminé par des microbes et qu'il peut avoir des effets nocifs pour la peau ou diminuer la durée de conservation de votre formulation.

Contrôler le pH

Il est très simple de contrôler le pH de liquides (tels que les hydrolats, les macérâts de thé ou l'eau du robinet) à l'aide de bandelettes de pH, que vous pourrez vous procurer dans les magasins bio et auprès d'autres fournisseurs (voir page 351). Il vous suffit de plonger la bandelette de pH dans le liquide, de la secouer pour éliminer l'excédent de liquide et de patienter 15 secondes. Comparez ensuite la couleur de la bandelette au nuancier fourni afin de déterminer le pH.

HYDROLAT DE CAMOMILLE ROMAINE *(CHAMAEMELUM NOBILE)*

Durée de conservation : 1-12 mois
pH : 3,0-3,3 (astringent)
Type de peau : Grasse, à tendance acnéique, sensible

Cette brume, herbacée et fruitée, possède des propriétés antiseptiques, apaise la peau et soulage les ecchymoses. Elle peut être utilisée sur peau grasse et sensible et sur peau acnéique. Elle peut également être appliquée après un nettoyage de peau (élimination des points noirs), voire après une séance d'acupuncture faciale.

HYDROLAT DE FLEUR D'ORANGER

Durée de conservation : 1-12 mois
pH : 3,8-4,5 (astringent)
Type de peau : Grasse, à tendance acnéique, sensible

Le délicat parfum de l'hydrolat de fleur d'oranger, doux et floral à la fois, est pour moi le « parfum des cieux » ; cela me vient peut-être de mes souvenirs d'enfance, qui me rappellent que cette eau parfumée était utilisée lors de célébrations pour symboliser le parfum de l'au-delà. L'huile essentielle de néroli et l'hydrolat de fleur d'oranger, tous deux issus de la même plante, ont un effet calmant sur le système nerveux. Le pH de l'hydrolat, légèrement acide, le rend particulièrement adapté aux peaux grasses et aux peaux sensibles sujettes aux infections et aux inflammations.

HYDROLAT D'HAMAMÉLIS *(HAMAMELIS VIRGINIANA)*

Durée de conservation : 1-12 mois
pH : 4,0-4,2 (astringent)
Type de peau : Grasse, sensible

L'hamamélis possède une odeur légèrement sèche, herbacée. Il atténue les inflammations et les rougeurs et contribue à soulager les plaques squameuses, sèches et sensibles ainsi que les poussées d'acné.

HYDROLAT DE LAVANDE *(LAVANDULA ANGUSTIFOLIUM)*

Durée de conservation : 1-12 mois
pH : 5,6-5,9 (légèrement astringent)
Type de peau : Tous

L'hydrolat de lavande a une odeur très herbacée, assez éloignée de celle de l'huile essentielle de lavande ; c'est pourquoi j'y ajoute généralement une goutte d'huile essentielle de lavande pour lui conférer ce parfum. Avec son pH plus ou moins équilibré (presque neutre), il convient à tous les types de peau. Excellent tonique, il contribue également à la cicatrisation des plaies et des piqûres d'insectes et apaise les éruptions cutanées et les coups de soleil.

HYDROLAT DE ROSE (ROSA X DAMASCENA)

Durée de conservation : 1-12 mois
pH : 4,1-4,4 (astringent)
Type de peau : Tous

Cet hydrolat, dont la subtile odeur de rose est envoûtante, embellira tous les types de peau. Grâce à ses propriétés humectantes, il sera particulièrement intéressant pour les peaux sèches et matures. Outre ses vertus antiseptiques et antibactériennes, il procure également un effet rafraîchissant. Son utilisation est idéale en guise de parfum ou de déodorant naturel.

TONIQUE FRAÎCHEUR VERTE (pour 90 ml)

Ce tonique vous rafraîchira en cas de sensation inconfortable de chaleur et de rougeur. Il est également idéal après une exposition prolongée au soleil, lorsque la peau, fragilisée, a besoin d'être apaisée.

Type de peau : tous, en particulier grasse
Quand l'utiliser : après le nettoyage
Les bienfaits : le gel d'aloe vera et la chlorophylle, tous deux riches en puissants antioxydants, aident la peau à se réparer et vous apportent une sensation de fraîcheur vivifiante. Le bouquet d'huiles essentielles, avec ses notes florales, hespéridées et mentholées, vous donnera un agréable coup de fouet et confèrera des vertus antiseptiques et antibactériennes au tonique.

CONSEILS D'UTILISATION

Agitez bien avant utilisation. Après avoir nettoyé votre peau, vaporisez le tonique sur deux disques de coton. Prenez un coton dans chaque main et, en commençant par le menton et en remontant vers le front, appliquez le tonique en tapotant uniformément les deux côtés de votre visage. Évitez de frotter vigoureusement, ce qui aurait pour effet de perturber la peau. Laissez votre peau absorber le tonique pendant 5 à 10 secondes, puis appliquez la Crème hydratante Beauté verte (page 222).

ASTUCE

Les toniques doivent apporter une sensation de fraîcheur et avoir un effet légèrement tenseur sur la peau, grâce à leurs propriétés délicatement astringentes. Si vous éprouvez une sensation de brûlure, rincez immédiatement votre visage à l'eau et cessez d'utiliser le produit.

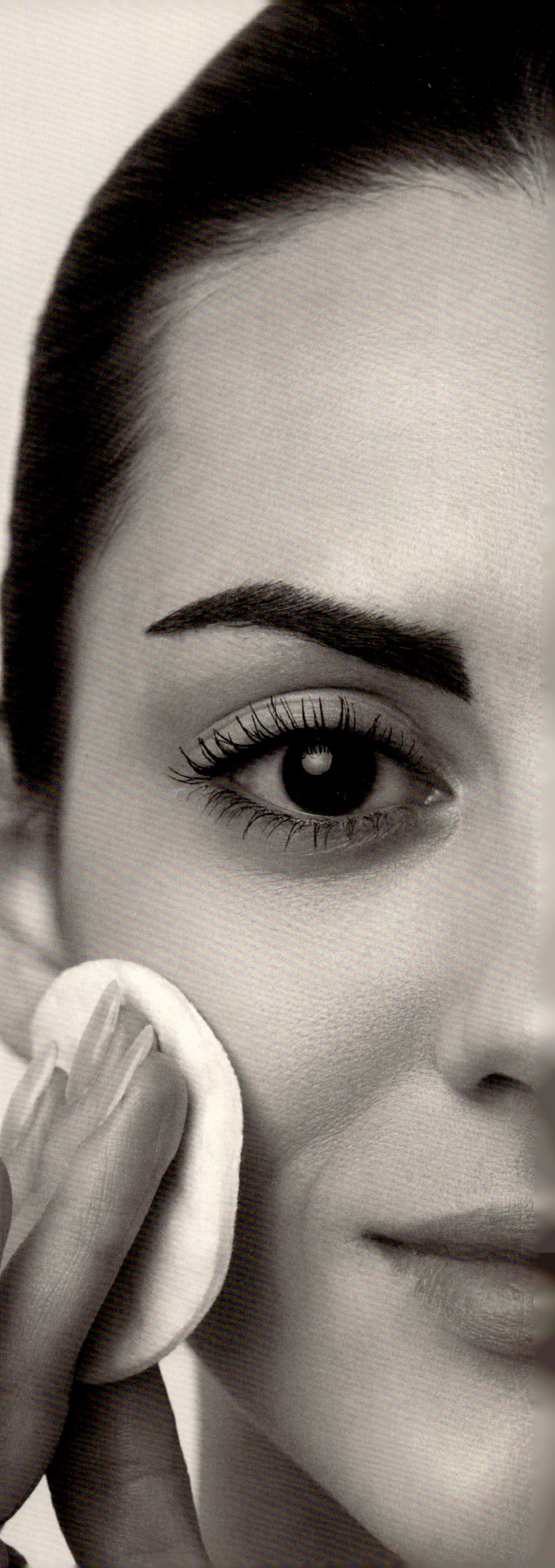

Ustensiles • Petit bécher • Vaporisateur en verre (100 ml) désinfecté à l'alcool à 70° (voir page 176)
Ingrédients • 60 ml d'eau filtrée chauffée à 30 °C • 2 c. à s. (30 ml) de gel d'aloe vera • 10 gouttes (0,5 ml) de chlorophylle liquide • 5 gouttes (0,25 ml) d'extrait de bambou • 5 gouttes (0,25 ml) d'huile essentielle de néroli • 5 gouttes (0,25 ml) d'absolue de jasmin • 5 gouttes (0,25 ml) d'huile essentielle de pamplemousse • 1 goutte d'huile essentielle de menthe poivrée

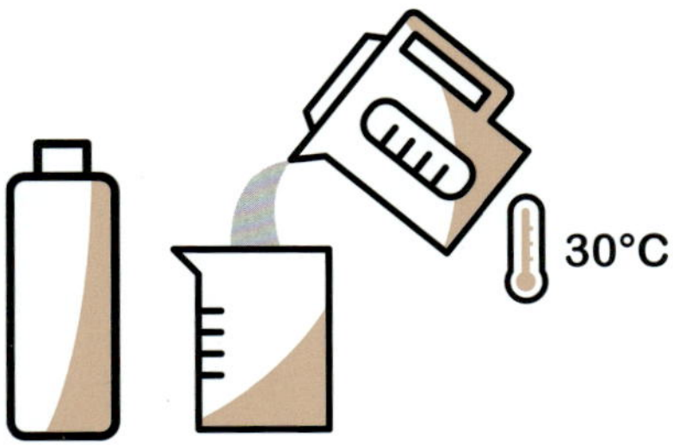

1. Versez l'eau et le gel d'aloe vera dans le bécher.

2. Ajoutez la chlorophylle, l'extrait de bambou, les huiles essentielles de néroli, de pamplemousse et de menthe poivrée ainsi que l'absolue de jasmin. Mélangez bien à l'aide d'un fouet.

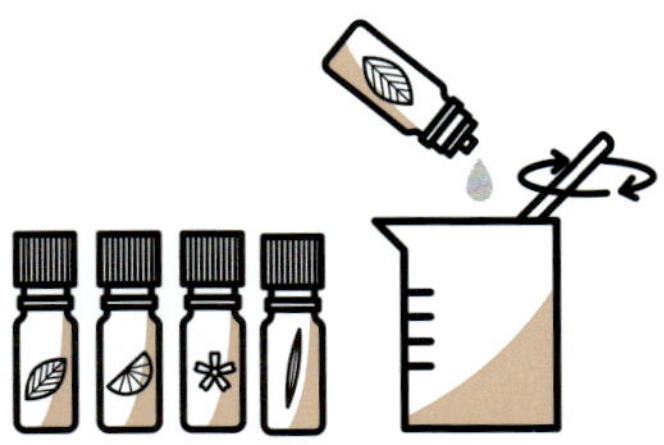

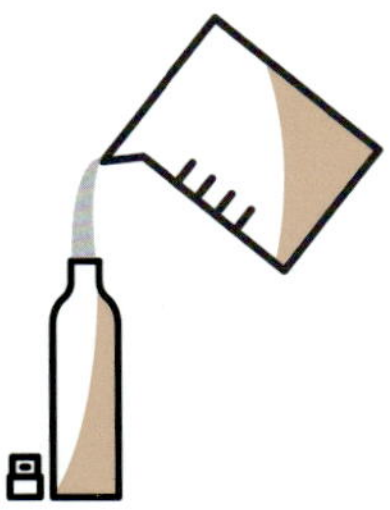

3. Transférez votre produit dans le vaporisateur désinfecté et fermez hermétiquement. Stocké dans de bonnes conditions (voir page 174), le tonique se conservera jusqu'à 8 semaines.

VARIANTES

- Pour une senteur de rose herbacée, remplacez les huiles essentielles nécessaires à cette formulation par 5 gouttes d'huile essentielle de rose de Damas et 3 gouttes d'huile essentielle de petit grain bigarade.
- Pour un mélange plus abordable, remplacez l'huile essentielle de néroli par une quantité équivalente d'huile essentielle de lavande ou de bergamote sans furocoumarines. Toutes deux possèdent les mêmes vertus calmantes, antiseptiques et antibactériennes que le néroli.

TONIQUE FLORAL ENRICHI AU NÉROLI (pour 90 ml)

Ce tonique extrêmement doux est idéal pour les personnes ayant la peau grasse et/ou sensible ou une peau sujette aux infections, aux inflammations ou aux allergies.

Type de peau : tous
Quand l'utiliser : après le nettoyage, matin et soir
Les bienfaits : l'association du gel d'aloe vera et de l'huile essentielle de néroli, à la fois douce et rafraîchissante, confère des propriétés antiseptiques et antibactériennes à ce tonique.

Ustensiles • Petit bécher • Vaporisateur en verre (100 ml) désinfecté à l'alcool à 70° (voir page 176)
Ingrédients • 60 ml d'hydrolat de fleur d'oranger • 2 c. à s. (30 ml) de gel d'aloe vera • 1 goutte d'huile essentielle de néroli

1. Versez l'hydrolat de néroli et le gel d'aloe vera dans le bécher. Ajoutez l'huile essentielle de néroli et mélangez bien à l'aide d'un fouet.
2. Transférez votre produit dans le vaporisateur désinfecté et fermez hermétiquement. Stocké dans de bonnes conditions (voir page 174), le tonique se conservera jusqu'à 8 semaines.

VARIANTE
Pour un mélange plus abordable, remplacez l'huile essentielle de néroli par une quantité équivalente d'huile essentielle de petit grain bigarade.

CONSEILS D'UTILISATION
Agitez bien avant utilisation. Après avoir nettoyé votre peau, placez le vaporisateur à une distance de 15 à 20 cm de votre visage et pulvérisez délicatement le tonique sur votre peau pendant quelques secondes. Du bout des doigts, tapotez doucement votre visage jusqu'à ce que le tonique soit sec — cette façon de procéder favorise la pénétration cutanée des ingrédients et stimule la circulation sanguine : votre peau est resplendissante. Si vous appliquez le tonique sur une peau irritée, contentez-vous de sécher votre visage en le tapotant à l'aide d'un coton.

ASTUCE
Vous trouverez du gel d'aloe vera en magasin bio. Il doit être stocké au réfrigérateur, dans un contenant hermétique.

TONIQUE FLORAL ENRICHI À LA CAMOMILLE

(pour 90 ml)

Lorsque la peau a été meurtrie ou abrasée par un traumatisme, ce tonique peut contribuer à rafraîchir et à apaiser les lésions. Il a été démontré que la camomille, appliquée localement, accélérait notablement la cicatrisation des ecchymoses.

Type de peau : tous
Quand l'utiliser : après le nettoyage,
Les bienfaits : en plus de leurs propriétés antiseptiques et antibactériennes, le gel d'aloe vera et l'hydrolat de camomille œuvrent en synergie pour rafraîchir et calmer les peaux endommagées. L'huile essentielle de camomille romaine constitue un traitement efficace pour les ecchymoses, les plaies, les piqûres d'insectes, les rougeurs et les coups de soleil.

Ustensiles • Petit bécher • Vaporisateur en verre (100 ml) désinfecté à l'alcool éthylique à 70° (voir page 176)
Ingrédients • 60 ml d'hydrolat de camomille • 2 c. à s. (30 ml) de gel d'aloe vera • 1 goutte d'huile essentielle de camomille romaine

1. Versez l'hydrolat de camomille et le gel d'aloe vera dans le bécher. Ajoutez l'huile essentielle de camomille romaine et mélangez bien à l'aide d'un fouet.
2. Transférez votre produit dans le vaporisateur désinfecté et fermez hermétiquement. Stocké dans de bonnes conditions (voir page 174), le tonique se conservera jusqu'à 8 semaines.

VARIANTE

Remplacez l'huile essentielle de camomille romaine par une quantité équivalente d'huile essentielle de camomille allemande.

CONSEILS D'UTILISATION

Agitez bien avant utilisation. Après avoir nettoyé votre peau, placez le vaporisateur à une distance de 15 à 20 cm de votre visage et pulvérisez délicatement le tonique sur votre peau pendant quelques secondes. Du bout des doigts, tapotez doucement votre visage jusqu'à ce que le tonique soit sec — cette façon de procéder favorise la pénétration cutanée des ingrédients et stimule la circulation sanguine : votre peau est resplendissante. Si vous appliquez le tonique sur une peau irritée, contentez-vous de sécher votre visage en le tapotant à l'aide d'un coton.

ASTUCE

Vous trouverez du gel d'aloe vera en magasin bio. Il doit être stocké au réfrigérateur, dans un contenant hermétique.

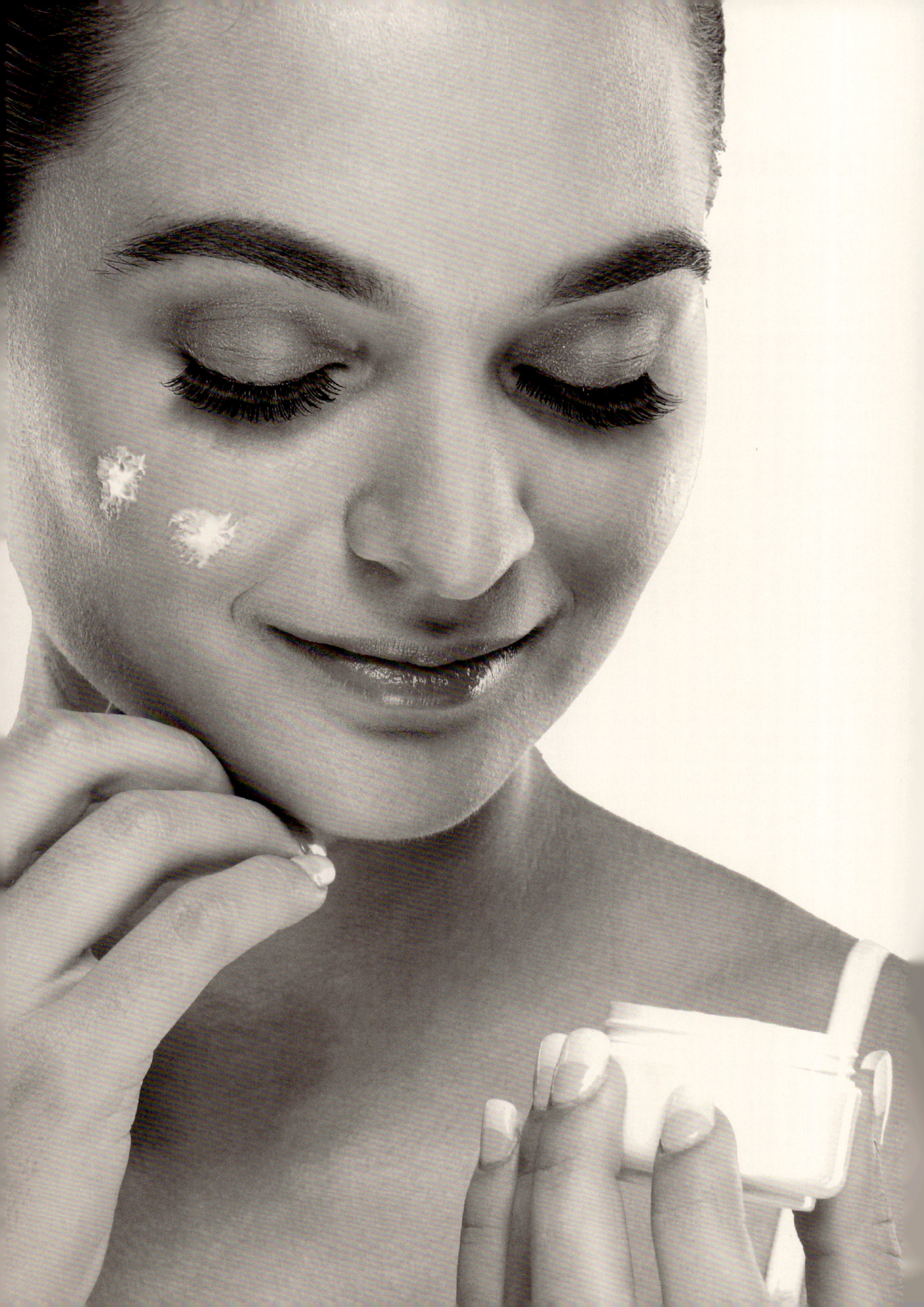

CRÈMES HYDRATANTES POUR LE VISAGE

Les soins hydratants contribuent à protéger, à tonifier et à nourrir la peau. Ceux qui sont destinés au visage doivent avoir une texture veloutée et un parfum léger (non envahissant). Choisir un soin hydratant adapté à votre type de peau est essentiel pour aider la peau à maintenir son équilibre. (Voir « De l'art de soigner la peau », pages 19 et suivantes).

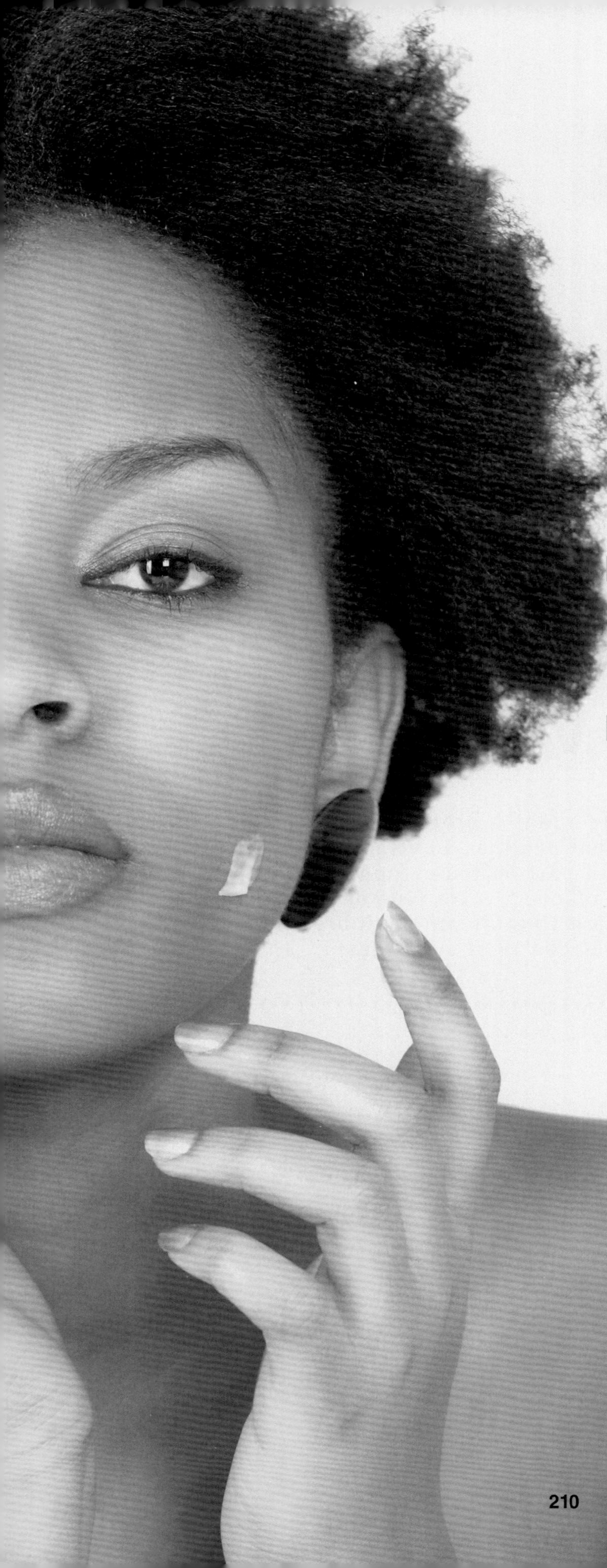

CRÈME HYDRATANTE POUR TOUS LES JOURS

(pour 500 ml environ)

La force de la simplicité peut beaucoup en termes d'hydratation de la peau. L'huile de jojoba est un hydratant léger et doux qui convient à tous les types de peau. L'huile d'onagre contient de l'acide gamma-linolénique et de la vitamine E, qui contribuent tous deux à revitaliser la peau. En plus de conférer à cette crème un parfum naturellement optimisant et rafraîchissant, la synergie antimicrobienne aux agrumes participe aussi à sa conservation.

Type de peau : tous
Quand l'utiliser : le matin

CONSEILS D'UTILISATION

Nettoyez votre visage et séchez-le en le tapotant à l'aide d'une serviette. Appliquez votre tonique, le cas échéant. Du bout des doigts, déposez de petites gouttes de crème sur votre front, vos joues et votre menton. Faites pénétrer en massant délicatement.

ASTUCES

- Démarrez toujours le batteur à basse vitesse. Mélangez patiemment, sans vous arrêter, afin que la cire et les huiles ne refroidissent pas avant d'être émulsifiées ; autrement, les composants pourraient se dissocier.
- Lorsque de l'huile d'onagre entre dans la composition d'une formulation, à moins que vous ayez la peau sensible, vous pouvez toujours la remplacer par une quantité équivalente d'huile de bourrache. Elle aussi contient une quantité non négligeable d'acide gamma-linolénique (AGL).

Ustensiles • Petit bécher • Agitateur en verre • Bain-marie avec bol • Batteur électrique • Pot en verre (550 ml) désinfecté à l'alcool à 70° (voir page 176)
Ingrédients • 250 ml d'eau filtrée chauffée à 30 °C • 20 gouttes (1 ml) de synergie antimicrobienne aux agrumes (page 36) • 3 c. à s. (45 ml) de cire émulsifiante n° 1 • 175 ml d'huile de jojoba • 60 ml d'huile d'onagre • 20 gouttes (1 ml) de vitamine E

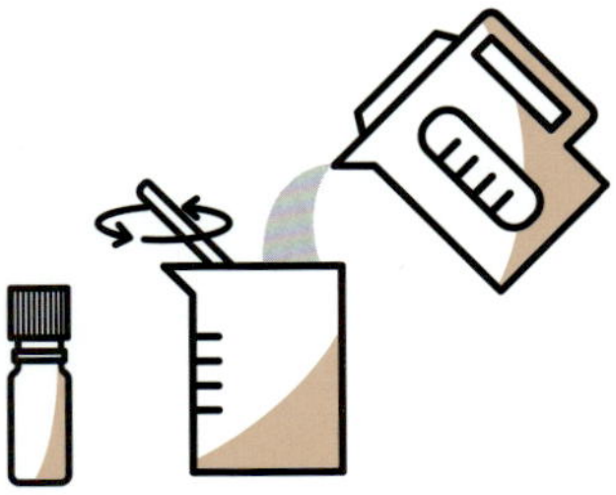

1. Versez l'eau chaude et la synergie antimicrobienne dans le bécher et mélangez. Couvrez de papier d'aluminium ou de film étirable et réservez. Maintenez à température.

2. Placez un bol en verre résistant à la chaleur dans une casserole d'eau chaude non bouillante (30 °C) ; faites chauffer jusqu'à ce que le bol soit chaud au toucher. Versez-y la cire émulsifiante et laissez fondre complètement.

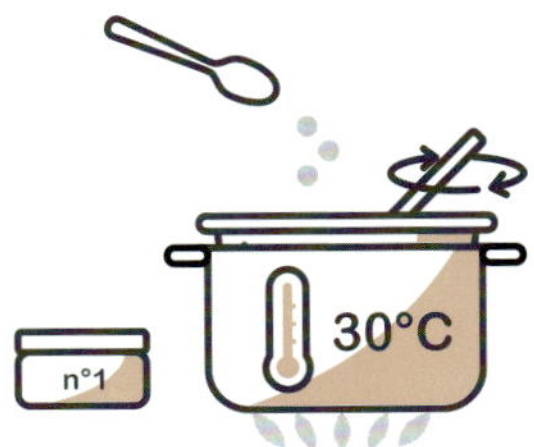

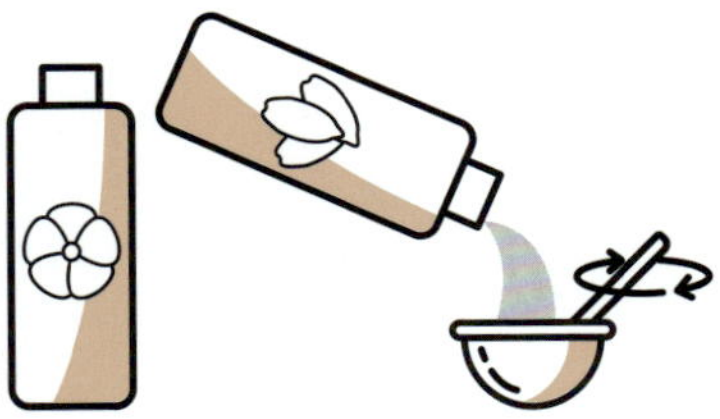

3. Versez l'huile de jojoba et l'huile d'onagre dans un petit bol et mélangez. Versez ce mélange dans la cire fondue et remuez jusqu'à complète incorporation. Ôtez le bol du feu.

4. À l'aide d'un batteur électrique à basse vitesse, incorporez progressivement la préparation contenant la synergie antimicrobienne. Continuez à battre pendant 5 à 10 minutes, jusqu'à obtention d'une émulsion (épaisse et crémeuse). Ajoutez la vitamine E et mélangez jusqu'à complète incorporation.

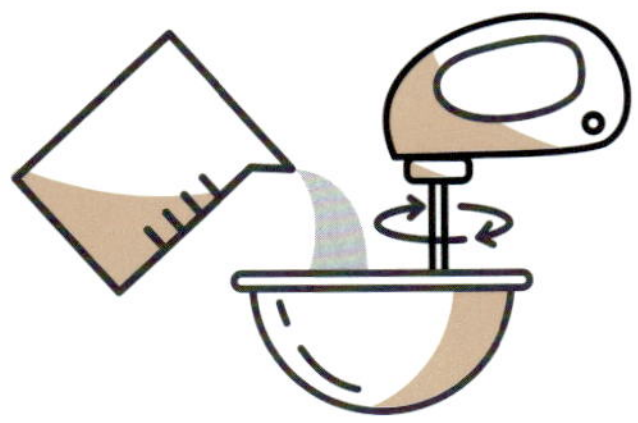

5. Transférez votre produit dans le pot désinfecté et fermez hermétiquement. Stockée dans de bonnes conditions (voir page 174), la crème se conservera jusqu'à 3 mois.

VARIANTES

- **Crème hydratante pour tous les jours — au masculin :** Remplacez la Synergie antimicrobienne aux agrumes par une quantité équivalente de Synergie antimicrobienne au camphre mentholé (page 35).
- Si vous préférez un soin hydratant sans alcool, réduisez la quantité d'eau à 125 ml. Remplacez la cire émulsifiante par 1,5 c. à s. (22 ml) de cire d'abeille jaune ou de cire d'abeille de qualité cosmétique et 2 c. à s. (30 ml) de beurre de karité. Faites fondre la cire d'abeille complètement à l'étape 2, puis ajoutez le beurre de karité et remuez jusqu'à ce qu'il ait fondu. La quantité totale sera réduite à 420 ml environ ; adaptez la taille de votre contenant en conséquence.

CRÈME DE JOUR HYDRATANTE ANTI-ÂGE (pour 250 ml)

Chaque femme est une déesse, en particulier si elle accepte le processus naturel du vieillissement avec grâce. Adopter une démarche d'accompagnement vis-à-vis du vieillissement permet aux femmes de se sentir bien dans leur corps et dans leur tête. Limiter l'exposition de votre peau au soleil est la meilleure chose à faire pour la protéger des signes de l'âge. Les huiles support qui entrent dans la composition de cette crème contiennent des acides gras et possèdent des propriétés antioxydantes qui œuvrent à l'hydratation et à la réparation des peaux ayant été surexposées aux polluants environnementaux et à la lumière du soleil.

Type de peau : normale, sèche, mature
Quand l'utiliser : le matin
Les bienfaits : l'huile de jojoba est un émollient équilibré qui convient bien à tous les types de peau. Les acides gras oméga-3, -6 et -9 qu'elle contient, ainsi que le bêta-carotène présent dans les huiles de rose musquée et d'onagre et dans le macérât huileux de carotte, confèrent à cette crème des propriétés antioxydantes qui contribuent à réparer les peaux endommagées et à réduire l'apparence des ridules et de l'hyperpigmentation dues aux méfaits du soleil. La synergie d'huiles essentielles possède une odeur optimisante et stimulante ; elle favorise également la circulation, donnant à la peau un aspect jeune et repulpé.

CONSEILS D'UTILISATION

Nettoyez votre visage et séchez-le en le tapotant à l'aide d'une serviette. Appliquez votre tonique, le cas échéant. Du bout des doigts, déposez de petites gouttes de crème sur votre front, vos joues et votre menton. Faites pénétrer en massant délicatement.

ASTUCES

- Les huiles essentielles de pamplemousse et de gingembre peuvent être phototoxiques lorsqu'elles sont utilisées à des concentrations élevées. Bien que les quantités indiquées pour cette préparation ne dépassent pas les quantités maximales recommandées, il est préférable de limiter votre exposition à la lumière directe du soleil lorsque vous appliquez cette crème.
- Démarrez toujours le batteur à basse vitesse. Mélangez patiemment, sans vous arrêter, afin que les cires et les huiles ne refroidissent pas avant d'être émulsifiées ; autrement, les composants pourraient se dissocier.
- Dans cette formulation, j'utilise de préférence un macérât huileux de carotte sur base de sésame, mais un macérât de carotte obtenu à partir d'une autre huile support, telle que l'huile d'olive extra-vierge, conviendra parfaitement. Vous pourrez acheter ce macérât auprès de fournisseurs fiables (voir page 351). Quelle que soit la base utilisée pour le macérât, assurez-vous de vous procurer un macérât de carotte et non pas une huile essentielle de carotte.

VARIANTES

- Remplacez l'huile essentielle de pamplemousse par une quantité équivalente d'huile essentielle de bergamote sans furocoumarines et l'huile essentielle de gingembre par une quantité équivalente d'huile essentielle d'hélichryse italienne.
- Pour les peaux sensibles, remplacez l'huile essentielle d'ylang-ylang par une quantité équivalente d'huile essentielle de camomille romaine.
- **Crème de nuit hydratante anti-âge :** pour confectionner une version plus riche de ce soin hydratant que vous utiliserez le soir, réduisez la quantité d'huile de jojoba à 2 c. à s. (30 ml) et augmentez la quantité d'huile de rose musquée à 6 c. à s. (90 ml).

Ustensiles • Petit bécher • Agitateur en verre • Bain-marie avec bol • Batteur électrique • Pot en verre (300 ml) désinfecté à l'alcool à 70°

Ingrédients • 20 gouttes (1 ml) de synergie antimicrobienne florale (page 35) • 5 gouttes (0,25 ml) d'extrait de bambou • 1 c. à s. (15 ml) de glycérine • 175 ml d'eau filtrée chauffée à 30 °C • 1 c. à s. (15 ml) de cire émulsifiante n° 1 • 1 c. à s. (15 ml) d'acide stéarique • 60 ml d'huile de jojoba • 60 ml d'huile de rose musquée • 60 ml de macérât huileux de carotte (voir astuce) • 60 ml d'huile d'onagre • 5 gouttes (0,25 ml) d'extrait de grenade • 10 gouttes (0,5 ml) d'huile essentielle de pamplemousse • 5 gouttes (0,25 ml) d'huile essentielle d'ylang-ylang • 2 gouttes d'huile essentielle de romarin • 2 gouttes d'huile essentielle de gingembre

1. Versez la synergie antimicrobienne, l'extrait de bambou, la glycérine et l'eau chaude dans le bécher et mélangez. Couvrez de papier d'aluminium ou de film étirable et réservez. Maintenez à température.

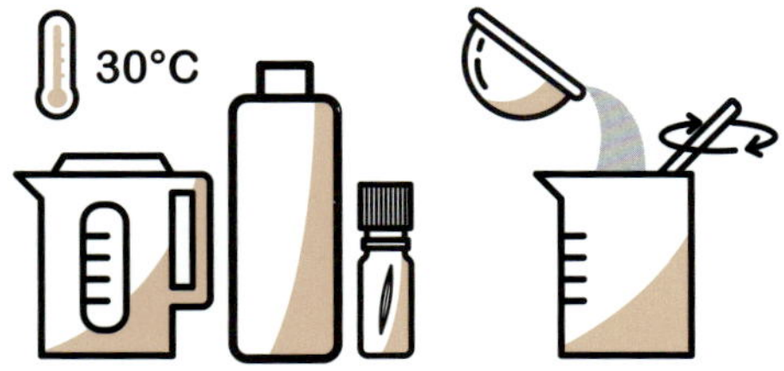

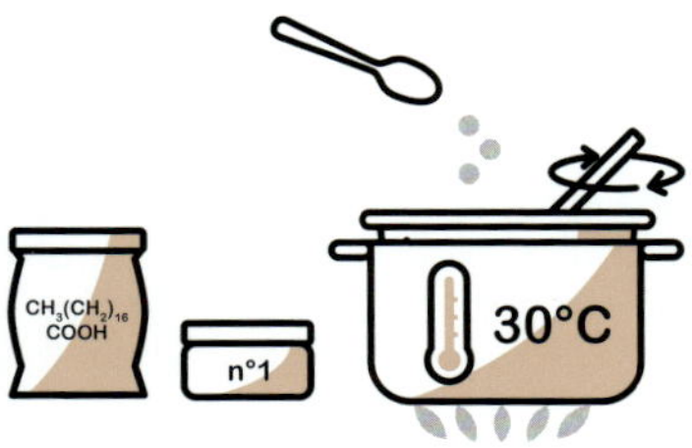

2. Placez un bol en verre résistant à la chaleur dans une casserole d'eau chaude non bouillante (30 °C); faites chauffer jusqu'à ce que le bol soit chaud au toucher. Versez-y la cire émulsifiante et l'acide stéarique et laissez fondre complètement.

3. Ajoutez les huiles de jojoba, de rose musquée et d'onagre ainsi que le macérât huileux de carotte. Réchauffez pendant 1 à 2 minutes, jusqu'à ce que le mélange soit parfaitement transparent. Remuez délicatement pour vous assurer que les ingrédients sont correctement dissous et mélangés. Ôtez le bol du feu.

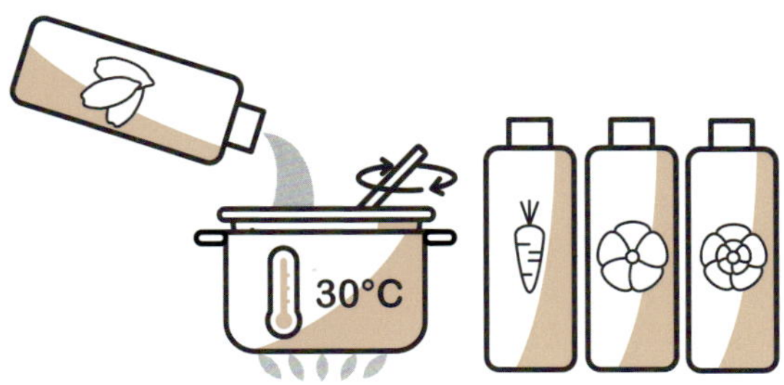

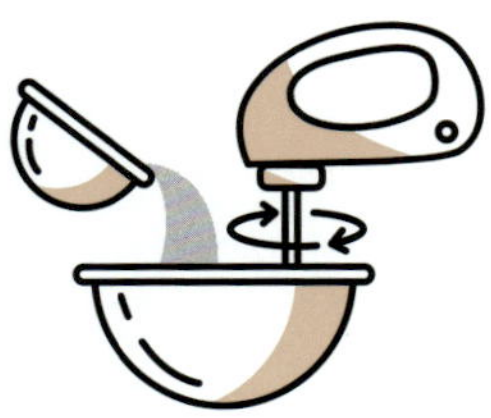

4. À l'aide d'un batteur électrique à basse vitesse, incorporez progressivement la préparation contenant la synergie antimicrobienne. Continuez à battre pendant 5 à 10 minutes, jusqu'à obtention d'une émulsion (épaisse et crémeuse).

5. Ajoutez l'extrait de grenade et les huiles essentielles de pamplemousse, d'ylang-ylang, de romarin et de gingembre. Mélangez jusqu'à obtention d'une préparation homogène.

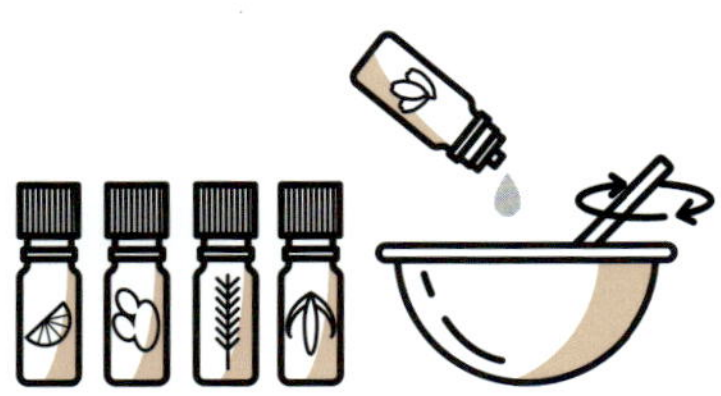

6. Transférez votre produit dans le pot désinfecté et fermez hermétiquement. Stockée dans de bonnes conditions (voir page 174), la crème se conservera jusqu'à 3 mois.

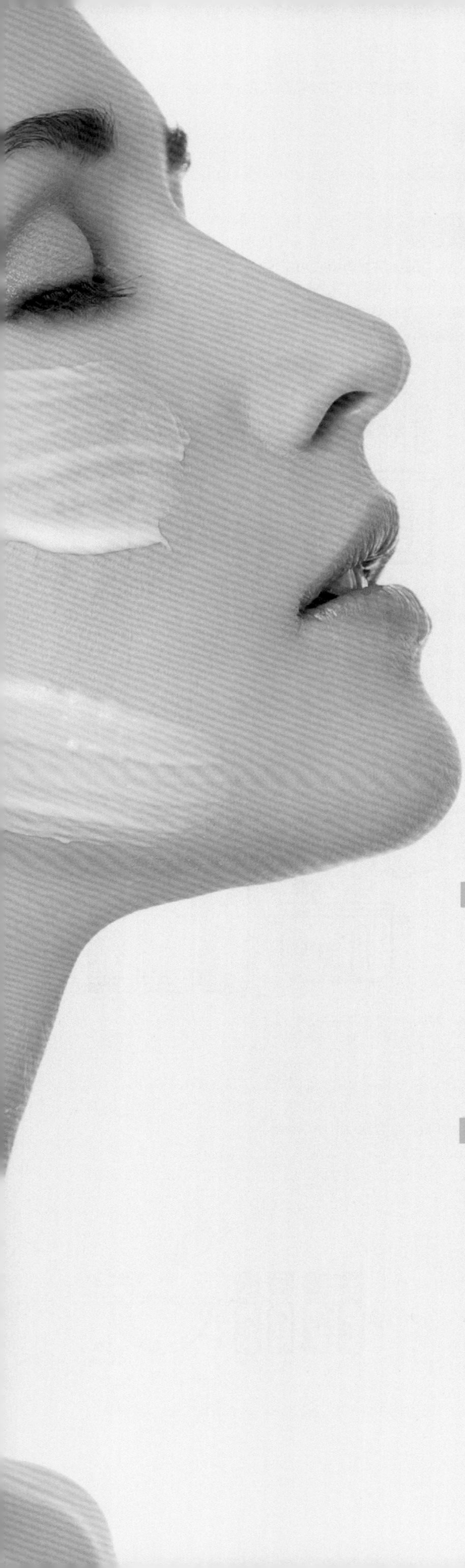

CRÈME DE NUIT HYDRATANTE ET RÉPARATRICE AU SAFRAN

(pour 100 ml)

La nature s'appuie sur les rythmes naturels du sommeil pour régénérer le corps et l'esprit. Le manque de sommeil peut mettre le corps à rude épreuve et causer son vieillissement prématuré. L'huile essentielle de santal et l'absolue de jasmin, qui possèdent un parfum calmant et apaisant favorisant la relaxation et le sommeil, sont réputées pour leurs propriétés cicatrisantes et éclaircissantes. L'application d'un soin hydratant qui contient du santal et du jasmin est un moyen simple de nourrir votre peau tout en vous aidant à vous détendre et à vous endormir le soir.

Type de peau : sèche, mature
Quand l'utiliser : le soir
Les bienfaits : l'huile de bourrache possède des vertus thérapeutiques qui favorisent la régénération cutanée ; associée à l'huile d'amande douce, elle nourrit les peaux déshydratées. La vitamine E et la cire d'abeille possèdent toutes deux des propriétés antioxydantes. Le safran hydrate et illumine la peau, deux actions qui contribuent à combattre les signes de l'âge.

CONSEILS D'UTILISATION

Nettoyez votre visage et séchez-le en le tapotant à l'aide d'une serviette. Appliquez votre tonique, le cas échéant. Du bout des doigts, déposez de petites gouttes de crème sur votre front, vos joues et votre menton. Faites pénétrer en massant délicatement.

ASTUCES

- Démarrez toujours le batteur à basse vitesse. Mélangez patiemment, sans vous arrêter, afin que la cire et les huiles ne refroidissent pas avant d'être émulsifiées ; autrement, les composants pourraient se dissocier.
- Lorsque de l'huile de bourrache entre dans la composition d'une formulation, vous pouvez toujours la remplacer par une quantité équivalente d'huile d'onagre. Elle aussi contient une quantité non négligeable d'acide gamma-linolénique (AGL).

VARIANTES

Si vous êtes sensible aux fruits à coque, vous pouvez utiliser une autre huile support. Remplacez l'huile d'amande douce par une quantité équivalente d'huile de pépins de raisin, de coco fractionnée ou d'abricot. Ces huiles permettent également d'obtenir une base à la texture légère. Si vous êtes sensible aux produits de la ruche, remplacez la cire d'abeille par une quantité équivalente de cire émulsifiante. Pour les peaux sensibles, remplacez l'huile essentielle de santal par une quantité équivalente d'huile essentielle de patchouli et l'absolue de jasmin par une quantité équivalente d'huile essentielle de néroli.

Ustensiles • Petit bécher • Agitateur en verre • Bain-marie avec bol • Batteur électrique • Pot en verre (125 ml) désinfecté à l'alcool à 70° (voir page 176) **Synergie d'huiles essentielles** • 10 gouttes (0,5 ml) d'huile essentielle de santal • 5 gouttes (0,25 ml) d'absolue de jasmin **Base** • 2 c. à s. (30 ml) d'eau filtrée chauffée à 30 °C • 5 pistils de safran • 60 ml d'huile d'amande douce • 1 c. à c. (5 ml) d'huile de bourrache ou d'onagre • 1 c. à s. (15 ml) de cire d'abeille blanche désodorisée • 10 gouttes (0,5 ml) de vitamine E

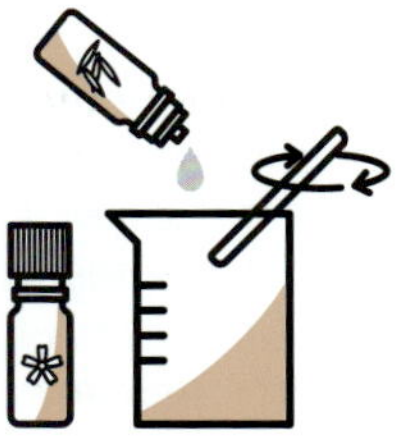

1. Synergie d'huiles essentielles : versez l'huile essentielle de santal et l'absolue de jasmin dans le bécher et mélangez. Couvrez de papier d'aluminium ou de film étirable et réservez.

2. Base : placez le safran dans un petit bol, versez l'eau chaude sur le safran et laissez infuser 10 à 15 minutes. À l'aide d'une passoire fine, filtrez l'eau safranée au-dessus d'un bol propre et réservez ; jetez les résidus solides. Maintenez à température.

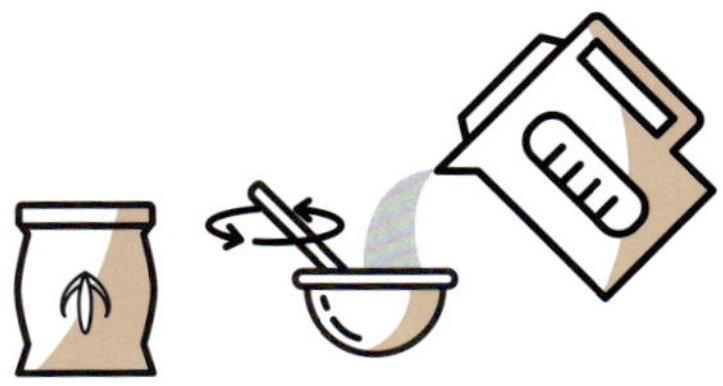

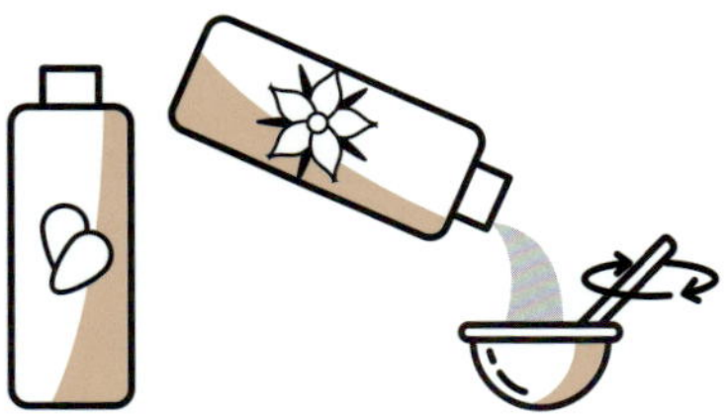

3. Versez l'huile d'amande douce et l'huile de bourrache dans un autre petit bol et mélangez. Réservez.

4. Placez un bol en verre résistant à la chaleur dans une casserole d'eau chaude non bouillante (30 °C) ; faites chauffer jusqu'à ce que le bol soit chaud au toucher. Versez-y la cire d'abeille et laissez fondre complètement. Ajoutez la préparation contenant l'huile d'amande douce et remuez jusqu'à complète incorporation. Tout en remuant, ajoutez l'eau safranée et mélangez délicatement jusqu'à complète incorporation. Ôtez le bol du feu.

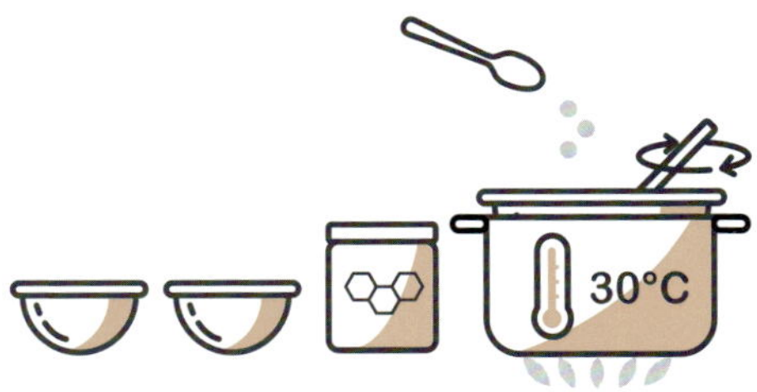

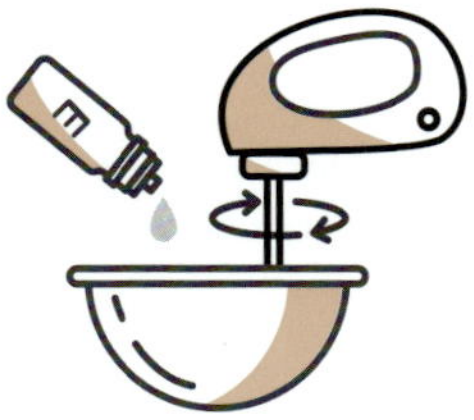

5. À l'aide d'un batteur électrique à basse vitesse, incorporez progressivement la vitamine E. Continuez à battre pendant 5 à 10 minutes, jusqu'à obtention d'une émulsion (épaisse et crémeuse).

6. Ajoutez le mélange synergique et mélangez jusqu'à complète incorporation.

7. Transférez votre produit dans le pot désinfecté et fermez hermétiquement. Stockée dans de bonnes conditions (voir page 174), la crème se conservera jusqu'à 3 mois.

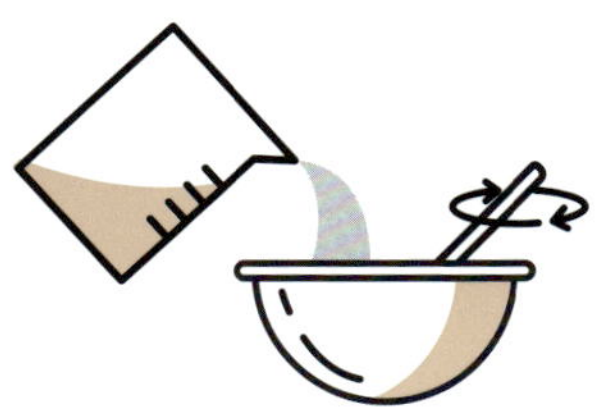

CRÈME HYDRATANTE À LA FLEUR D'ORANGER

(pour 350 ml)

Cette crème est particulièrement intéressante pour les peaux sujettes aux inflammations. Avec sa texture légère, l'huile d'abricot sert de support à l'huile essentielle de néroli. La crème a un parfum à la fois doux et riche. Appliquée matin et soir, elle hydratera et nourrira votre peau en continu.

Type de peau : sensible, grasse, mixte
Quand l'utiliser : matin et soir
Les bienfaits : l'huile d'abricot, de texture légère et riche en vitamine E, aide à réparer les peaux endommagées. Le néroli a un parfum calmant et relaxant. De plus, le farnésol, un composé naturellement présent dans le néroli, contribue au maintien de l'élasticité de la peau ; il possède également des propriétés antibactériennes et antifongiques.

Ustensiles • Petit bécher • Agitateur en verre • Bain-marie avec bol • Batteur électrique • Pot en verre (350 ml) désinfecté à l'alcool à 70°
Ingrédients • 20 gouttes (1 ml) de synergie antimicrobienne florale (voir page 35) • 5 gouttes (0,25 ml) d'extrait de bambou • 1 c. à s. (15 ml) de glycérine • 175 ml d'eau filtrée chauffée à 30 °C • 1 c. à s. (15 ml) de cire émulsifiante n° 1 • 1 c. à s. (15 ml) d'acide stéarique • 125 ml d'huile d'abricot • 5 gouttes (0,25 ml) d'huile essentielle de néroli

1. Versez la synergie antimicrobienne, l'extrait de bambou, la glycérine et l'eau chaude dans le bécher et mélangez. Couvrez de papier d'aluminium ou de film étirable et réservez. Maintenez à température.
2. Placez un bol en verre résistant à la chaleur dans une casserole d'eau chaude non bouillante (30 °C) ; faites chauffer jusqu'à ce que le bol soit chaud au toucher. Versez-y la cire émulsifiante et l'acide stéarique et laissez fondre complètement. Ajoutez l'huile d'abricot et mélangez jusqu'à complète incorporation. Ôtez le bol du feu.
3. À l'aide d'un batteur électrique à basse vitesse, incorporez progressivement la préparation contenant la synergie antimicrobienne. Continuez à battre pendant 5 à 10 minutes, jusqu'à obtention d'une émulsion (épaisse et crémeuse).
4. Ajoutez l'huile essentielle de néroli et mélangez bien.
5. Transférez votre produit dans le pot désinfecté et fermez hermétiquement. Stockée dans de bonnes conditions (voir page 174), la crème se conservera jusqu'à 3 mois.

VARIANTES

- Vous pouvez remplacer la synergie antimicrobienne florale par une quantité équivalente de synergie antimicrobienne terreuse (page 36).
- Pour un mélange plus abordable, remplacez l'huile essentielle de néroli par une quantité équivalente d'huile essentielle de petit grain bigarade.

CONSEILS D'UTILISATION

Nettoyez votre visage et séchez-le en le tapotant à l'aide d'une serviette. Appliquez votre tonique, le cas échéant. Du bout des doigts, déposez de petites gouttes de crème sur votre front, vos joues et votre menton. Faites pénétrer en massant délicatement.

ASTUCES

Démarrez toujours le batteur à basse vitesse. Mélangez patiemment, sans vous arrêter, afin que les cires et les huiles ne refroidissent pas avant d'être émulsifiées ; autrement, les composants pourraient se dissocier.
Cette recette prévoit une quantité relativement importante. Si vous préférez, vous pouvez diviser les doses de cette formulation et de toutes les autres par deux.

CRÈME HYDRATANTE SOYEUSE À LA ROSE ET AUX OMÉGAS (pour 500 ml)

Cette crème hydratante classique mise sur l'huile essentielle de rose pour ses propriétés apaisantes et anti-âge. Les huiles de rose musquée et d'abricot hydratent et nourrissent la peau grâce à un équilibre d'acides gras essentiels oméga-3, -6 et -9.

Type de peau : tous, en particulier sèche ou mature
Quand l'utiliser : le soir
Les bienfaits : l'huile d'abricot possède des propriétés anti-inflammatoires et antioxydantes. L'huile de rose musquée est riche en caroténoïdes bioactifs, qui contribuent à réduire les signes de l'âge et l'hyperpigmentation (coloration sombre de la peau) due aux effets nocifs du soleil. L'huile d'onagre est riche en acide gamma-linolénique (AGL), dont le rôle essentiel dans la revitalisation et la réparation de la peau a été démontré. La synergie de rose et de sauge sclarée unifie le teint et, chez les peaux matures, lisse les ridules et prévient leur apparition.

Ustensiles • 2 petits béchers • Agitateur en verre • Bain-marie avec bol • Batteur électrique • Pot en verre (550 ml) désinfecté à l'alcool à 70°
Ingrédients • 250 ml d'eau filtrée chauffée à 30 °C • 20 gouttes (1 ml) de Synergie antimicrobienne terreuse (page 36) • 5 gouttes (0,25 ml) d'huile essentielle de rose de Damas • 5 gouttes (0,25 ml) d'huile essentielle de sauge sclarée • 1 c. à s. (15 ml) de cire émulsifiante n° 1 • 1 c. à s. (15 ml) d'acide stéarique • 125 ml d'huile d'abricot • 60 ml d'huile d'onagre • 60 ml d'huile de rose musquée

1. Versez l'eau chaude et la synergie antimicrobienne dans l'un des béchers et mélangez. Couvrez de papier d'aluminium ou de film étirable et réservez. Maintenez à température.
2. Versez les huiles essentielles de rose de Damas et de sauge sclarée dans l'autre bécher et mélangez. Couvrez de papier d'aluminium ou de film étirable et réservez.
3. Placez un bol en verre résistant à la chaleur dans une casserole d'eau chaude non bouillante (30 °C) ; faites chauffer jusqu'à ce que le bol soit chaud au toucher. Versez-y la cire émulsifiante et l'acide stéarique et laissez fondre complètement.
4. Pendant ce temps, placez les huiles d'abricot, d'onagre et de rose musquée dans un petit bol et mélangez. Versez ce mélange dans la cire fondue et remuez jusqu'à complète incorporation. Ôtez le bol du feu.
5. À l'aide d'un batteur électrique à basse vitesse, incorporez progressivement la préparation contenant la synergie antimicrobienne. Continuez à battre pendant 5 à 10 minutes, jusqu'à obtention d'une émulsion (épaisse et crémeuse).
6. Ajoutez la synergie d'huiles essentielles de rose et de sauge sclarée et mélangez jusqu'à complète incorporation.
7. Transférez votre produit dans le pot désinfecté et fermez hermétiquement. Stockée dans de bonnes conditions (voir page 174), la crème se conservera jusqu'à 3 mois.

VARIANTE
Pour une base plus riche, vous pouvez remplacer le mélange d'huiles d'abricot, d'onagre et de rose musquée par 250 ml d'huile d'amande douce.

CONSEILS D'UTILISATION
Nettoyez votre visage et séchez-le en le tapotant à l'aide d'une serviette. Appliquez votre tonique, le cas échéant. Du bout des doigts, déposez de petites gouttes de crème sur votre front, vos joues et votre menton. Faites pénétrer en massant délicatement.

ASTUCES
Cette recette prévoit une quantité importante. Transvasez une partie de la préparation dans un pot plus petit (50 ml) pour votre usage quotidien et stockez le reste au réfrigérateur jusqu'au moment de vous en servir. Vous pouvez également diviser les quantités de cette recette par deux.
Démarrez toujours le batteur à basse vitesse. Mélangez patiemment, sans vous arrêter, afin que les cires et les huiles ne refroidissent pas avant d'être émulsifiées ; autrement, les composants pourraient se dissocier.

CRÈME HYDRATANTE FLOWER POWER

(pour 450 ml)

Les rougeurs, les sensations de brûlure et les démangeaisons sont autant de symptômes dont les personnes ayant la peau sensible peuvent souffrir en raison d'agressions extérieures. Un soin de jour hydratant, riche en acides gras et doté de propriétés antioxydantes peut contribuer à protéger la peau des agents irritants.

Type de peau : tous, en particulier sensible
Quand l'utiliser : matin et soir
Les bienfaits : l'huile de tournesol, le macérât huileux de calendula et l'huile essentielle d'hélichryse italienne appartiennent tous trois à la famille des *Asteraceae*, qui possède de puissantes propriétés cicatrisantes. Lorsqu'elle est utilisée dans une crème hydratante, cette association est considérée comme particulièrement apaisante pour les peaux enflammées. L'huile de tournesol, grâce à sa teneur élevée en acide linoléique (70 à 75 %) et à sa richesse en vitamine E, est dotée d'excellentes propriétés émollientes, intéressantes pour les peaux sèches, couvertes de plaques ; elle est également antimicrobienne. Le macérât huileux de calendula contribue lui aussi à soulager les peaux sèches et squameuses ainsi que les démangeaisons. L'huile essentielle d'hélichryse italienne, riche en curcumines, possède des propriétés anti-inflammatoires et antibactériennes ; elle aide également à apaiser les brûlures et les gerçures, à traiter la rosacée et à réparer les tissus cicatriciels.

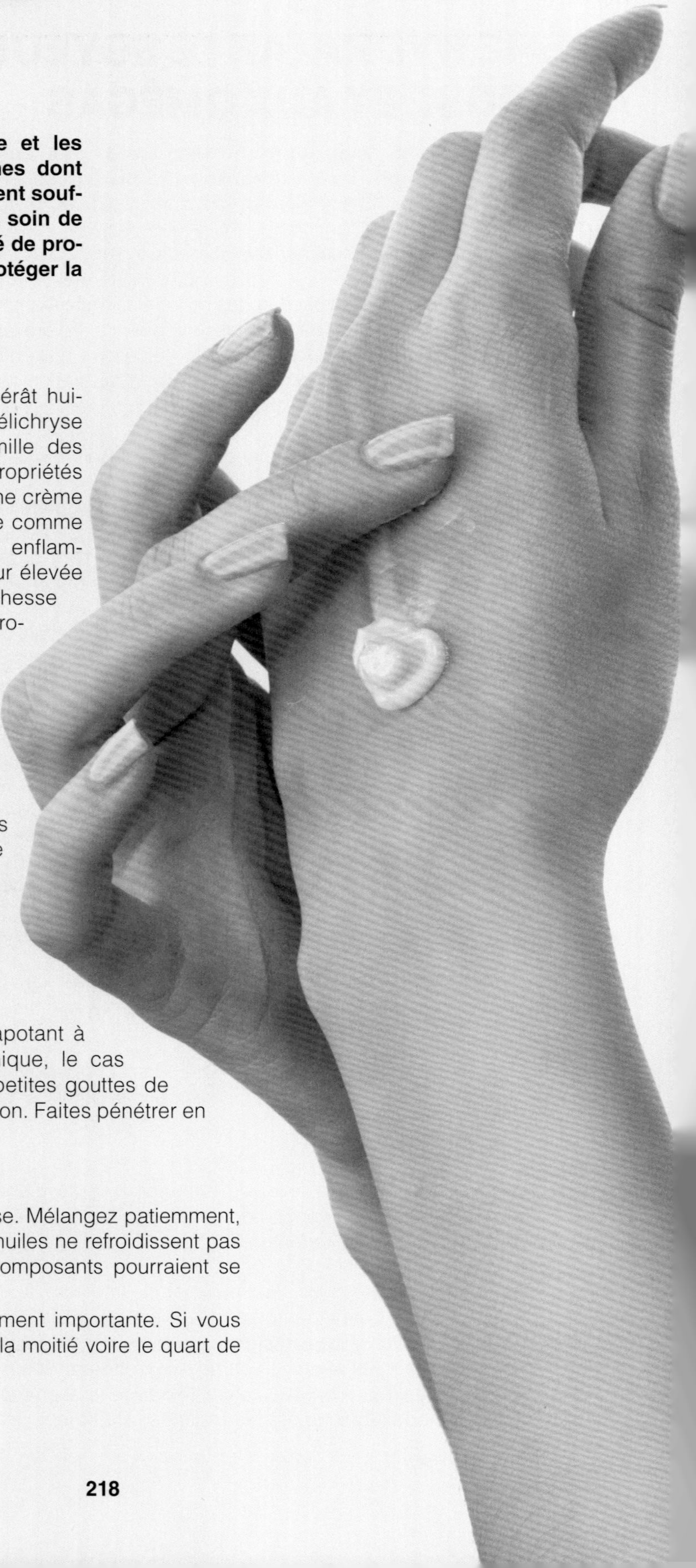

CONSEILS D'UTILISATION

Nettoyez votre visage et séchez-le en le tapotant à l'aide d'une serviette. Appliquez votre tonique, le cas échéant. Du bout des doigts, déposez de petites gouttes de crème sur votre front, vos joues et votre menton. Faites pénétrer en massant délicatement.

ASTUCES

- Démarrez toujours le batteur à basse vitesse. Mélangez patiemment, sans vous arrêter, afin que les cires et les huiles ne refroidissent pas avant d'être émulsifiées ; autrement, les composants pourraient se dissocier.
- Cette recette prévoit une quantité relativement importante. Si vous préférez, réduisez les doses afin d'obtenir la moitié voire le quart de la quantité.

Ustensiles • 2 petits béchers • Agitateur en verre • Bain-marie avec bol • Batteur électrique • Pot en verre (500 ml) désinfecté à l'alcool à 70° (voir page 176) **Ingrédients** • 250 ml d'eau filtrée chauffée à 30 °C • 20 gouttes (1 ml) de synergie antimicrobienne florale (page 35) • 2 c. à s. (30 ml) de glycérine • 2 c. à s. (30 ml) de cire émulsifiante n° 1 • 1 c. à s. (15 ml) d'acide stéarique • 60 ml d'huile de tournesol • 60 ml de macérât huileux de calendula • 5 gouttes (0,25 ml) d'huile essentielle d'hélichryse italienne

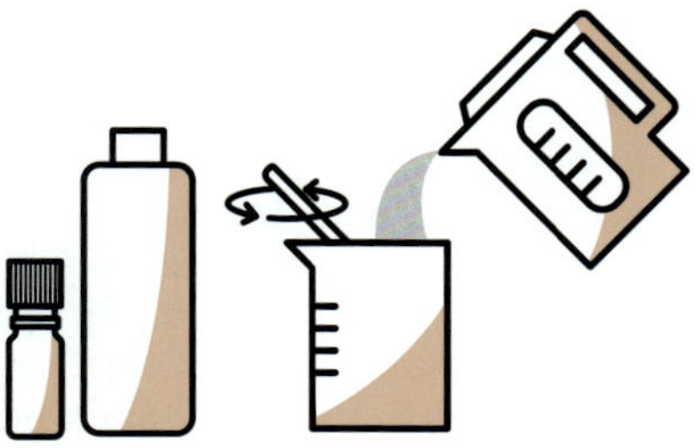

1. Mélangez l'eau chaude, la synergie antimicrobienne et la glycérine dans l'un des béchers. Couvrez de papier d'aluminium ou de film étirable et réservez. Maintenez à température.

2. Placez un bol en verre résistant à la chaleur dans une casserole d'eau chaude non bouillante (30 °C) ; faites chauffer jusqu'à ce que le bol soit chaud au toucher. Versez-y la cire émulsifiante et laissez fondre complètement. Ajoutez l'acide stéarique et remuez délicatement jusqu'à complète incorporation.

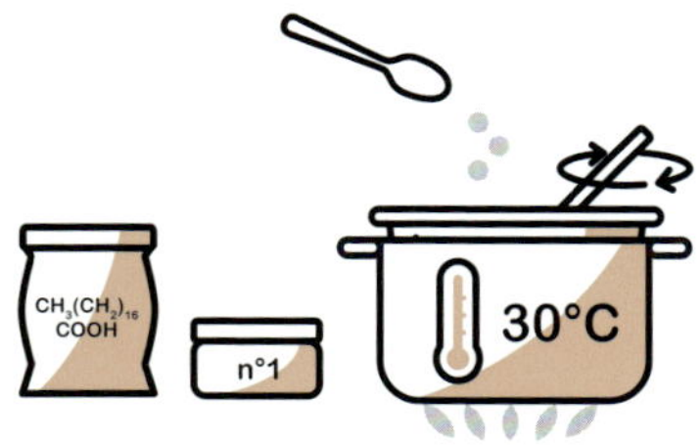

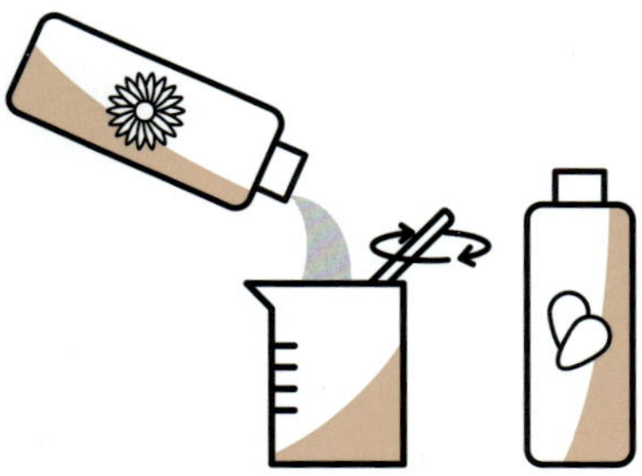

3. Placez l'huile de tournesol et le macérât huileux de calendula dans le second bécher et mélangez. Versez ce mélange dans la cire fondue et remuez jusqu'à complète incorporation. Ôtez le bol du feu.

4. À l'aide d'un batteur électrique à basse vitesse, incorporez progressivement la préparation comprenant la synergie antimicrobienne. Continuez à battre pendant 5 à 10 minutes, jusqu'à obtention d'une émulsion (épaisse et crémeuse).

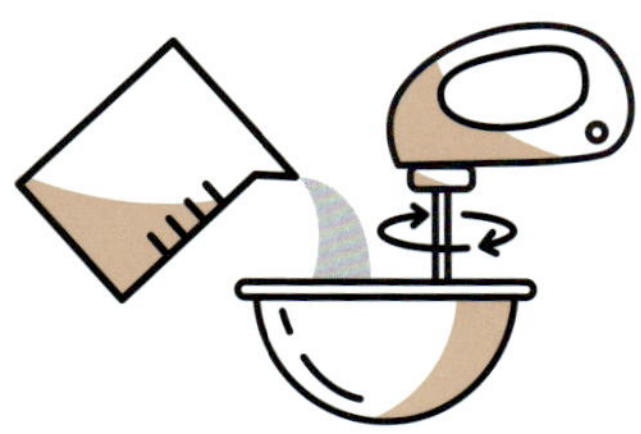

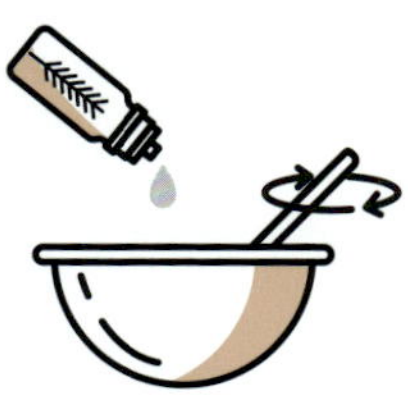

5. Ajoutez l'huile essentielle d'hélichryse italienne et mélangez jusqu'à complète incorporation.
6. Transférez votre produit dans le pot désinfecté et fermez hermétiquement. Stockée dans de bonnes conditions (voir page 174), la crème se conservera jusqu'à 3 mois.

VARIANTES

- Remplacez la synergie antimicrobienne florale par une quantité équivalente de synergie antimicrobienne terreuse (page 35).
- Pour renforcer les propriétés anti-inflammatoires de la crème, ajoutez 2 gouttes d'huile essentielle de camomille allemande à l'étape 5.
- Si vous préférez un soin hydratant sans alcool, réduisez la quantité d'eau à 125 ml. Remplacez la cire émulsifiante par 1,5 c. à s. (22 ml) de cire d'abeille jaune ou de cire d'abeille de qualité cosmétique et l'acide stéarique par 2 c. à s. (30 ml) de beurre de karité. La quantité totale sera réduite à 325 ml environ ; adaptez la taille de votre contenant en conséquence.

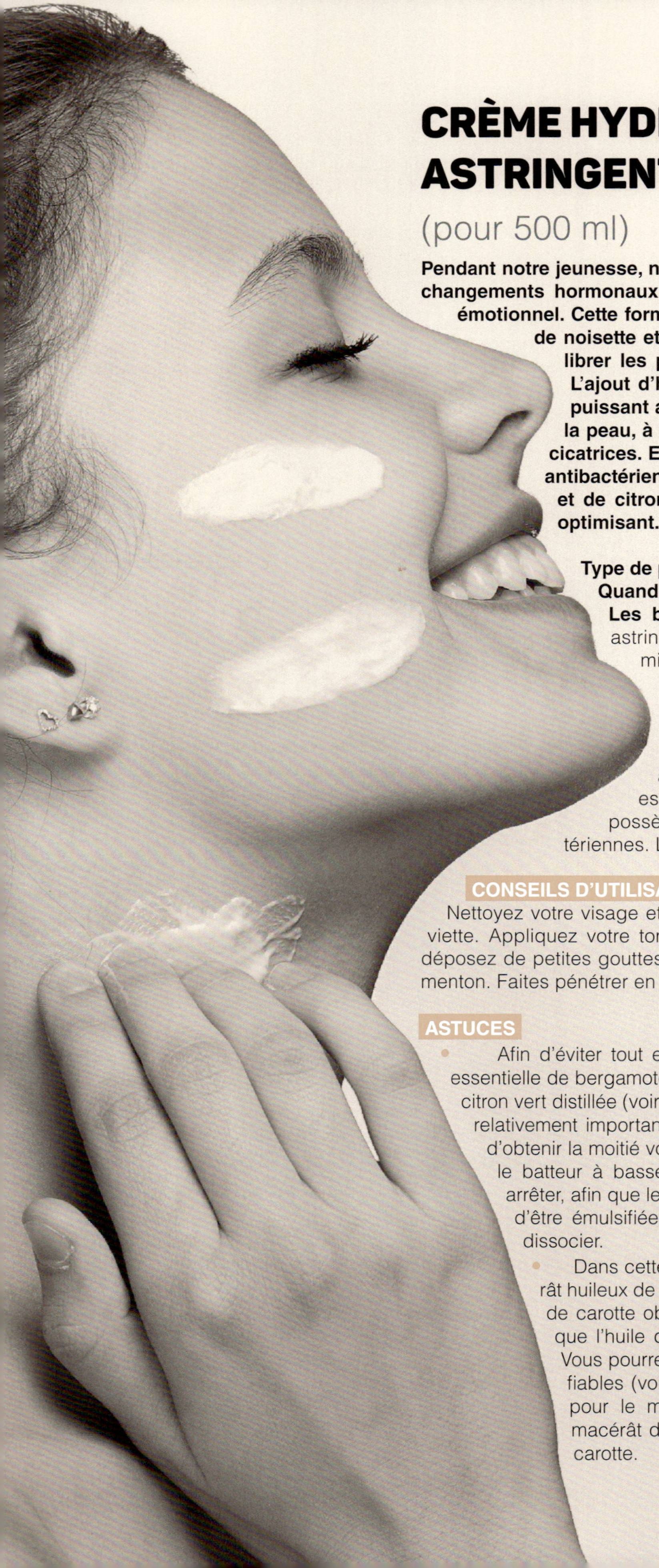

CRÈME HYDRATANTE ET ASTRINGENTE À L'HIBISCUS

(pour 500 ml)

Pendant notre jeunesse, notre peau évolue sans cesse en raison des changements hormonaux, des agressions extérieures et du stress émotionnel. Cette formulation astringente, qui contient de l'huile de noisette et de l'huile de bourrache, contribue à équilibrer les peaux grasses et à atténuer les rougeurs. L'ajout d'hibiscus, qui contient de la quercétine (un puissant antioxydant), aide à améliorer l'élasticité de la peau, à unifier le teint et à réduire l'apparence des cicatrices. En plus de leurs propriétés antiseptiques et antibactériennes, les huiles essentielles de bergamote et de citron vert confèrent à cette crème un parfum optimisant.

Type de peau : tous, en particulier grasse ou mixte
Quand l'utiliser : le soir
Les bienfaits : l'huile de noisette est une huile astringente intéressante pour les peaux grasses ou mixtes. Elle est riche en acide oléique et améliore l'absorption des autres nutriments de la formulation. L'AGL présent dans l'huile de bourrache et le bêta-carotène présent dans le macérât huileux de carotte contribuent à réparer et à revitaliser la peau. Les huiles essentielles de citron vert et de bergamote possèdent des propriétés antiseptiques et antibactériennes. Le macérât d'hibiscus est antioxydant.

CONSEILS D'UTILISATION

Nettoyez votre visage et séchez-le en le tapotant à l'aide d'une serviette. Appliquez votre tonique, le cas échéant. Du bout des doigts, déposez de petites gouttes de crème sur votre front, vos joues et votre menton. Faites pénétrer en massant délicatement.

ASTUCES

- Afin d'éviter tout effet phototoxique, veillez à utiliser une huile essentielle de bergamote sans bergaptène et une huile essentielle de citron vert distillée (voir page 110). Cette recette prévoit une quantité relativement importante. Si vous préférez, réduisez les doses afin d'obtenir la moitié voire le quart de la quantité. Démarrez toujours le batteur à basse vitesse. Mélangez patiemment, sans vous arrêter, afin que les cires et les huiles ne refroidissent pas avant d'être émulsifiées ; autrement, les composants pourraient se dissocier.
- Dans cette formulation, j'utilise de préférence un macérât huileux de carotte sur base de sésame, mais un macérât de carotte obtenu à partir d'une autre huile support, telle que l'huile d'olive extra-vierge, conviendra parfaitement. Vous pourrez acheter ce macérât auprès de fournisseurs fiables (voir page 351). Quelle que soit la base utilisée pour le macérât, assurez-vous de vous procurer un macérât de carotte et non pas une huile essentielle de carotte.

Ustensiles • 1 petit bécher • 3 bols • Agitateur en verre • Bain-marie avec bol • Batteur électrique • Pot en verre (510 ml) désinfecté à l'alcool à 70°

Ingrédients • 5 gouttes (0,25 ml) d'huile essentielle de citron vert (distillée) • 5 gouttes (0,25 ml) d'huile essentielle de bergamote sans furocoumarines • 10 gouttes (0,5 ml) de synergie antimicrobienne à la rose (page 35) • 2 c. à s. (30 ml) de macérât glycériné d'hibiscus • 250 ml d'eau filtrée chauffée à 30 °C • 1 c. à s. (15 ml) de cire émulsifiante n° 1 • 2 c. à s. (30 ml) d'acide stéarique • 60 ml d'huile de noisette • 60 ml de macérât huileux de carotte • 60 ml d'huile de bourrache • 10 gouttes (0,5 ml) d'extrait de grenade

1. Versez les huiles essentielles de citron vert et de bergamote sans furocoumarines dans un bol et mélangez. Couvrez de papier d'aluminium ou de film étirable et réservez.

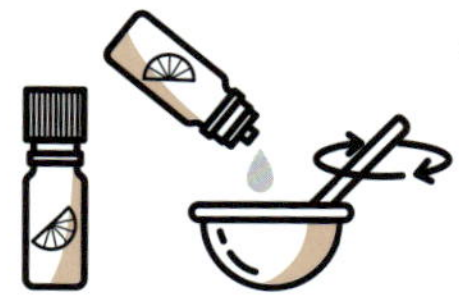

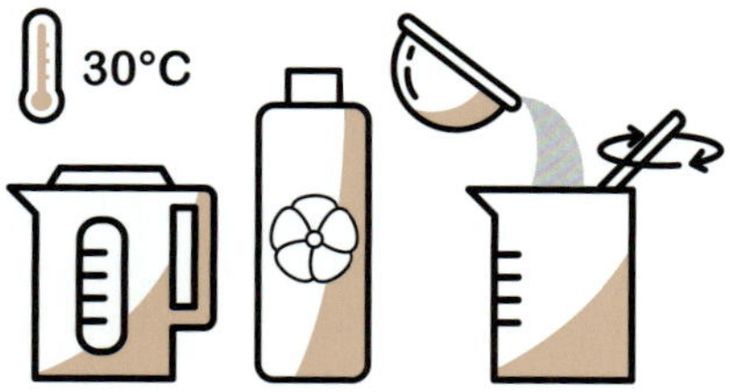

2. Versez la synergie antimicrobienne, le macérât d'hibiscus et l'eau chaude dans le bécher et mélangez. Couvrez de papier d'aluminium ou de film étirable et réservez. Maintenez à température.

3. Placez un bol en verre résistant à la chaleur dans une casserole d'eau chaude non bouillante (30 °C) ; faites chauffer jusqu'à ce que le bol soit chaud au toucher. Versez-y la cire émulsifiante et l'acide stéarique et laissez fondre complètement.

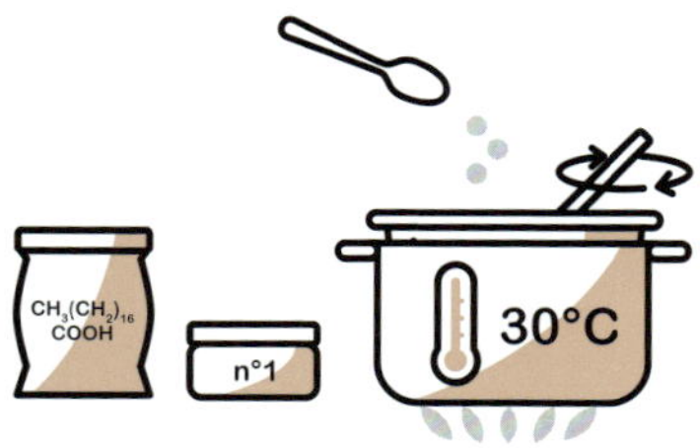

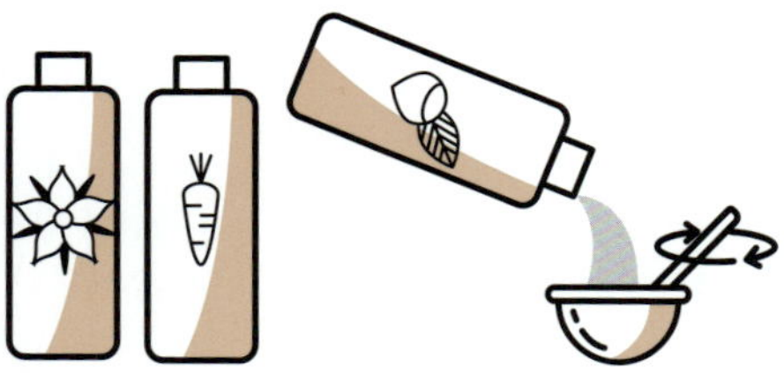

4. Placez l'huile de noisette, le macérât huileux de carotte et l'huile de bourrache dans un petit bol et mélangez. Versez ce mélange dans la cire fondue et remuez jusqu'à complète incorporation. Ôtez le bol du feu.

5. À l'aide d'un batteur électrique à basse vitesse, incorporez progressivement la préparation contenant la synergie antimicrobienne. Continuez à battre pendant 5 à10 minutes, jusqu'à obtention d'une émulsion (épaisse et crémeuse).

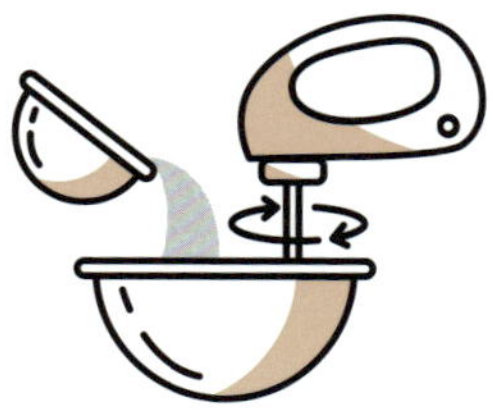

6. Ajoutez la synergie d'huiles essentielles de citron vert et de bergamote et mélangez jusqu'à complète incorporation.
7. Transférez votre produit dans le pot désinfecté et fermez hermétiquement. Stockée dans de bonnes conditions (voir page 174), la crème se conservera jusqu'à 3 mois.

ALERTE ALLERGIE : LES FRUITS À COQUES

Si vous êtes sensible aux fruits à coque, vous pouvez utiliser d'autres huiles support. Remplacez l'huile de noisette par une quantité équivalente d'huile de pépins de raisin, d'huile de coco fractionnée ou d'huile d'abricot. Ces huiles permettent également d'obtenir une base à la texture légère.

VARIANTES

- Remplacez la synergie antimicrobienne à la rose par une quantité équivalente de synergie antimicrobienne aux agrumes (page 36).
- Si vous avez la peau sensible, remplacez l'huile de bourrache par une quantité équivalente d'huile d'onagre. L'huile d'onagre contient elle aussi une quantité non négligeable d'acide gamma-linolénique (AGL).

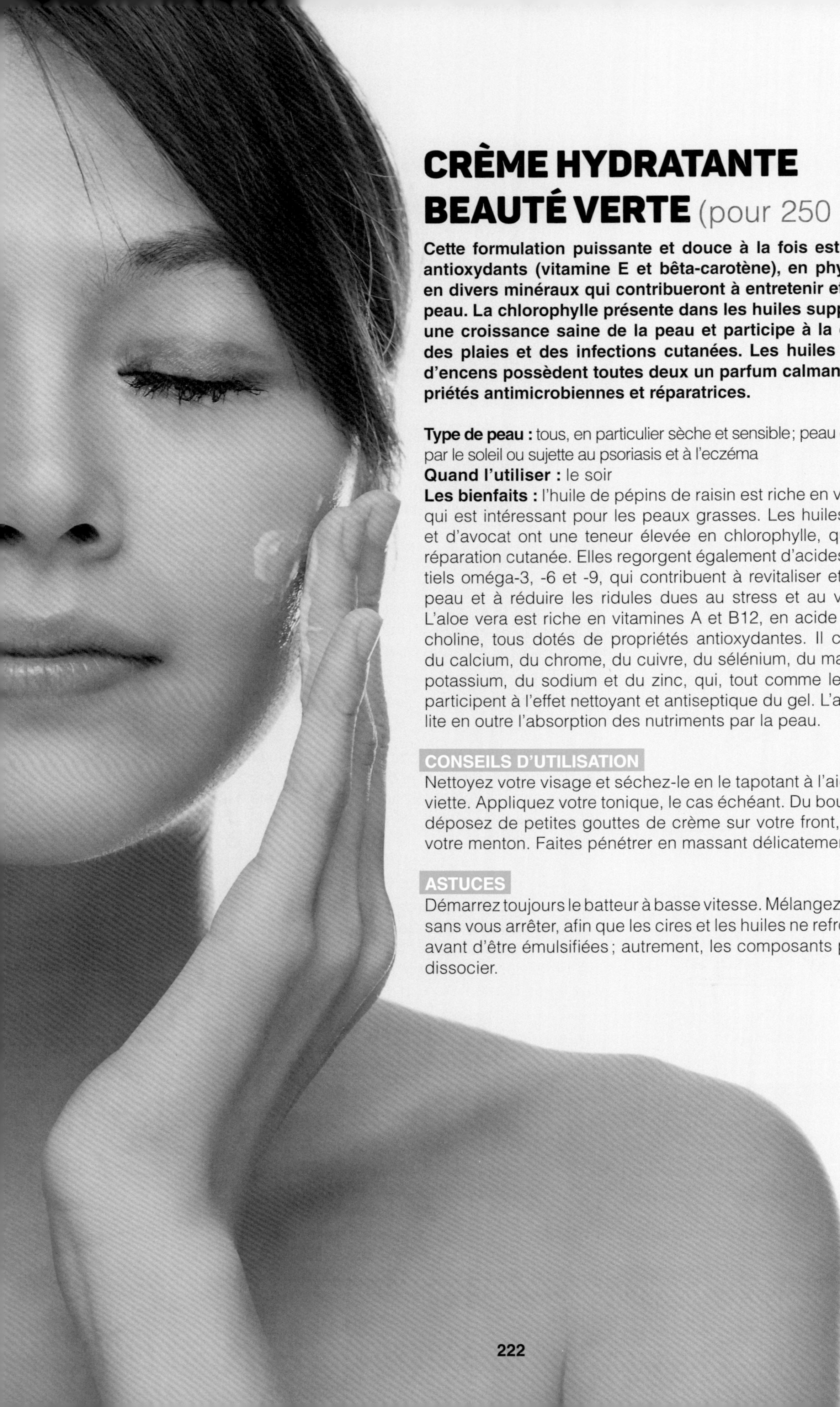

CRÈME HYDRATANTE BEAUTÉ VERTE (pour 250 ml)

Cette formulation puissante et douce à la fois est enrichie en antioxydants (vitamine E et bêta-carotène), en phytostérols et en divers minéraux qui contribueront à entretenir et à nourrir la peau. La chlorophylle présente dans les huiles support favorise une croissance saine de la peau et participe à la cicatrisation des plaies et des infections cutanées. Les huiles de néroli et d'encens possèdent toutes deux un parfum calmant et des propriétés antimicrobiennes et réparatrices.

Type de peau : tous, en particulier sèche et sensible; peau endommagée par le soleil ou sujette au psoriasis et à l'eczéma
Quand l'utiliser : le soir
Les bienfaits : l'huile de pépins de raisin est riche en vitamine E, ce qui est intéressant pour les peaux grasses. Les huiles de chanvre et d'avocat ont une teneur élevée en chlorophylle, qui favorise la réparation cutanée. Elles regorgent également d'acides gras essentiels oméga-3, -6 et -9, qui contribuent à revitaliser et à réparer la peau et à réduire les ridules dues au stress et au vieillissement. L'aloe vera est riche en vitamines A et B12, en acide folique et en choline, tous dotés de propriétés antioxydantes. Il contient aussi du calcium, du chrome, du cuivre, du sélénium, du magnésium, du potassium, du sodium et du zinc, qui, tout comme les saponines, participent à l'effet nettoyant et antiseptique du gel. L'aloe vera facilite en outre l'absorption des nutriments par la peau.

CONSEILS D'UTILISATION

Nettoyez votre visage et séchez-le en le tapotant à l'aide d'une serviette. Appliquez votre tonique, le cas échéant. Du bout des doigts, déposez de petites gouttes de crème sur votre front, vos joues et votre menton. Faites pénétrer en massant délicatement.

ASTUCES

Démarrez toujours le batteur à basse vitesse. Mélangez patiemment, sans vous arrêter, afin que les cires et les huiles ne refroidissent pas avant d'être émulsifiées ; autrement, les composants pourraient se dissocier.

Ustensiles • 2 petits béchers • Agitateur en verre • Bain-marie avec bol • Batteur électrique • Pot en verre (250 ml) désinfecté à l'alcool à 70° (voir page 176)
Ingrédients • 10 gouttes (0,5 ml) de synergie antimicrobienne aux agrumes (page 36) • 125 ml d'eau filtrée chauffée à 30 °C • 10 gouttes (0,5 ml) d'huile essentielle de néroli • 10 gouttes (0,5 ml) d'huile essentielle d'encens • 1 c. à c. (5 ml) de cire émulsifiante n° 1 • 1 c. à c. (5 ml) d'acide stéarique • 60 ml d'huile de pépins de raisin • 1 c. à s. (15 ml) d'huile de chanvre • 1 c. à s. (15 ml) d'huile d'avocat • 1 c. à s. (15 ml) de gel d'aloe vera

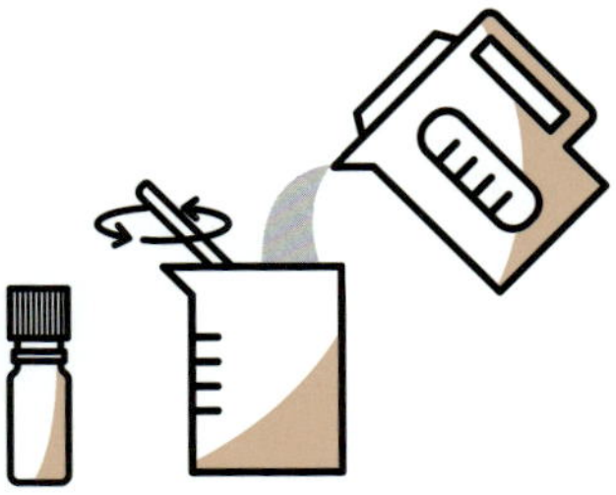

1. Versez la synergie antimicrobienne et l'eau chaude dans l'un des béchers et mélangez. Couvrez de papier d'aluminium ou de film étirable et réservez. Maintenez à température.

2. Versez les huiles essentielles de néroli et d'encens dans le second bécher et mélangez. Couvrez de papier d'aluminium ou de film étirable et réservez.

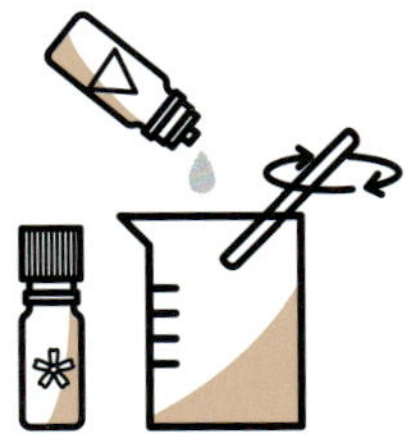

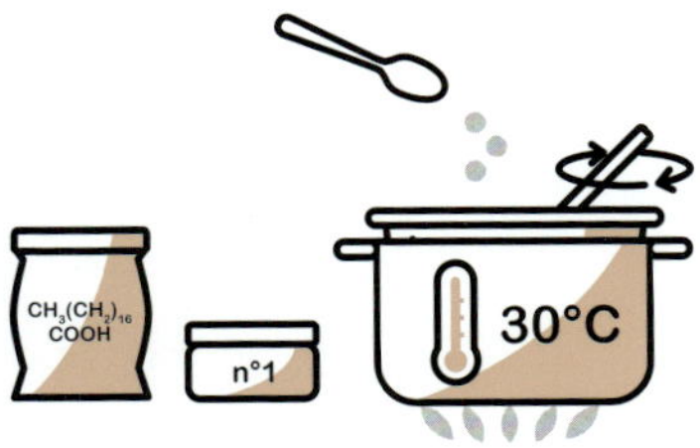

3. Placez un bol en verre résistant à la chaleur dans une casserole d'eau chaude non bouillante (30 °C); faites chauffer jusqu'à ce que le bol soit chaud au toucher. Versez-y la cire émulsifiante et l'acide stéarique et laissez fondre complètement.

4. Pendant ce temps, versez les huiles de pépins de raisin, de chanvre et d'avocat dans un petit bol et mélangez. Versez ce mélange dans la cire fondue et remuez jusqu'à complète incorporation. Ôtez le bol du feu.

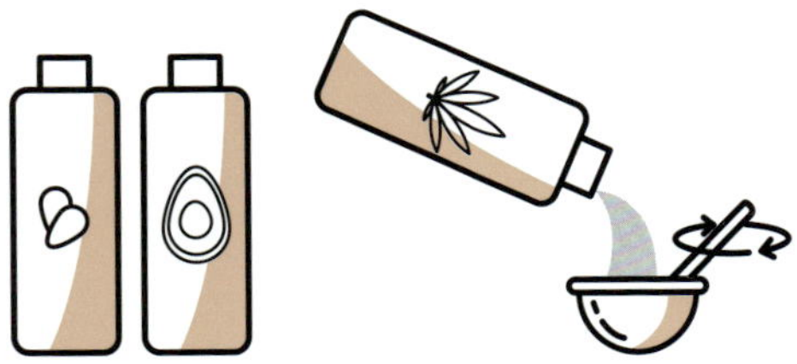

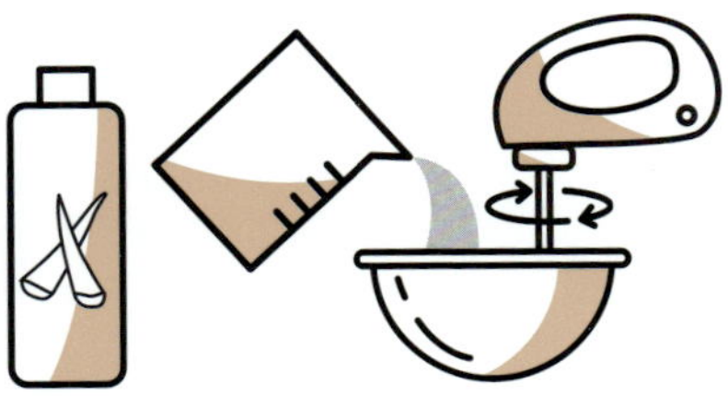

5. À l'aide d'un batteur électrique à basse vitesse, incorporez progressivement la préparation contenant la synergie antimicrobienne. Continuez à battre jusqu'à obtention d'une émulsion (épaisse et crémeuse). Ajoutez le gel d'aloe vera et mélangez jusqu'à complète incorporation.

6. Ajoutez la synergie d'huiles essentielles de néroli et d'encens et mélangez jusqu'à complète incorporation. 7. Transférez votre produit dans le pot désinfecté et fermez hermétiquement. Stockée dans de bonnes conditions (voir page 174), la crème se conservera jusqu'à 3 mois.

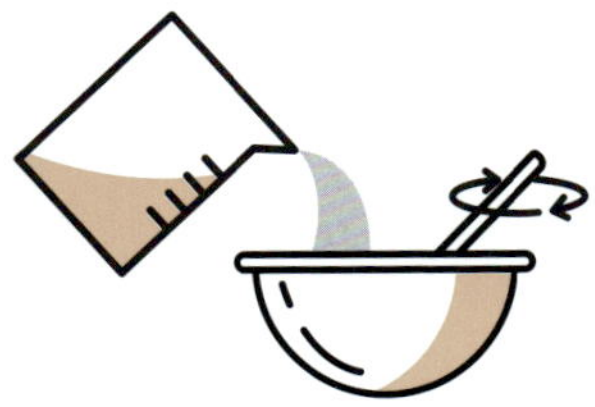

VARIANTES

- Pour un mélange plus abordable, remplacez l'huile essentielle de néroli par une quantité équivalente d'huile essentielle de lavande ou de bergamote sans furocoumarines. La lavande et la bergamote ont toutes deux les mêmes vertus calmantes, antiseptiques et antibactériennes que le néroli.
- Si vous préférez un soin hydratant sans alcool, remplacez la cire émulsifiante et l'acide stéarique par 2 c. à s. (30 ml) de cire d'abeille jaune ou de cire d'abeille de qualité cosmétique.

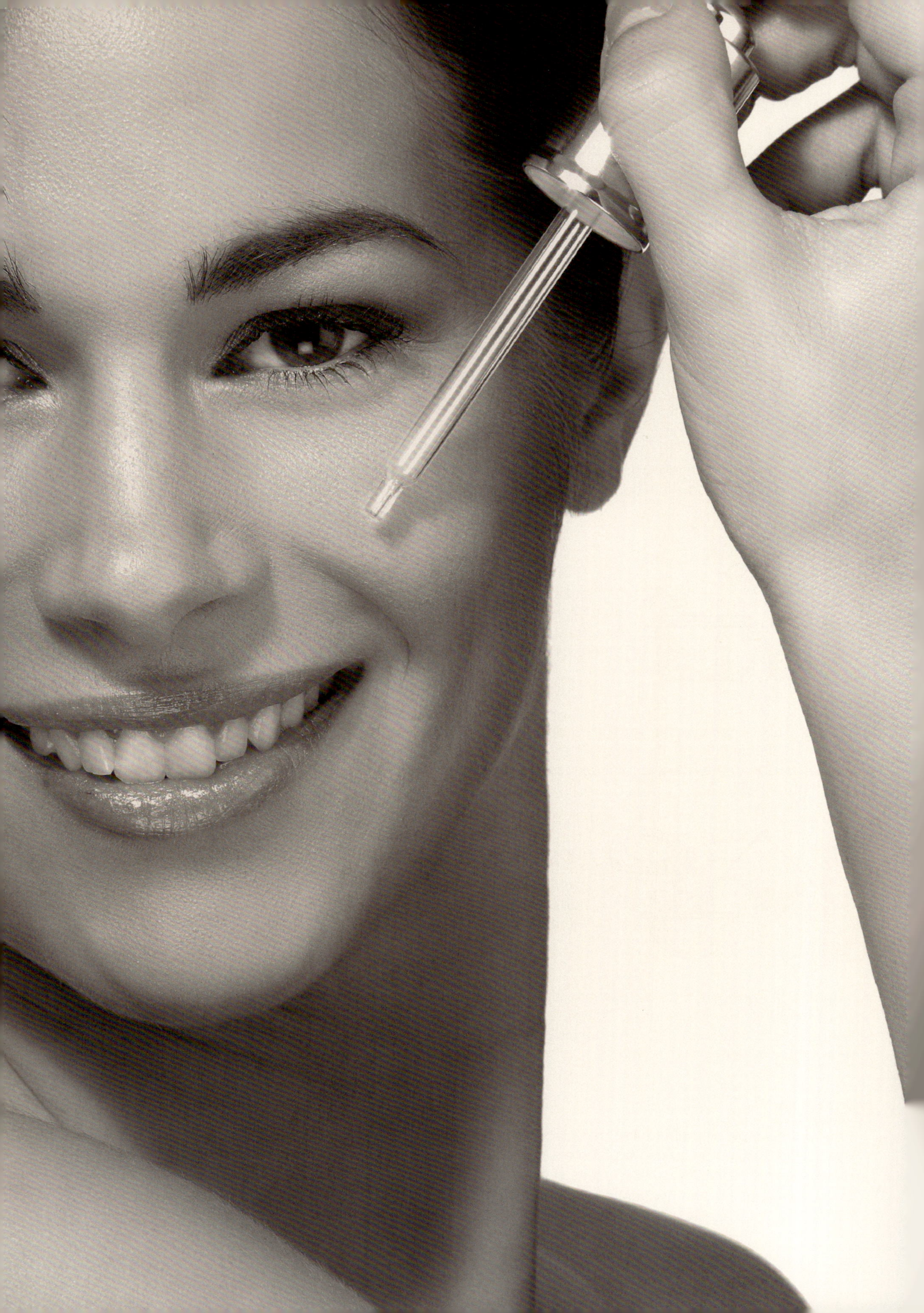

SÉRUMS

Les sérums sont utilisés pour traiter des problèmes de peau spécifiques. Très concentrés en ingrédients actifs, ils ciblent les besoins actuels de votre peau afin d'améliorer ces pathologies. Ainsi, les sérums peuvent apporter un supplément d'hydratation aux peaux sèches, des agents antioxydants et raffermissants aux peaux relâchées et des agents astringents et antimicrobiens aux peaux grasses à tendance acnéique.
Les sérums peuvent également cibler certains déséquilibres internes et contribuer à rétablir l'équilibre si besoin est. La plupart des sérums doivent être utilisés en fonction des besoins, autrement dit jusqu'à ce que votre peau ou votre système ait retrouvé son équilibre habituel. Certains sérums doux, tels que le sérum pour peau sensible (page 231) et le sérum antioxydant (page 228), peuvent être appliqués quotidiennement pour un supplément d'hydratation.

SÉRUM DYNASTIE D'ÉMERAUDE (pour 180 ml)

Il y a des moments où votre peau ne paraît pas aussi éclatante que vous le souhaiteriez. En massant votre visage à l'aide d'un sérum riche en nutriments, vous aiderez votre peau à retrouver toute sa vitalité.

Type de peau : tous
Quand l'utiliser : matin et soir
Les bienfaits : dotées de formidables propriétés hydratantes, les huiles de camélia, de chanvre et d'abricot conviennent à tous les types de peau, mais plus particulièrement aux peaux mixtes.
La synergie associant les huiles essentielles de néroli et de pamplemousse à l'absolue de jasmin possède des vertus chauffantes et stimulantes ; elle favorise ainsi l'afflux sanguin à la surface de la peau, notamment lorsque son application s'accompagne d'un massage doux.

Ustensiles • 2 petits béchers • Flacon-pompe en verre (200 ml) désinfecté à l'alcool à 70° (voir « Astuces »)
Synergie d'huiles essentielles • 5 gouttes (0,25 ml) d'huile essentielle de néroli • 5 gouttes (0,25 ml) d'He de pamplemousse • 5 gouttes (0,25 ml) d'absolue de jasmin
Base • 60 ml d'huile de chanvre • 60 ml d'huile de camélia • 60 ml d'huile d'abricot

1. **Synergie d'huiles essentielles :** versez les huiles essentielles de néroli et de pamplemousse ainsi que l'absolue de jasmin dans l'un des béchers et mélangez. Couvrez de papier d'aluminium ou de film étirable et réservez.
2. **Base :** versez les huiles de chanvre, de camélia et d'abricot dans le second bécher. Mélangez bien à l'aide d'un fouet.
3. Ajoutez le mélange synergique et fouettez de nouveau. Transférez votre produit dans le flacon-pompe désinfecté et fermez hermétiquement. Stocké dans de bonnes conditions, le sérum se conservera jusqu'à 6 mois.

VARIANTES

- Remplacez l'huile d'abricot par une quantité équivalente d'huile de pépins de raisin.
- Pour un mélange plus abordable, vous pouvez remplacer l'huile essentielle de néroli par une quantité équivalente d'huile essentielle de lavande ou de bergamote sans furocoumarines. Toutes deux possèdent les mêmes vertus calmantes, antiseptiques et antibactériennes que le néroli.

CONSEILS D'UTILISATION

Passez une serviette imbibée d'eau chaude sur votre visage. Prélevez 5 à 10 gouttes de sérum et appliquez-le du bout des doigts sur votre peau légèrement humidifiée. Massez pendant 30 secondes. Poursuivez par l'application d'un tonique et d'un soin hydratant, si nécessaire.

ASTUCE

Cette recette prévoit une grande quantité. Transvasez une partie de la préparation dans un flacon-pompe plus petit (50 ml) pour votre usage quotidien et stockez le reste au réfrigérateur jusqu'au moment de vous en servir.

SÉRUM NOURRISSANT ROUGE RUBIS

(pour 125 ml)

Ce sérum raffermissant et anti-âge, riche en acides gras essentiels, hydratera votre peau et lui donnera de l'éclat.

Type de peau : tous
Quand l'utiliser : le soir
Les bienfaits : le beurre de cacao, l'huile de rose musquée et l'huile d'amande douce, riches en graisses saturées, fournissent une couche protectrice qui contribue à réparer et à hydrater les peaux endommagées. Le beurre de cacao et l'huile d'amande douce possèdent d'efficaces propriétés émollientes, qui protègent la peau de la déshydratation et améliorent son élasticité. L'huile d'amande douce, grâce à sa teneur élevée en vitamine E, est également antioxydante. L'huile de rose musquée, qui contient des acides gras oméga-3, -6 et -9, est nourrissante. La synergie d'huiles essentielles est équilibrante.

Ustensiles • 2 petits béchers • Agitateur en verre • Flacon-pompe en verre (125 ml) désinfecté à l'alcool à 70° (voir page 176)
Synergie d'huiles essentielles • 5 gouttes (0,25 ml) de chacune des huile essentielle suivantes : rose de Damas, petit grain bigarade et bergamote sans furocoumarines
Base • 1 c. à c. (5 ml) de beurre de cacao • 60 ml de chacune des huiles suivantes : rose musquée et amande douce • 5 gouttes (0,25 ml) d'extrait de bambou

1. **Synergie d'huiles essentielles :** versez les huiles essentielles dans l'un des béchers et mélangez. Couvrez et réservez.
2. **Base :** placez un bol en verre résistant à la chaleur dans une casserole d'eau chaude non bouillante (30 °C) ; faites chauffer jusqu'à ce que le bol soit chaud au toucher. Versez-y le beurre de cacao et laissez fondre complètement. Ôtez le bol du feu.
3. Placez l'huile de rose musquée et l'huile d'amande douce dans le second bécher et mélangez à l'aide d'un fouet. Versez ce mélange sur le beurre de cacao fondu. Remuez jusqu'à complète incorporation et jusqu'à ce que la préparation commence à épaissir.
4. Ajoutez la synergie d'huiles essentielles et remuez bien.
5. Transférez votre produit dans le flacon-pompe désinfecté et fermez hermétiquement. Stocké dans de bonnes conditions, le sérum se conservera jusqu'à 6 mois.

VARIANTES

Remplacez le beurre de cacao par une quantité équivalente de beurre de karité ou d'huile de coco, et/ou l'huile d'amande douce par une quantité équivalente d'huile d'abricot ou de pépins de raisin.

CONSEILS D'UTILISATION

Nettoyez votre visage et appliquez votre tonique. Prélevez 5 à 10 gouttes de sérum et appliquez-le en tapotant doucement votre peau. Massez délicatement du bout des doigts. Si vous le souhaitez, poursuivez par l'application de la crème de nuit hydratante anti-âge (voir « Variantes », page 212). Grâce à la présence de beurre de cacao dans cette formulation, il se peut que vous n'ayez pas besoin d'appliquer un autre soin hydratant.

ASTUCE

Appliquez ce sérum après avoir exfolié votre peau, par exemple avec l'exfoliant Marmelade tunisienne (page 251).

SÉRUM ANTIOXYDANT (pour 125 ml)

Appliquez ce sérum lorsque vous sentez que votre peau a besoin d'être régénérée suite à une surexposition au soleil ou en raison d'autres types de problèmes cutanés causés par une blessure ou un traitement médicamenteux.

Type de peau : tous, en particulier sensible
Quand l'utiliser : matin et soir
Les bienfaits : l'huile d'argan, dotée de puissantes propriétés hydratantes, possède en outre des vertus anti-âge et cicatrisantes. Son action régulatrice sur la production de sébum en fait une huile intéressante pour les personnes sujettes aux poussées de boutons d'origine hormonale. L'huile d'abricot laisse la peau soyeuse. Légèrement astringent, l'extrait de bleuet a un effet rafraîchissant sur la peau.

Ustensiles • 2 petits béchers • Agitateur en verre • Flacon-pompe en verre (125 ml) désinfecté à l'alcool à 70° (voir page 176)
Synergie d'huiles essentielles • 5 gouttes (0,25 ml) d'huile essentielle de rose de Damas • 5 gouttes (0,25 ml) d'huile essentielle de néroli • 1 goutte d'huile essentielle d'ylang-ylang
Base • 60 ml d'huile d'argan • 60 ml d'huile d'abricot • 20 gouttes (1 ml) de vitamine E • 10 gouttes (0,5 ml) d'extrait de bleuet

1. **Synergie d'huiles essentielles :** versez les huiles essentielles de rose de Damas, de néroli et d'ylang-ylang dans l'un des béchers et mélangez. Couvrez de papier d'aluminium ou de film étirable et réservez.
2. Versez les huiles d'argan et d'abricot dans le second bécher et mélangez bien à l'aide d'un fouet. Ajoutez la vitamine E et l'extrait de bleuet et remuez bien.
3. Ajoutez le mélange synergique et mélangez bien. Transférez votre produit dans le flacon-pompe désinfecté et fermez hermétiquement. Stocké dans de bonnes conditions (voir page 174), le sérum se conservera jusqu'à 6 mois.

VARIANTES

- Pour une base plus riche, remplacez l'huile d'abricot par une quantité équivalente d'huile d'amande douce, de sésame ou de tournesol.
- Pour un mélange plus abordable, remplacez les huiles essentielles de néroli et de rose de Damas par des huiles essentielles de lavande et de géranium, en diminuant de moitié les quantités.
- Pour les peaux sensibles, remplacez l'huile essentielle d'ylang-ylang par une quantité équivalente d'huile essentielle de camomille romaine.

CONSEILS D'UTILISATION

Commencez par nettoyer et tonifier votre peau. Prélevez 5 à 10 gouttes de sérum et appliquez-le par touches sur votre front, vos joues et votre menton.

ASTUCE

Idéalement, complétez votre soin en appliquant la crème hydratante à la fleur d'oranger (page 216).

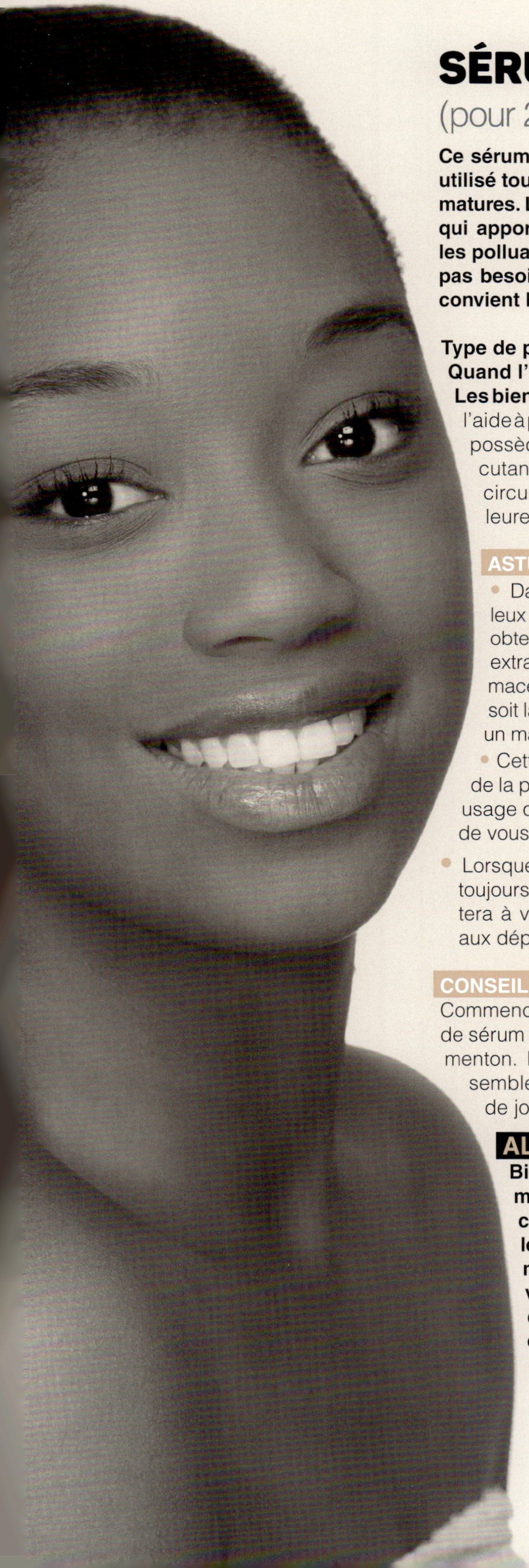

SÉRUM ANTI-ÂGE

(pour 220 ml)

Ce sérum, qui contient des huiles riches en acides gras, peut être utilisé tous les jours pour redonner vie aux peaux déshydratées ou matures. Le matin, n'hésitez pas à le faire suivre d'un soin hydratant qui apportera à votre peau une protection supplémentaire contre les polluants environnementaux. Le soir, il se peut que vous n'ayez pas besoin d'un autre soin hydratant. Testez et voyez ce qui vous convient le mieux.

Type de peau : tous, en particulier sèche ou mature

Quand l'utiliser : matin et soir

Les bienfaits : riche en acides gras, cette formulation nourrit la peau et l'aide à préserver son hydratation et sa vitalité. L'extrait de grenade, qui possède des propriétés antioxydantes, contribue à la régénération cutanée. Stimulante, la synergie d'huiles essentielles favorise la circulation : la peau a une apparence plus jeune et paraît en meilleure santé.

ASTUCES

- Dans cette formulation, j'utilise de préférence un macérât huileux de carotte sur base de sésame, mais un macérât de carotte obtenu à partir d'une autre huile support, telle que l'huile d'olive extra-vierge, conviendra parfaitement. Vous pourrez acheter ce macérât auprès de fournisseurs fiables (voir page 351). Quelle que soit la base utilisée pour le macérât, assurez-vous de vous procurer un macérât de carotte et non pas une huile essentielle de carotte.
- Cette recette prévoit une grande quantité. Transvasez une partie de la préparation dans un flacon-pompe plus petit (50 ml) pour votre usage quotidien et stockez le reste au réfrigérateur jusqu'au moment de vous en servir.
- Lorsque vous nettoyez vos ustensiles et votre matériel, essuyez-les toujours avec des serviettes en papier avant de les rincer. Cela évitera à vos canalisations d'être bouchées par des résidus d'huile et aux dépôts de s'accumuler dans l'évier.

CONSEILS D'UTILISATION

Commencez par nettoyer et tonifier votre peau. Prélevez 5 à 10 gouttes de sérum et appliquez-le par touches sur votre front, vos joues et votre menton. Du bout des doigts, massez et tapotez délicatement l'ensemble de votre visage. Poursuivez par l'application de la crème de jour hydratante anti-âge (page 212).

ALERTE SENSIBILITÉ

Bien que les composants de l'huile essentielle de pamplemousse n'aient pas fait l'objet de recherches à cet égard, certaines substances (furocoumarines) présentes dans le jus de pamplemousse peuvent interagir avec certains médicaments. Ainsi, si vous suivez un traitement et qu'il vous a été conseillé d'éviter le pamplemousse, remplacez l'huile essentielle de pamplemousse par une quantité équivalente d'huile essentielle de bergamote sans furocoumarines ou de citron vert (distillée).

Ustensiles • 2 petits béchers • Agitateur en verre • Flacon-pompe en verre (250 ml) désinfecté à l'alcool à 70° (voir « Astuces »)
Synergie d'huiles essentielles • 10 gouttes (0,5 ml) d'huile essentielle de pamplemousse • 5 gouttes (0,25 ml) d'huile essentielle d'ylang-ylang • 2 gouttes d'huile essentielle de romarin • 2 gouttes d'huile essentielle de gingembre
Base • 60 ml d'huile de jojoba • 60 ml d'huile de rose musquée • 60 ml de macérât huileux de carotte • 60 ml d'huile d'onagre • 5 gouttes (0,25 ml) d'extrait de bambou • 5 gouttes (0,25 ml) d'extrait de grenade

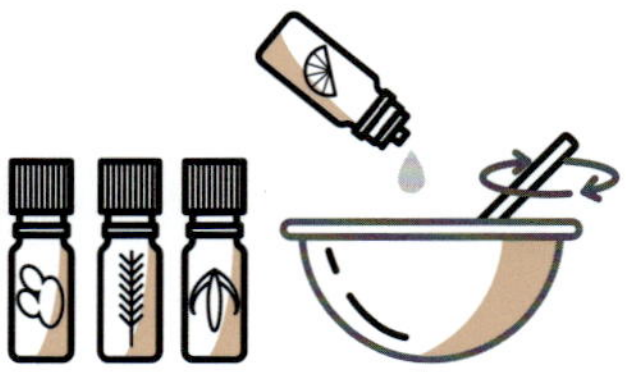

1. Synergie d'huiles essentielles : versez les huiles essentielles de pamplemousse, d'ylang-ylang, de romarin et de gingembre dans l'un des béchers et mélangez. Couvrez de papier d'aluminium ou de film étirable et réservez.

2. Base : versez les huiles de jojoba, de rose musquée et d'onagre ainsi que le macérât huileux de carotte dans le second bécher et mélangez bien à l'aide d'un fouet.

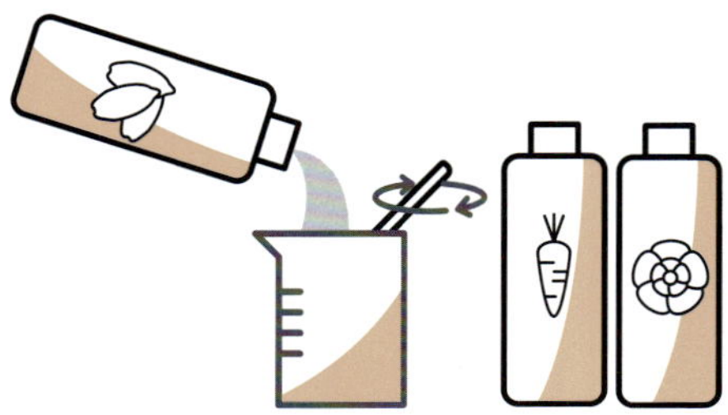

3. Ajoutez les extraits de bambou et de grenade et remuez bien.

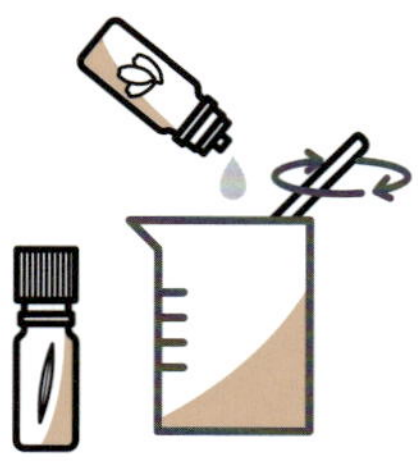

4. Ajoutez le mélange synergique et remuez jusqu'à obtention d'une préparation homogène.

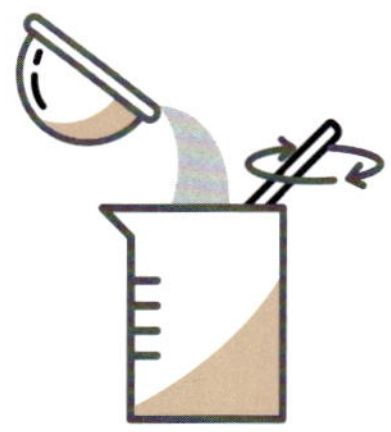

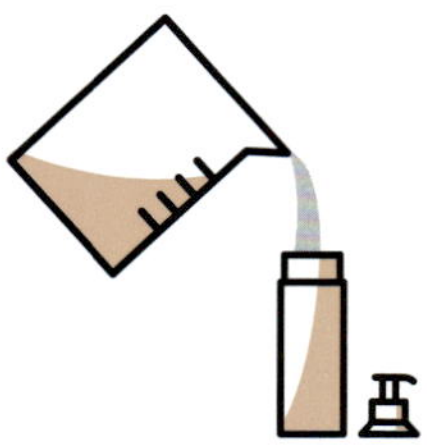

5. Transférez votre produit dans le flacon-pompe désinfecté et fermez hermétiquement. Stocké dans de bonnes conditions (voir page 174), le sérum se conservera jusqu'à 6 mois.

VARIANTES

- Remplacez l'huile d'onagre par une quantité équivalente d'huile de bourrache. Elle contient une quantité non négligeable d'acide gamma-linolénique (AGL), un acide gras essentiel.
- Pour les peaux sensibles, remplacez l'huile essentielle d'ylang-ylang par une quantité équivalente d'huile essentielle de camomille romaine.
- Vous pouvez remplacer l'huile essentielle de pamplemousse par une quantité équivalente d'huile essentielle de citron vert (distillée) ou de bergamote sans furocoumarines.

SÉRUM POUR PEAU SENSIBLE (pour 180 ml)

Ce sérum associe des huiles exotiques provenant de trois régions différentes du monde : l'huile d'argan du Maroc, l'huile de camélia de Chine et l'huile de marula d'Afrique du Sud. Toutes trois possèdent de puissantes propriétés antioxydantes, qui protègent tous les types de peau des radicaux libres responsables du vieillissement prématuré.

Type de peau : sensible
Quand l'utiliser : matin et soir
Les bienfaits : grâce à sa teneur élevée en acide oléique, cette formule nourrit, hydrate et protège la peau. Légèrement astringent, l'extrait de bleuet a un effet rafraîchissant. L'huile essentielle de néroli confère à cette formulation un agréable parfum d'exotisme.

Ustensiles • Petit bécher • Flacon-pompe en verre (180 ml) désinfecté à l'alcool à 70° (voir page 176)
Ingrédients • 60 ml d'huile d'argan • 60 ml d'huile de camélia • 60 ml d'huile de marula • 10 gouttes (0,5 ml) de vitamine E • 10 gouttes (0,5 ml) d'extrait de bleuet • 5 gouttes (0,25 ml) d'huile essentielle de néroli

1. Versez les huiles d'argan, de camélia et de marula dans le bécher et mélangez à l'aide d'un fouet. Ajoutez la vitamine E et l'extrait de bleuet et fouettez jusqu'à obtention d'un mélange homogène. Ajoutez l'huile essentielle de néroli et fouettez de nouveau.
2. Transférez votre produit dans le flacon-pompe désinfecté et fermez hermétiquement. Stocké dans de bonnes conditions (voir page 174), le sérum se conservera jusqu'à 6 mois.

VARIANTES

- Les trois huiles support (argan, camélia et marula) utilisées dans cette formule sont relativement onéreuses et peuvent être difficiles à se procurer. Vous pouvez remplacer n'importe laquelle de ces trois huiles par une quantité équivalente d'huile de jojoba, une huile polyvalente qui convient bien aux peaux sensibles.
- Pour un mélange plus abordable, remplacez l'huile essentielle de néroli par 3 gouttes d'huile essentielle de lavande ou de petit grain bigarade. Toutes deux ont les mêmes vertus calmantes, antiseptiques et antibactériennes que le néroli.

CONSEILS D'UTILISATION

Commencez par nettoyer et tonifier votre peau. Prélevez 5 à 10 gouttes de sérum et appliquez-le par touches sur votre front, vos joues et votre menton. Du bout des doigts, massez et tapotez délicatement l'ensemble de votre visage. Dans l'idéal, poursuivez par l'application de la crème hydratante à la fleur d'oranger (page 216).

ASTUCES

Lorsque vous nettoyez vos ustensiles et votre matériel, essuyez-les toujours avec des serviettes en papier avant de les rincer. Cela évitera à vos canalisations d'être bouchées par des résidus d'huile et aux dépôts de s'accumuler dans l'évier.

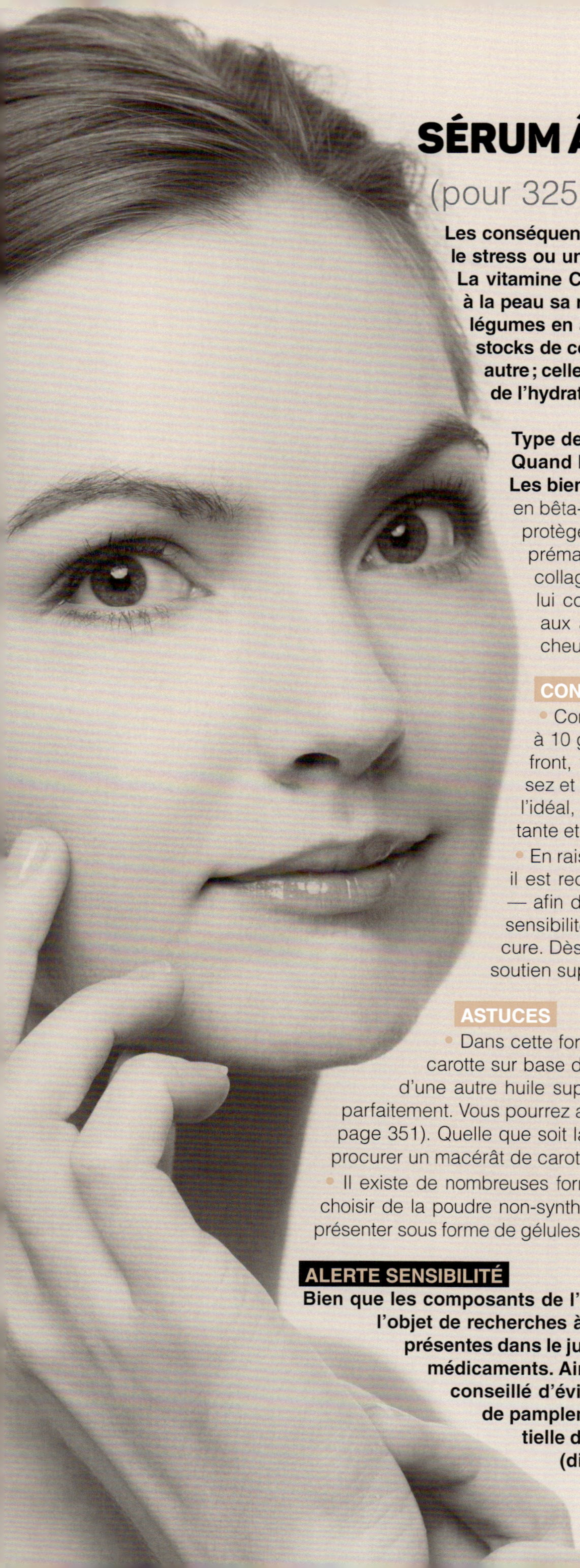

SÉRUM À LA VITAMINE C

(pour 325 ml)

Les conséquences d'un système immunitaire affaibli par la maladie, le stress ou un déséquilibre dans le corps rejaillissent sur la peau. La vitamine C prévient la diminution de collagène, lequel confère à la peau sa résilience et sa structure. Si manger des fruits et des légumes en abondance est un bon moyen pour reconstituer nos stocks de collagène, l'application locale de vitamine C en est un autre ; celle-ci permet en effet de revitaliser la surface de la peau, de l'hydrater et de lui redonner de l'éclat.

Type de peau : tous
Quand l'utiliser : le soir
Les bienfaits : cette formulation est riche en vitamines C et E et en bêta-carotène, dont les puissantes propriétés antioxydantes protègent des radicaux libres responsables du vieillissement prématuré. La vitamine C stimule également la production de collagène dans la peau, contribuant ainsi à la raffermir et à lui conférer un aspect plus jeune. Le mélange synergique aux agrumes laisse une sensation de propreté et de fraîcheur sur la peau.

CONSEILS D'UTILISATION

- Commencez par nettoyer et tonifier votre peau. Prélevez 5 à 10 gouttes de sérum et appliquez-le par touches sur votre front, vos joues et votre menton. Du bout des doigts, massez et tapotez délicatement l'ensemble de votre visage. Dans l'idéal, poursuivez par l'application de la Crème de nuit hydratante et réparatrice au safran (page 214).
- En raison de la présence d'acide ascorbique dans ce sérum, il est recommandé de l'utiliser au maximum pendant 21 jours — afin d'éviter toute surexposition, qui pourrait provoquer une sensibilité — en faisant une pause de 2 à 3 mois entre chaque cure. Dès que vous sentez que votre peau a besoin d'un peu de soutien supplémentaire, reprenez l'application du sérum.

ASTUCES

- Dans cette formulation, j'utilise de préférence un macérât huileux de carotte sur base de sésame, mais un macérât de carotte obtenu à partir d'une autre huile support, telle que l'huile d'olive extra-vierge, conviendra parfaitement. Vous pourrez acheter ce macérât auprès de fournisseurs fiables (voir page 351). Quelle que soit la base utilisée pour le macérât, assurez-vous de vous procurer un macérât de carotte et non pas une huile essentielle de carotte.
- Il existe de nombreuses formes de vitamine C sur le marché. Il est préférable de choisir de la poudre non-synthétique, issue de baies ou de fruits. Le produit peut se présenter sous forme de gélules (qu'il vous faudra ouvrir) ou sous forme de poudre libre.

ALERTE SENSIBILITÉ

Bien que les composants de l'huile essentielle de pamplemousse n'aient pas fait l'objet de recherches à cet égard, certaines substances (furocoumarines) présentes dans le jus de pamplemousse peuvent interagir avec certains médicaments. Ainsi, si vous suivez un traitement et qu'il vous a été conseillé d'éviter le pamplemousse, remplacez l'huile essentielle de pamplemousse par une quantité équivalente d'huile essentielle de bergamote sans furocoumarines ou de citron vert (distillée).

Ustensiles • Petit bécher • Agitateur en verre • Flacon en verre (350 ml) désinfecté à l'alcool à 70° (voir page 176)
Synergie d'huiles essentielles • 5 gouttes (0,25 ml) d'huile essentielle de mandarine • 5 gouttes (0,25 ml) d'huile essentielle d'orange • 5 gouttes (0,25 ml) d'huile essentielle de pamplemousse
Base • 1 c. à c. (5 ml) de cire émulsifiante n° 1 • 60 ml de macérât huileux de carotte • 125 ml d'eau filtrée chauffée à 30 °C • 125 ml de glycérine • ½ c. à c. (2,5 ml) d'acide ascorbique (vitamine C) • 5 gouttes (0,25 ml) de synergie antimicrobienne aux agrumes (page 36) • 10 gouttes (0,5 ml) de vitamine E

1. **Synergie d'huiles essentielles :** versez les huiles essentielles de mandarine, d'orange et de pamplemousse dans l'un des béchers et mélangez. Couvrez de papier d'aluminium ou de film étirable et réservez.

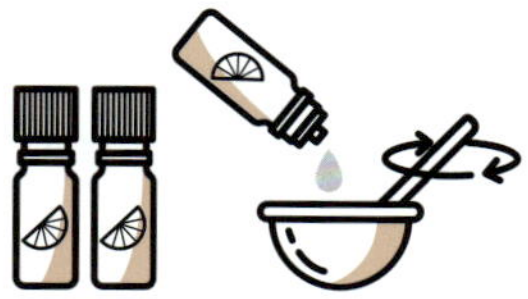

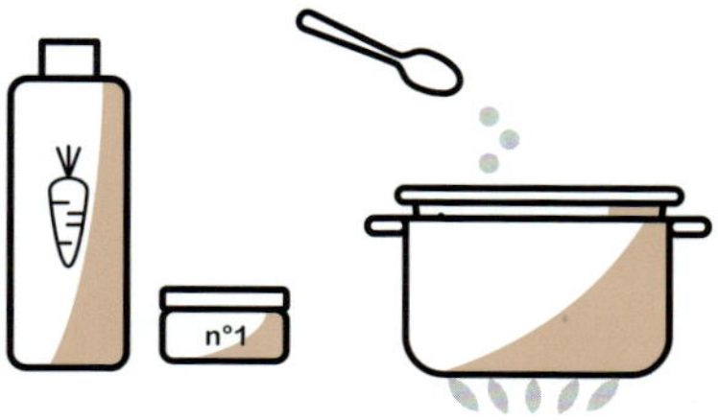

2. **Base :** placez un bol en verre résistant à la chaleur dans une casserole d'eau chaude non bouillante (30 °C) ; faites chauffer jusqu'à ce que le bol soit chaud au toucher. Versez-y la cire émulsifiante et laissez fondre complètement. Ajoutez le macérât huileux de carotte et remuez jusqu'à obtention d'un mélange homogène.

3. Placez l'eau chaude, la glycérine, l'acide ascorbique, la synergie antimicrobienne et la vitamine E dans un petit bol et mélangez. Versez ce mélange dans la cire fondue et remuez jusqu'à complète incorporation. Ôtez le bol du feu. Remuez jusqu'à ce que la préparation commence à épaissir.

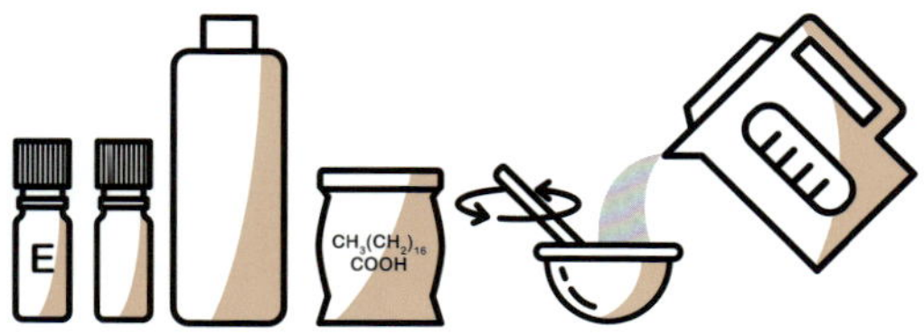

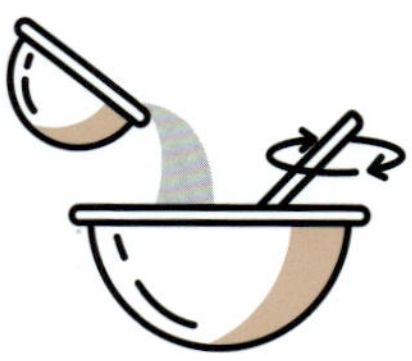

4. Tout en remuant, incorporez progressivement la synergie d'huiles essentielles et mélangez jusqu'à obtention d'une préparation homogène.

5. Transférez votre produit dans le flacon désinfecté et fermez hermétiquement. Stocké dans de bonnes conditions (voir page 174), le sérum se conservera jusqu'à 3 mois.

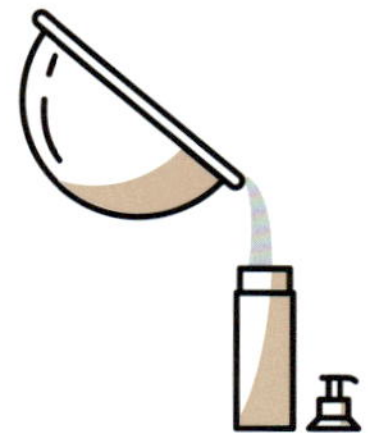

VARIANTE

- Remplacez le macérât huileux de carotte par 2 c. à s. (30 ml) d'huile de sésame et 2 c. à s. (30 ml) d'huile de rose musquée.

CHOISIR LES HUILES ESSENTIELLES EN S'APPUYANT SUR LE DIAGNOSTIC FACIAL

Les médecines traditionnelles chinoise et ayurvédique considèrent le visage comme un outil de diagnostic qui reflète la santé générale et le bien-être d'un individu. Chaque zone du visage se rapporte ainsi à un organe interne — lorsqu'un organe est affecté par un déséquilibre, cela se reflète sur le teint et les traits du visage. Certaines huiles essentielles permettent de cibler et soutenir les systèmes affaiblis par un déséquilibre.

SYSTÈME CORPOREL	HUILES ESSENTIELLES
Système cardiovasculaire	Lavande, rose de Damas, néroli
Côlon	Cardamome, basilic, carotte
Système digestif	Rose de Damas, genévrier, bergamote, orange, citron, mandarine, cardamome, basilic doux, néroli, gingembre, citron vert
Système immunitaire	Encens, lavande, pin sylvestre, marjolaine, lemongrass
Foie et vésicule biliaire	Pamplemousse, menthe poivrée, bergamote, orange, citron, mandarine, néroli, gingembre, citron vert
Système rénal et système reproducteur	Géranium, rose de Damas, genévrier, santal, sauge sclarée
Système respiratoire	Tea tree, cajeput, romarin, encens, pin sylvestre

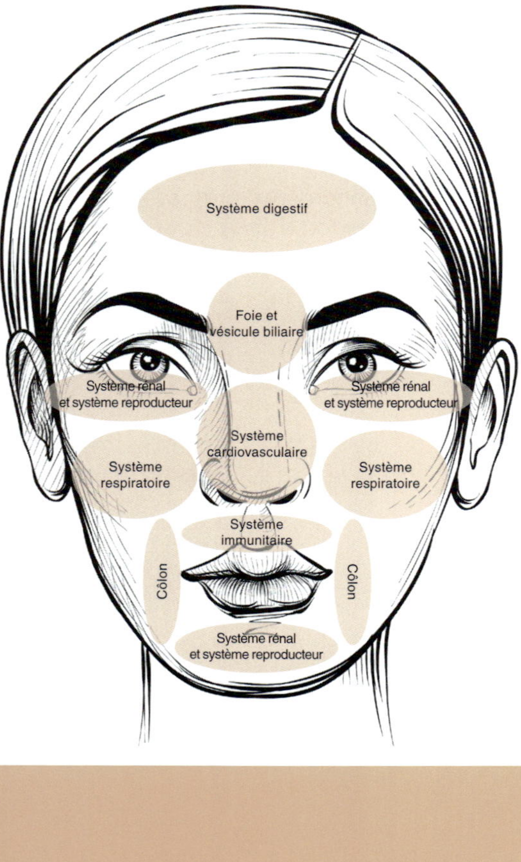

FRONT (SYSTÈME DIGESTIF)

SÉRUM DÉTOXIFIANT POUR LE SYSTÈME DIGESTIF (pour 30 ml)

Des poussées de boutons ou des rougeurs localisées sur le front ainsi qu'une peau terne et congestionnée peuvent être le signe d'un ralentissement du système digestif, lequel peut s'accompagner de constipation, de maux de tête et de nausées. Supprimez la caféine, l'alcool, le tabac, les aliments riches et gras et les produits laitiers. Appliquez ce sérum pendant 3 à 6 semaines, seul ou en dessous d'une crème hydratante, en accompagnement d'une cure détox et d'un programme d'exercice physique.

Type de peau : tous
Quand l'utiliser : matin et soir
Les bienfaits : l'association des huiles essentielles de rose de Damas, de genévrier et de bergamote est revitalisante et équilibrante. Lorsqu'elle est appliquée en massage doux sur le visage, son parfum calme l'esprit et élimine les tensions dans tout le corps, y compris dans le système digestif, permettant aux sucs gastriques de circuler. Cela facilite la digestion et permet de prévenir ballonnements et gaz intestinaux.

Ustensiles • 2 petits béchers • Agitateur en verre • Flacon-pompe ou flacon compte-gouttes en verre (30 ml) désinfecté à l'alcool à 70°
Synergie d'huiles essentielles • 5 gouttes (0,25 ml) de chacune des huiles essentielles suivantes : rose de Damas, genévrier et bergamote sans furocoumarines
Base • 4 c. à c. (20 ml) d'huile de sésame • 2 c. à c. (10 ml) de macérât huileux de carotte

1. Synergie d'huiles essentielles : versez les huiles essentielles dans l'un des béchers et mélangez. Couvrez de papier d'aluminium ou de film étirable et réservez.
2. Base : versez l'huile de sésame et le macérât huileux de carotte dans le second bécher. Remuez bien.
3. Ajoutez le mélange synergique et mélangez à l'aide d'un fouet. Transférez votre produit dans le flacon désinfecté et fermez hermétiquement. Stocké dans de bonnes conditions (voir page 174), le sérum se conservera jusqu'à 6 mois.

VARIANTE

Masque détoxifiant pour le système disgestif : versez 6 gouttes de sérum, 2 c. à s. (30 ml) d'argile blanche (kaolin) et 3 c. à s. (45 ml) d'eau dans un bol. Mélangez jusqu'à obtention d'une pâte homogène. Appliquez sur le visage préalablement nettoyé et laissez poser 10 à 15 minutes. Rincez à l'eau chaude. Les quantités indiquées correspondent à 1 application.

CONSEILS D'UTILISATION

Remplissez une bassine propre d'eau chaude. Versez-y 6 gouttes de sérum et mélangez. Trempez une petite serviette dans la solution. Posez la serviette mouillée sur votre visage pendant 30 secondes, puis ôtez-la lentement. Répétez l'opération 3 à 6 fois. Poursuivez par l'application en massage de 3 ou 4 gouttes de sérum sur votre peau.

ASTUCE

Si vous avez la peau sensible, réduisez les quantités d'huiles essentielles à 2 gouttes chacune.

JOUES (SYSTÈME RESPIRATOIRE)

SÉRUM BOOSTER DE LA FONCTION PULMONAIRE

(pour 30 ml)

Des éruptions, un teint grisâtre et une peau moite au niveau des joues peuvent être le signe d'un déséquilibre du système respiratoire. Supprimez les produits laitiers et assainissez votre environnement en utilisant un diffuseur d'ions négatifs. Appliquez ce sérum pendant la saison du rhume des foins ou en cas de congestion.

Type de peau : tous
Quand l'utiliser : matin et soir
Les bienfaits : les huiles essentielles de tea tree, d'encens et de cajeput contribuent à décongestionner les voies nasales. Appliquées en massage doux sur le visage, elles favorisent la respiration et ouvrent les pores congestionnés.

Ustensiles • 2 petits béchers • Agitateur en verre • Flacon-pompe ou flacon compte-gouttes en verre (30 ml) désinfecté à l'alcool à 70°
Synergie d'huiles essentielles • 3 gouttes d'huile essentielle de tea tree • 5 gouttes (0,25 ml) d'huile essentielle d'encens • 3 gouttes d'huile essentielle de cajeput
Base • 2 c. à c. (10 ml) d'huile de chanvre • 4 c. à c. (20 ml) d'huile de tournesol

1. Synergie d'huiles essentielles : versez les huiles essentielles de tea tree, d'encens et de cajeput dans l'un des béchers et mélangez. Couvrez de papier d'aluminium ou de film étirable et réservez.
2. Base : versez les huiles de chanvre et de tournesol dans le second bécher. Remuez bien.
3. Ajoutez le mélange synergique et mélangez à l'aide d'un fouet. Transférez votre produit dans le flacon désinfecté et fermez hermétiquement. Stocké dans de bonnes conditions (voir page 174), le sérum se conservera jusqu'à 6 mois.

VARIANTES

- Si vous avez la peau sensible, réduisez d'une goutte la quantité de chaque huile essentielle.
- Masque booster de la fonction pulmonaire : versez 6 gouttes de sérum, 2 c. à s. (30 ml) d'argile blanche (kaolin) et 3 c. à s. (45 ml) d'eau dans un bol. Mélangez jusqu'à obtention d'une pâte homogène. Appliquez sur le visage préalablement nettoyé et laissez poser 10 à 15 minutes. Rincez à l'eau chaude. Les quantités indiquées correspondent à 1 application.

CONSEILS D'UTILISATION

Remplissez une bassine propre d'eau chaude. Versez-y 6 gouttes de sérum et mélangez. Trempez une petite serviette dans la solution. Posez la serviette mouillée sur votre visage pendant 30 secondes, puis ôtez-la lentement. Répétez l'opération 3 à 6 fois. Poursuivez par l'application en massage de 3 ou 4 gouttes de sérum sur votre peau.

ASTUCE

Ce sérum peut être appliqué seul ou en dessous d'une crème hydratante. Appliquez-le deux fois par jour, matin et soir.

SOUS LES YEUX (SYSTÈME RÉNAL ET SYSTÈME REPRODUCTEUR)

SÉRUM BOOSTER DE LA FONCTION RÉNALE

(pour 30 ml)

Des cernes et des poches sous les yeux peuvent être le signe d'un déséquilibre au niveau des reins. Supprimez le sucre, la caféine et l'alcool; enrichissez votre alimentation de fruits et légumes frais. Augmentez votre activité physique et faites régulièrement de bonnes nuits. Appliquez ce sérum lorsque vous ressentez une fatigue mentale.

Type de peau : tous
Quand l'utiliser : matin et soir
Les bienfaits : les huiles essentielles de géranium, de genévrier et de rose de Damas ont un effet régénérant et équilibrant en cas d'épuisement du corps et de l'esprit. Appliquées en massage doux sur le visage, elles contribuent à soulager l'inflammation et à calmer le système nerveux.

Ustensiles • 2 petits béchers • Agitateur en verre • Flacon-pompe ou flacon compte-gouttes en verre (30 ml) désinfecté à l'alcool à 70°
Synergie d'huiles essentielles • 3 gouttes d'huile essentielle de géranium • 5 gouttes (0,25 ml) d'huile essentielle de genévrier • 3 gouttes d'huile essentielle de rose de Damas
Base • 4 c. à c. (20 ml) d'huile d'abricot • 2 c. à c. (10 ml) d'huile de rose musquée

1. **Synergie d'huiles essentielles :** versez les huiles essentielles dans l'un des béchers et mélangez. Couvrez et réservez.
2. **Base :** versez les huiles d'abricot et de rose musquée dans le second bécher. Remuez bien.
3. Ajoutez le mélange synergique et mélangez à l'aide d'un fouet. Transférez votre produit dans le flacon désinfecté et fermez hermétiquement. Stocké dans de bonnes conditions (voir page 174), le sérum se conservera jusqu'à 6 mois.

VARIANTES

- Si vous avez la peau sensible, réduisez d'une goutte la quantité de chaque huile essentielle.
- **Masque booster de la fonction rénale :** versez 6 gouttes de sérum, 2 c. à s. (30 ml) d'argile blanche (kaolin) et 3 c. à s. (45 ml) d'eau dans un bol. Mélangez jusqu'à obtention d'une pâte homogène. Appliquez sur le visage préalablement nettoyé et laissez poser 10 à 15 minutes. Rincez à l'eau chaude. Les quantités indiquées correspondent à 1 application.

CONSEILS D'UTILISATION

Remplissez une bassine propre d'eau chaude. Versez-y 6 gouttes de sérum et mélangez. Trempez complètement une petite serviette dans la solution. Posez la serviette mouillée sur votre visage pendant 30 secondes, puis ôtez-la lentement. Répétez l'opération 3 à 6 fois. Poursuivez par l'application en massage de 3 ou 4 gouttes de sérum sur votre peau.

ASTUCE

Ce sérum peut être appliqué seul ou en dessous d'une crème hydratante. Utilisez-le deux fois par jour, matin et soir.

NEZ (SYSTÈME CARDIOVASCULAIRE)

SÉRUM BOOSTER DE LA FONCTION CARDIAQUE
(pour 30 ml)

Des éruptions et des rougeurs dans la région du nez peuvent être le signe d'un déséquilibre du système cardiovasculaire. Supprimez les aliments gras, l'alcool et le tabac, cessez d'être triste et oubliez vos tracas et préoccupations.

Type de peau : tous
Quand l'utiliser : matin et soir
Les bienfaits : les huiles essentielles de néroli, de lavande et de rose de Damas sont les huiles du cœur : elles procurent un sentiment de réconfort et de protection. Appliquées en massage doux sur le visage, elles contribuent à soulager l'inflammation et à calmer le système nerveux.

Ustensiles • 2 petits béchers • Agitateur en verre • Flacon-pompe ou flacon compte-gouttes en verre (30 ml) désinfecté à l'alcool à 70°
Synergie d'huiles essentielles • 5 gouttes (0,25 ml) d'huile essentielle de lavande • 3 gouttes d'huile essentielle de néroli • 3 gouttes d'huile essentielle de rose de Damas
Base • 4 c. à c. (20 ml) d'huile d'abricot • 2 c. à c. (10 ml) d'huile de rose musquée

1. **Synergie d'huiles essentielles :** versez les huiles essentielles de lavande, de néroli et de rose de Damas dans l'un des béchers et mélangez. Couvrez de papier d'aluminium ou de film étirable et réservez.
2. **Base :** versez les huiles d'abricot et de rose musquée dans le second bécher. Remuez bien.
3. Ajoutez le mélange synergique et mélangez à l'aide d'un fouet. Transférez votre produit dans le flacon désinfecté et fermez hermétiquement. Stocké dans de bonnes conditions (voir page 174), le sérum se conservera jusqu'à 6 mois.

VARIANTE

- **Masque booster de la fonction cardiaque :** versez 6 gouttes de sérum, 2 c. à s. (30 ml) d'argile blanche (kaolin) et 3 c. à s. (45 ml) d'eau dans un bol. Mélangez jusqu'à obtention d'une pâte homogène. Appliquez sur le visage préalablement nettoyé et laissez poser 10 à 15 minutes. Rincez à l'eau chaude. Les quantités indiquées correspondent à 1 application.

CONSEILS D'UTILISATION

Remplissez une bassine propre d'eau chaude. Versez-y 6 gouttes de sérum et mélangez. Trempez complètement une petite serviette dans la solution. Posez la serviette mouillée sur votre visage pendant 30 secondes, puis ôtez-la lentement. Répétez l'opération 3 à 6 fois. Poursuivez par l'application en massage de 3 ou 4 gouttes de sérum sur votre peau.

ASTUCE

Ce sérum peut être appliqué seul ou en dessous d'une crème hydratante. Utilisez-le deux fois par jour, matin et soir.

ENTRE LES SOURCILS (FOIE ET VÉSICULE BILIAIRE)

SÉRUM BOOSTER DE LA FONCTION HÉPATIQUE ET BILIAIRE (pour 30 ml)

Localisées entre les sourcils, des éruptions et des rides profondes peuvent être le signe de problèmes hépatiques; des rides plus fines suggèrent des problèmes liés à la vésicule biliaire. Ces symptômes peuvent s'accompagner de nausées, de maux de tête et d'un sentiment de frustration. Supprimez les aliments gras, l'alcool et le tabac. Appliquez ce sérum pendant 3 à 6 semaines en accompagnement d'une cure détox et d'un programme d'exercice physique. Voir page 235 pour les conseils d'utilisation.

Type de peau : tous
Quand l'utiliser : matin et soir
Les bienfaits : les huiles essentielles de pamplemousse, de gingembre et de menthe poivrée sont vivifiantes. Appliquées en massage doux sur le visage, elles activent la circulation sanguine et ouvrent les pores obstrués.

Ustensiles • 2 petits béchers • Agitateur en verre
• Flacon-pompe ou flacon compte-gouttes en verre (30 ml) désinfecté à l'alcool à 70°
Synergie d'huiles essentielles • 10 gouttes (0,5 ml) d'huile essentielle de pamplemousse (voir « Alerte sensibilité », page 232)
• 2 gouttes d'huile essentielle de gingembre • 2 gouttes d'huile essentielle de menthe poivrée
Base • 4 c. à c. (20 ml) d'huile de sésame • 2 c. à c. (10 ml) de macérât huileux de carotte (voir « Astuces », page 229)

1. Synergie d'huiles essentielles : versez les huiles essentielles dans l'un des béchers et mélangez. Couvrez de papier d'aluminium ou de film étirable et réservez.
2. Base : versez l'huile de sésame et le macérât huileux de carotte dans le second bécher. Remuez bien.
3. Ajoutez le mélange synergique et mélangez à l'aide d'un fouet. Transférez votre produit dans le flacon désinfecté et fermez hermétiquement. Stocké dans de bonnes conditions (voir page 219), le sérum se conservera jusqu'à 6 mois.

VARIANTES

- Si vous avez la peau sensible, réduisez de moitié la quantité de chaque huile essentielle.
- Masque booster de la fonction hépatique et biliaire : versez 6 gouttes de sérum, 2 c. à s. (30 ml) d'argile blanche (kaolin) et 3 c. à s. (45 ml) d'eau dans un bol. Mélangez jusqu'à obtention d'une pâte homogène. Appliquez sur le visage préalablement nettoyé et laissez poser 10 à 15 minutes. Rincez à l'eau chaude. Les quantités indiquées correspondent à 1 application.

ASTUCE

Ce sérum peut être appliqué seul ou en dessous d'une crème hydratante. Utilisez-le deux fois par jour, matin et soir.

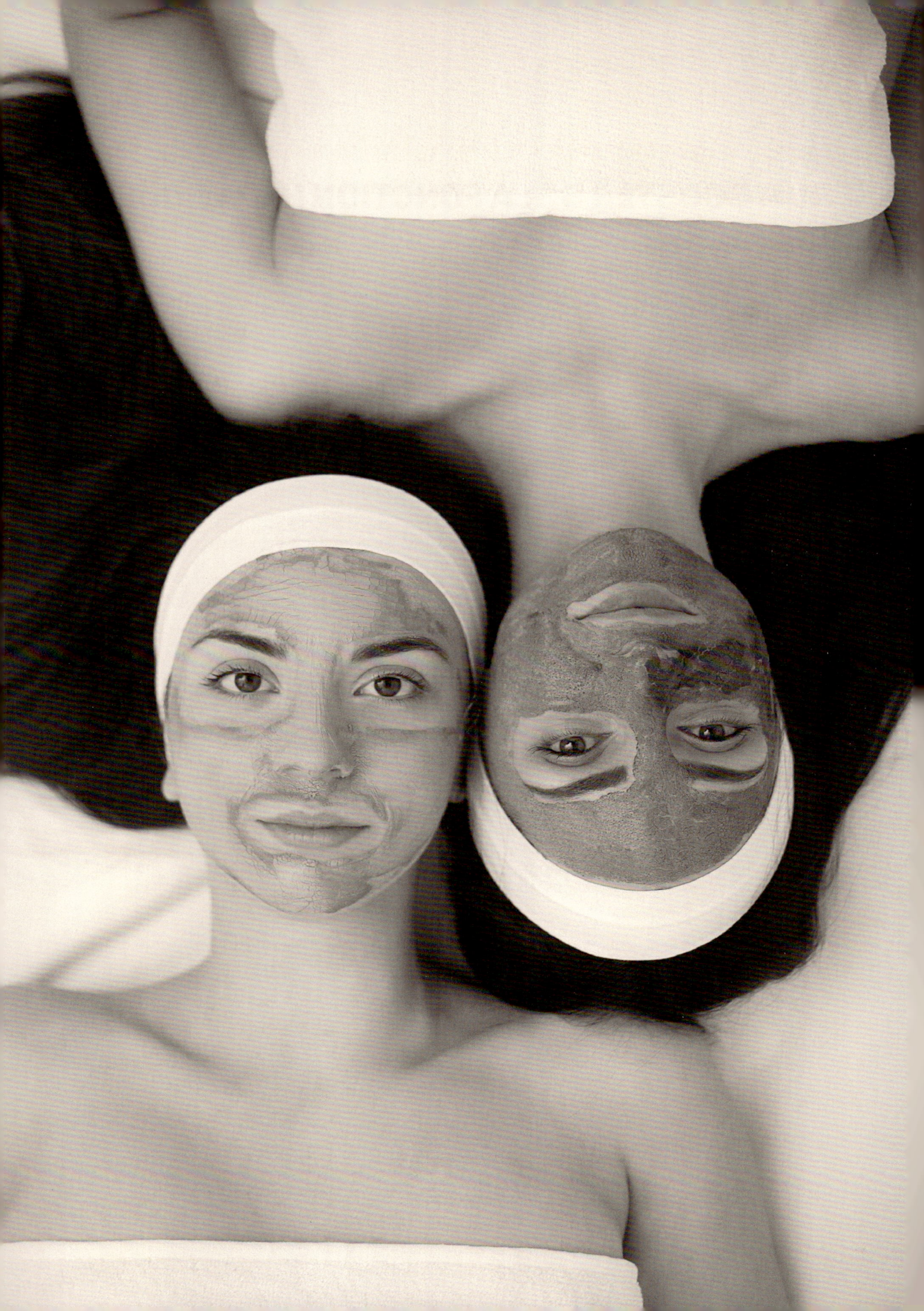

MASQUES POUR LE VISAGE

Les masques pour le visage apaisent et nourrissent votre peau. Ils jouent également un rôle essentiel dans le processus de nettoyage et doivent être utilisés deux à trois fois par semaine. En pratique, les masques éliminent les impuretés, favorisent la pénétration des nutriments dans la peau et améliorent son apparence. Le choix d'un masque adapté à votre type de peau vous aidera à garder une peau fraîche et pleine de vitalité, préviendra son vieillissement prématuré et limitera les imperfections et les éruptions cutanées. De plus, lorsque vous prenez le temps d'appliquer un masque, vous offrez un moment de détente à votre corps et à votre esprit. Les masques pour le visage doivent apporter une sensation d'apaisement à votre peau et vous aider à vous relaxer. En aucun cas ils ne doivent causer de sensation de brûlure. Si vous ressentez plus qu'un léger picotement lors de l'application d'un masque, c'est que votre peau réagit au produit. Cela peut donner lieu à une irritation ou provoquer une sensibilité. Si vous constatez que votre masque commence à se dessécher dans le pot, ajoutez un peu d'eau et mélangez bien avant de l'utiliser.

MASQUE EFFET LIFTANT INSTANTANÉ

(pour 100 ml)

Conséquence naturelle du vieillissement, votre peau commence à perdre du volume et n'est plus aussi tonique qu'auparavant. L'application d'un masque qui stimule la circulation et qui atténue et lisse les ridules permet de lui donner un formidable coup de fouet.

Type de peau : mature
Quand l'utiliser : le soir
Les bienfaits : mélanger des liquides à de la gomme arabique permet d'obtenir une base à la texture gel. Appliquée sur le visage, cette base rafraîchit, retend et revigore la peau. En plus de leur propriétés antioxydantes, le cacao et la caféine atténuent les imperfections et ont un effet tenseur qui lisse les ridules. La bergamote régule la production de sébum et tonifie la peau tout en calmant le système nerveux.

Ustensiles • Petit bécher • Agitateur en verre • Pot en verre ou en PET (100 ml) désinfecté à l'alcool à 70°
Ingrédients • 10 gouttes (0,5 ml) d'huile essentielle de bergamote • ¼ c. à c. (1 ml) d'huile d'amande douce • 1 c. à s. (15 ml) de gomme arabique (ou gomme d'acacia) • 1 c. à s. (15 ml) de poudre de cacao • 60 ml de café chaud

1. Versez l'huile essentielle de bergamote et l'huile d'amande douce dans le bécher et mélangez. Couvrez de papier d'aluminium ou de film étirable et réservez.
2. Versez la gomme arabique et la poudre de cacao dans un bol et mélangez à l'aide d'un fouet. Ajoutez le mélange d'huiles et remuez bien. Tout en remuant, incorporez progressivement le café et mélangez jusqu'à formation d'un gel.
3. Transférez votre produit dans le pot désinfecté et fermez hermétiquement. Stocké dans de bonnes conditions (voir page 174), le masque se conservera jusqu'à 2 semaines.

VARIANTES

- Remplacez l'huile essentielle de bergamote par une quantité équivalente d'huile essentielle de patchouli.
- Si vous êtes sensible aux fruits à coque, utilisez une autre huile suppport (voir « Alerte allergie : les fruits à coque », page 244).

CONSEILS D'UTILISATION

Nettoyez bien votre visage (exfoliez-le, si possible). Du bout des doigts, prélevez 1 à 2 c. à s. (15 à 30 ml) de produit et étalez-le sur votre peau en couche homogène. Laissez poser 15 à 20 minutes, jusqu'à ce qu'il soit complètement sec, puis rincez délicatement à l'eau chaude (il se peut que vous ayez besoin d'une serviette humide pour l'éliminer complètement). Poursuivez en vaporisant le tonique floral enrichi au néroli (page 206) sur votre visage et en hydratant votre peau avec la crème hydratante Beauté verte (page 222). Appliquez ce masque jusqu'à 2 fois par semaine, le soir.

ASTUCE

N'appliquez pas ce masque si vous avez la peau sensible ou gercée.

MASQUE ANTI-ACNÉ (pour 350 ml)

De nombreuses raisons peuvent être à l'origine de poussées d'acné. Lorsqu'elles se produisent, appliquez localement ce traitement avant d'aller vous coucher.

Type de peau : grasse, à tendance acnéique
Quand l'utiliser : le soir
Les bienfaits : l'argile verte contient des minéraux qui contribuent à détoxifier la peau. Grâce à ses propriétés astringentes, l'hamamélis aide à resserrer les pores. Les huiles essentielles de tea tree et de cajeput possèdent de puissantes vertus antimicrobiennes et astringentes, qui participent à la prévention des infections. Avec son odeur fraîche et hespéridée, l'huile essentielle de pamplemousse vous procurera une sensation d'exaltation.

Ustensiles • Petit bécher • Agitateur en verre • Pot en verre ou en PET à ouverture large (400 ml) désinfecté à l'alcool à 70°
Synergie d'huiles essentielles • 5 gouttes (0,25 ml) d'huile essentielle de tea tree • 5 gouttes (0,25 ml) d'huile essentielle de cajeput • 5 gouttes (0,25 ml) d'huile essentielle de pamplemousse (voir « Alerte sensibilité », page 232) • ½ c. à c. (2 ml) d'huile de jojoba
Base • 250 ml d'argile verte • 125 ml d'hydrolat d'hamamélis

1. **Synergie d'huiles essentielles :** versez les huiles essentielles de tea tree, de cajeput et de pamplemousse ainsi que l'huile de jojoba dans le bécher et mélangez. Réservez.
2. **Base :** versez l'argile et le mélange synergique dans un bol et remuez. Versez progressivement l'hydrolat d'hamamélis et remuez jusqu'à obtention d'une pâte.
3. Transférez votre produit dans le pot désinfecté et fermez hermétiquement. Stocké dans de bonnes conditions (voir page 174), le masque se conservera jusqu'à 3 semaines.

VARIANTE

- Pour les peaux sensibles, remplacez l'hydrolat d'hamamélis par une quantité équivalente d'eau filtrée chauffée à 30 °C.

CONSEILS D'UTILISATION

Passez une serviette imbibée d'eau chaude sur votre visage. Du bout des doigts, prélevez ¼ de c. à c. (1 ml) de produit et appliquez-le sur les imperfections. Laissez poser toute la nuit. Le matin, rincez délicatement à l'eau chaude. Dans l'idéal, vaporisez de l'hydrolat d'hamamélis sur votre visage, puis appliquez du gel d'aloe vera. Enfin, appliquez le sérum pour peau sensible (page 231). Utilisez ce masque dès que vous en avez besoin.
Pour prolonger la durée de conservation (6 à 8 mois) du masque : mélangez tous les ingrédients à l'exception de l'hydrolat d'hamamélis et stockez-les dans le pot. Lorsque vous souhaitez utiliser le masque, prélevez 2 c. à s. (30 ml) de préparation et activez-la avec 1 à 2 c. à s. (15 à 30 ml) d'hamamélis.

ASTUCE

En incorporant progressivement (plutôt que d'un seul coup) l'hamamélis à votre préparation, vous éviterez la formation de grumeaux

MASQUE RÉGÉNÉRANT POUR PEAU SÈCHE ET MATURE (pour 360 ml)

L'air étant moins humide durant les mois d'automne et d'hiver, la peau peut devenir sèche et squameuse et certains problèmes fréquents, tels que la rosacée, l'eczéma et le psoriasis, peuvent être exacerbés. Cajolez votre peau avec ce masque hydratant.

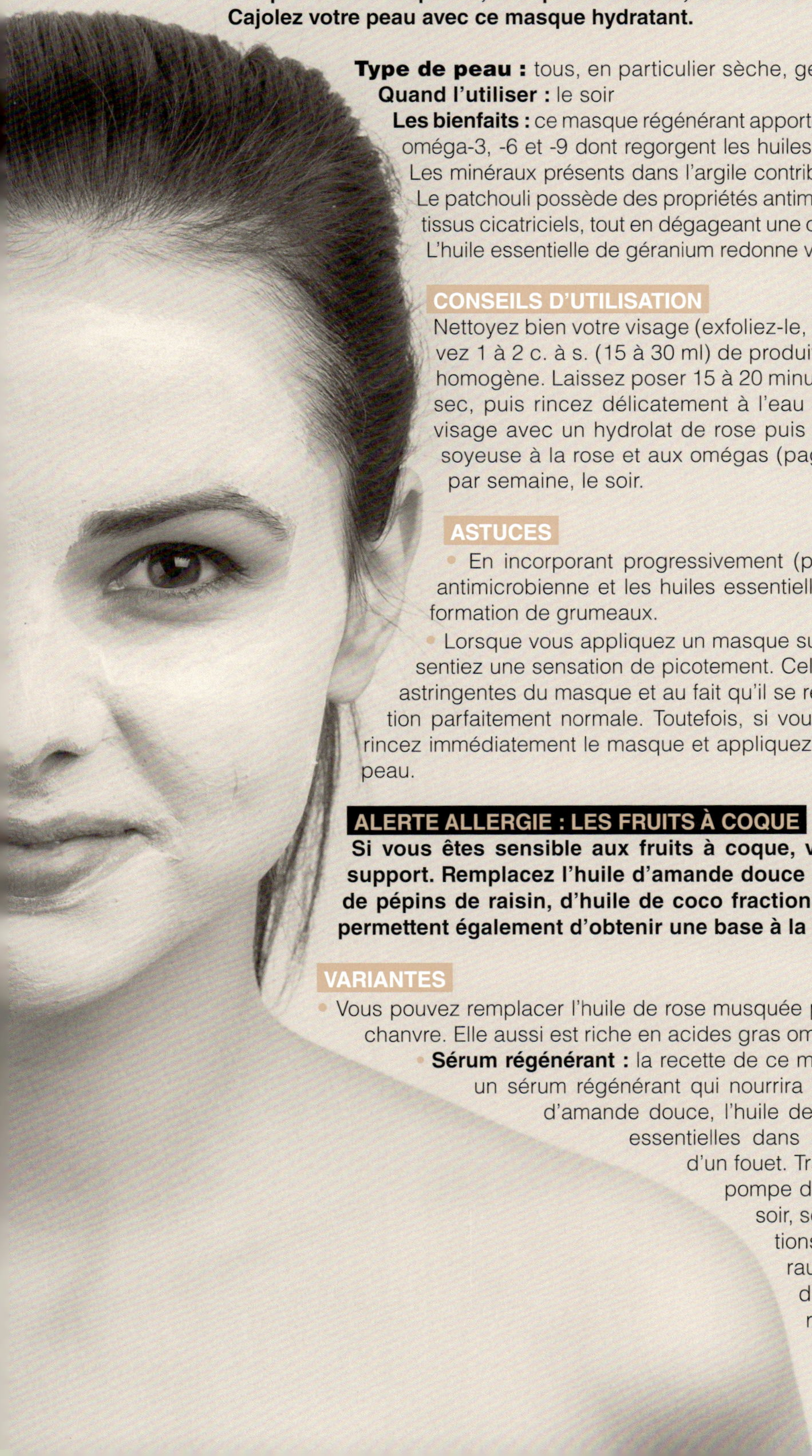

Type de peau : tous, en particulier sèche, gercée

Quand l'utiliser : le soir

Les bienfaits : ce masque régénérant apporte les vertus hydratantes des acides gras oméga-3, -6 et -9 dont regorgent les huiles d'amande douce et de rose musquée. Les minéraux présents dans l'argile contribuent à détoxifier et à équilibrer le teint. Le patchouli possède des propriétés antimicrobiennes et favorise la réparation des tissus cicatriciels, tout en dégageant une odeur calmante et relaxante pour l'esprit. L'huile essentielle de géranium redonne vie aux peaux ternes, squameuses.

CONSEILS D'UTILISATION

Nettoyez bien votre visage (exfoliez-le, si possible). Du bout des doigts, prélevez 1 à 2 c. à s. (15 à 30 ml) de produit et étalez-le sur votre peau en couche homogène. Laissez poser 15 à 20 minutes, jusqu'à ce qu'il soit complètement sec, puis rincez délicatement à l'eau chaude. Dans l'idéal, vaporisez votre visage avec un hydrolat de rose puis hydratez-le avec la crème hydratante soyeuse à la rose et aux omégas (page 217). Utilisez ce masque 2 à 3 fois par semaine, le soir.

ASTUCES

- En incorporant progressivement (plutôt que d'un seul coup) la synergie antimicrobienne et les huiles essentielle à votre préparation, vous éviterez la formation de grumeaux.
- Lorsque vous appliquez un masque sur votre visage, il se peut que vous ressentiez une sensation de picotement. Celle-ci est due aux puissantes propriétés astringentes du masque et au fait qu'il se rétracte en séchant ; il s'agit d'une réaction parfaitement normale. Toutefois, si vous ressentez une sensation de brûlure, rincez immédiatement le masque et appliquez de l'huile de jojoba pour apaiser votre peau.

ALERTE ALLERGIE : LES FRUITS À COQUE

Si vous êtes sensible aux fruits à coque, vous pouvez utiliser d'autres huiles support. Remplacez l'huile d'amande douce par une quantité équivalente d'huile de pépins de raisin, d'huile de coco fractionnée ou d'huile d'abricot. Ces huiles permettent également d'obtenir une base à la texture légère.

VARIANTES

- Vous pouvez remplacer l'huile de rose musquée par une quantité équivalente d'huile de chanvre. Elle aussi est riche en acides gras oméga-3, -6 et -9.
- **Sérum régénérant :** la recette de ce masque peut être adaptée afin d'obtenir un sérum régénérant qui nourrira tous les types de peau. Versez l'huile d'amande douce, l'huile de rose musquée et la synergie d'huiles essentielles dans un bécher et mélangez bien à l'aide d'un fouet. Transférez la préparation dans un flacon-pompe désinfecté (125 ml). Utilisez ce sérum le soir, selon vos besoins, en suivant les instructions de base du sérum Dynastie d'émeraude (page 226) ; pour un complément d'hydratation, appliquez-le après avoir rincé le masque et laissez poser toute la nuit.

Ustensiles • 2 petits béchers • Agitateur en verre • Bain-marie avec bol • Batteur électrique • Pot en verre ou en PET à ouverture large (400 ml) désinfecté à l'alcool à 70°
Synergie d'huiles essentielles • 5 gouttes (0,25 ml) d'huile essentielle de géranium • 10 gouttes (0,5 ml) d'huile essentielle de patchouli
Base • 60 ml d'huile de rose musquée • 60 ml d'huile d'amande douce • 2 c. à s. (30 ml) de cire émulsifiante n° 1
• 250 ml d'eau filtrée chauffée à 30 °C • 20 gouttes (1 ml) de synergie antimicrobienne à la rose (voir page 35)
• 1 c. à s. (15 ml) d'argile blanche (kaolin)

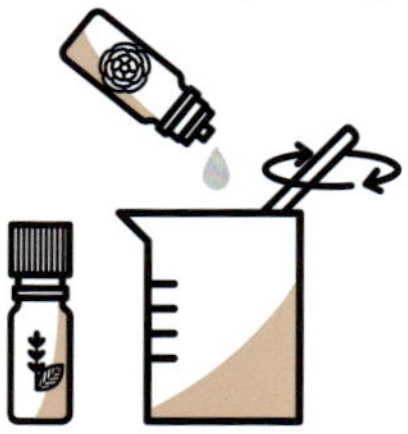

1. **Synergie d'huiles essentielles :** versez les huiles essentielles de géranium et de patchouli dans l'un des béchers et mélangez. Couvrez de papier d'aluminium ou de film étirable et réservez.

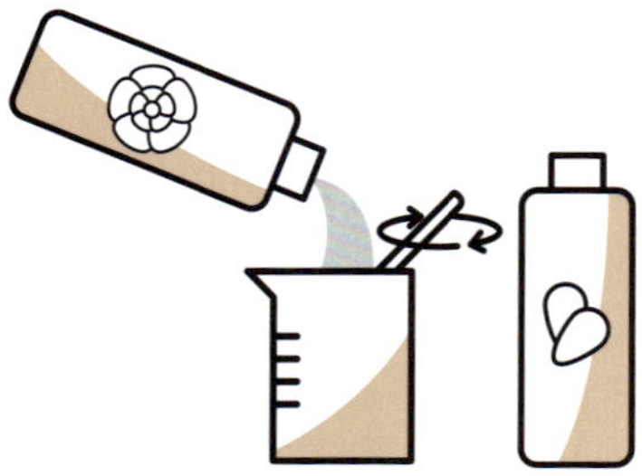

2. Versez les huiles de rose musquée et d'amande douce dans le second bécher et mélangez à l'aide d'un fouet. Réservez.

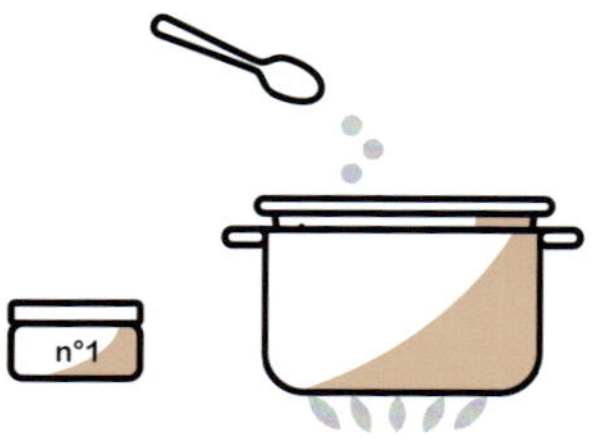

3. **Base :** placez un bol en verre résistant à la chaleur dans une casserole d'eau chaude non bouillante (30 °C) ; faites chauffer jusqu'à ce que le bol soit chaud au toucher. Versez-y la cire émulsifiante et laissez fondre complètement.

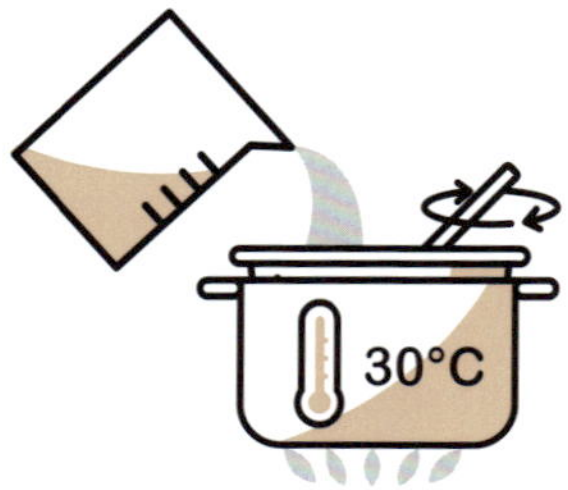

4. Ajoutez le mélange d'huile de rose musquée et d'huile d'amande douce et remuez jusqu'à obtention d'une préparation homogène. Ôtez la casserole du feu.

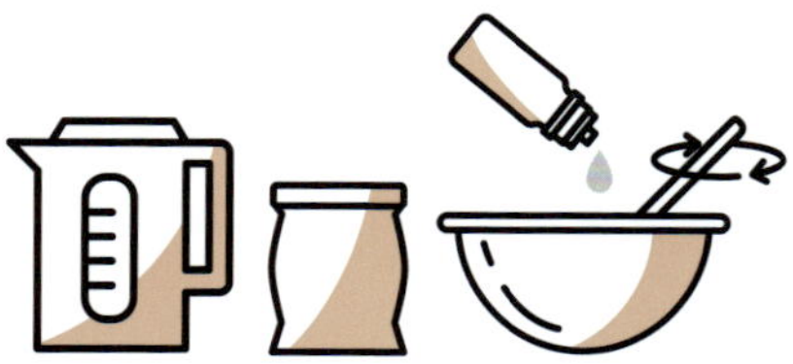

5. Versez l'eau chaude, la synergie antimicrobienne et l'argile dans un bol et mélangez au fouet.

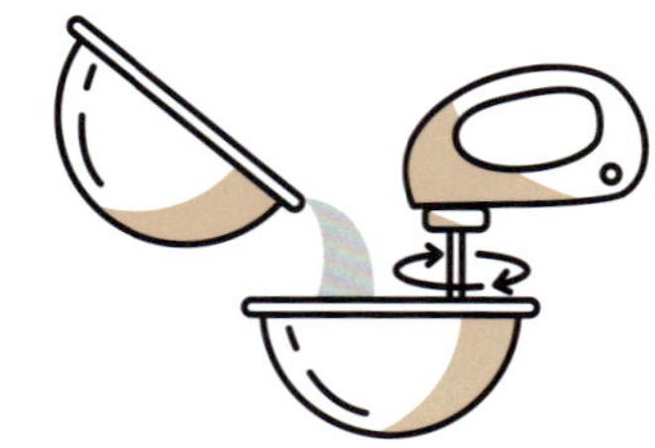

6. À l'aide d'un batteur électrique à basse vitesse, incorporez progressivement la solution huiles-cire et fouettez jusqu'à ce que la préparation blanchisse et prenne une texture cotonneuse.
7. Incorporez progressivement le mélange synergique et mélangez bien. Transférez votre produit dans le pot désinfecté et fermez hermétiquement (voir page 174). Stocké dans de bonnes conditions, le masque se conservera jusqu'à 3 mois.

MASQUE ÉCLAIRCISSANT (pour 200 ml)

Cette formulation s'inspire de recettes ancestrales d'Afrique du Nord et de l'est de l'Inde, utilisées pour leurs effets éclaircissants. Appliquez ce masque le soir, une fois par semaine.

Type de peau : tous, en particulier sèche, sujette à l'hyperpigmentation
Quand l'utiliser : le soir
Les bienfaits : la farine de pois chiches est riche en acides aminés, qui atténuent l'acné et les boutons de fièvre, en arginine, qui favorise la régénération cutanée lorsqu'elle est appliquée localement et en acide glutamique, qui contribue à l'hydratation et à l'éclaircissement de la peau. L'huile essentielle de santal possède des propriétés éclaircissantes et participe à la réparation des dommages causés par le soleil. L'huile essentielle de rose de Damas a un effet calmant et équilibrant sur la peau et le système nerveux.

Ustensiles • Petit bécher • Agitateur en verre • Pot en verre ou en PET à ouverture large (225 ml) désinfecté à l'alcool à 70°
Synergie d'huiles essentielles • 5 gouttes (0,25 ml) d'huile essentielle de santal • 5 gouttes (0,25 ml) d'huile essentielle de rose de Damas
Base • 1 c. à c. (5 ml) de sucre de canne biologique • 125 ml d'eau filtrée chauffée à 30 °C • 60 ml de farine de pois chiches

1. **Synergie d'huiles essentielles :** versez les huiles essentielles de santal et de rose de Damas dans le bécher et mélangez. Couvrez et réservez.
2. Versez le sucre et l'eau chaude dans un bol et remuez bien. Réservez pendant 5 minutes afin que le sucre se dissolve.
3. Placez la farine de pois chiches dans un autre bol. Ajoutez la solution sucrée et remuez bien. Ajoutez la synergie d'huiles essentielles et remuez jusqu'à obtention d'une pâte. Si la préparation vous semble trop épaisse, ajoutez de l'eau, 1 c. à s. (5 ml) à la fois, jusqu'à obtention de la consistance souhaitée.
4. Transférez votre produit dans le pot désinfecté et fermez hermétiquement. Stocké dans de bonnes conditions (voir page 174), le masque se conservera jusqu'à 2 jours.

VARIANTE

HUILE ÉCLAIRCISSANTE POUR LE VISAGE : versez la synergie ainsi que 6 c. à s. + 2 c. à c. (100 ml) d'huile de marula dans un bécher et mélangez. Tranférez la préparation dans un flacon de 125 ml et fermez hermétiquement. Appliquez quelques gouttes de cette huile le soir après le nettoyage, en massant votre peau pour la faire pénétrer.

CONSEILS D'UTILISATION

Nettoyez bien votre visage (exfoliez-le, si possible). Du bout des doigts, prélevez 1 à 2 c. à s. (15 à 30 ml) de produit et étalez-le sur votre peau en couche homogène. Laissez poser 15 à 20 minutes, jusqu'à ce qu'il soit complètement sec, puis rincez délicatement à l'eau chaude ou à l'aide d'une serviette humide. Dans l'idéal, vaporisez une eau florale sur votre visage et hydratez-le avec la crème hydratante soyeuse à la rose et aux omégas ou la crème de nuit hydratante et réparatrice au safran.

ASTUCE

Vous trouverez de la farine de pois chiches dans la plupart des magasins.

MASQUE POUR PEAU À PROBLÈMES (pour 120 ml)

Grâce aux minéraux qu'il contient, ce masque a un effet apaisant sur les peaux grasses à tendance acnéique.

Type de peau : grasse, à tendance acnéique
Quand l'utiliser : le soir
Les bienfaits : l'huile de jojoba aide la peau à retenir son hydratation naturelle et compense les propriétés astringentes de l'hamamélis et des huiles essentielles. Les huiles essentielles de tea tree, de marjolaine et de cajeput luttent contre les bactéries. L'argile verte contribue à éliminer les impuretés de la peau, tandis que l'argile blanche, riche en minéraux, soulage les inflammations.

Ustensiles • Petit bécher • Agitateur en verre • Pot en verre ou en PET à ouverture large (120 ml) désinfecté à l'alcool à 70°
Synergie d'huiles essentielles • 5 gouttes (0,25 ml) d'huile essentielle de tea tree • 5 gouttes (0,25 ml) d'huile essentielle de marjolaine • 5 gouttes (0,25 ml) d'huile essentielle de cajeput
Base • 60 ml d'argile verte • 60 ml d'argile blanche (kaolin) • 60 ml d'hydrolat d'hamamélis • 1 c. à s. (15 ml) d'huile de jojoba

1. **Synergie d'huiles essentielles :** versez les huiles essentielles de tea tree, de marjolaine et de cajeput dans le bécher et mélangez. Couvrez de papier d'aluminium ou de film étirable et réservez.
2. **Base :** mélangez les argiles verte et blanche dans un bol. Ajoutez la synergie d'huiles essentielles et remuez bien. Tout en remuant, incorporez progressivement l'hydrolat d'hamamélis et mélangez jusqu'à obtention d'une pâte homogène. Ajoutez progressivement l'huile de jojoba en remuant jusqu'à complète incorporation.
3. Transférez votre produit dans le pot désinfecté et fermez hermétiquement. Stocké dans de bonnes conditions (voir page 174), le masque se conservera jusqu'à 4 semaines.

CONSEILS D'UTILISATION

Nettoyez bien votre visage (exfoliez-le, si possible). Du bout des doigts, prélevez 1 à 2 c. à s. (15 à 30 ml) de produit et étalez-le sur votre peau en couche homogène. Laissez poser 15 à 20 minutes, jusqu'à ce qu'il soit complètement sec, puis rincez délicatement à l'eau chaude ou à l'aide d'une serviette humide. Vaporisez un hydrolat de rose sur votre visage et appliquez une crème hydratante pour peau sensible. Utilisez ce masque le soir, 1 à 2 fois par semaine.
Pour prolonger la durée de conservation (6 à 8 mois) : mélangez tous les ingrédients à l'exception de l'hydrolat d'hamamélis et de l'huile de jojoba et stockez-les dans le pot. Lorsque vous souhaitez utiliser le masque, prélevez 2 c. à s. (30 ml) de la préparation argileuse et activez-la avec 1 c. à s. (15 ml) d'hamamélis et ¾ c. à c. (3 ml) d'huile de jojoba.

ASTUCE

Pour obtenir une consistance plus lisse lorsque vous mélangez des argiles à d'autres ingrédients, incorporez toujours la ou les huiles support en dernier.

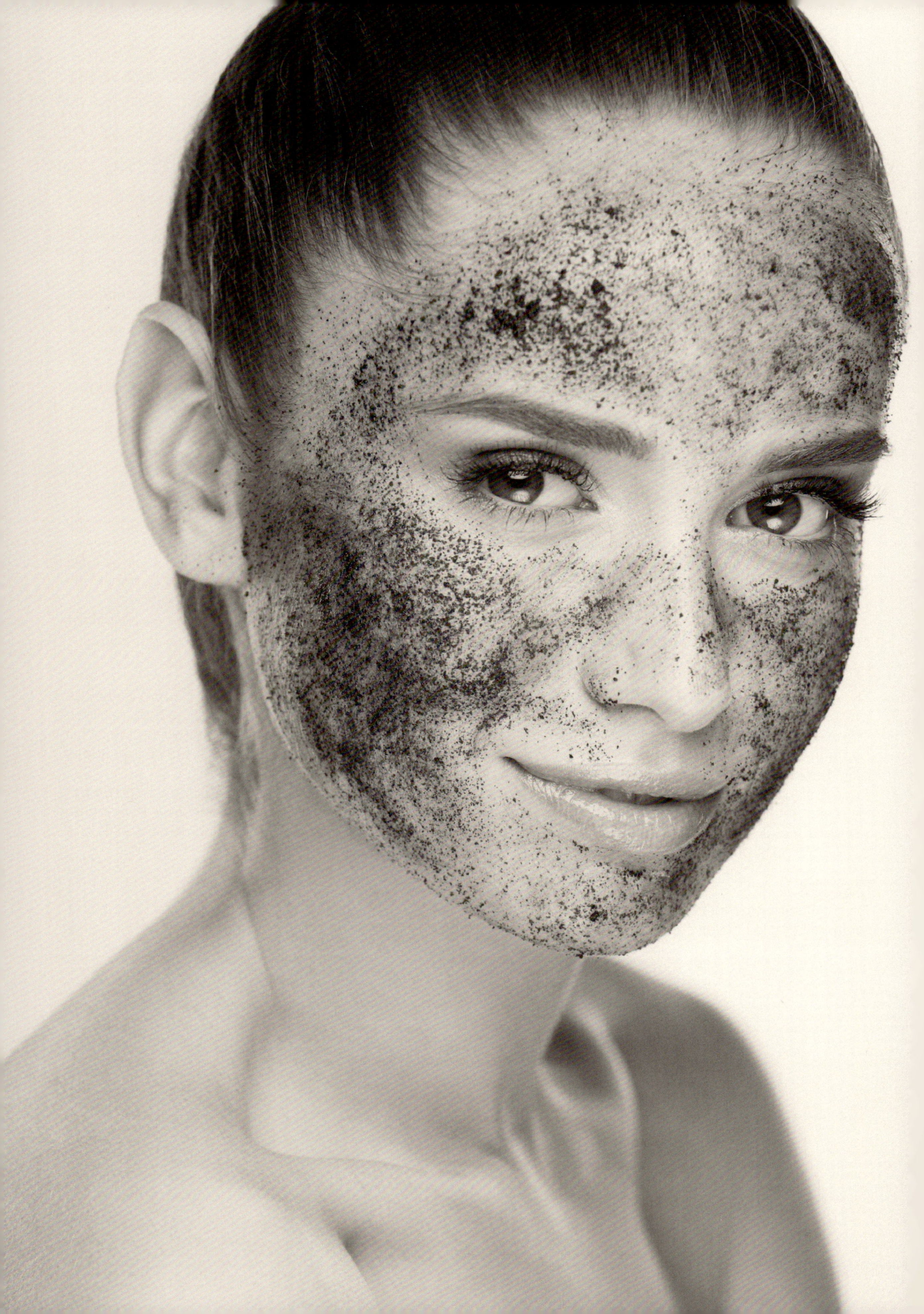

EXFOLIANTS

L'exfoliation, qui fait partie intégrante du processus de nettoyage, laisse la peau éclatante de santé. En éliminant les cellules mortes, en favorisant l'émergence de la peau neuve et en ouvrant les pores, elle permet à votre peau d'absorber les nutriments que lui apportent les produits naturels. Notez qu'il est inutile de procéder de manière intensive pour obtenir de bons résultats. Exfoliez délicatement la peau de votre visage 1 à 2 fois par semaine, de préférence le soir.
Par un processus similaire à celui utilisé sur votre visage, exfolier votre corps contribue à éliminer les cellules mortes. Le massage stimule la circulation et favorise le drainage des ganglions lymphatiques en augmentant le flux sanguin à la surface de la peau. En prime, l'exfoliation permet aux produits hydratants tels que les huiles et les lotions pour le corps de pénétrer plus profondément dans la peau.

ALERTE IRRITATION
N'utilisez pas de produits dépilatoires et épilatoires dans les 48 heures précédant et suivant l'utilisation d'un exfoliant ; l'excès d'exfoliation qui en résulte pourrait endommager la peau.

EXFOLIANT RUISSEAU DE MIEL (pour 60 ml)

Cet exfoliant permet de nettoyer la peau et d'éliminer les cellules mortes rapidement et de manière naturelle, tout en unifiant le teint.

Type de peau : tous
Quand l'utiliser : une à deux fois par semaine, le soir
Les bienfaits : le miel possède des propriétés antioxydantes et antibactériennes qui renforcent l'immunité de la peau et contribuent à atténuer les signes de l'âge. L'extrait de grenade illumine et raffermit la peau. Le benjoin aide à équilibrer le pH cutané et soulage la sécheresse et les gerçures.

Ustensiles • Bain-marie avec bol • Petit bécher • Agitateur en verre • Pot en verre (60 ml) désinfecté à l'alcool à 70° (voir page 176)
Ingrédients • 2 c. à s. (30 ml) de miel cru biologique • 10 gouttes (0,5 ml) d'extrait de grenade • 5 gouttes (0,25 ml) d'huile essentielle de benjoin • 2 c. à s. (30 ml) de sucre de canne brut biologique

1. Placez un bol en verre résistant à la chaleur dans une casserole d'eau chaude non bouillante (30 °C) ; faites chauffer jusqu'à ce que le bol soit chaud au toucher. Versez-y le miel et laissez fondre complètement. Ôtez le bol du feu.
2. Ajoutez l'extrait de grenade et l'huile essentielle de benjoin et remuez bien. Tout en remuant, incorporez progressivement le sucre.
3. Transférez votre produit dans le pot désinfecté et fermez hermétiquement. Stocké dans de bonnes conditions (voir page 174), l'exfoliant se conservera jusqu'à 2 semaines.

VARIANTE

Pour un coup de fouet anti-inflammatoire, remplacez l'huile essentielle de benjoin par une quantité équivalente d'huile essentielle de patchouli.

CONSEILS D'UTILISATION

Passez une serviette imbibée d'eau chaude sur votre visage. Du bout des doigts, massez doucement l'exfoliant sur votre peau légèrement humidifiée. Laissez poser 1 minute, puis rincez délicatement à l'aide d'une serviette imbibée d'eau chaude. Poursuivez par l'application d'un tonique et d'un soin hydratant, si nécessaire. Utilisez cet exfoliant une à deux fois par semaine, le soir.

ASTUCES

Si l'exfoliant se solidifie, placez le pot dans un bol d'eau chaude.

Vous pouvez incorporer des zestes d'agrumes déshydratés à cet exfoliant et à toutes les formulations d'exfoliants de ce livre. Ajoutez-en 1 à 2 c. à s. (15 à 30 ml) dans les exfoliants pour le visage et 2 à 4 c. à s. (30 à 60 ml) dans les exfoliants pour le corps.

EXFOLIANT MARMELADE TUNISIENNE (pour 150 ml)

L'hyperpigmentation, un problème auquel sont très souvent sujettes les peaux matures, est l'une des principales raisons qui poussent les gens à se tourner vers les peelings chimiques. Cette sympathique préparation, particulièrement régénérante, est dérivée de la recette de ma mère pour une épilation naturelle. Le jus de citron fraîchement pressé, qui contient de l'acide citrique, illumine la peau et lui confère un éclat naturel.

Type de peau : tous, en particulier grasse ou sèche
Quand l'utiliser : le soir
Les bienfaits : le citron et le sucre sont tous deux d'efficaces agents éclaircissants et exfoliants.

Ustensiles • Pot en verre (135 ml) désinfecté à l'alcool à 70° (voir page 176)
Ingrédients • 125 ml de sucre de canne brut biologique • 125 ml de jus de citron biologique fraîchement pressé • 1 c. à s. (15 ml) de zestes de citron biologique déshydratés (voir « Astuce ») • 10 gouttes (0,5 ml) d'huile essentielle de citron

1. Dans une casserole, à feu doux, portez le sucre et le jus de citron à frémissement ; laissez frémir en remuant constamment, jusqu'à ce que le mélange prenne une couleur caramel. Ôtez la casserole du feu.
2. Tout en remuant, incorporez progressivement les zestes de citron. Ajoutez l'huile essentielle de citron et remuez bien.
3. Transférez votre produit dans le pot désinfecté et fermez hermétiquement. Stocké dans de bonnes conditions (voir page 174), l'exfoliant se conservera jusqu'à 2 semaines.

VARIANTE

Vous pouvez remplacer l'huile essentielle de citron par une quantité équivalente d'huile essentielle de citron vert (distillée) ou de mandarine.

CONSEILS D'UTILISATION

Passez une serviette imbibée d'eau chaude sur votre visage. Du bout des doigts, massez doucement 60 ml d'exfoliant sur votre peau légèrement humidifiée. Laissez poser 1 minute, puis rincez délicatement à l'aide d'une serviette imbibée d'eau chaude. Dans l'idéal, poursuivez par l'application du tonique éclaircissant Nuits de safran (page 191) et de la crème de nuit hydratante et réparatrice au safran (page 214), si nécessaire. Utilisez cet exfoliant le soir, une à deux fois par semaine.

ASTUCE

Pour déshydrater des zestes de citron, commencez par prélever le zeste d'un citron biologique (non ciré) à l'aide d'une râpe fine. Étalez les zestes en une couche homogène sur une feuille de papier cuisson anti-adhésive ou sur une feuille de papier sulfurisé et enfournez à 70 °C pendant une heure, jusqu'à ce que les zestes soient complètement secs. Lorsque les zestes de citron ne sont pas correctement déshydratés, des moisissures ou des bactéries peuvent se développer prématurément dans l'exfoliant.

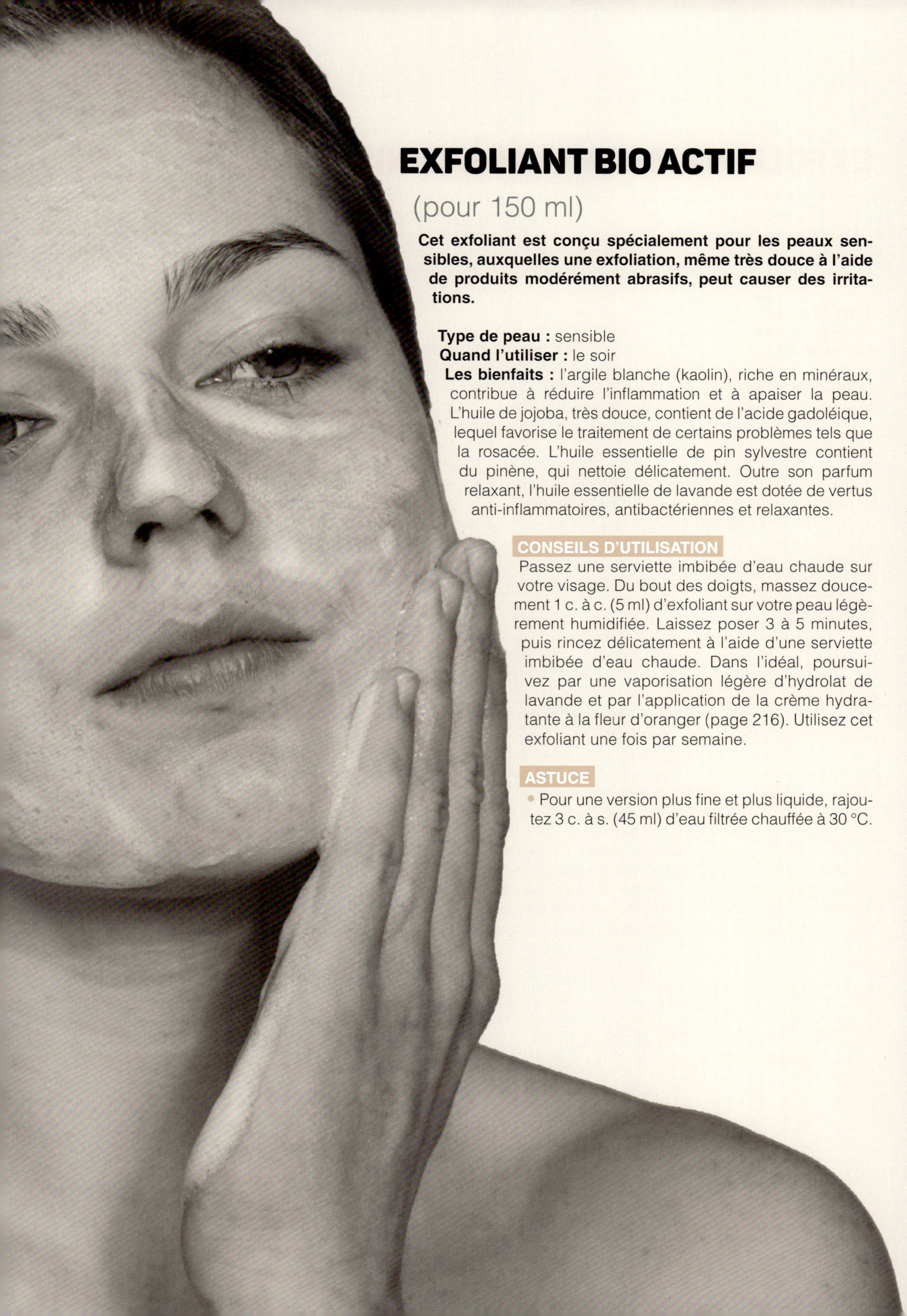

EXFOLIANT BIO ACTIF

(pour 150 ml)

Cet exfoliant est conçu spécialement pour les peaux sensibles, auxquelles une exfoliation, même très douce à l'aide de produits modérément abrasifs, peut causer des irritations.

Type de peau : sensible
Quand l'utiliser : le soir
Les bienfaits : l'argile blanche (kaolin), riche en minéraux, contribue à réduire l'inflammation et à apaiser la peau. L'huile de jojoba, très douce, contient de l'acide gadoléique, lequel favorise le traitement de certains problèmes tels que la rosacée. L'huile essentielle de pin sylvestre contient du pinène, qui nettoie délicatement. Outre son parfum relaxant, l'huile essentielle de lavande est dotée de vertus anti-inflammatoires, antibactériennes et relaxantes.

CONSEILS D'UTILISATION

Passez une serviette imbibée d'eau chaude sur votre visage. Du bout des doigts, massez doucement 1 c. à c. (5 ml) d'exfoliant sur votre peau légèrement humidifiée. Laissez poser 3 à 5 minutes, puis rincez délicatement à l'aide d'une serviette imbibée d'eau chaude. Dans l'idéal, poursuivez par une vaporisation légère d'hydrolat de lavande et par l'application de la crème hydratante à la fleur d'oranger (page 216). Utilisez cet exfoliant une fois par semaine.

ASTUCE

- Pour une version plus fine et plus liquide, rajoutez 3 c. à s. (45 ml) d'eau filtrée chauffée à 30 °C.

Ustensiles • Petit bécher • Agitateur en verre • Bain-marie avec bol • Pot en verre (135 ml) désinfecté à l'alcool à 70°
Synergie d'huiles essentielles • 5 gouttes (0,25 ml) d'huile essentielle de pin sylvestre • 5 gouttes (0,25 ml) d'huile essentielle de lavande
Base • 1 c. à s. (15 ml) de cire émulsifiante n° 1 • 2 c. à s. (30 ml) d'huile de jojoba • 6 c. à s. (90 ml) d'eau filtrée chauffée à 30 °C • 10 gouttes (0,5 ml) de synergie antimicrobienne florale (page 35) • 1 c. à s. (15 ml) d'argile blanche (kaolin)

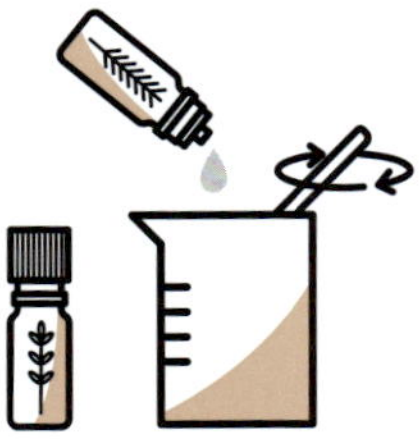

1. **Synergie d'huiles essentielles :** versez les huiles essentielles de pin sylvestre et de lavande dans le bécher et mélangez. Couvrez et réservez.

2. **Base :** placez un bol en verre résistant à la chaleur dans une casserole d'eau chaude non bouillante (30 °C) ; faites chauffer jusqu'à ce que le bol soit chaud au toucher. Versez-y la cire émulsifiante et laissez fondre complètement. Ajoutez l'huile de jojoba et mélangez bien. Ôtez du feu.

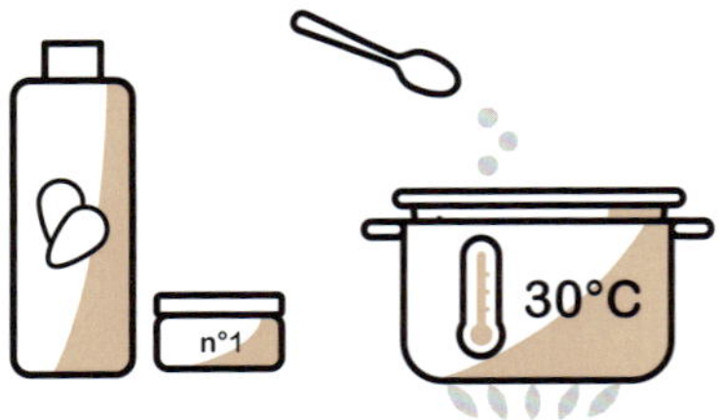

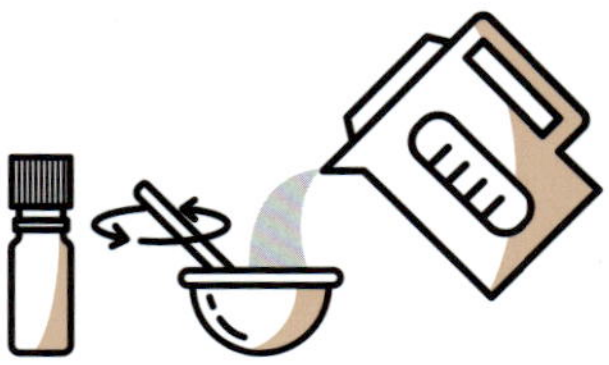

3. Versez l'eau chaude et la synergie antimicrobienne dans un petit bol et remuez.

4. Tout en remuant, versez progressivement ce mélange sur la préparation contenant la cire fondue. Remuez jusqu'à ce que la préparation ait refroidi et atteint une consistance épaisse et crémeuse. Incorporez l'argile et remuez jusqu'à obtention d'une pâte.

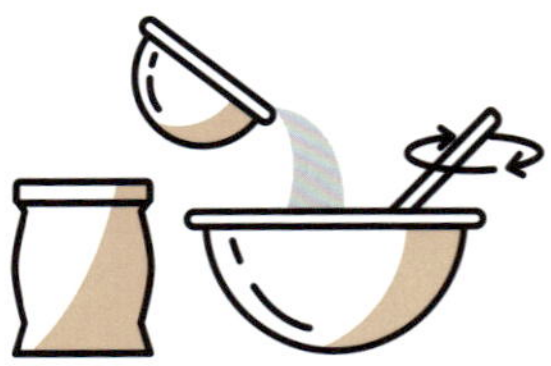

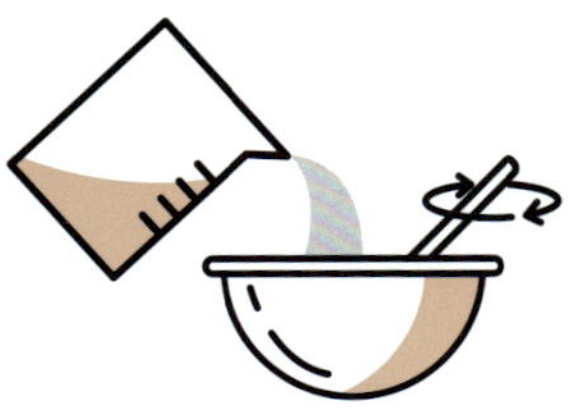

5. Ajoutez le mélange synergique et remuez bien. Transférez votre produit dans le pot désinfecté et fermez hermétiquement. Stocké dans de bonnes conditions (voir page 174), l'exfoliant se conservera jusqu'à 3 mois.

VARIANTE
Remplacez l'argile blanche (kaolin) par une quantité équivalente d'argile verte.

EXFOLIANT ÉQUILIBRANT POUR LE CORPS

(pour 100 ml)

Des températures sèches et chaudes peuvent dessécher la peau, la rendre squameuse et provoquer des démangeaisons. Utilisez cet exfoliant sous la douche afin d'aider à restaurer l'hydratation de la peau.

Type de peau : tous
Quand l'utiliser : 2 à 3 fois par semaine
Les bienfaits : le beurre de cacao est particulièrement hydratant ; il possède également des vertus antioxydantes. L'huile de coco est dotée de propriétés antibactériennes et antifongiques. L'huile d'avocat est riche en minéraux et contient les vitamines liposolubles E, D et K. En plus d'apporter les particules nécessaires à l'exfoliation, le bicarbonate de soude est alcalinisant et désodorisant.

Ustensiles • Bécher • Agitateur en verre • Bain-marie avec bol • Pot en verre ou en PET (125 ml) désinfecté à l'alcool à 70° (voir page 176)
Synergie d'huiles essentielles • 20 gouttes (1 ml) d'huile essentielle de citron vert (distillée) • 20 gouttes (1 ml) d'huile essentielle de pin sylvestre
Base • 2 c. à s. (30 ml) de beurre de cacao • 2 c. à s. (30 ml) d'huile de coco extra-vierge • 2 c. à s. (30 ml) d'huile d'avocat (brute) • 1 c. à s. (15 ml) de bicarbonate de soude

1. **Synergie d'huiles essentielles :** versez les huiles essentielles de citron vert de pin sylvestre dans le bécher et mélangez. Couvrez de papier d'aluminium ou de film étirable et réservez.
2. **Base :** placez un bol en verre résistant à la chaleur dans une casserole d'eau chaude non bouillante (30 °C) ; faites chauffer jusqu'à ce que le bol soit chaud au toucher. Versez-y le beurre de cacao et l'huile de coco et laissez fondre complètement.
3. Ajoutez l'huile d'avocat et laissez chauffer pendant 1 à 2 minutes, jusqu'à ce que la préparation soit parfaitement transparente. Remuez délicatement pour vous assurer que les ingrédients sont bien dissous et amalgamés de manière uniforme. Ôtez le bol du feu et laissez refroidir.
4. Couvrez la préparation et réfrigérez-la pendant 30 minutes environ.
5. Sortez la préparation du réfrigérateur et remuez jusqu'à ce qu'elle ait ramolli. Ajoutez la synergie d'huiles essentielles et mélangez bien.
6. Transférez votre produit dans le pot désinfecté et fermez hermétiquement. Stocké dans de bonnes conditions (voir page 174), l'exfoliant se conservera jusqu'à 3 semaines.

CONSEILS D'UTILISATION

Mouillez votre corps, puis massez l'équivalent d'une boule de glace d'exfoliant sur votre peau, en insistant sur les jambes et les hanches. Rincez-vous à l'eau chaude et séchez-vous à l'aide d'une serviette. Poursuivez par une vaporisation d'hydrolat de rose et par l'application d'une huile ou d'une lotion pour le corps.

ASTUCE

Si vous trouvez l'odeur du beurre de cacao trop prononcée, utilisez du beurre de cacao désodorisé

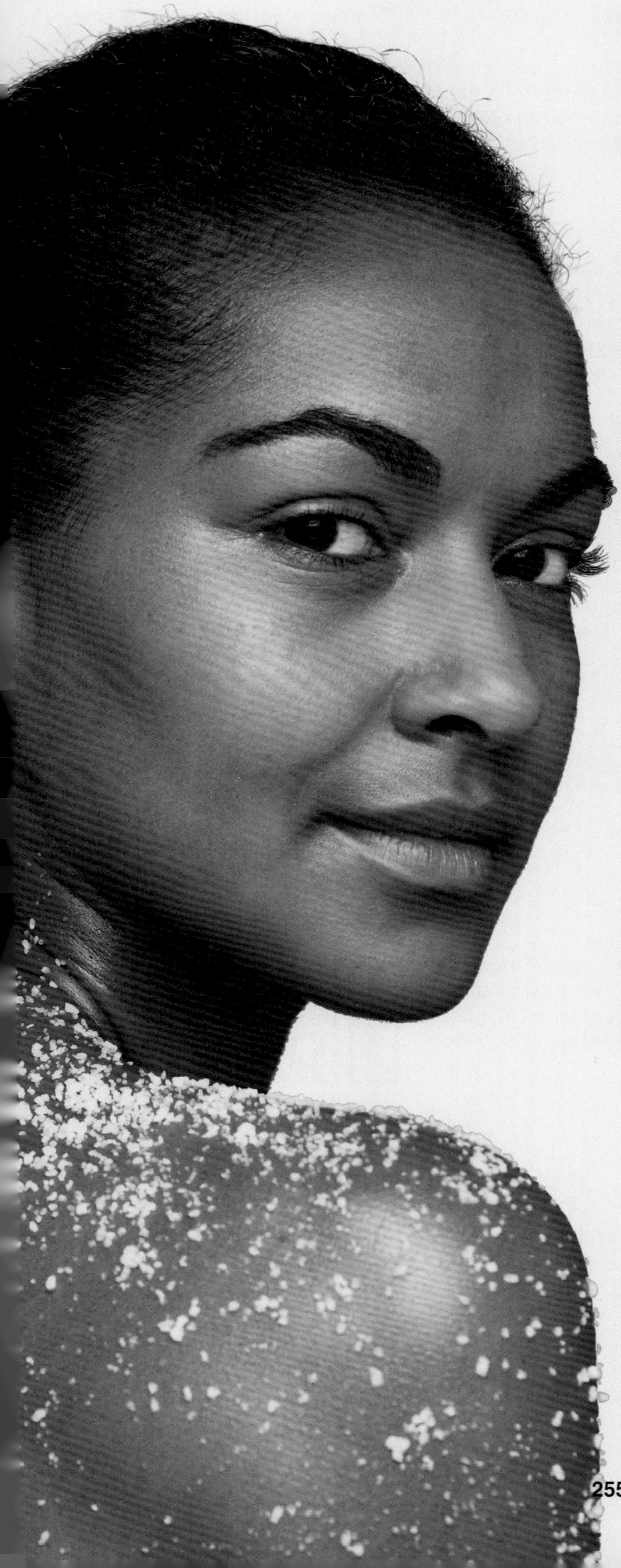

EXFOLIANT ACTIVATEUR DE CIRCULATION

(pour 750 ml)

Une mauvaise circulation favorise l'apparition de capitons sur la peau. Cet exfoliant, formulé à base d'huile de coco et d'huile de camélia, tonifiera la peau et améliorera son aspect général en stimulant la circulation. Il atténuera l'aspect disgracieux de la cellulite et laissera la peau soyeuse.

Type de peau : tous
Quand l'utiliser : 2 à 3 fois par semaine
Les bienfaits : l'extrait de cacao a un effet tonifiant et stimulant sur la peau ; il contribue également à atténuer l'aspect disgracieux de la cellulite. L'huile essentielle de benjoin a une odeur vanillée et possède des propriétés tonifiantes. Les huiles essentielles de mandarine et de basilic doux améliorent la circulation. L'huile de camélia, riche en acide oléique, est hydratante.

CONSEILS D'UTILISATION

Utilisez cet exfoliant sous la douche. Mouillez votre corps, puis massez l'équivalent d'une boule de glace de produit sur votre peau, en insistant sur les jambes et les hanches. Rincez-vous à l'eau chaude et séchez-vous à l'aide d'une serviette. Dans l'idéal, poursuivez par une légère vaporisation d'hydrolat de rose. Pour renforcer les bienfaits de cette exfoliation, hydratez votre peau avec la lotion anti-cellulite au thé blanc (page 279).

ASTUCE

Si vous avez la peau sensible, omettez l'huile essentielle de basilic doux, qui peut causer des irritations chez certaines personnes.

Ustensiles • Bain-marie avec bol • Bécher • Batteur électrique • Agitateur en verre • Pot en verre (750 ml) désinfecté à l'alcool à 70° (voir page 176)
Synergie d'huiles essentielles • 10 gouttes (0,5 ml) d'huile essentielle de benjoin • 20 gouttes (1 ml) d'huile essentielle de mandarine • 5 gouttes (0,25 ml) d'huile essentielle de basilic doux
Base • 250 ml d'huile de coco extra-vierge • 60 ml d'huile de camélia • 10 gouttes (0,5 ml) d'extrait de cacao • 250 ml de noix de coco râpée non sucrée • 175 ml de savon sans laurylsulfate de sodium (SLS)

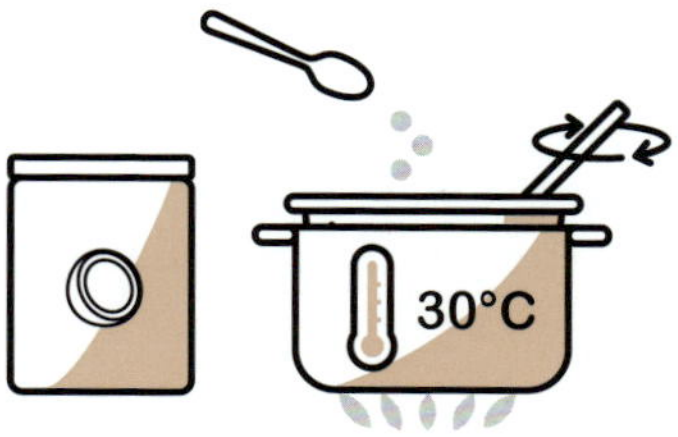

1. Base : placez un bol en verre résistant à la chaleur dans une casserole d'eau chaude non bouillante (30 °C) ; faites chauffer jusqu'à ce que le bol soit chaud au toucher. Versez-y l'huile de coco et laissez fondre complètement.

2. Ajoutez l'huile de camélia et laissez chauffer jusqu'à complète dissolution. Ôtez du feu et laissez refroidir légèrement. Une fois le mélange refroidi, couvrez-le et réfrigérez-le pendant 30 minutes, jusqu'à ce qu'il commence à se solidifier.

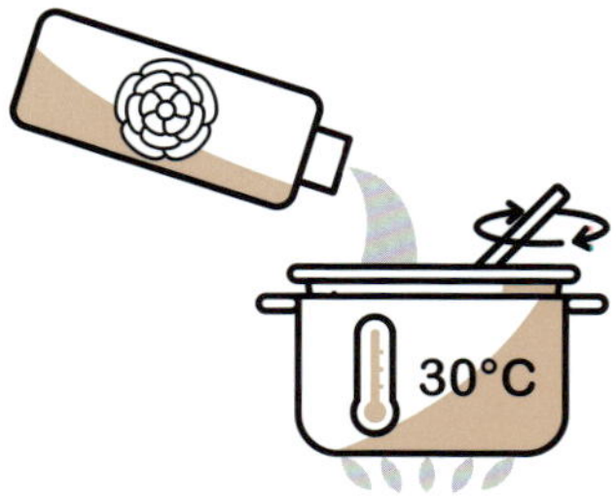

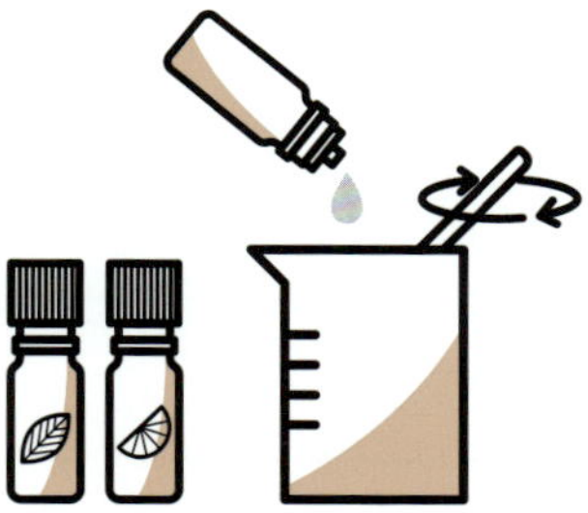

3. Synergie d'huiles essentielles : pendant ce temps, versez les huiles essentielles de benjoin, de mandarine et de basilic doux dans le bécher et mélangez. Couvrez et réservez.

4. Une fois la préparation huileuse légèrement solidifiée, ajoutez l'extrait de cacao. À l'aide d'un batteur électrique à basse vitesse, fouettez jusqu'à ce que la préparation blanchisse et prenne une texture cotonneuse. Ajoutez la noix de coco râpée et le savon en mélangeant bien entre chaque ingrédient.

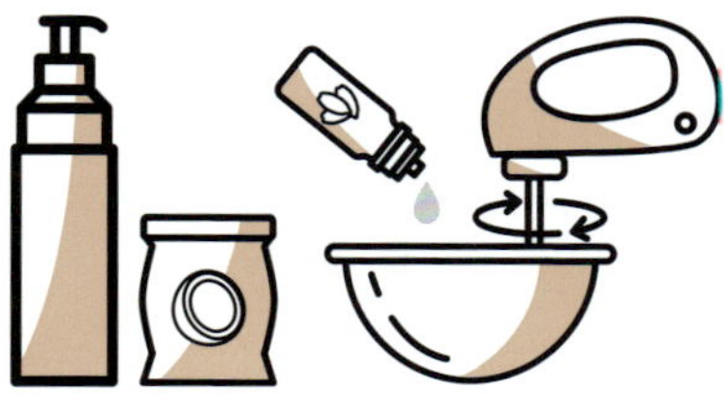

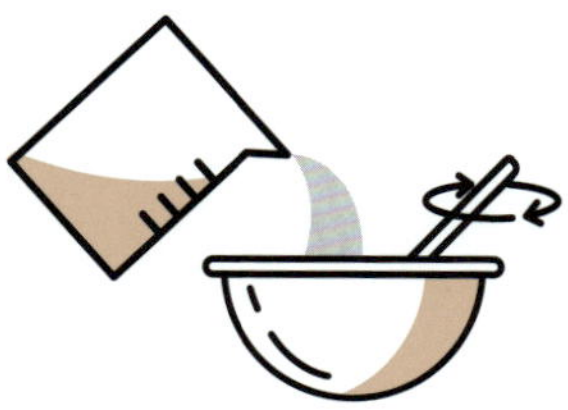

4. Ajoutez le mélange synergique et mélangez bien.

5. Transférez votre produit dans le pot désinfecté et fermez hermétiquement. Stocké dans de bonnes conditions (voir page 174), l'exfoliant se conservera jusqu'à 3 semaines.

VARIANTES

Remplacez la noix de coco râpée par une quantité équivalente de poudre d'amande.
Remplacez l'huile de camélia par une quantité équivalente d'huile d'abricot.

GOMMAGE POUR LE CORPS AU SEL SAFRANÉ
(pour 300 ml environ)

Cet exfoliant pour le corps possède une odeur exotique et laisse la peau éclatante.

Type de peau : tous
Quand l'utiliser : 2 à 3 fois par semaine
Les bienfaits : le sel de l'Himalaya est un exfoliant extrêmement efficace qui détoxifie et adoucit la peau. Le safran est une épice ancestrale qui hydrate la peau et lui donne un aspect lisse. L'huile essentielle de santal possède un parfum relaxant et nourrit la peau. L'huile essentielle de mandarine est antiseptique et antibactérienne. L'absolue de jasmin participe au parfum calmant et relaxant de cette formulation.

Ustensiles • Bécher • Agitateur en verre • Pot en verre (300 ml) désinfecté à l'alcool à 70° (voir page 176)
Synergie d'huiles essentielles • 5 gouttes (0,25 ml) d'huile essentielle de santal (jaune) • 5 gouttes (0,25 ml) d'absolue de jasmin • 10 gouttes (0,5 ml) d'huile essentielle de mandarine
Base • 1 c. à s. (15 ml) d'hydrolat d'hamamélis • 10 pistils de safran • 2 c. à s. (30 ml) d'huile de coco fondue • 250 ml de sel de l'Himalaya finement moulu (voir « Astuce »)

1. Placez le safran dans un petit bol, versez l'hydrolat d'hamamélis sur le safran et laissez infuser pendant 15 minutes, jusqu'à ce que le liquide prenne une couleur jaune vif.
2. **Synergie d'huiles essentielles :** pendant ce temps, versez les huiles essentielles de santal et de mandarine ainsi que l'absolue de jasmin dans le bécher et mélangez. Couvrez de papier d'aluminium ou de film étirable et réservez.
3. **Base :** versez l'infusion d'hamamélis et de safran, l'huile de coco fondue et le sel de l'Himalaya dans un bol et mélangez jusqu'à obtention d'une pâte granuleuse. Ajoutez la synergie d'huiles essentielles et remuez bien.
4. Transférez votre produit dans le pot désinfecté et fermez hermétiquement. Stocké dans de bonnes conditions (voir page 174), l'exfoliant se conservera jusqu'à 3 semaines.

VARIANTE

• Remplacez le sel de l'Himalaya par une quantité équivalente de sel de la mer Morte.

CONSEILS D'UTILISATION

Utilisez cet exfoliant sous la douche. Mouillez votre corps, puis massez l'équivalent d'une boule de glace de produit sur votre peau, en insistant sur les jambes et les hanches. Rincez-vous à l'eau chaude et séchez-vous à l'aide d'une serviette. Dans l'idéal, poursuivez par une légère vaporisation d'hydrolat de rose et hydratez votre peau avec une huile ou une lotion pour le corps.

ASTUCE

Si vous trouvez la préparation un peu sèche à l'étape 3, rajoutez une c. à c. (5 ml) d'huile de coco fondue.

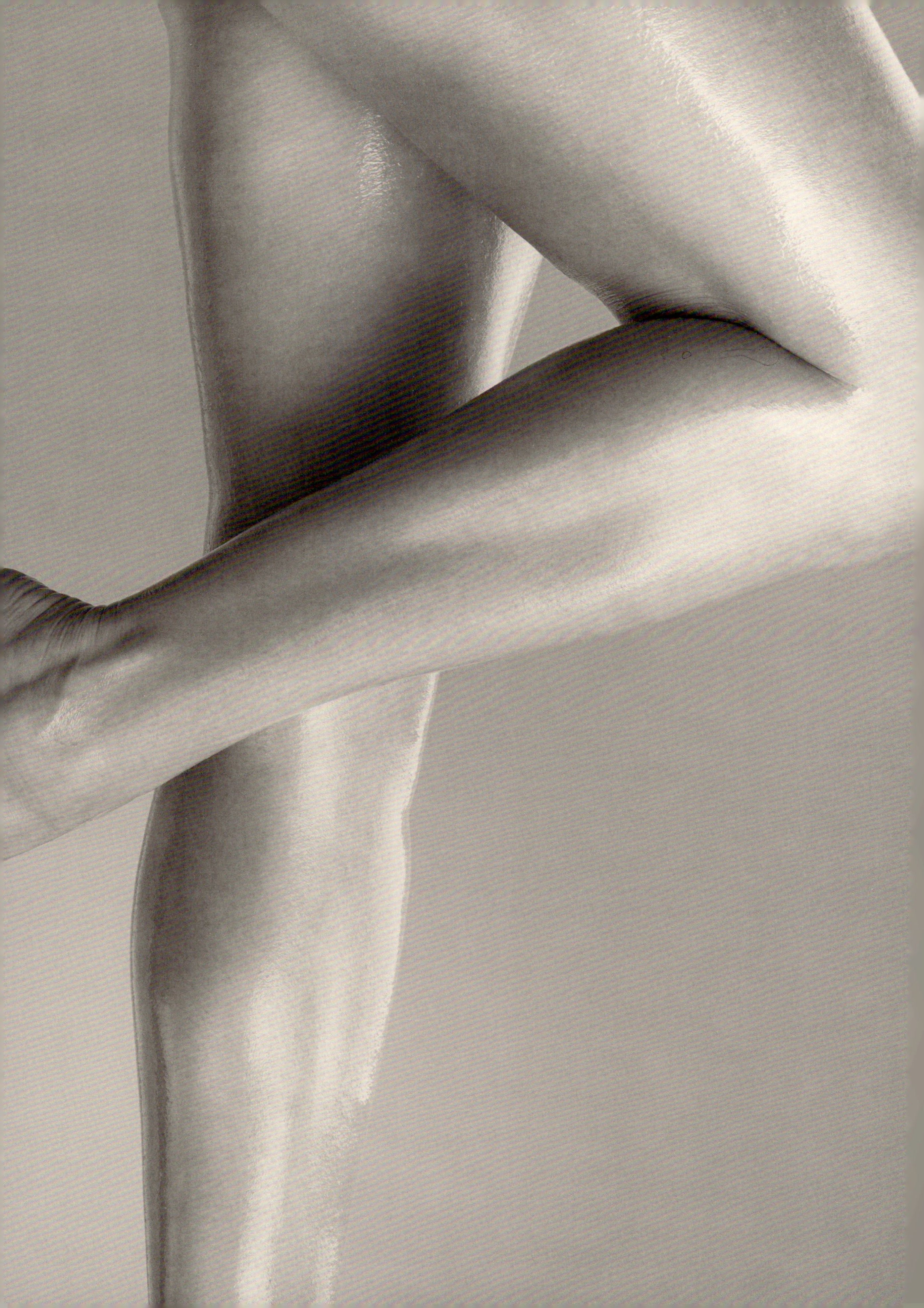

NETTOYANTS, HUILES ET LOTIONS POUR LE CORPS

Afin de préserver la jeunesse et la souplesse de votre peau, remplacez les gels douche traditionnels par des produits à base d'huile. Les nettoyants à base d'huile éliminent la saleté aussi efficacement que les gels douche, mais ils présentent l'avantage supplémentaire d'hydrater votre peau sans éliminer son film lipidique naturel.

Les huiles pour le corps représentent un moyen particulièrement sûr et efficace de nourrir et d'hydrater votre peau. L'idéal est d'appliquer une huile après avoir pris une douche ou un bain et réalisé une exfoliation, lorsque la peau est propre et que les pores sont dilatés. Dans de telles conditions, l'huile pénétrera et hydratera plus facilement la peau.

Les lotions hydratent et protègent la peau ; elles servent également de support aux huiles essentielles et à d'autres ingrédients thérapeutiques tels que les plantes et les extraits. Avec leur ratio liquides-lipides plus élevé et leur viscosité plus légère que ceux des soins hydratants à base de crème, elles sont idéales pour l'hydratation de la peau du corps.

ALERTE SÉCURITÉ

Par mesure de sécurité, il est préférable d'utiliser des récipients en PET pour éviter tout risque de bris dans la salle de bain.

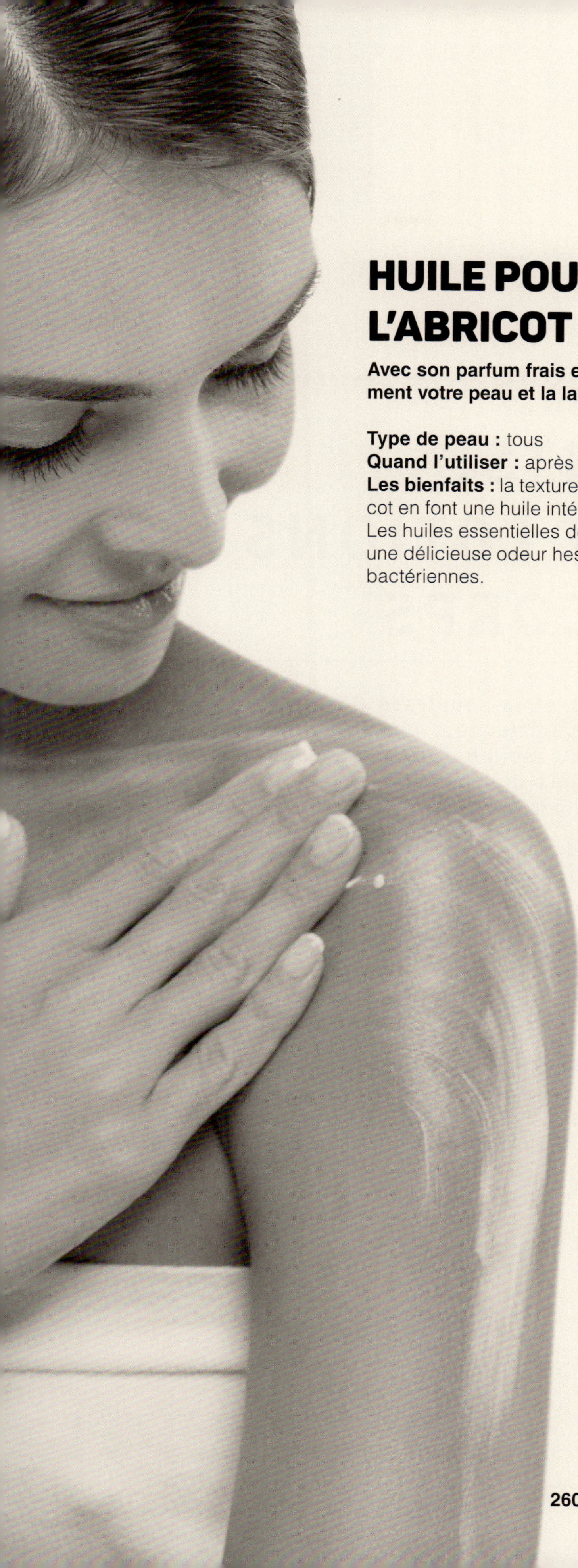

HUILE POUR LE CORPS À L'ABRICOT (pour 190 ml)

Avec son parfum frais et apaisant, cette huile pour le corps hydrate intensément votre peau et la laisse soyeuse.

Type de peau : tous
Quand l'utiliser : après la douche ou le bain
Les bienfaits : la texture légère et les propriétés antioxydantes de l'huile d'abricot en font une huile intéressante pour les peaux sensibles et les peaux mixtes. Les huiles essentielles de néroli, de petit grain bigarade et d'orange possèdent une délicieuse odeur hespéridée ainsi que des propriétés antiseptiques et antibactériennes.

ASTUCE

La plupart des formulations de cette section prévoient de grandes quantités. Si vous le souhaitez, vous pouvez répartir la préparation dans deux bouteilles à clapet ou deux flacons-pompes en verre ou en PET de 100 ml, désinfecté(e)s à l'alcool à 70°. Stockez l'une des deux portions au réfrigérateur jusqu'au moment de vous en servir.

CONSEILS D'UTILISATION

Appliquez sur peau humide ou sèche après la douche. À l'aide de vos mains, massez l'ensemble de votre corps avec 1 à 1,5 c. à s. (15 à 22 ml) de produit jusqu'à absorption complète par la peau.

Ustensiles • Petit bécher • Grand bécher • Agitateur en verre • Bouteille à clapet ou flacon-pompe en verre ou en PET (200 ml) désinfecté(e) à l'alcool à 70° (voir « Astuce », à gauche)
Synergie d'huiles essentielles • 5 gouttes (0,25 ml) d'huile essentielle de néroli • 5 gouttes (0,25 ml) d'huile essentielle de petit grain bigarade • 5 gouttes (0,25 ml) d'huile essentielle d'orange
Base • 175 ml d'huile d'abricot • 1 c. à s. (15 ml) d'émollient Caprylis • 10 gouttes (0,5 ml) d'extrait de bambou

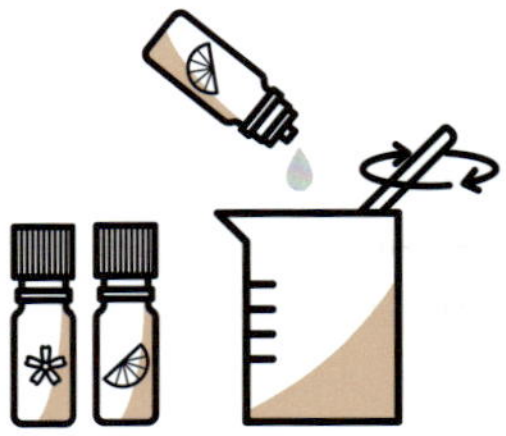

1. Synergie d'huiles essentielles : versez les huiles essentielles de néroli, de petit grain bigarade et d'orange dans le petit bécher et mélangez. Couvrez de papier d'aluminium ou de film étirable et réservez.

2. Base : versez l'huile d'abricot et l'émollient caprylis dans le grand bécher et mélangez. Ajoutez l'extrait de bambou et remuez bien.

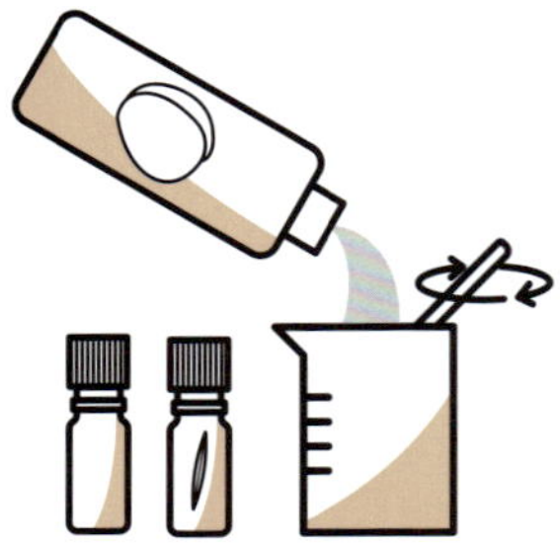

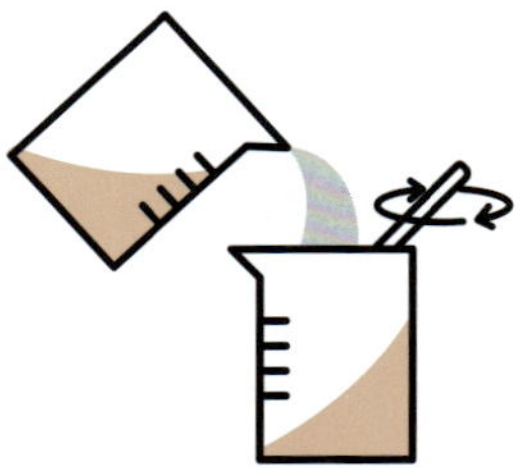

3. Ajoutez le mélange synergique et mélangez bien.

4. Transférez votre produit dans le contenant désinfecté et fermez hermétiquement. Stockée dans de bonnes conditions (voir page 174), l'huile se conservera jusqu'à 6 mois.

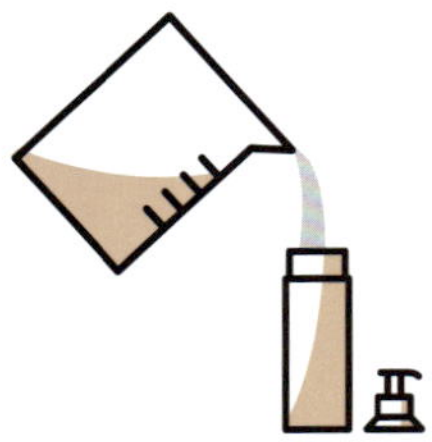

VARIANTE
Gel pour le corps à l'abricot : versez 1 c. à s. (15 ml) d'Huile pour le corps à l'abricot et 2 c. à s. (30 ml) de gel d'aloe vera dans un petit bol et mélangez. L'association de cette huile pour le corps et de l'aloe vera permet d'obtenir un gel riche et hydratant pouvant également être utilisé comme crème pour les mains.

HUILE DE MASSAGE NETTOYANTE POUR LE CORPS (pour 250 ml environ)

Des inflammations surviennent après toute forme d'activité physique, conséquence naturelle du stress imposé au corps. Un bain ou un massage doux permettent d'éliminer l'accumulation d'acide lactique. Cette huile contient des huiles chauffantes et anti-inflammatoires qui contribuent à prévenir les courbatures consécutives à un effort physique.

Type de peau : tous
Quand l'utiliser : après un entraînement
Les bienfaits : l'huile essentielle de gingembre est riche en zingibérène, un constituant qui possède des propriétés chauffantes. La teneur en eucalyptol de l'huile essentielle de cardamome lui confère d'efficaces vertus antispasmodiques et décongestionnantes. Grâce à ses propriétés stimulantes, l'huile essentielle de basilic doux a un effet tonifiant sur la peau. Ses puissantes vertus antioxydantes ont également été démontrées. Par ailleurs, l'eugénol et le méthylchavicol qu'elle contient en font l'une des meilleures huiles essentielles sur le plan antimicrobien. L'huile essentielle de lemongrass est particulièrement efficace dans les produits de soin ciblant les infections bactériennes et fongiques.

Ustensiles • 2 béchers • Agitateur en verre • Vaporisateur en verre ou en PET (250 ml) désinfecté à l'alcool à 70° (voir « Astuce », page 176)
Ingrédients • 15 gouttes (0,75 ml) d'huile essentielle de gingembre • 5 gouttes (0,25 ml) d'huile essentielle de lemongrass • 5 gouttes (0,25 ml) d'huile essentielle de cardamome • 5 gouttes (0,25 ml) d'huile essentielle de basilic doux • 250 ml d'huile de sésame

1. Versez les huiles essentielles dans l'un des béchers et mélangez. Couvrez et réservez.
2. Versez l'huile de sésame dans le second bécher. Ajoutez le mélange synergique et mélangez à l'aide d'un fouet.
3. Transférez votre produit dans le vaporisateur désinfecté et fermez hermétiquement. Stockée dans de bonnes conditions (voir page 174), l'huile se conservera jusqu'à 6 mois. Dans l'idéal, complétez le soin par une légère vaporisation d'hydrolat de lavande (page 203) qui vous apportera une sensation de fraîcheur et un parfum relaxant.

VARIANTE
Si vous avez la peau claire et/ou sensible, réduisez de moitié les quantités d'huiles essentielles.

CONSEILS D'UTILISATION
Faire chauffer les huiles avant de les utiliser en massage sur la peau rend non seulement le massage très agréable, mais renforce également l'absorption des huiles essentielles. Vous trouverez des chauffe-huiles chez les fournisseurs d'huiles essentielles (voir page 351). Sinon, placez une petite quantité (2 à 3 c. à s./30 à 45 ml) d'huile de massage dans un petit bol, puis placez ce dernier dans un bol plus grand rempli d'eau chaude. Laissez reposer jusqu'à ce que l'huile soit plus chaude que la température ambiante. Appliquez sur peau humide ou sèche après la douche. À l'aide de vos mains, massez l'ensemble de votre corps avec 1 à 1,5 c. à s. (15 à 22 ml) de produit jusqu'à absorption complète par la peau.

HUILE POUR LE CORPS AU PATCHOULI

(pour 200 ml environ)

Extrêmement hydratantes, les huiles pour le corps à base de sésame s'intègrent merveilleusement bien aux routines de soin, en particulier durant les mois d'hiver, lorsque les conditions climatiques difficiles et les systèmes de chauffage ont tendance à dessécher la peau.

Type de peau : sèche
Quand l'utiliser : après la douche ou le bain
Les bienfaits : riche en acide linoléique, l'huile de sésame protège la peau de la déshydratation. Elle est également antibactérienne et offre une très légère protection solaire (SPF de 2-3). L'émollient Caprylis (naturellement dérivés des acides gras de l'huile de coco ou de l'huile de palme) permettent d'obtenir une base stable et soyeuse. L'extrait de bambou confère une texture fluide et non grasse à la formulation. Le parfum chaud et intense du patchouli possède des vertus calmantes et relaxantes ; également considérée comme un antioxydant, l'huile essentielle contribue à prévenir les dommages liés à l'exposition aux rayons UV. En plus de ses propriétés rafraîchissantes, l'huile essentielle de menthe poivrée est dotée de vertus antibactériennes et analgésiques (qui aident à soulager la douleur).

Ustensiles • Petit bécher • Grand bécher • Agitateur en verre • Bouteille à clapet ou flacon-pompe en verre ou en PET (200 ml) désinfecté(e) à l'alcool à 70° (voir « Astuce », page 176)
Synergie d'huiles essentielles • 10 gouttes (0,5 ml) d'huile essentielle de patchouli • 5 gouttes (0,25 ml) d'huile essentielle de menthe poivrée
Base • 175 ml d'huile de sésame • 1 c. à s. (15 ml) d'émollient Caprylis • 10 gouttes (0,5 ml) d'extrait de bambou

1. **Synergie d'huiles essentielles :** versez les huiles essentielles de patchouli et de menthe poivrée dans le petit bécher et mélangez. Couvrez de papier d'aluminium ou de film étirable et réservez.
2. **Base :** versez l'huile de sésame et l'émollient Caprylis dans le grand bécher et mélangez. Ajoutez l'extrait de bambou et remuez bien.
3. Ajoutez le mélange synergique et mélangez bien.
4. Transférez votre produit dans le contenant désinfecté et fermez hermétiquement. Stockée dans de bonnes conditions (voir page 174), l'huile se conservera jusqu'à 6 mois.

VARIANTE

Gel pour le corps au patchouli : versez 1 c. à s. (15 ml) d'huile pour le corps au patchouli et 2 c. à s. (30 ml) de gel d'aloe vera dans un petit bol et mélangez. L'association de cette huile pour le corps et de l'aloe vera permet d'obtenir un gel riche et hydratant pouvant être utilisé comme crème pour les mains au format voyage (les quantités indiquées permettent d'obtenir environ 30 ml de produit).

CONSEILS D'UTILISATION

Appliquez sur peau humide ou sèche après la douche. À l'aide de vos mains, massez l'ensemble de votre corps avec 1 à 1,5 c. à s. (15 à 22 ml) de produit jusqu'à absorption complète par la peau.

HUILE POUR LE CORPS À LA ROSE

(pour 200 ml environ)

Légère et rafraîchissante, cette huile pour le corps possède une agréable odeur florale.

Type de peau : sèche
Quand l'utiliser : après la douche ou le bain
Les bienfaits : l'huile de tournesol est riche en acide linoléique, dont les effets bénéfiques pour les peaux sèches et gercées ont été démontrés. L'émollient caprylis (naturellement dérivés des acides gras de l'huile de coco ou de l'huile de palme) permettent d'obtenir une base stable et soyeuse. L'extrait de bambou confère une texture fluide et non grasse à la formulation. L'huile essentielle de rose est particulièrement recommandée pour son merveilleux parfum, mais aussi pour sa capacité à maintenir la souplesse et la tonicité de la peau. Le petit grain bigarade, qui apporte une note verte et herbacée, est également désodorisant et antibactérien.

Ustensiles • Petit bécher • Grand bécher • Agitateur en verre • Bouteille à clapet ou flacon-pompe en verre ou en PET (200 ml) désinfecté(e) à l'alcool à 70° (voir « Astuce », page 176)
Synergie d'huiles essentielles • 10 gouttes (0,5 ml) d'huile essentielle de rose de Damas • 5 gouttes (0,25 ml) d'huile essentielle de petit grain bigarade
Base • 175 ml d'huile de tournesol • 1 c. à s. (15 ml) d'émollient caprylis • 10 gouttes (0,5 ml) d'extrait de bambou

1. Synergie d'huiles essentielles : versez les huiles essentielles de rose de Damas et de petit grain bigarade dans le petit bécher et mélangez. Couvrez de papier d'aluminium ou de film étirable et réservez.
2. Base : versez l'huile de tournesol et l'émollient caprylis dans le grand bécher et mélangez. Ajoutez l'extrait de bambou et remuez bien.
3. Ajoutez le mélange synergique et mélangez bien.
4. Transférez votre produit dans le contenant désinfecté et fermez hermétiquement. Stockée dans de bonnes conditions (voir page 174), l'huile se conservera jusqu'à 6 mois.

VARIANTE

Gel pour le corps à la rose : versez 1 c. à s. (15 ml) d'huile pour le corps à la rose et 2 c. à s. (30 ml) de gel d'aloe vera dans un petit bol et mélangez. L'association de cette huile pour le corps et de l'aloe vera permet d'obtenir un gel riche et hydratant pouvant également être utilisé comme crème pour les mains au format voyage (les quantités indiquées permettent d'obtenir environ 30 ml de produit).

CONSEILS D'UTILISATION

Appliquez sur peau humide ou sèche après la douche. À l'aide de vos mains, massez l'ensemble de votre corps avec 1 à 1,5 c. à s. (15 à 22 ml) de produit jusqu'à absorption complète par la peau.

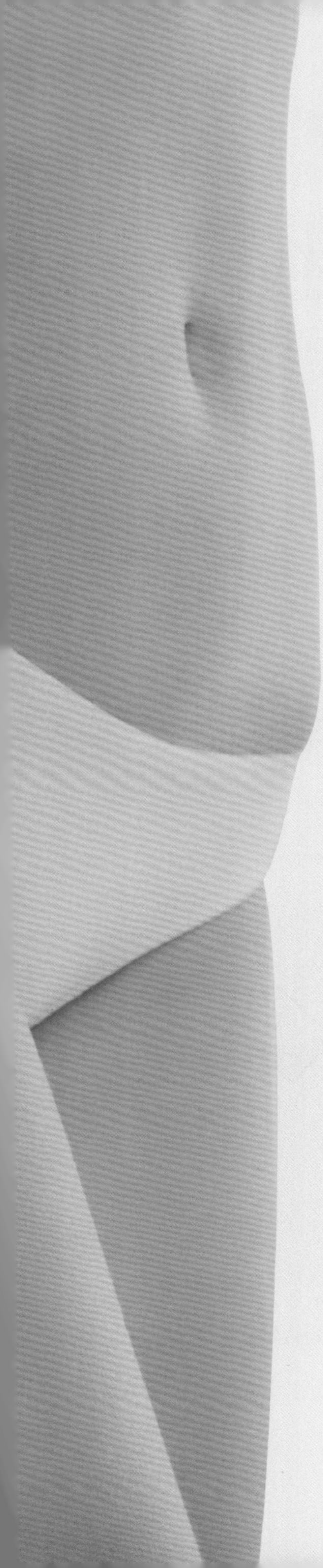

LOTION RICHE À BASE DE CRÈME

(pour 650 ml)

Vous pouvez personnaliser cette lotion polyvalente sans alcool en y intégrant vos huiles essentielles préférées (voir «Variantes»). Elle laisse une agréable barrière protectrice hydratante sur la peau et convient tout particulièrement aux peaux sensibles ou enflammées.

Type de peau : tous
Quand l'utiliser : matin et soir
Les bienfaits : les cires émulsifiantes généralement utilisées contiennent de l'alcool cétéarylique ou de l'alcool cétylique, qui peuvent provoquer des sensibilités chez certaines personnes. La cire d'abeille, principal agent émulsifiant de cette formulation, constitue une base neutre et apporte une barrière protectrice à la peau. Autre ingrédient neutre, l'huile de coco est riche en acide laurique aux propriétés anti-inflammatoires. Les triglycérides capryliques et capriques contribuent à la texture agréablement soyeuse de cette lotion à base de crème.

VARIANTES

Pour une lotion de tous les jours, optez pour l'un des mélanges d'huiles essentielles suivants :

- **Stabilisant et équilibrant :** 5 gouttes d'huile essentielle de patchouli et 3 gouttes d'huile essentielle de géranium
- **Stabilisant et relaxant :** 5 gouttes d'huile essentielle de santal et 3 gouttes d'huile essentielle de mandarine
- **Optimisant et rafraîchissant :** 5 gouttes d'huile essentielle de lavande et 3 gouttes d'huile essentielle de pin sylvestre
- **Féminin et optimisant :** 5 gouttes d'huile essentielle de rose de Damas et 3 gouttes d'huile essentielle de petit grain bigarade
- **Féminin et équilibrant :** 5 gouttes d'huile essentielle de néroli et 3 gouttes d'huile essentielle de rose de Damas
- **Masculin, rafraîchissant et équilibrant :** 5 gouttes d'huile essentielle de genévrier et 3 gouttes d'huile essentielle de lavande

En cas de peau enflammée, optez pour l'un des mélanges d'huiles essentielles suivants :

- **Anti-inflammatoire :** 5 gouttes d'huile essentielle d'hélichryse italienne et 5 gouttes d'huile essentielle de lavande
- **Anti-inflammatoire et antifongique :** 5 gouttes d'huile essentielle de camomille allemande et 5 gouttes d'huile essentielle de tea tree
- **Anti-inflammatoire et calmante :** 5 gouttes d'huile essentielle d'encens et 5 gouttes d'huile essentielle de néroli

CONSEILS D'UTILISATION

Appliquez après la douche ou le bain. Du bout des doigts, massez l'ensemble de votre corps avec 2 c. à c. (10 ml) de produit environ. Cette lotion peut également être utilisée pour traiter les peaux extrêmement sèches au niveau du visage, si nécessaire.

ASTUCE

Démarrez toujours le batteur à basse vitesse. Mélangez patiemment, sans vous arrêter, afin que la cire et les huiles ne refroidissent pas avant d'être émulsifiées ; autrement, les composants pourraient se dissocier.

Ustensiles • Bécher en verre/verre gradué • Agitateur en verre • Bain-marie avec bol • Batteur électrique • Pot en verre ou en PET (650 ml) désinfecté à l'alcool à 70°

Ingrédients • 375 ml d'eau filtrée chauffée à 30 °C • 20 gouttes (1 ml) de synergie antimicrobienne, au choix (voir pages 35 et 36) • 4 c. à c. (20 ml) de cire d'abeille blanche ou jaune (de qualité cosmétique) • 175 ml d'huile de coco extra-vierge • 60 ml de triglycérides capryliques ou capriques • 20 gouttes (1 ml) de vitamine E • 5 gouttes (0,25 ml) d'huile essentielle, au choix (voir pages 93 à 165 et « Variantes »)

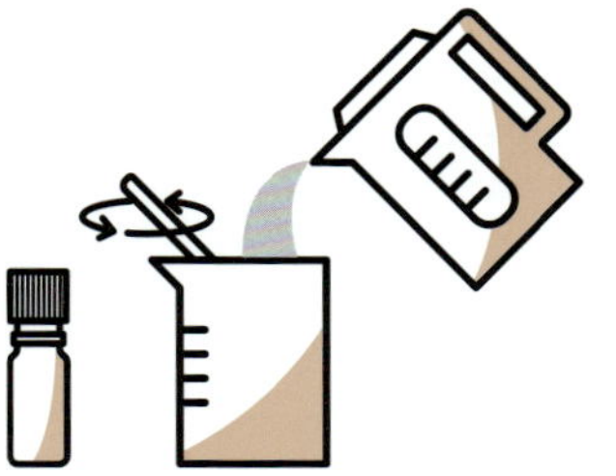

1. Versez l'eau chaude et la synergie antimicrobienne dans le bécher et mélangez. Couvrez de papier d'aluminium ou de film étirable et réservez (maintenez à température).

2. Placez un bol en verre résistant à la chaleur dans une casserole d'eau chaude non bouillante (30 °C) ; faites chauffer jusqu'à ce que le bol soit chaud au toucher. Versez-y la cire d'abeille et laissez fondre complètement. Ajoutez l'huile de coco et remuez délicatement jusqu'à complète incorporation.

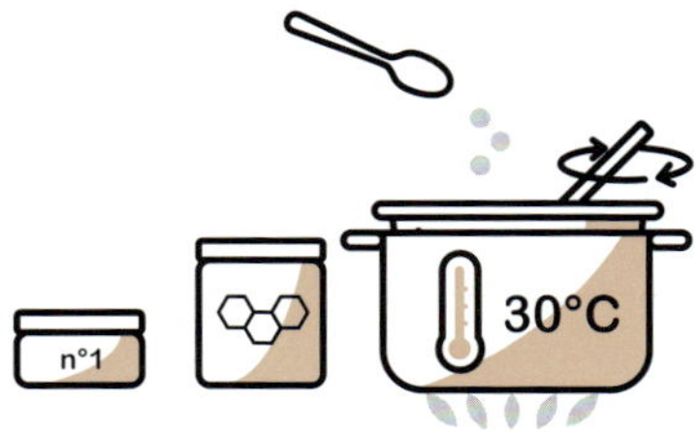

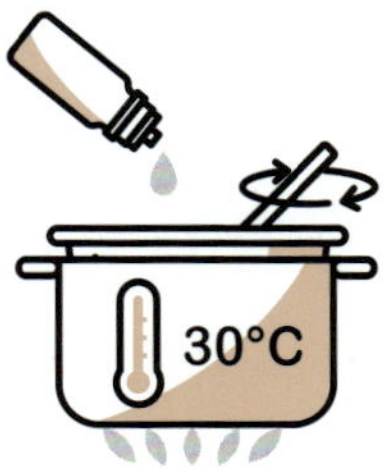

3. Ajoutez les triglycérides capryliques et remuez jusqu'à complète incorporation. Ôtez le bol du feu.

4. À l'aide d'un batteur électrique à basse vitesse, incorporez progressivement la préparation contenant la synergie antimicrobienne. Continuez à battre pendant 5 à 10 minutes, jusqu'à obtention d'une émulsion (épaisse et crémeuse). Ajoutez la vitamine E et mélangez jusqu'à complète incorporation.

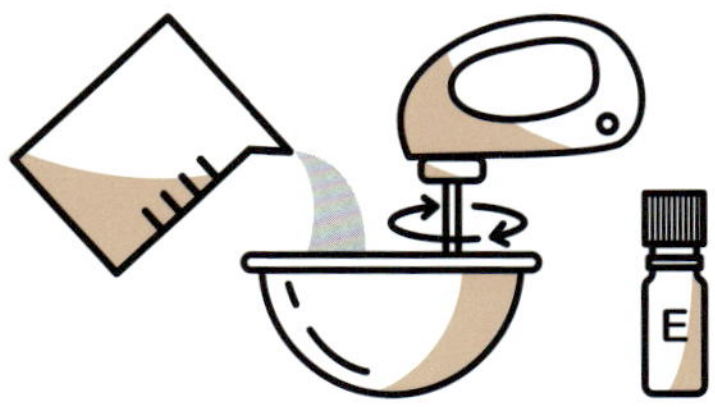

5. Ajoutez l'huile essentielle et mélangez jusqu'à complète incorporation.

6. Transférez votre produit dans le pot désinfecté et fermez hermétiquement. Stockée dans de bonnes conditions (voir page 174), la lotion se conservera jusqu'à 3 mois.

HUILE POUR LE CORPS AU JOJOBA

(pour 200 ml environ)

Cette huile pour le corps hydrate et répare la peau en profondeur.

Type de peau : tous
Quand l'utiliser : après la douche ou le bain
Les bienfaits : avec ses remarquables propriétés émollientes, l'huile de jojoba convient à tous les types de peau, et en particulier aux peaux sensibles. Les huiles de jojoba et d'onagre sont anti-inflammatoires et nourrissent les peaux sèches et squameuses. L'extrait de bambou confère une texture fluide et non grasse à la formulation. La camomille romaine et l'hélichryse italienne sont elles aussi particulièrement intéressantes pour les personnes ayant la peau sensible, sèche, gercée.

Ustensiles • Petit bécher • Grand bécher • Agitateur en verre • Bouteille à clapet ou flacon-pompe en verre ou en PET (200 ml) désinfecté(e) à l'alcool à 70° (voir « Astuce », page 176)
Synergie d'huiles essentielles • 5 gouttes (0,25 ml) d'huile essentielle de camomille romaine • 5 gouttes (0,25 ml) d'huile essentielle d'hélichryse italienne
Base • 175 ml d'huile de jojoba • 1 c. à s. (15 ml) d'huile d'onagre • 10 gouttes (0,5 ml) d'extrait de bambou

1. **Synergie d'huiles essentielles :** versez les huiles essentielles de camomille allemande et d'hélichryse italienne dans le petit bécher et mélangez. Couvrez de papier d'aluminium ou de film étirable et réservez.
2. **Base :** versez l'huile de jojoba et l'huile d'onagre dans le grand bécher et mélangez. Ajoutez l'extrait de bambou et remuez bien.
3. Ajoutez le mélange synergique et mélangez bien.
4. Transférez votre produit dans le contenant désinfecté et fermez hermétiquement. Stockée dans de bonnes conditions (voir page 174), l'huile se conservera jusqu'à 6 mois.

VARIANTES

Gel pour le corps au jojoba : versez 1 c. à s. (15 ml) d'huile pour le corps au jojoba et 2 c. à s. (30 ml) de gel d'aloe vera dans un petit bol et mélangez. L'association de cette huile pour le corps et de l'aloe vera permet d'obtenir un gel riche et hydratant pouvant également être utilisé comme crème pour les mains.
Remplacez l'huile d'onagre par une quantité équivalente d'huile de bourrache. Ces deux huiles contiennent une quantité non négligeable d'acide gamma-linolénique (AGL).

CONSEILS D'UTILISATION

Appliquez sur peau humide ou sèche après la douche. À l'aide de vos mains, massez l'ensemble de votre corps avec 1 à 1,5 c. à s. (15 à 22 ml) de produit jusqu'à absorption complète par la peau.

LOTION DÉCADENTE POUR LE CORPS

(pour 800 ml)

Riche en agents émollients, cette lotion profitera aux peaux très sèches, à qui elle redonnera souplesse et éclat.

Type de peau : très sèche
Quand l'utiliser : selon les besoins
Les bienfaits : le beurre de cacao est un hydratant riche en antioxydants. L'huile de sésame et le macérât huileux de calendula possèdent des propriétés antimicrobiennes et anti-inflammatoires qui contribuent à réparer et à protéger la peau. L'extrait de bleuet est lui aussi un puissant antioxydant. Les huiles essentielles de patchouli et de menthe poivrée apportent un parfum exotique.
Bienfaits de l'huile de sésame : l'huile de sésame est utilisée depuis des milliers d'années pour nourrir et détoxifier la peau. En plus de ses propriétés antimicrobiennes, elle offre une très légère protection solaire (SPF de 2-3). Elle est riche en graisses saturées, très hydratante et facilement absorbée par la peau (cerise sur le gâteau, elle est plutôt bon marché).

CONSEILS D'UTILISATION

Appliquez sur peau propre et sèche après la douche ou le bain. Massez l'ensemble de votre corps avec 2 c. à c. (10 ml) de produit environ, jusqu'à absorption complète par la peau.

ASTUCES

Démarrez toujours le batteur à basse vitesse. Mélangez patiemment, sans vous arrêter, afin que la cire et les huiles ne refroidissent pas avant d'être émulsifiées ; autrement, les composants pourraient se dissocier.
Cette formulation prévoit une grande quantité. Stockez les portions supplémentaires au réfrigérateur jusqu'au moment de vous en servir (3 mois maximum).

VARIANTE

Remplacez le macérât huileux de calendula par une quantité équivalente de macérât huileux de carotte.

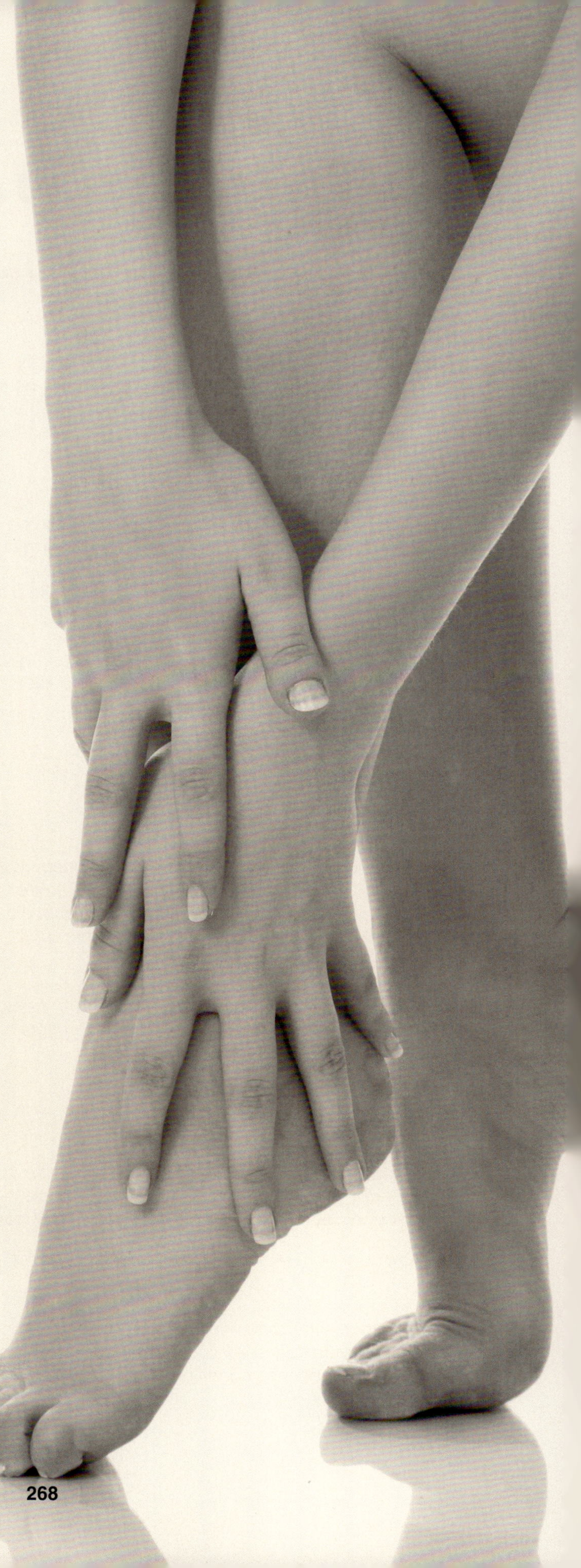

Ustensiles • 2 béchers • Agitateur en verre • Bain-marie avec bol • Batteur électrique • 4 bouteilles à clapet ou 4 flacons-pompes en verre ou en PET (200 ml) désinfecté(e)s à l'alcool à 70° (voir « Astuces »)
Synergie d'huiles essentielles • 10 gouttes (0,5 ml) d'huile essentielle de patchouli • 5 gouttes (0,25 ml) d'huile essentielle de menthe poivrée
Base • 500 ml d'eau filtrée chauffée à 30 °C • 10 gouttes (0,5 ml) d'extrait de bleuet • 20 gouttes (1 ml) de synergie antimicrobienne terreuse (page 36) • 3 c. à s. (45 ml) de cire émulsifiante n° 1 • 2 c. à s. (30 ml) de beurre de cacao • 175 ml d'huile de sésame • 60 ml de macérât huileux de calendula

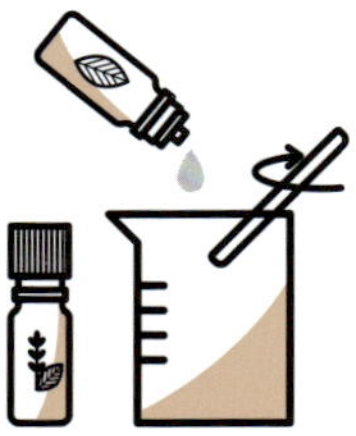

1. Synergie d'huiles essentielles : versez les huiles essentielles de patchouli et de menthe poivrée dans un bécher et mélangez. Couvrez de papier d'aluminium ou de film étirable et réservez.

2. Versez l'eau chaude et l'extrait de bleuet dans l'autre bécher et mélangez. Ajoutez la synergie antimicrobienne, remuez et réservez.

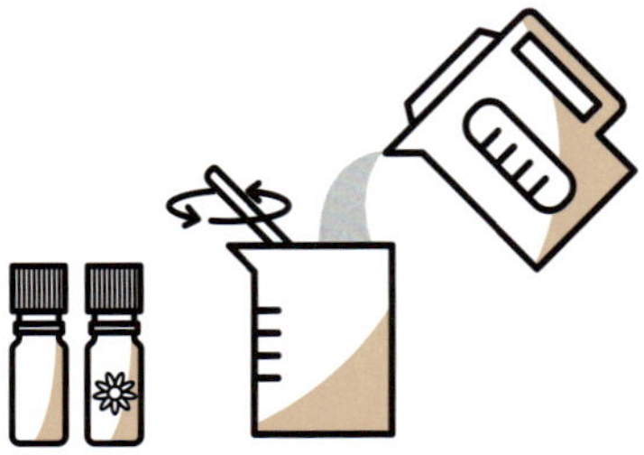

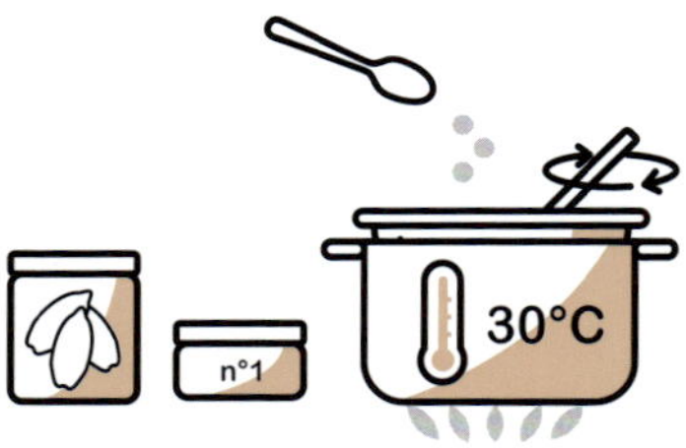

3. Placez un bol en verre résistant à la chaleur dans une casserole d'eau chaude non bouillante (30 °C) ; faites chauffer jusqu'à ce que le bol soit chaud au toucher. Versez-y la cire émulsifiante et laissez fondre complètement. Ajoutez le beurre de cacao et laissez fondre complètement.

4. Pendant ce temps, versez l'huile de sésame et le macérât huileux de calendula dans un bol et mélangez bien. Ajoutez ce mélange à la préparation contenant la cire fondue et remuez jusqu'à complète incorporation. Ôtez le bol du feu.

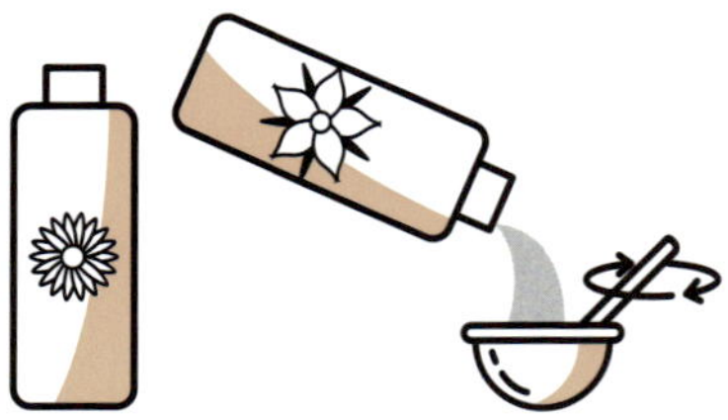

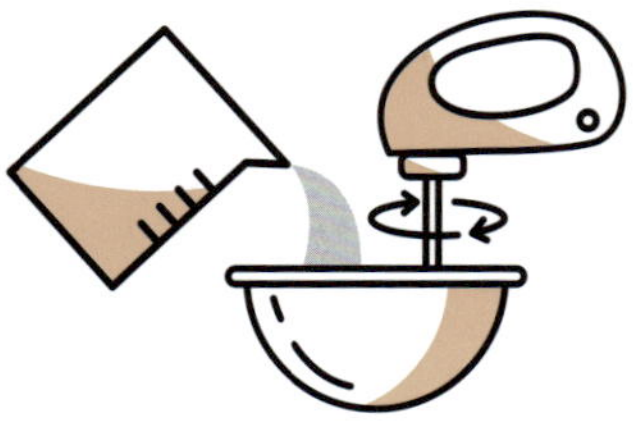

5. À l'aide d'un batteur électrique à basse vitesse, incorporez progressivement la préparation chaude contenant l'extrait de bleuet. Continuez à battre pendant 5 à 10 minutes, jusqu'à obtention d'une émulsion (épaisse et crémeuse).

6. Ajoutez le mélange synergique et mélangez jusqu'à complète incorporation.
7. Transférez votre produit dans les contenants désinfectés et fermez hermétiquement. Stockée dans de bonnes conditions (voir page 174), la lotion se conservera jusqu'à 3 mois.

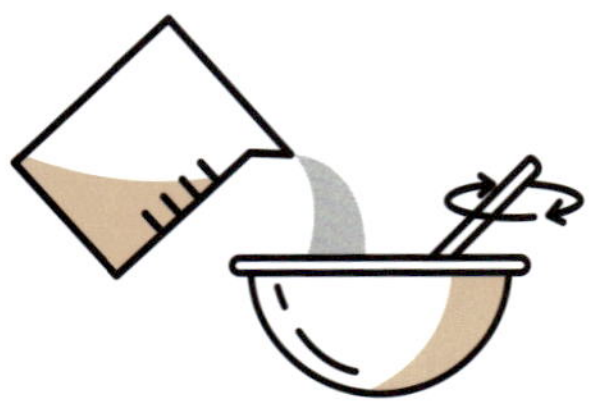

LOTION RÉPARATRICE ET RÉGÉNÉRANTE POUR LE CORPS (pour 850 ml)

Cette lotion peut être utilisée en guise de soin d'urgence polyvalent pour traiter des blessures bénignes telles que des piqûres d'insectes, des contusions et des brûlures.

Type de peau : tous
Quand l'utiliser : selon les besoins
Les bienfaits : l'association des macérâts huileux d'arnica, de millepertuis et de calendula est reconnue comme traitement d'urgence extrêmement efficace en cas de coupures et de blessures. Lorsque ces huiles sont intégrées à la base d'une lotion, on obtient un traitement particulièrement profitable en cas d'exposition excessive au soleil. L'association des huiles essentielles d'hélichryse italienne, de myrrhe et de benjoin est également réputée pour ses propriétés cicatrisantes.

ASTUCES
Cette formulation prévoit une grande quantité. Stockez les portions que vous n'utilisez pas immédiatement au réfrigérateur jusqu'au moment de vous en servir (3 mois maximum).
Démarrez toujours le batteur à basse vitesse. Mélangez patiemment, sans vous arrêter, afin que la cire et les huiles ne refroidissent pas avant d'être émulsifiées ; autrement, les composants pourraient se dissocier.

CONSEILS D'UTILISATION
Appliquez sur une peau propre et sèche après la douche ou le bain. Massez l'ensemble de votre corps avec 2 c. à c. (10 ml) de produit environ, jusqu'à absorption complète par la peau. Vous pouvez également l'appliquer par petites touches sur des blessures bénignes telles que des piqûres d'insectes, des contusions et des brûlures.

VARIANTE
Remplacez le macérât huileux de calendula par une quantité équivalente de macérât huileux de carotte.

Résoudre les problèmes rencontrés lors de la fabrication de lotions et de crèmes

La fabrication de lotions n'a rien de compliqué ; toutefois, il vous faudra suivre quelques recommandations afin d'obtenir systématiquement de bons résultats.

- Travaillez rapidement lorsque vous utilisez un batteur électrique pour mélanger les solutions contenant la cire fondue avec les autres ingrédients. Si la cire refroidit trop tôt, votre lotion ou votre crème se déphasera.
- Lancez toujours votre batteur électrique à basse vitesse afin d'éviter que la cire et les huiles chaudes giclent. Cela permet également d'éviter que les ingrédients collent à la paroi du bol, ce qui pourrait fausser les mesures. Enfin, en prévenant la formation de bulles d'air, le fait de mélanger à basse vitesse permet d'assurer à votre lotion ou à votre crème une consistance bien plus stable.
- Lorsque vous ajoutez de l'eau filtrée à une formulation, veillez à ce qu'elle soit chaude (30 °C) afin que la préparation ne refroidisse pas trop rapidement.
- Incorporez toujours la solution aqueuse à la préparation contenant la cire de manière progressive et en mélangeant. Autrement, la préparation pourrait refroidir trop rapidement et se figer, ce qui entraînerait la dissociation des phases huileuse et aqueuse.
- Il faut parfois mélanger jusqu'à 10 minutes avant que les préparations épaississent et prennent une consistance crémeuse. Patience !
- Pour éliminer les bulles d'air, mélangez la préparation finie à l'aide d'une spatule propre avant de la transférer dans des bouteilles ou dans des pots.
- Les lotions et les crèmes doivent refroidir à température ambiante pendant 24 heures environ afin de prendre correctement.

Ustensiles • Petit bécher • Bain-marie avec bol • Agitateur en verre • Batteur électrique • 4 bouteilles à clapet ou 4 flacons-pompes en verre ou en PET (200 ml) désinfectés à l'alcool à 70° (voir « Astuces »)

Synergie d'huiles essentielles

• 5 gouttes (0,25 ml) d'huile essentielle d'hélichryse italienne • 5 gouttes (0,25 ml) d'huile essentielle de myrrhe • 5 gouttes (0,25 ml) d'huile essentielle de benjoin

Base • 500 ml d'eau filtrée chauffée à 30 °C • 20 gouttes (1 ml) de synergie antimicrobienne terreuse (page 36) • 2 c. à s. (30 ml) de glycérine • 60 ml de cire émulsifiante n° 1 • 2 c. à s. (30 ml) de beurre de karité • 60 ml de macérât huileux de calendula • 60 ml de macérât huileux d'arnica • 60 ml de macérât huileux de millepertuis • 2 c. à s. (30 ml) de gel d'aloe vera

1. Synergie d'huiles essentielles : versez les huiles essentielles d'hélichryse italienne, de myrrhe et de benjoin dans le bécher et mélangez. Couvrez de papier d'aluminium ou de film étirable et réservez.

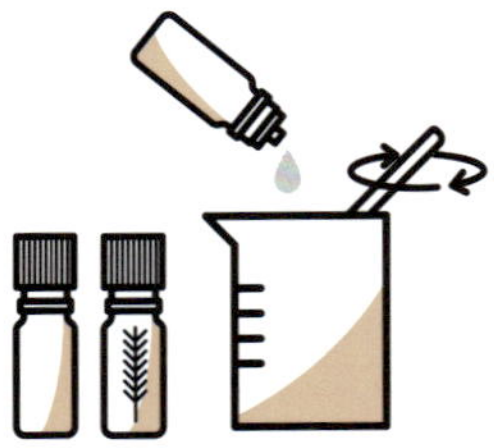

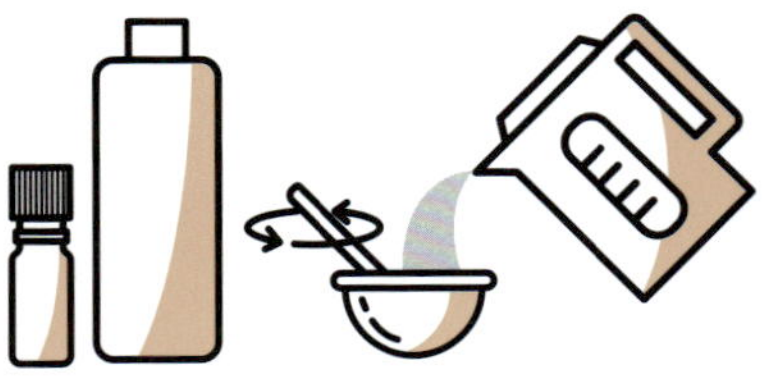

2. Base : versez l'eau chaude, la synergie antimicrobienne et la glycérine dans un bol et mélangez.

3. Placez un bol en verre résistant à la chaleur dans une casserole d'eau chaude non bouillante (30 °C) ; faites chauffer jusqu'à ce que le bol soit chaud au toucher. Versez-y la cire émulsifiante et laissez fondre complètement. Ajoutez le beurre de karité et laissez fondre complètement.

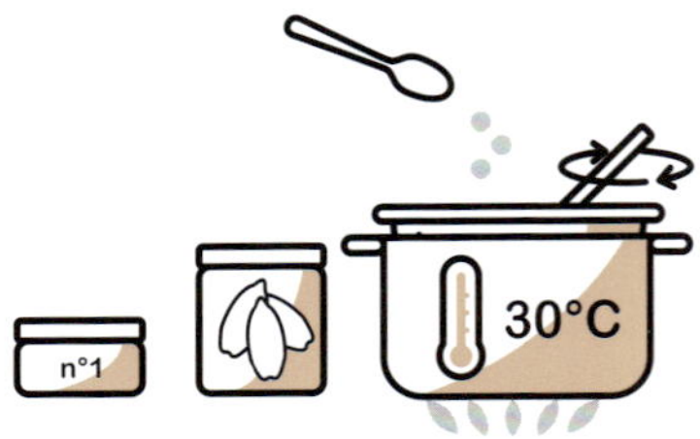

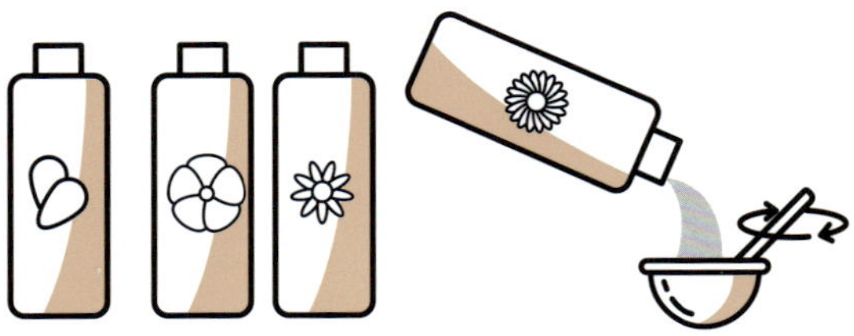

4. Placez les macérâts huileux de calendula, d'arnica et de millepertuis dans un bol et mélangez. Versez ce mélange dans la préparation contenant la cire fondue et remuez jusqu'à complète incorporation. Ôtez le bol du feu.

5. À l'aide d'un batteur électrique à basse vitesse, incorporez progressivement la préparation contenant la glycérine. Continuez à battre pendant 5 à 10 minutes, jusqu'à obtention d'une émulsion (épaisse et crémeuse).

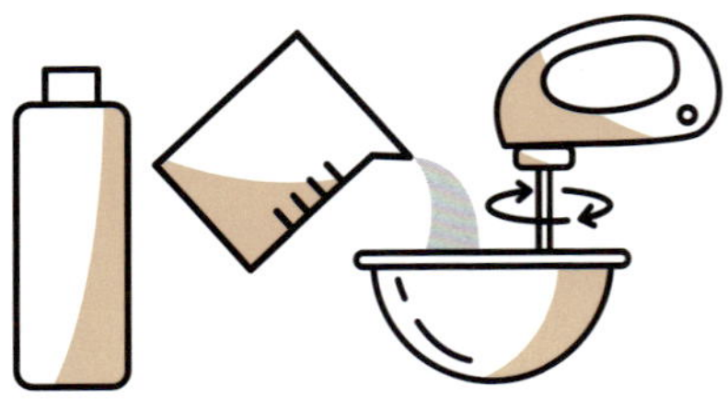

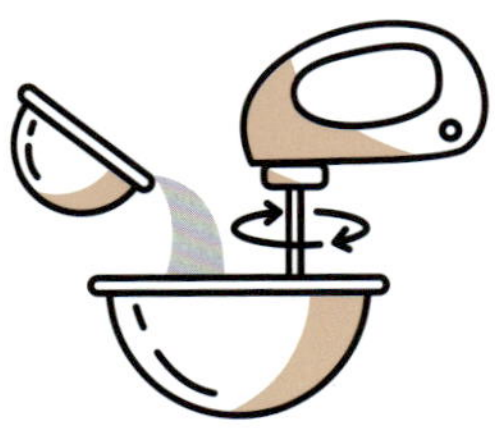

6. Ajoutez le mélange synergique et mélangez bien. Ajoutez le gel d'aloe vera et mélangez jusqu'à complète incorporation.

7. Transférez votre produit dans les contenants désinfectés et fermez hermétiquement. Stockée dans de bonnes conditions (voir page 174), la lotion se conservera jusqu'à 3 mois.

HUILE RÉPARATRICE APRÈS-SOLEIL POUR LE CORPS (pour 200 ml)

Cette huile pour le corps contient de puissants agents hydratants qui favoriseront la réparation des peaux endommagées par la déshydratation et l'exposition au soleil.

Type de peau : tous
Quand l'utiliser : après la douche ou le bain
Les bienfaits : riche en acides gras et en acide gamma-linolénique (AGL), cette généreuse recette à l'odeur verte favorise la régénération de la peau, en particulier après une exposition au soleil. Les huiles de chanvre et de bourrache revitalisent les peaux sèches, gercées. L'extrait de bambou confère une texture fluide et non grasse à la formulation. Les huiles essentielles de lavande et de menthe poivrée apportent des propriétés rafraîchissantes et anti-inflammatoires au mélange.

Ustensiles • Petit bécher • Grand bécher • Agitateur en verre • Bouteille à clapet ou flacon-pompe en verre ou en PET (200 ml) désinfecté(e) à l'alcool à 70° (voir « Astuce », page 176)
Synergie d'huiles essentielles • 5 gouttes (0,25 ml) d'huile essentielle de lavande • 5 gouttes (0,25 ml) d'huile essentielle de menthe poivrée
Base • 175 ml d'huile de chanvre • 1 c. à s. (15 ml) d'huile de bourrache ou huile d'onagre • 10 gouttes (0,5 ml) d'extrait de bambou

1. **Synergie d'huiles essentielles :** versez les huiles essentielles de lavande et de menthe poivrée dans le petit bécher et mélangez. Couvrez de papier d'aluminium ou de film étirable et réservez.
2. **Base :** versez l'huile de chanvre et l'huile de bourrache dans le grand bécher et mélangez. Ajoutez l'extrait de bambou et remuez bien.
3. Ajoutez le mélange synergique et mélangez bien.
4. Transférez votre produit dans le contenant désinfecté et fermez hermétiquement. Stockée dans de bonnes conditions (voir page 174), l'huile se conservera jusqu'à 6 mois.

VARIANTE
Gel après-soleil pour le corps : versez 1 c. à s. (15 ml) d'huile réparatrice après-soleil pour le corps et 2 c. à s. (30 ml) de gel d'aloe vera dans un petit bol et mélangez. L'association de cette huile et de l'aloe vera permet d'obtenir un gel riche et hydratant qui rafraîchit la peau.

ASTUCE
Si vous avez la peau sensible, réduisez la quantité de chaque huile essentielle à 1 goutte.

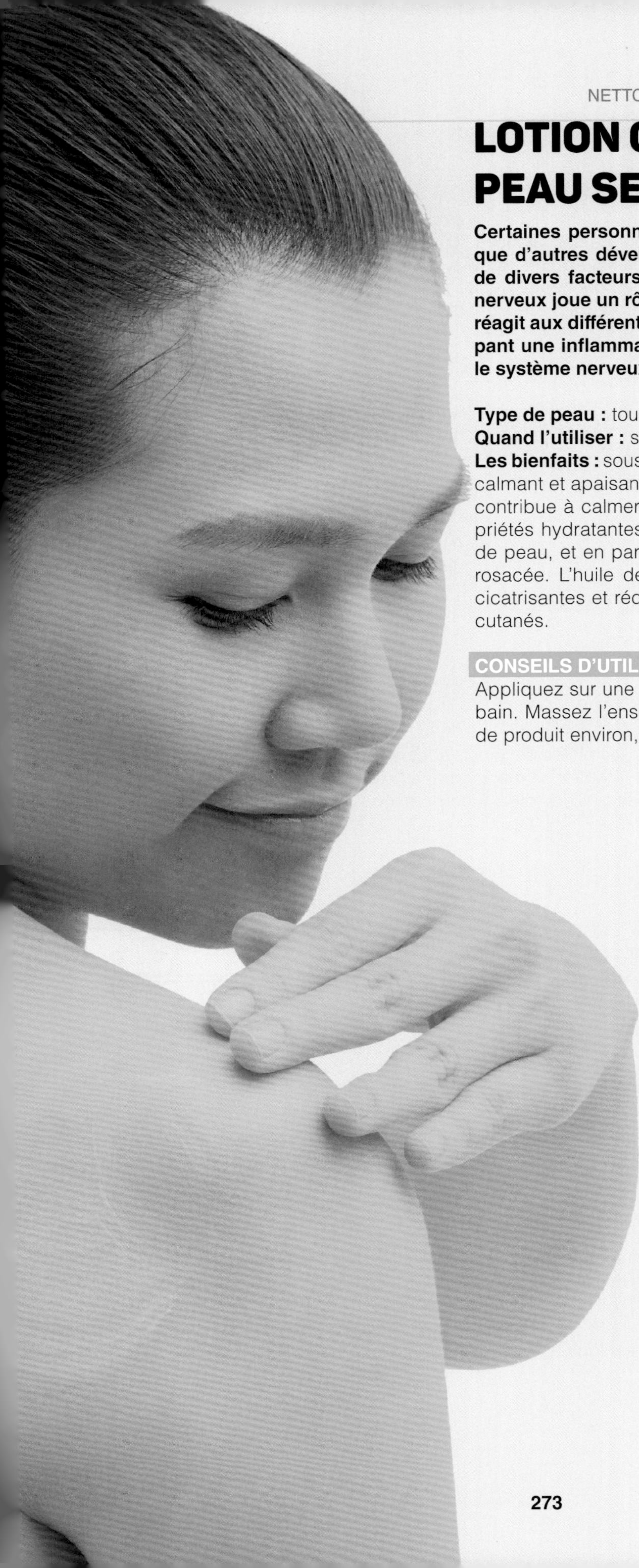

LOTION CORPORELLE POUR PEAU SENSIBLE (pour 800 ml)

Certaines personnes naissent avec la peau sensible, tandis que d'autres développent des problèmes de peau en raison de divers facteurs, dont les allergies. La santé du système nerveux joue un rôle considérable dans la façon dont la peau réagit aux différentes circonstances, par exemple en développant une inflammation. Cette lotion est conçue pour apaiser le système nerveux tout en apaisant la peau.

Type de peau : tous, en particulier sensible
Quand l'utiliser : selon les besoins
Les bienfaits : sous forme de plante, la camomille est un tonique calmant et apaisant ; sous forme d'huile essentielle, son parfum contribue à calmer le système nerveux. Dotée d'efficaces propriétés hydratantes, l'huile de jojoba convient à tous les types de peau, et en particulier aux peaux sensibles ou souffrant de rosacée. L'huile de bourrache possède de puissantes vertus cicatrisantes et réduit les inflammations dues à des problèmes cutanés.

CONSEILS D'UTILISATION

Appliquez sur une peau propre et sèche après la douche ou le bain. Massez l'ensemble de votre corps avec 2 c. à c. (10 ml) de produit environ, jusqu'à absorption complète par la peau.

ASTUCES

- Pour l'infusion de camomille : utilisez au choix 1 c. à s. (15 ml) de feuilles de camomille biologique en vrac que vous placerez dans un infuseur ou 1 sachet d'infusion. Laissez infuser 10 minutes dans 500 ml d'eau chaude (80 °C). (Ne faites pas bouillir l'eau : cela pourrait endommager la plante et amoindrir ses propriétés thérapeutiques.)
- Démarrez toujours le batteur à basse vitesse. Mélangez patiemment, sans vous arrêter, afin que les cires et les huiles ne refroidissent pas avant d'être émulsifiées ; autrement, les composants pourraient se dissocier.
- Cette formulation prévoit une grande quantité. Stockez les portions que vous n'utilisez pas immédiatement au réfrigérateur jusqu'au moment de vous en servir (3 mois maximum).

Ustensiles • Bain-marie avec bol • Agitateur en verre • Batteur électrique • 4 bouteilles à clapet ou 4 flacons-pompes en verre ou en PET (200 ml) désinfecté(e)s à l'alcool à 70° (voir « Astuce »)
Ingrédients • 3 c. à s. (45 ml) de cire émulsifiante n° 1 • 1 c. à s. (15 ml) de cire d'abeille • 500 ml d'infusion de camomille biologique (voir « Astuces ») • 20 gouttes (1 ml) de synergie antimicrobienne terreuse (page 36) • 175 ml d'huile de jojoba • 60 ml d'huile de bourrache • 5 gouttes (0,25 ml) d'huile essentielle de camomille romaine

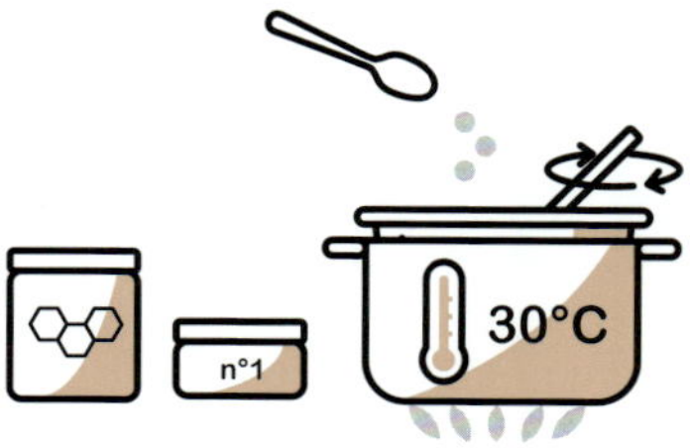

1. Placez un bol en verre résistant à la chaleur dans une casserole d'eau chaude non bouillante (30 °C); faites chauffer jusqu'à ce que le bol soit chaud au toucher. Versez-y la cire émulsifiante et laissez fondre complètement. Ajoutez la cire d'abeille et laissez fondre complètement.

2. Versez l'infusion de camomille et la synergie antimicrobienne dans un bol et mélangez. Réservez.

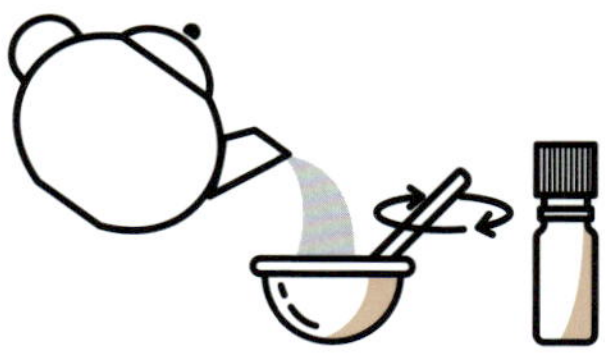

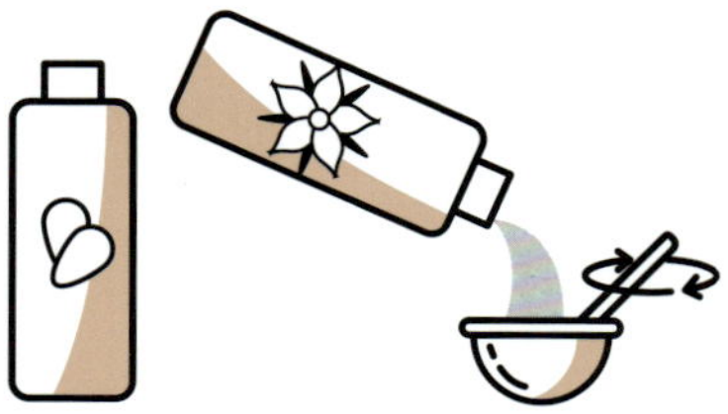

3. Versez les huiles de jojoba et de bourrache dans un autre bol et mélangez bien. Ajoutez ce mélange à la préparation contenant la cire fondue et remuez jusqu'à complète incorporation. Ôtez le bol du feu.

4. À l'aide d'un batteur électrique à basse vitesse, incorporez progressivement la préparation contenant l'infusion. Continuez à battre pendant 5 à 10 minutes, jusqu'à obtention d'une émulsion (épaisse et crémeuse).

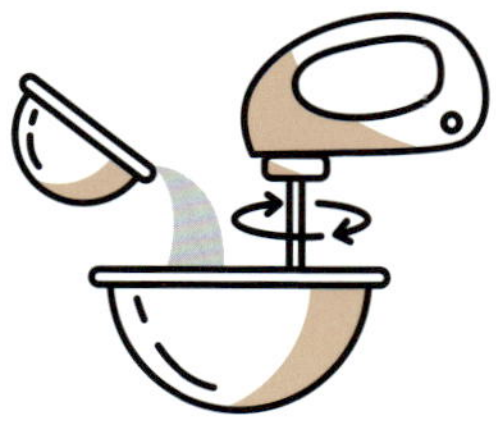

5. Ajoutez l'huile essentielle de camomille romaine et mélangez jusqu'à complète incorporation.
6. Transférez votre produit dans les contenants désinfectés et fermez hermétiquement. Stockée dans de bonnes conditions (voir page 174), la lotion se conservera jusqu'à 3 mois.

VARIANTES

Huile corporelle pour peaux sensibles : versez les huiles de jojoba et de bourrache ainsi que l'huile essentielle de camomille romaine dans un bécher. Remuez bien. Transférez le produit dans une bouteille à clapet ou un flacon-pompe en verre ou en PET (250 ml) désinfecté(e) à l'alcool à 70°.
Remplacez l'huile de bourrache par une quantité équivalente d'huile d'onagre. Toutes deux contiennent une quantité non négligeable d'acide gamma-linolénique (AGL).

HUILE POUR LE CORPS DYNASTIE VERTE

(pour 150 ml)

Cette huile pour le corps intensément hydratante possède un parfum à la fois optimisant et relaxant. Elle est riche en acides gras réparateurs qui nourrissent la peau et la laissent naturellement lisse et soyeuse.

Type de peau : tous
Quand l'utiliser : après la douche ou le bain
Les bienfaits : riches en acide oléique, les huiles de chanvre et de camélia ont un effet profondément hydratant sur la peau. L'huile d'abricot regorge d'antioxydants, conséquence de sa teneur élevée en vitamine E. L'extrait de bambou confère une texture fluide et non grasse à la formulation. L'huile essentielle de pamplemousse et l'absolue de jasmin apportent une odeur fraîche et vivifiante.

Ustensiles • 2 béchers • Agitateur en verre • Bouteille à clapet ou flacon-pompe en verre ou en PET (200 ml) désinfecté(e) à l'alcool à 70° (voir « Astuce », page 176)
Synergie d'huiles essentielles • 5 gouttes (0,25 ml) d'huile essentielle de néroli • 5 gouttes (0,25 ml) d'huile essentielle de pamplemousse (voir « Alerte sensibilité », page 232) • 5 gouttes (0,25 ml) d'absolue de jasmin
Base • 1 c. à s. (15 ml) d'huile de chanvre • 1 c. à s. (15 ml) d'huile de camélia • 125 ml d'huile d'abricot • 10 gouttes (0,5 ml) d'extrait de bambou

1. **Synergie d'huiles essentielles :** versez les huiles essentielles de néroli et de pamplemousse ainsi que l'absolue de jasmin dans l'un des béchers et mélangez. Couvrez de papier d'aluminium ou de film étirable et réservez.
2. **Base :** versez l'huile de chanvre, l'huile de camélia et l'huile d'abricot dans le second bécher et mélangez. Ajoutez l'extrait de bambou et remuez bien.
3. Ajoutez le mélange synergique et mélangez bien.
4. Transférez votre produit dans le contenant désinfecté et fermez hermétiquement. Stockée dans de bonnes conditions (voir page 174), l'huile se conservera jusqu'à 6 mois.

VARIANTES

Gel pour le corps dynastie verte : versez 1 c. à s. (15 ml) d'huile pour le corps Dynastie verte et 2 c. à s. (30 ml) de gel d'aloe vera dans un petit bol et mélangez. L'association de cette huile et de l'aloe vera permet d'obtenir un gel riche et hydratant pouvant également être utilisé comme crème pour les mains.
Remplacez l'huile essentielle de pamplemousse par une quantité équivalente d'huile essentielle de citron vert (distillée).

ASTUCE

Si vous avez la peau sensible, réduisez la quantité de chaque huile essentielle à 1 goutte. Suivez les conseils d'utilisation figurant à la page 281.

LOTION APRÈS-SOLEIL POUR LE CORPS (pour 900 ml)

Qu'y a-t-il de plus important qu'une protection solaire ? Une protection après-soleil. Lorsque la peau est trop exposée à la lumière du soleil, les radicaux libres commencent à s'accumuler. Les antioxydants présents dans cette lotion apportent des composés hydratants qui favorisent la réparation de la peau et préviennent sa dégénérescence.

Type de peau : tous
Quand l'utiliser : selon les besoins, en particulier après une exposition au soleil
Les bienfaits : du fait de leur teneur élevée en acides gras, les huiles de rose musquée et d'onagre sont deux incontournables de la réparation cutanée. L'huile d'amande douce est riche en vitamine E, un puissant antioxydant qui possède en outre des vertus hydratantes. Grâce à son effet rafraîchissant, la synergie d'huiles essentielles de menthe poivrée, de lavande et d'hélichryse italienne apaise les peaux brûlées par le soleil.

ASTUCES

Démarrez toujours le batteur à basse vitesse. Mélangez patiemment, sans vous arrêter, afin que la cire et les huiles ne refroidissent pas avant d'être émulsifiées ; autrement, les composants pourraient se dissocier.
Cette formulation prévoit une grande quantité. Stockez les portions supplémentaires au réfrigérateur jusqu'au moment de vous en servir (3 mois maximum).
Il est parfois difficile de trouver des contenants ayant exactement la taille dont vous avez besoin. Ayez toujours sous la main des petits pots (10 à 30 ml) afin de stocker tout excédent de produit qui ne rentrerait pas dans votre contenant. Ils vous seront également très utiles pour conditionner des testeurs.

CONSEILS D'UTILISATION

Appliquez sur peau propre et sèche après la douche ou le bain. Massez l'ensemble de votre corps avec 2 c. à c. (10 ml) de produit environ, jusqu'à absorption complète par la peau.

ALERTE ALLERGIE : LES FRUITS À COQUE

Si vous êtes sensible aux fruits à coque, vous pouvez utiliser une autre huile support. Remplacez l'huile d'amande douce par une quantité équivalente d'huile de pépins de raisin, d'huile de coco fractionnée ou d'huile d'abricot. Ces huiles permettent également d'obtenir une base à la texture légère.

VARIANTE

Huile après-soleil pour le corps à vaporiser : versez la synergie d'huiles essentielles ainsi que les huiles de rose musquée, d'amande douce, d'onagre et de vitamine E dans un bécher. Remuez bien. Transférez le produit dans un vaporisateur (250 ml). Vaporisez sur peau propre pour une protection après-soleil.

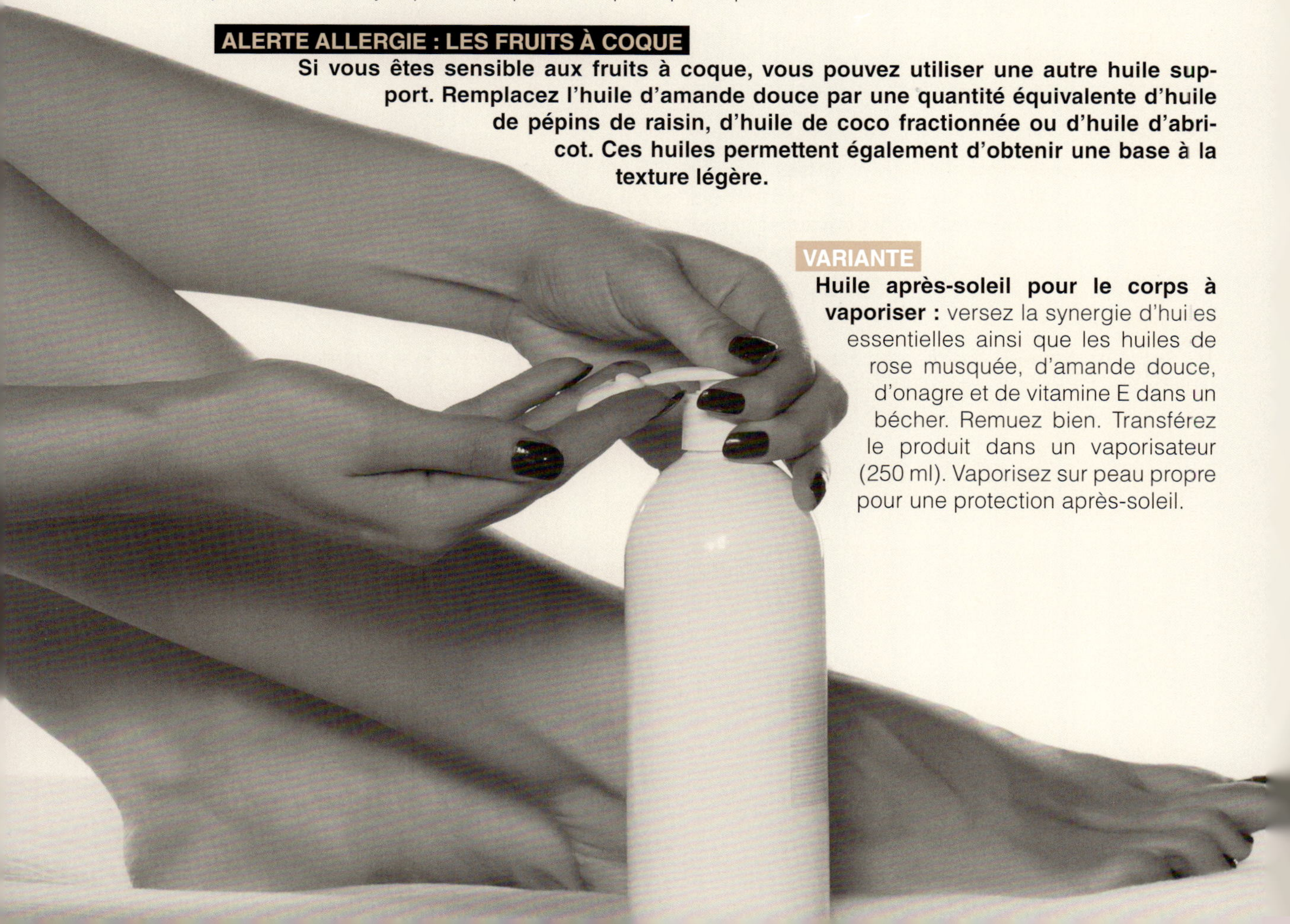

Ustensiles • Petit bécher • Agitateur en verre • Bain-marie avec bol • Batteur électrique • 6 bouteilles à clapet ou 6 flacons-pompes en verre ou en PET (150 ml) désinfecté(e)s à l'alcool à 70° (voir « Astuces »)
Synergies d'huiles essentielles • 5 gouttes (0,25 ml) d'huile essentielle de menthe poivrée • 5 gouttes (0,25 ml) d'huile essentielle de lavande • 5 gouttes (0,25 ml) d'huile essentielle d'hélichryse italienne
Base • 500 ml d'eau filtrée chauffée à 30 °C • 2 c. à s. (30 ml) de glycérine • 20 gouttes (1 ml) de synergie antimicrobienne au camphre mentholé (page 35) • 60 ml de cire émulsifiante n° 1 • 2 c. à s. (30 ml) d'huile de coco extra-vierge • 60 ml d'huile de rose musquée • 125 ml d'huile d'amande douce • 60 ml d'huile d'onagre • 20 gouttes (1 ml) de vitamine E • 2 c. à s. (30 ml) de gel d'aloe vera

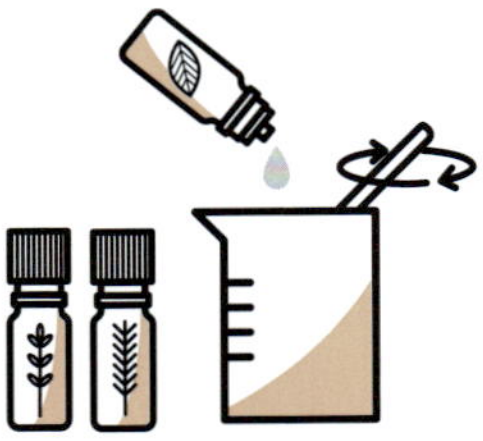

1. **Synergie d'huiles essentielles :** versez les huiles essentielles de menthe poivrée, de lavande et d'hélichryse italienne dans le bécher et mélangez. Couvrez de papier d'aluminium ou de film étirable et réservez.

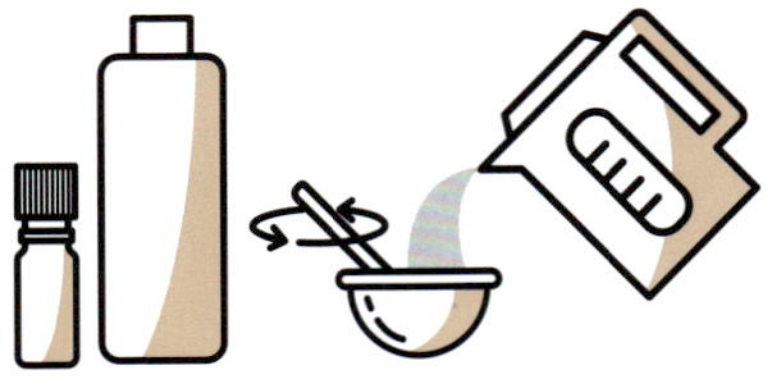

2. Versez l'eau chaude, la glycérine et la synergie antimicrobienne dans un bol et mélangez. Réservez.

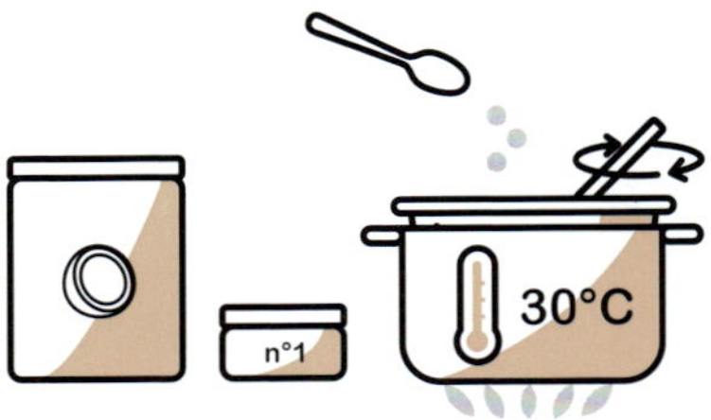

3. **Base :** placez un bol en verre résistant à la chaleur dans une casserole d'eau chaude non bouillante (30 °C) ; faites chauffer jusqu'à ce que le bol soit chaud au toucher. Versez-y la cire émulsifiante et l'huile de coco et laissez fondre complètement.

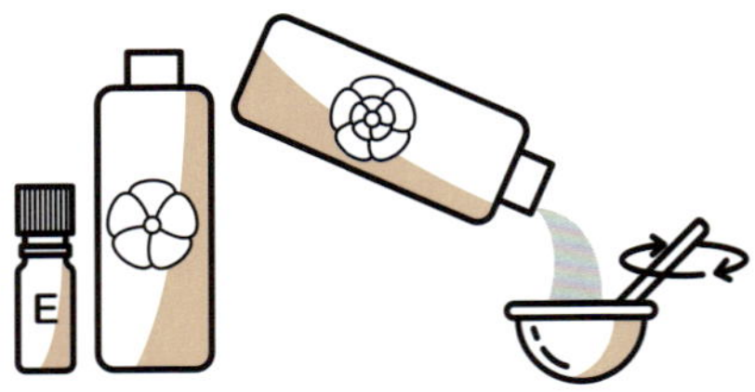

4. Pendant ce temps, versez les huiles de rose musquée, d'amande douce, d'onagre et de vitamine E dans un autre bol. Mélangez bien. Ajoutez ce mélange à la préparation contenant la cire fondue et remuez jusqu'à complète incorporation. Ôtez le bol du feu.

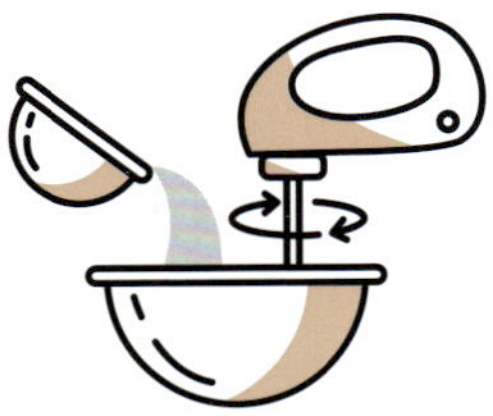

5. À l'aide d'un batteur électrique à basse vitesse, incorporez progressivement la préparation contenant la glycérine. Battez pendant 5 à 10 minutes, jusqu'à obtention d'une émulsion (épaisse et crémeuse).

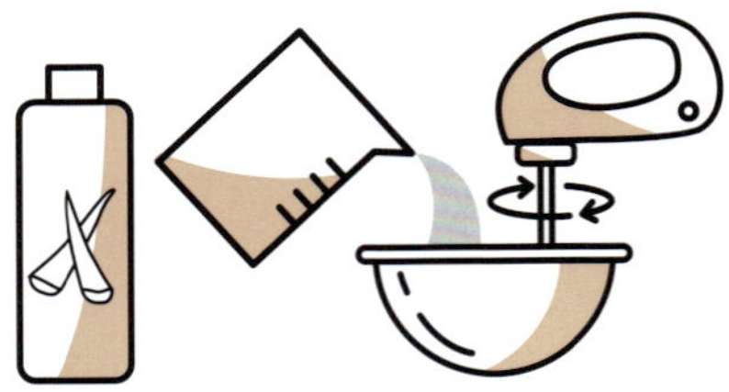

6. Ajoutez le mélange synergique et mélangez jusqu'à complète incorporation. Ajoutez le gel d'aloe vera et mélangez jusqu'à obtention d'une préparation homogène.

7. Transférez votre produit dans les contenants désinfectés et fermez hermétiquement. Stockée dans de bonnes conditions (voir page 174), la lotion se conservera jusqu'à 1 mois.

LOTION HYDRATATION INTENSE POUR LE CORPS
(pour 800 ml)

Les conditions climatiques et environnementales, en particulier un temps froid ou une exposition excessive au soleil, peuvent provoquer sécheresse cutanée, gerçures et desquamation. L'application d'une lotion hydratante avant et après une exposition modérée au soleil contribue au maintien d'une peau en pleine santé.

Type de peau : sèche, gercée
Quand l'utiliser : selon les besoins
Les bienfaits : l'huile de camélia, riche en acide oléique, est réputée pour ses propriétés antioxydantes ainsi que pour sa capacité à réduire l'inflammation et à accélérer la cicatrisation des plaies et des éraflures. L'huile d'avocat possède elle aussi de puissantes vertus cicatrisantes, grâce à sa teneur élevée en vitamine E et en bêta-carotène. L'huile de coco est à la fois hydratante et antimicrobienne, et il a été démontré qu'elle bloquait 20 % des rayons UV (elle possède un SPF de 8).

Ustensiles • Petit bécher • Agitateur en verre • Bain-marie avec bol • Batteur électrique • 4 bouteilles à clapet ou 4 flacons-pompes en verre ou en PET (200 ml) désinfecté(e)s à l'alcool à 70° (voir « Astuces »)
Synergie d'huiles essentielles • 5 gouttes (0,25 ml) d'absolue de jasmin • 5 gouttes (0,25 ml) d'huile essentielle de petit grain bigarade
Base • 500 ml d'eau filtrée chauffée à 30 °C • 2 c. à s. (30 ml) de glycérine • 20 gouttes (1 ml) de synergie antimicrobienne aux agrumes (page 36) • 3 c. à s. (45 ml) de cire émulsifiante n° 1 • 60 m d'huile de coco extra-vierge • 60 ml d'huile de camélia • 60 ml d'huile d'avocat

1. **Synergie d'huiles essentielles :** versez l'absolue de jasmin et l'huile essentielle de petit grain bigarade dans le bécher et mélangez. Couvrez de papier d'aluminium ou de film étirable et réservez.
2. **Base :** versez l'eau chaude, la glycérine et la synergie antimicrobienne dans un bol et mélangez. Réservez.
3. Placez un bol en verre résistant à la chaleur dans une casserole d'eau chaude non bouillante (30 °C) ; faites chauffer jusqu'à ce que le bol soit chaud au toucher. Versez-y la cire émulsifiante et laissez fondre complètement. Ajoutez l'huile de coco et laissez fondre complètement.
4. Pendant ce temps, versez les huiles de camélia et d'avocat dans un autre bol et mélangez bien. Ajoutez ce mélange à la préparation contenant la cire fondue et remuez jusqu'à complète incorporation. Ôtez le bol du feu.
5. À l'aide d'un batteur électrique à basse vitesse, incorporez progressivement la préparation contenant la glycérine. Continuez à battre pendant 5 à 10 minutes, jusqu'à obtention d'une émulsion (épaisse et crémeuse).
6. Ajoutez le mélange synergique et mélangez bien.
7. Transférez votre produit dans les contenants désinfectés et fermez hermétiquement. Stockée dans de bonnes conditions (voir page 174), la lotion se conservera jusqu'à 3 mois.

VARIANTE
Remplacez l'huile de coco par une quantité équivalente de beurre de karité.

CONSEILS D'UTILISATION
Appliquez sur une peau propre et sèche après la douche ou le bain. Massez l'ensemble de votre corps avec 2 c. à c. (10 ml) de produit environ, jusqu'à absorption complète par la peau.

ASTUCES
Cette formulation prévoit une grande quantité. Stockez les portions que vous n'utilisez pas immédiatement au réfrigérateur jusqu'au moment de vous en servir (3 mois maximum).
Si vous préférez, vous pouvez diviser les doses de cette formulation et de toutes les autres par deux afin d'obtenir une quantité plus petite.
Démarrez toujours le batteur à basse vitesse. Mélangez patiemment, sans vous arrêter, afin que la cire et les huiles ne refroidissent pas avant d'être émulsifiées ; autrement, les composants pourraient se dissocier.

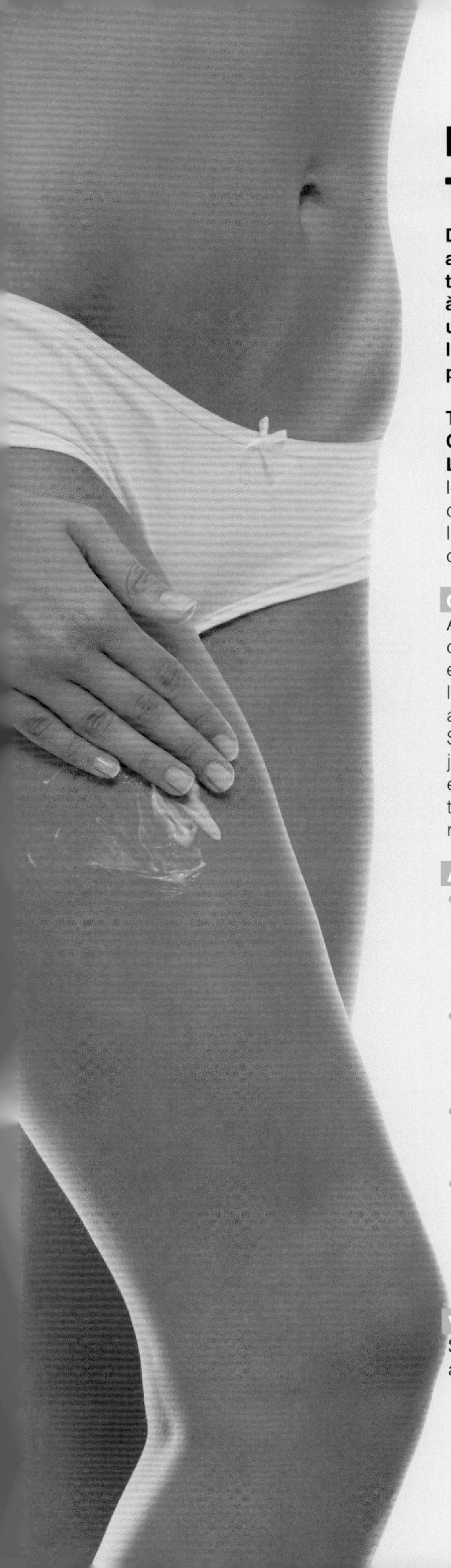

LOTION ANTI-CELLULITE AU THÉ BLANC (pour 800 ml)

De nombreux facteurs, dont le manque d'exercice, une mauvaise alimentation et la génétique, peuvent favoriser la cellulite. Les traitements locaux ne sont intéressants que s'ils sont associés à un mode de vie qui donne la part belle à l'activité physique et à une alimentation saine. Appliquée sur les zones touchées, cette lotion stimule la circulation sanguine à la surface de la peau ; la peau, fortifiée, retrouve sa tonicité.

Type de peau : tous
Quand l'utiliser : après la douche, en particulier le matin
Les bienfaits : le thé blanc est riche en antioxydants, tout comme les huiles de pépins de raisin et de camélia. Les huiles essentielles de citron vert, de pin sylvestre et de gingembre ont un effet stimulant qui favorise la circulation et améliore l'apparence des peaux capitonnées et relâchées.

CONSEILS D'UTILISATION

Avant de prendre votre douche, brossez à sec l'intégralité de votre corps à l'aide d'une brosse en poils naturels ou d'un tissu éponge, en procédant par mouvements circulaires et en partant des mollets pour remonter vers le haut du corps. Prenez votre douche en alternant eau chaude et eau froide ; finissez par un jet d'eau froide. Séchez-vous à l'aide d'une serviette. Massez vigoureusement vos jambes et vos hanches avec 4 c. à s. (60 ml) de lotion environ, là encore en procédant par mouvements circulaires, jusqu'à absorption complète par la peau. Terminez le soin en vaporisant le tonique revitalisant (page 194) sur l'ensemble de votre corps.

ASTUCES

- Pour faire infuser le thé : utilisez soit 1 c. à s. (15 ml) de thé blanc biologique en vrac que vous placerez dans un infuseur, soit 1 sachet de thé. Laissez infuser dans 500 ml d'eau chaude (80 °C) pendant 10 minutes. (Ne faites pas bouillir l'eau : cela pourrait endommager le thé et amoindrir ses propriétés thérapeutiques.)
- Démarrez toujours le batteur à basse vitesse. Mélangez patiemment, sans vous arrêter, afin que la cire et les huiles ne refroidissent pas avant d'être émulsifiées ; autrement, les composants pourraient se dissocier.
- Cette formulation prévoit une grande quantité. Stockez les portions supplémentaires au réfrigérateur jusqu'au moment de vous en servir (3 mois maximum).
- Il est parfois difficile de trouver des contenants ayant exactement la taille dont vous avez besoin. Ayez toujours sous la main des petits pots (10 à 30 ml) afin de stocker tout excédent de produit qui ne rentrerait pas dans votre contenant. Ils vous seront également très utiles pour conditionner des testeurs.

VARIANTE

Si vous préférez que votre lotion ait une texture gel, incorporez 2 c. à s. (30 ml) de gel d'aloe vera à la fin de l'étape 5.

Ustensiles • Petit bécher • Agitateur en verre • Bain-marie avec bol • Batteur électrique • 4 bouteilles à clapet ou 4 flacons-pompes en verre ou en PET (200 ml) désinfectés à l'alcool à 70° (voir « Astuces »)
Synergies d'huiles essentielles
• 10 gouttes (0,5 ml) d'huile essentielle de citron vert (distillée) • 5 gouttes (0,25 ml) d'huile essentielle de pin sylvestre • 5 gouttes (0,25 ml) d'huile essentielle de gingembre
Base • 2 c. à s. (30 ml) de cire émulsifiante n° 1 • 2 c. à s. (30 ml) d'acide stéarique • 2 c. à s. (30 ml) de beurre de karité • 175 ml d'huile de pépins de raisin • 60 ml d'huile de camélia • 500 ml de thé blanc infusé (voir « Astuces ») • 2 c. à s. (30 ml) de glycérine • 10 gouttes (0,5 ml) d'extrait de romarin

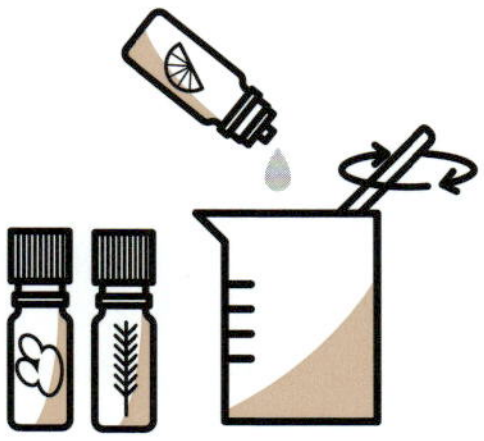

1. **Synergie d'huiles essentielles :** versez les huiles essentielles de citron vert, de pin sylvestre et de gingembre dans le bécher et mélangez. Couvrez de papier d'aluminium ou de film étirable et réservez.

2. **Base :** placez un bol en verre résistant à la chaleur dans une casserole d'eau chaude non bouillante (30 °C); faites chauffer jusqu'à ce que le bol soit chaud au toucher. Versez-y la cire émulsifiante et l'acide stéarique et laissez fondre complètement. Ajoutez le beurre de karité et laissez fondre complètement.

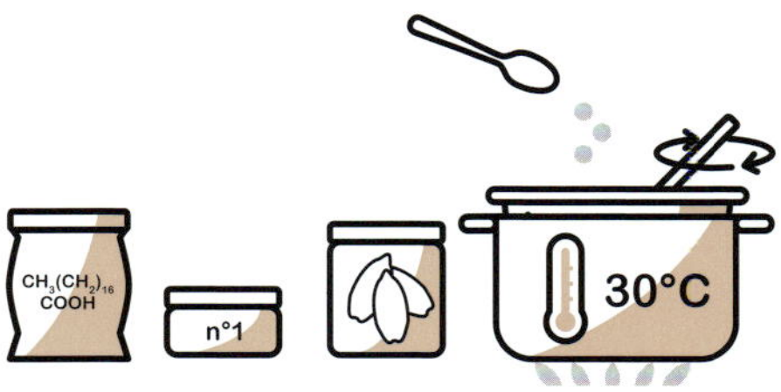

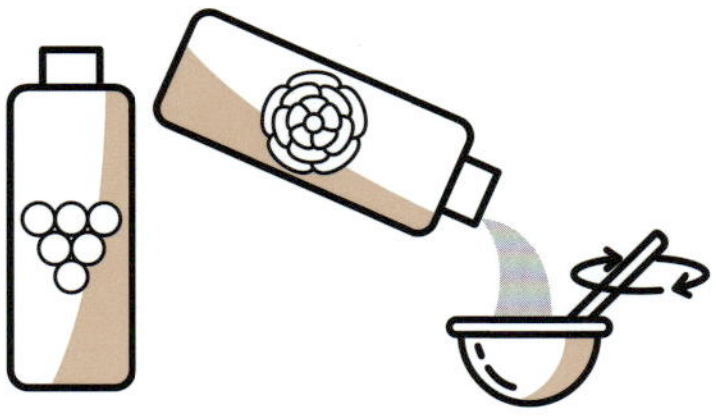

3. Pendant ce temps, versez les huiles de pépins de raisin et de camélia dans un bol et mélangez bien. Ajoutez ce mélange à la préparation contenant la cire fondue et remuez jusqu'à complète incorporation. Ôtez le bol du feu et réservez.

4. Versez le thé infusé, la glycérine et l'extrait de romarin dans un autre bol et mélangez.

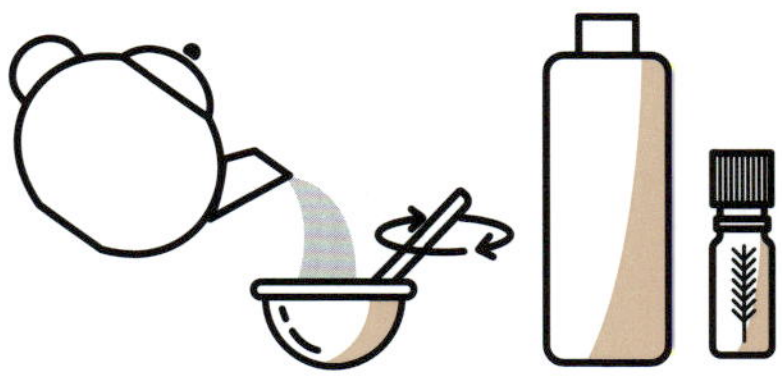

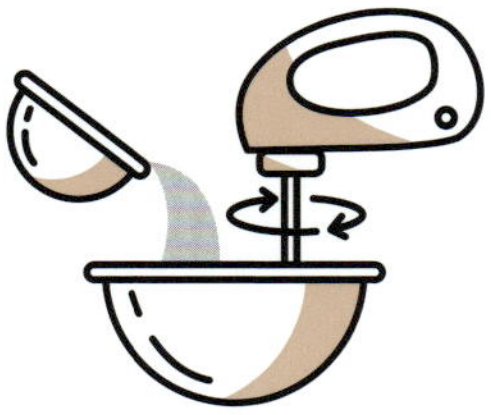

5. À l'aide d'un batteur électrique à basse vitesse, incorporez progressivement la préparation contenant le thé à la préparation contenant la cire fondue. Continuez à battre pendant 5 à 10 minutes, jusqu'à obtention d'une émulsion (épaisse et crémeuse).

6. Ajoutez le mélange synergique et mélangez jusqu'à complète incorporation.
7. Transférez votre produit dans les contenants désinfectés et fermez hermétiquement. Stockée dans de bonnes conditions (voir page 174), la lotion se conservera jusqu'à 3 mois.

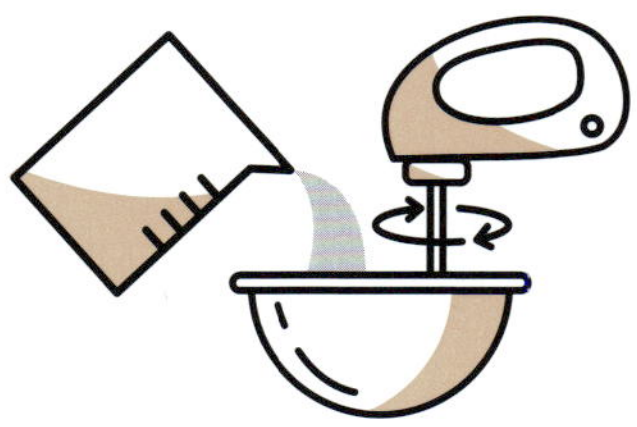

HUILE EXOTIQUE POUR LE CORPS

(pour 150 ml environ)

Les odeurs, puissantes, jouent un rôle essentiel dans les produits de soin. L'absolue de jasmin possède une fragrance florale intense et exotique qui se mêle aux notes boisées du santal pour produire un parfum calmant et relaxant.

Type de peau : tous
Quand l'utiliser : après la douche ou le bain
Les bienfaits : l'huile de jojoba laisse la peau douce et hydratée, sans fini gras. L'émollient caprylis (naturellement dérivés des acides gras de l'huile de coco ou de l'huile de palme) permettent d'obtenir une base stable et soyeuse. L'association du santal et du jasmin est un grand classique souvent utilisé dans les parfums féminins.

Ustensiles • 2 béchers • Agitateur en verre • Bouteille à clapet ou flacon-pompe en verre ou en PET (150 ml) désinfecté(e) à l'alcool à 70° (voir « Astuce », page 176)
Synergie d'huiles essentielles • 10 gouttes (0,5 ml) d'absolue de jasmin • 5 gouttes (0,25 ml) d'huile essentielle de santal
Base • 125 ml d'huile de jojoba • 1 c. à s. (15 ml) d'émollient caprylis

1. **Synergie d'huiles essentielles :** versez l'absolue de jasmin et l'huile essentielle de santal dans l'un des béchers et mélangez. Couvrez de papier d'aluminium ou de film étirable et réservez.
2. **Base :** versez l'huile de jojoba et l'émollient caprylis dans le second bécher et remuez bien.
3. Ajoutez le mélange synergique et mélangez bien.
4. Transférez votre produit dans le contenant désinfecté et fermez hermétiquement. Stockée dans de bonnes conditions (voir page 174), l'huile se conservera jusqu'à 6 mois.

VARIANTE

Gel exotique pour le corps : versez 1 c. à s. (15 ml) d'huile exotique pour le corps et 2 c. à s. (30 ml) de gel d'aloe vera dans un petit bol et mélangez. L'association de cette huile et de l'aloe vera permet d'obtenir un gel riche et hydratant pouvant également être utilisé comme crème pour les mains.

CONSEILS D'UTILISATION

Appliquez sur peau humide ou sèche après la douche. À l'aide de vos mains, massez l'ensemble de votre corps avec 1 à 1,5 c. à s. (15 à 22 ml) de produit jusqu'à absorption complète par la peau.

ASTUCE

Si vous avez la peau sensible, réduisez la quantité d'absolue de jasmin à 5 gouttes et la quantité d'huile essentielle de santal à 2 gouttes.

LOTION POUR LE CORPS DYNASTIE D'ÉMERAUDE

(pour 750 ml)

Cette lotion pour le corps contient des huiles support et des ingrédients hydratants de grande qualité qui apporteront une hydratation longue durée. Elle maintiendra la peau hydratée et douce tout au long de la journée et de la nuit.

Type de peau : tous, en particulier peau mixte et peau sensible sujette au psoriasis et à l'eczéma
Quand l'utiliser : selon les besoins
Les bienfaits : l'association des huiles de camélia, de chanvre et d'avocat offre une base hydratante idéale pour les peaux sèches. Les huiles essentielles d'hélichryse italienne et de myrrhe réparent les tissus cicatriciels, tandis que les huiles essentielles de menthe poivrée et de citron vert confèrent un parfum frais et vivifiant à la lotion.

CONSEILS D'UTILISATION

Appliquez sur peau propre et sèche après la douche ou le bain. Massez l'ensemble de votre corps avec 2 c. à c. (10 ml) de produit environ, jusqu'à absorption complète par la peau.

ASTUCES

- Démarrez toujours le batteur à basse vitesse. Mélangez patiemment, sans vous arrêter, afin que la cire et les huiles ne refroidissent pas avant d'être émulsifiées : autrement, les composants pourraient se dissocier.
- Lorsque vous nettoyez vos ustensiles et votre matériel, essuyez-les toujours avec des serviettes en papier avant de les rincer. Cela évitera à vos canalisations de se boucher et aux dépôts de s'accumuler dans l'évier.
- Cette formulation prévoit une grande quantité. Stockez les portions supplémentaires au réfrigérateur jusqu'au moment de vous en servir (3 mois maximum).

VARIANTE

Huile pour le corps dynastie d'émeraude : versez les huiles de camélia, de chanvre et d'avocat ainsi que la synergie d'huiles essentielles dans un bécher. Remuez bien. Transférez le produit dans une bouteille à clapet ou un flacon-pompe en verre ou en PET (200 ml) désinfecté(e) à l'alcool à 70°.

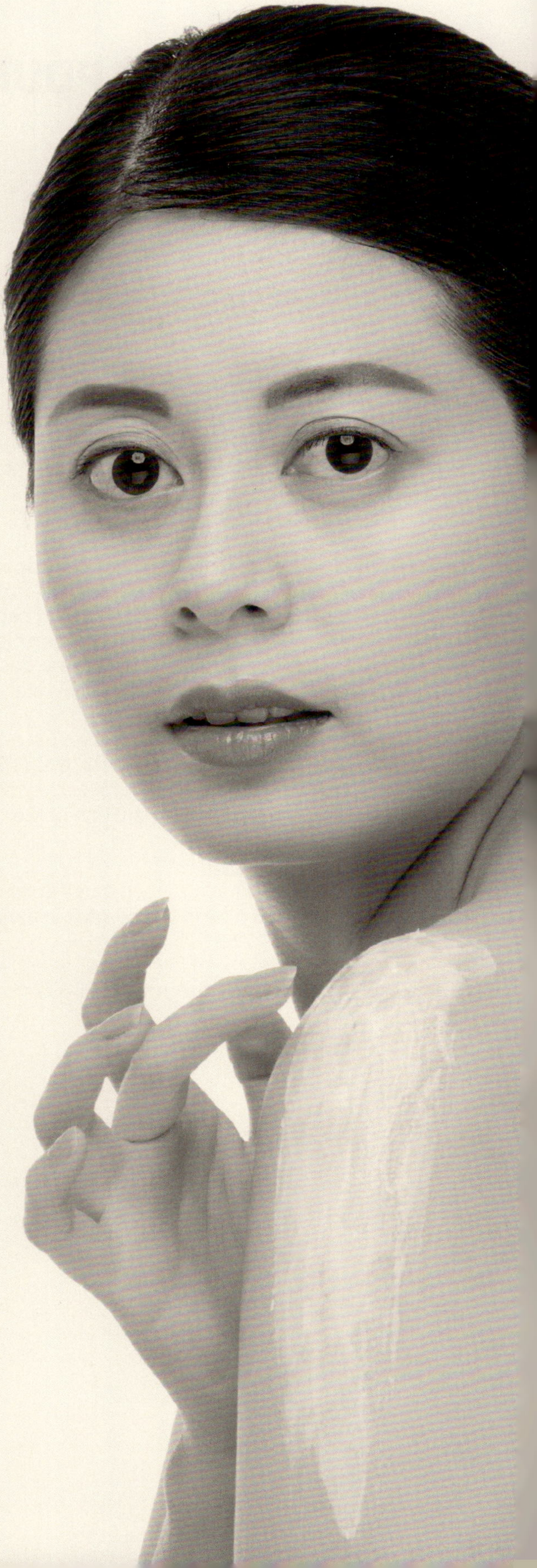

Ustensiles • Petit bécher • Agitateur en verre • 4 bouteilles à clapet ou 4 flacons-pompes en verre (200 ml) désinfectés à l'alcool à 70° (voir Astuce)
Synergie d'huiles essentielles • 5 gouttes (0,25 ml) d'huile essentielle de citron vert (distillée) • 5 gouttes (0,25 ml) d'huile essentielle d'hélichryse italienne • 1 goutte d'huile essentielle de menthe poivrée • 1 goutte d'huile essentielle de myrrhe
Base • 500 ml d'eau filtrée chauffée à 30 °C • 20 gouttes (1 ml) de synergie antimicrobienne terreuse (page 36) 20 gouttes (1 ml) de macérât glycériné de thé vert • 10 gouttes (0,5 ml) d'extrait de bambou • 60 ml de cire émulsifiante n° 1 • 2 c. à s. (30 ml) de beurre de karité • 175 ml d'huile de camélia • 1 c. à c. (5 ml) d'huile de chanvre • 1 c. à c. (5 ml) d'huile d'avocat

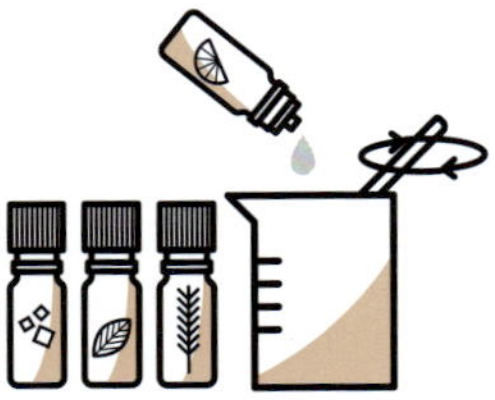

1. **Synergie d'huiles essentielles :** versez les huiles essentielles de citron vert, d'hélichryse italienne, de menthe poivrée et de myrrhe dans le bécher. Couvrez de papier d'aluminium ou de film étirable et réservez.

2. Versez l'eau tiède, la synergie antimicrobienne, le macérât de thé vert et l'extrait de bambou dans un bol et mélangez. Réservez.

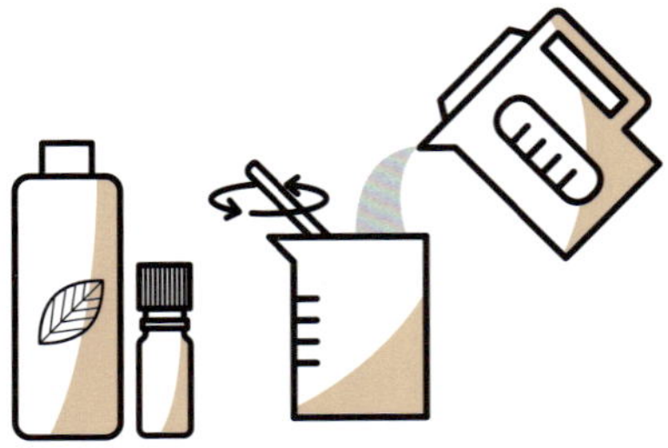

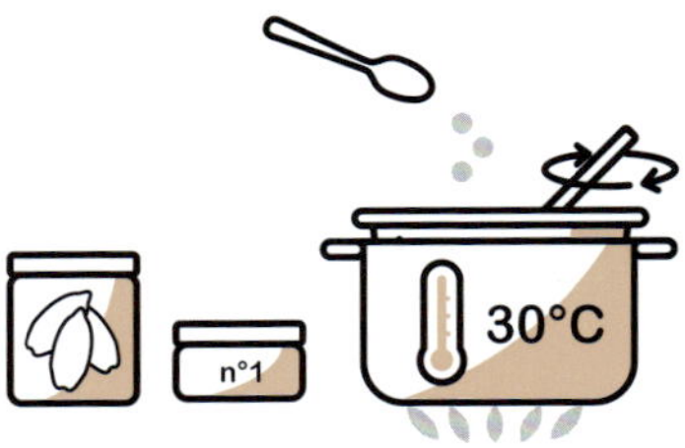

3. Placez un bol en verre résistant à la chaleur dans une casserole d'eau chaude non bouillante (30 °C) ; faites chauffer jusqu'à ce que le bol soit chaud au toucher. Versez-y la cire émulsifiante et laissez fondre complètement. Ajoutez le beurre de karité et laissez fondre complètement.

4. Pendant ce temps, versez les huiles de camélia, de chanvre et d'avocat dans un autre bol. Mélangez bien. Ajoutez ce mélange à la préparation contenant la cire fondue et remuez bien. Ôtez le bol du feu.

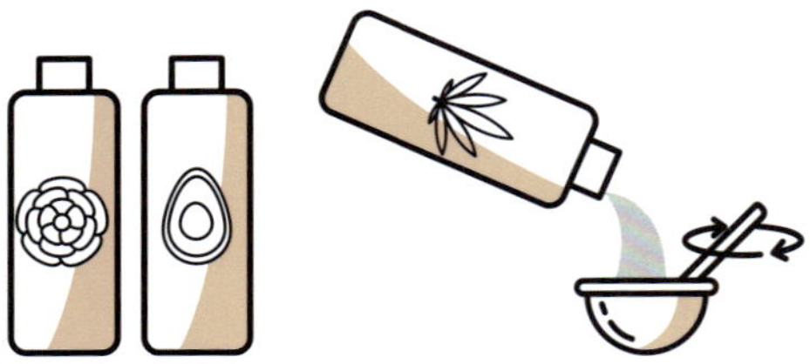

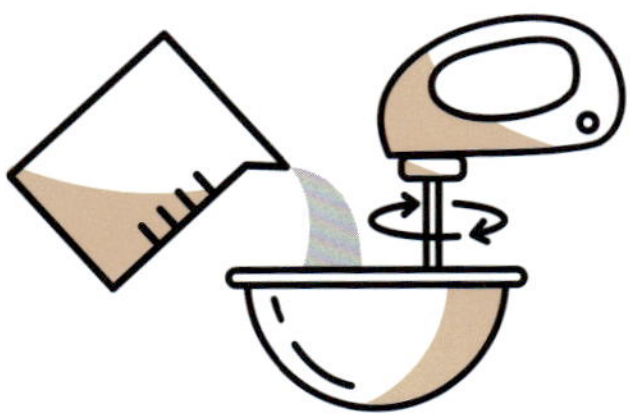

5. À l'aide d'un batteur électrique à basse vitesse, incorporez progressivement la préparation contenant la synergie antimicrobienne préparée. Continuez à battre pendant 5 à 10 minutes, jusqu'à obtention d'une émulsion (épaisse et crémeuse).

6. Ajoutez le mélange synergique et mélangez jusqu'à complète incorporation.
7. Transférez votre produit dans les contenants désinfectés et fermez hermétiquement. Stockée dans de bonnes conditions (voir page 174), la lotion se conservera jusqu'à 3 mois.

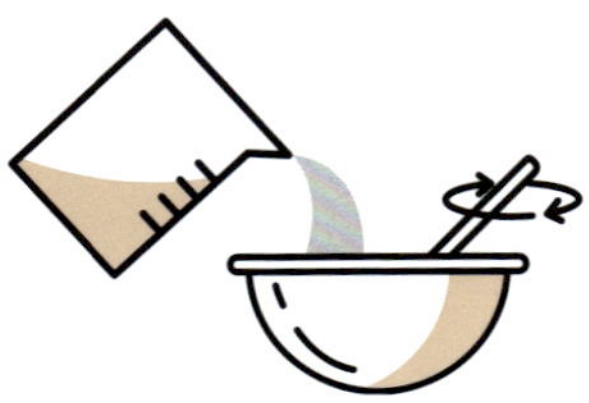

NETTOYANT TONIFIANT VISAGE ET CORPS

(pour 250 ml)

Masser votre corps pendant quelques minutes lorsque vous vous lavez sous la douche permet de stimuler la circulation sanguine et d'améliorer l'aspect de votre peau. Ce nettoyant à la fois doux et puissant peut être utilisé quotidiennement sur le visage et sur le corps.

Type de peau : tous
Quand l'utiliser : le matin
Les bienfaits : l'huile de sésame possède des propriétés antibactériennes ; elle est particulièrement intéressante pour les peaux sèches et squameuses.
Grâce à sa teneur élevée en acides gras oméga-3, -6 et -9, l'huile de chanvre nourrit et répare les peaux endommagées. L'huile essentielle de genévrier est utilisée pour traiter les problèmes de peau grasse, de pores obstrués et de varices. Légèrement antibactérienne et antifongique, elle est en outre efficace en termes de gestion du stress, de l'anxiété et de la tension nerveuse. En plus de son activité antimicrobienne, l'huile essentielle de petit grain bigarade a un effet antispasmodique et calmant sur le corps et l'esprit.

Ustensiles • 2 béchers • Agitateur en verre • Vaporisateur en verre ou en PET (250 ml) désinfecté à l'alcool à 70° (voir « Astuce », page 176)
Synergie d'huiles essentielles • 5 gouttes (0,25 ml) d'huile essentielle de genévrier • 10 gouttes (0,5 ml) d'huile essentielle de petit grain bigarade
Base • 175 ml d'huile de sésame • 60 ml d'huile de chanvre

1. **Synergie d'huiles essentielles :** versez les huiles essentielles de genévrier et de petit grain bigarade dans l'un des béchers et mélangez. Couvrez de papier d'aluminium ou de film étirable et réservez.
2. **Base :** versez les huiles de sésame et de chanvre dans le second bécher et mélangez à l'aide d'un fouet. Ajoutez le mélange synergique et fouettez de nouveau.
3. Transférez votre produit dans le vaporisateur désinfecté et fermez hermétiquement. Stocké dans de bonnes conditions (voir page 174, le nettoyant se conservera jusqu'à 6 mois.

VARIANTE

Remplacez l'huile de chanvre par une quantité équivalente d'huile de camélia.

CONSEILS D'UTILISATION

Avant de prendre votre douche, brossez à sec l'ensemble de votre corps à l'aide d'une brosse en poils naturels ou d'un tissu éponge, en procédant par mouvements circulaires et en partant des mollets pour remonter vers le haut du corps. À l'aide de vos mains, massez le nettoyant sur votre peau pendant 2 à 3 minutes. Rincez-vous à l'eau chaude et séchez-vous avec une serviette. Poursuivez par une légère vaporisation de tonique floral enrichi au néroli (page 206) pour une sensation de fraîcheur intense.

BARRE DÉCADENTE POUR LE CORPS

(pour 12 barres)

Certaines conditions climatiques peuvent provoquer une sécheresse cutanée et des gerçures. Utiliser une barre pour le corps à base de beurre permet de soulager ces symptômes, en particulier sur les bras et les jambes.

Type de peau : tous, en particulier sèche
Quand l'utiliser : à tout moment
Les bienfaits : le beurre de cacao, le beurre de karité et l'huile de coco, riches en graisses saturées, sont particulièrement hydratants. Le calendula soulage les peaux gercées et enflammées. L'argile blanche (kaolin) fait office d'exfoliant et de liant. L'huile essentielle de santal confère à cette barre un parfum exotique et contribue à apaiser les inflammations.

Ustensiles • Bain-marie avec bol • Agitateur en verre • 12 moules à muffin, tapissés de caissettes en papier très épais
Ingrédients • 250 ml de beurre de cacao • 60 ml d'huile de coco • 60 ml de beurre de karité • 60 ml de macérât glycériné de calendula • 60 ml d'argile blanche (kaolin) ou d'argile verte • 2 c. à c. (10 ml) de vinaigre de cidre • 10 gouttes (0,5 ml) d'huile essentielle de santal (jaune)

1. Placez un bol en verre résistant à la chaleur dans une casserole d'eau chaude non bouillante (30 °C) ; faites chauffer jusqu'à ce que le bol soit chaud au toucher. Versez-y le beurre de cacao, l'huile de coco et le beurre de karité et laissez fondre complètement. Ajoutez le macérât de calendula et remuez bien. Ôtez du feu.
2. Placez l'argile dans un grand bol. Incorporez progressivement le vinaigre de cidre et remuez jusqu'à ce qu'une pâte sèche se forme. Ajoutez les beurres fondus et l'huile essentielle de santal et mélangez jusqu'à obtention d'une préparation homogène.
3. Répartissez équitablement la préparation dans les moules à muffins. Couvrez hermétiquement de film étirable et réfrigérez jusqu'à solidification, pendant 24 heures environ.
4. Transférez les barres dans un récipient hermétique. Stockées dans de bonnes conditions, les barres non utilisées se conserveront jusqu'à 3 mois au réfrigérateur.

VARIANTE

Remplacez l'huile essentielle de santal par de l'huile essentielle de patchouli.

CONSEILS D'UTILISATION

Utilisez ces barres quotidiennement sous la douche. Mouillez votre peau, mouillez la barre, et passez-la sur l'ensemble de votre corps. Laissez poser l'émulsion crémeuse sur la peau pendant 1 à 2 minutes. Rincez-vous abondamment à l'eau chaude et séchez-vous à l'aide d'une serviette. Poursuivez par l'application de l'huile pour le corps à la rose (page 308).

ASTUCES

- Incorporer progressivement le vinaigre de cidre tout en remuant permet d'éviter la formation de grumeaux. Après le mélange, la préparation aura l'apparence d'un lait épais.
- Ce produit est idéal pour le rasage des jambes, dont il laissera la peau douce et éclatante.

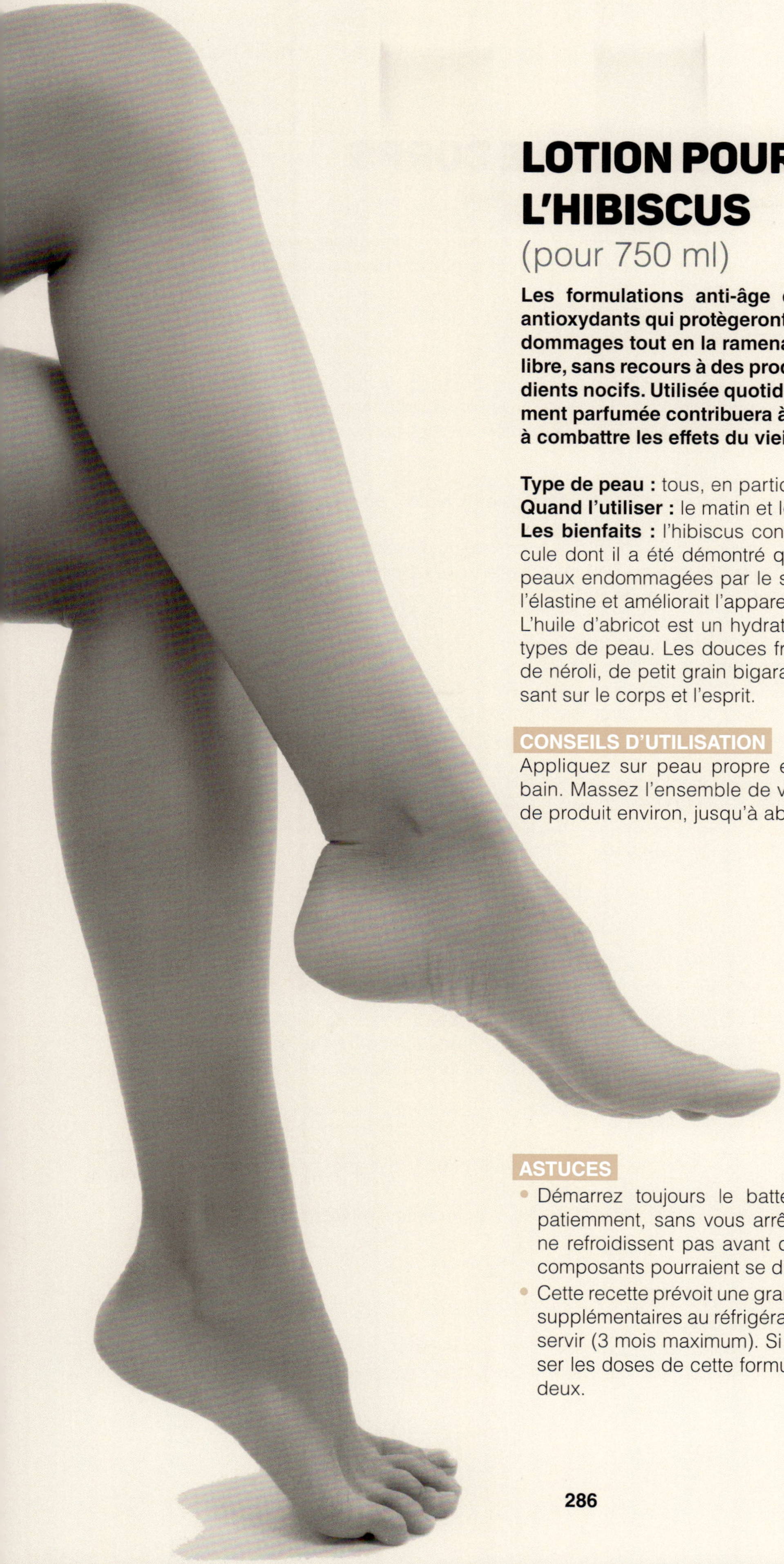

LOTION POUR LE CORPS À L'HIBISCUS

(pour 750 ml)

Les formulations anti-âge doivent contenir de puissants antioxydants qui protègeront efficacement la peau contre les dommages tout en la ramenant en douceur à un état d'équilibre, sans recours à des produits chimiques ou autres ingrédients nocifs. Utilisée quotidiennement, cette lotion délicatement parfumée contribuera à tonifier et à protéger la peau et à combattre les effets du vieillissement.

Type de peau : tous, en particulier mature
Quand l'utiliser : le matin et le soir
Les bienfaits : l'hibiscus contient de la quercétine, une molécule dont il a été démontré qu'elle favorisait la réparation des peaux endommagées par le soleil, réduisait la dégradation de l'élastine et améliorait l'apparence de la peau et des cicatrices. L'huile d'abricot est un hydratant léger qui convient à tous les types de peau. Les douces fragrances des huiles essentielles de néroli, de petit grain bigarade et d'orange ont un effet apaisant sur le corps et l'esprit.

CONSEILS D'UTILISATION

Appliquez sur peau propre et sèche après la douche ou le bain. Massez l'ensemble de votre corps avec 2 c. à c. (10 ml) de produit environ, jusqu'à absorption complète par la peau.

ASTUCES

- Démarrez toujours le batteur à basse vitesse. Mélangez patiemment, sans vous arrêter, afin que la cire et les huiles ne refroidissent pas avant d'être émulsifiées ; autrement, les composants pourraient se dissocier.
- Cette recette prévoit une grande quantité. Stockez les portions supplémentaires au réfrigérateur jusqu'au moment de vous en servir (3 mois maximum). Si vous préférez, vous pouvez diviser les doses de cette formulation et de toutes les autres par deux.

Ustensiles • 2 béchers • Agitateur en verre • Bain-marie avec bol • Batteur électrique • 4 bouteilles à clapet ou 4 flacons-pompes en verre ou en PET (200 ml) désinfecté(e)s à l'alcool à 70° (voir « Astuces »)
Synergie d'huiles essentielles • 5 gouttes (0,25 ml) d'huile essentielle de néroli • 5 gouttes (0,25 ml) d'huile essentielle de petit grain bigarade • 5 gouttes (0,25 ml) d'huile essentielle d'orange poivrée
Base • 500 ml d'eau filtrée chauffée à 30 °C • 2 c. à s. (30 ml) de glycérine • 10 gouttes (0,5 ml) d'extrait de bambou • 10 gouttes (0,5 ml) de macérât glycériné d'hibiscus • 60 ml de cire émulsifiante n° 1 • 2 c. à s. (30 ml) d'acide stéarique • 175 ml d'huile d'abricot

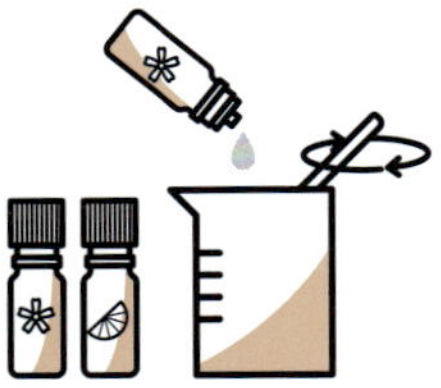

1. Synergie d'huiles essentielles : versez les huiles essentielles de néroli, de petit grain bigarade et d'orange dans l'un des béchers et mélangez. Couvrez de papier d'aluminium ou de film étirable et réservez.

2. Pendant ce temps, versez l'eau chaude, la glycérine, l'extrait de bleuet et le macérât d'hibiscus dans l'autre bécher. Remuez bien. Réservez.

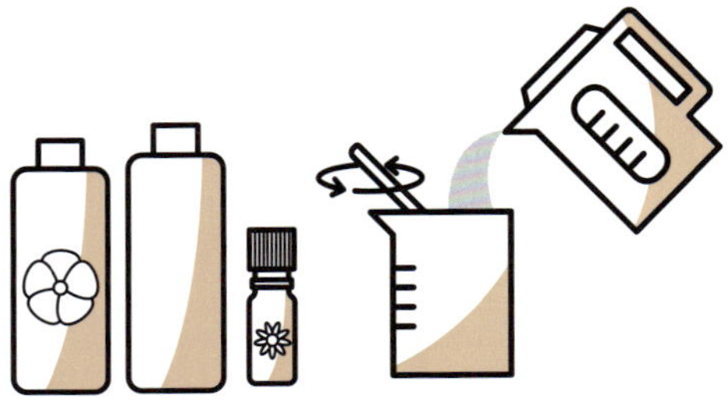

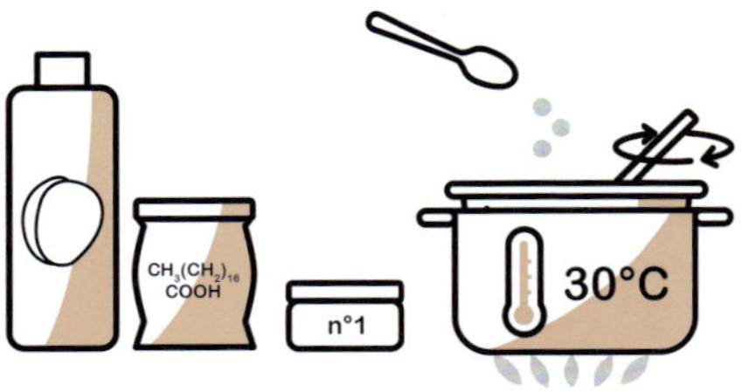

3. Placez un bol en verre résistant à la chaleur dans une casserole d'eau chaude non bouillante (30 °C) ; faites chauffer jusqu'à ce que le bol soit chaud au toucher. Versez-y la cire émulsifiante et laissez fondre complètement. Ajoutez l'acide stéarique et laissez fondre complètement. Incorporez l'huile d'abricot et remuez. Ôtez le bol du feu.

4. À l'aide d'un batteur électrique à basse vitesse, incorporez progressivement la préparation contenant la glycérine. Continuez à battre pendant 5 à 10 minutes, jusqu'à obtention d'une émulsion (épaisse et crémeuse).

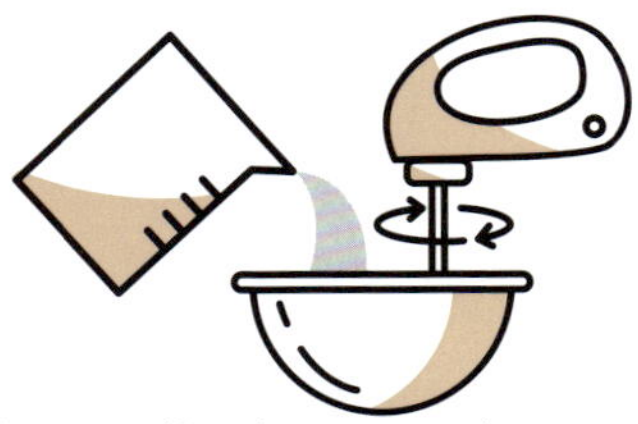

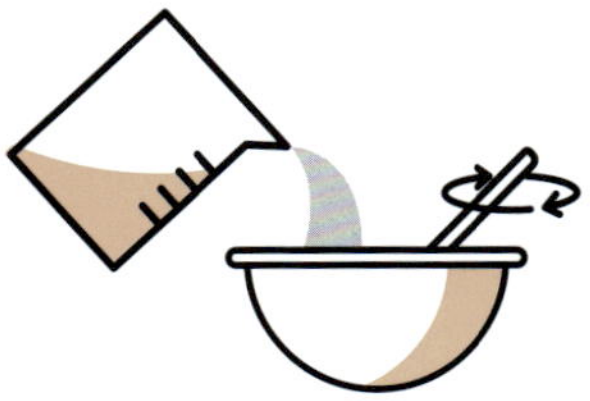

6. Ajoutez le mélange synergique et mélangez jusqu'à complète incorporation.
7. Transférez votre produit dans les contenants désinfectés et fermez hermétiquement. Stockée dans de bonnes conditions (voir page 174), la lotion se conservera jusqu'à 3 mois.

VARIANTES

- Pour les peaux extrêmement sèches, ajoutez 2 c. à s. (30 ml) de beurre de karité à l'étape 3. Laissez-le fondre complètement avant de poursuivre la recette.
- Pour un mélange plus abordable, remplacez l'huile essentielle de néroli par une quantité équivalente d'huile essentielle de bergamote sans furocoumarines. Ces deux huiles possèdent les mêmes vertus calmantes, antiseptiques et antibactériennes.

LOTION POUR LE CORPS DYNASTIE VERTE

(pour 725 ml)

Lorsque la peau vieillit ou qu'elle est abimée par des facteurs environnementaux ou des problèmes de santé, sa réserve naturelle d'acides gras s'épuise. L'application de crèmes et de lotions riches en acide oléique favorise la cicatrisation et la régénération des peaux déshydratées et gercées.

Type de peau : tous, en particulier peau mixte et peau sensible sujette au psoriasis et à l'eczéma
Quand l'utiliser : selon les besoins
Les bienfaits : l'association des huiles de chanvre et de camélia, toutes deux riches en acide oléique, est extrêmement nourrissante pour la peau. L'acide oléique est un acide gras présent dans l'épiderme (la couche supérieure de la peau) ; il se raréfie naturellement lors du processus de vieillissement. Soutenir les peaux matures et très sèches en appliquant des huiles riches en acide oléique leur est profitable. Ces deux huiles possèdent également des propriétés antivirales et antifongiques. Enfin, elles ont une teneur élevée en chlorophylle, laquelle contribue à apaiser les symptômes liés au psoriasis, à l'eczéma et à une sécheresse cutanée extrême. L'huile d'abricot est très hydratante. Les huiles essentielles de néroli et d'hélichryse italienne favorisent la réparation des tissus cicatriciels. L'huile essentielle de pamplemousse possède un parfum frais et léger.

CONSEILS D'UTILISATION

Appliquez sur peau propre et sèche après la douche ou le bain. Massez l'ensemble de votre corps avec 2 c. à c. (10 ml) de produit environ, jusqu'à absorption complète par la peau.

ASTUCES

- Démarrez toujours le batteur à basse vitesse. Mélangez patiemment, sans vous arrêter, afin que la cire et les huiles ne refroidissent pas avant d'être émulsifiées ; autrement, les composants pourraient se dissocier.
- Cette formulation prévoit une grande quantité. Stockez les portions supplémentaires au réfrigérateur jusqu'au moment de vous en servir (3 mois maximum).

VARIANTES

- Vous pouvez remplacer l'huile essentielle de pamplemousse par une quantité équivalente d'huile essentielle de citron vert (distillée) ou de bergamote sans furocoumarines.
- Remplacez l'huile d'abricot par une quantité équivalente d'huile de pépins de raisin.
- **Huile pour le corps Dynastie verte :** versez les huiles de chanvre, de camélia et d'abricot ainsi que la synergie d'huiles essentielles dans un bécher. Remuez bien. Transférez le produit dans une bouteille à clapet ou un flacon-pompe en verre ou en PET (150 ml) désinfecté(e) à l'alcool à 70°.

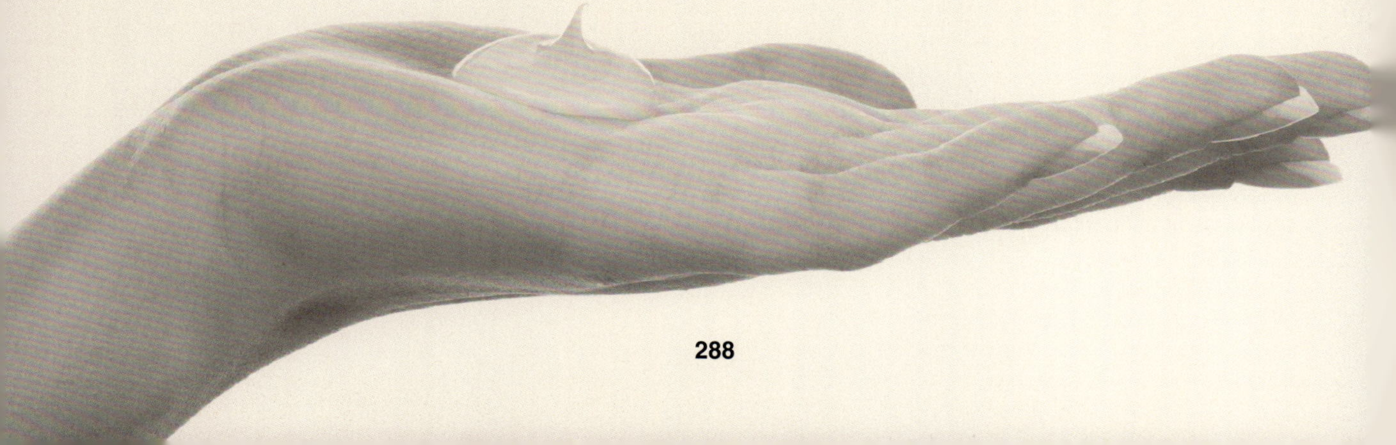

Ustensiles • 2 béchers • Agitateur en verre • Bain-marie avec bol • Batteur électrique • 4 bouteilles à clapet ou 4 flacons-pompes en verre ou en PET (200 ml) désinfectés à l'alcool à 70° (voir « Astuces »)
Synergies d'huiles essentielles • 5 gouttes (0,25 ml) d'huile essentielle de néroli • 5 gouttes (0,25 ml) d'huile essentielle de pamplemousse • 5 gouttes (0,25 ml) d'huile essentielle d'hélichryse italienne
Base • 500 ml d'eau filtrée chauffée à 30 °C • 20 gouttes (1 ml) de synergie antimicrobienne aux agrumes (page 36) • 20 gouttes (1 ml) de macérât glycériné de thé vert • 10 gouttes (0,5 ml) d'extrait de bambou • 60 ml de cire émulsifiante n° 1 • 2 c. à s. (30 ml) d'huile de coco extra-vierge • 1 c. à c. (5 ml) d'huile de chanvre • 1 c. à c. (5 ml) d'huile de camélia • 125 ml d'huile d'abricot

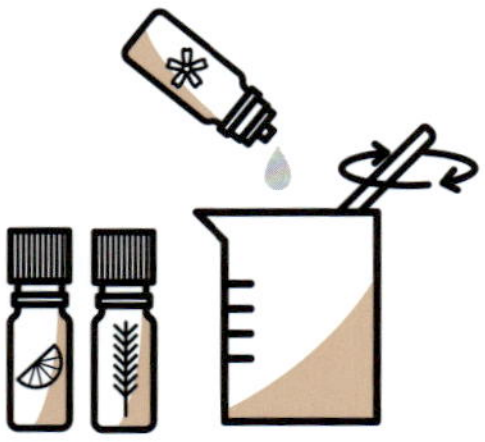

1. Synergie d'huiles essentielles : versez les huiles essentielles de néroli, de pamplemousse et d'hélichryse italienne dans l'un des béchers et mélangez. Couvrez de papier d'aluminium ou de film étirable et réservez.

2. Versez l'eau chaude, la synergie antimicrobienne, le macérât de thé vert et l'extrait de bambou dans l'autre bécher et mélangez. Réservez.

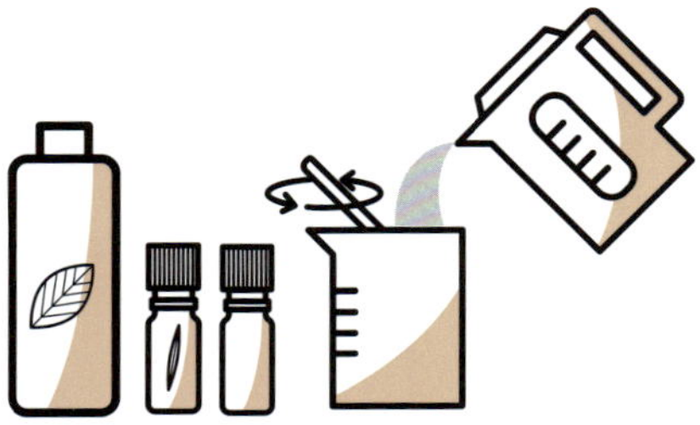

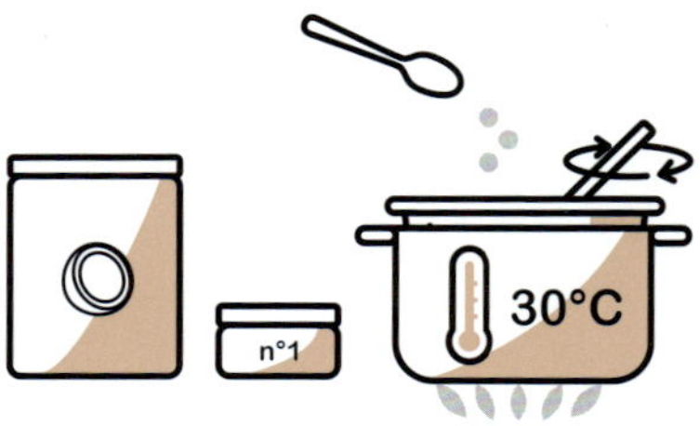

3. Placez un bol en verre résistant à la chaleur dans une casserole d'eau chaude non bouillante (30 °C) ; faites chauffer jusqu'à ce que le bol soit chaud au toucher. Versez-y la cire émulsifiante et laissez fondre complètement. Ajoutez l'huile de coco et laissez fondre complètement.

4. Pendant ce temps, versez les huiles de chanvre, de camélia et d'abricot dans un bol. Mélangez bien. Ajoutez ce mélange à la préparation contenant la cire fondue et remuez bien. Ôtez le bol du feu.

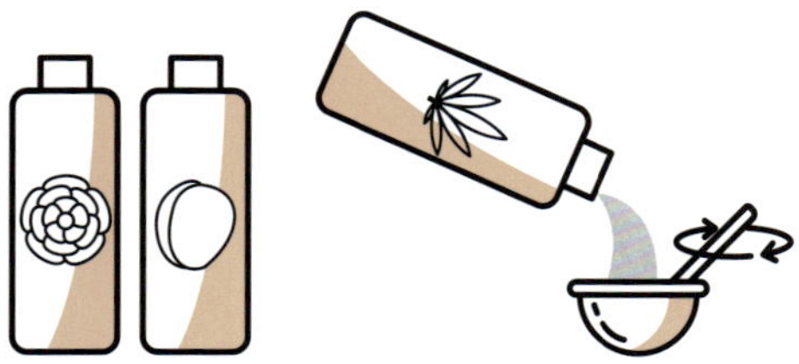

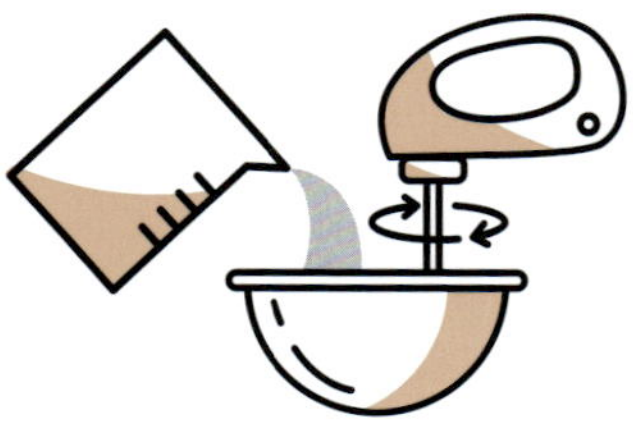

5. À l'aide d'un batteur électrique à basse vitesse, incorporez progressivement la préparation contenant l'eau. Continuez à battre pendant 5 à 10 minutes, jusqu'à obtention d'une émulsion (épaisse et crémeuse).
6. Ajoutez le mélange synergique et mélangez jusqu'à complète incorporation.

7. Transférez votre produit dans les contenants désinfectés et fermez hermétiquement. Stockée dans de bonnes conditions (voir page 174), la lotion se conservera jusqu'à 3 mois.

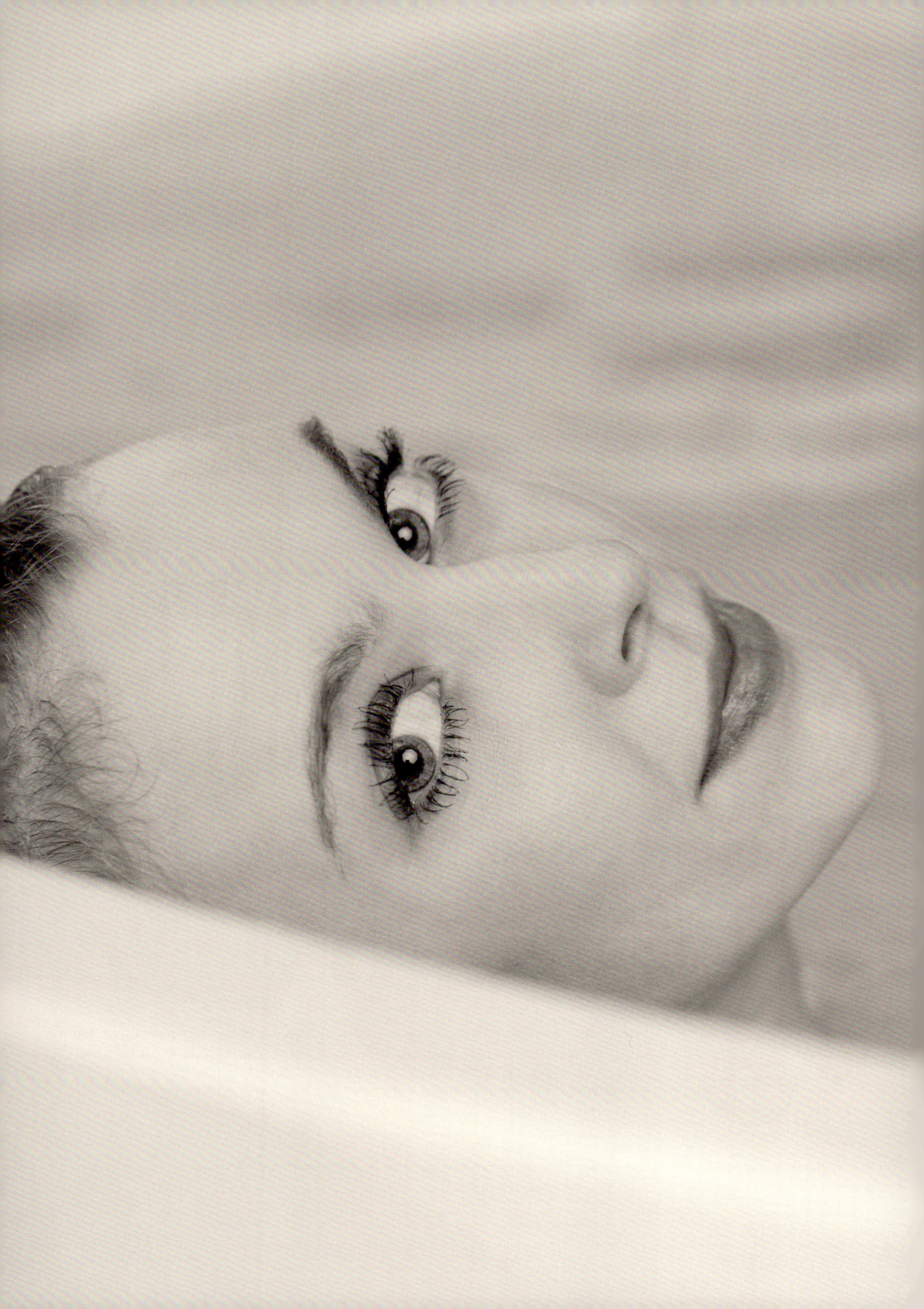

PRODUITS POUR LE BAIN ET DÉODORANTS

Prendre un bain est l'occasion de profiter d'un moment de détente dans le confort de sa maison. Le bain, véritable traitement de luxe, regorge de remarquables bienfaits qui profiteront à la peau, mais aussi au corps et à l'esprit. L'utilisation d'huiles essentielles, de sels de bain et de vinaigres dans votre bain favorise la relaxation, la cicatrisation et la revitalisation du corps et de l'esprit.

La plupart des antitranspirants et des déodorants que l'on trouve dans le commerce contiennent des substances chimiques nocives. Appliquer un déodorant naturel permet d'éviter que des ingrédients toxiques pénètrent dans le corps.

BAIN AU SEL DE L'HIMALAYA (pour 750 ml)

Prendre un bain est un moyen luxueux de se laver. Votre corps se réchauffe et un processus d'élimination se met à l'œuvre, nettoyant et désodorisant votre peau.

Type de peau : tous
Quand l'utiliser : le soir, ou lorsque vous suivez un programme de détoxification alimentaire
Les bienfaits : le sel de l'Himalaya contient de nombreux minéraux, et notamment une grande quantité de fer, auquel il doit sa couleur rose. Les oligoéléments qu'il comporte sont détoxifiants et enveloppent la peau d'une chaleur pénétrante qui ouvre les pores et délasse les muscles. Le bicarbonate de soude adoucit l'eau, créant un support plus alcalin pour le bain. L'huile essentielle de palmarosa possède des propriétés antifongiques et désodorisantes, et les huiles essentielles de patchouli et de genévrier sont toutes deux anti-inflammatoires.

Ustensiles • Petit bécher • Agitateur en verre • Bocal en verre refermable (1 litre) désinfecté à l'alcool à 70°
Synergie d'huiles essentielles • 5 gouttes (0,25 ml) d'huile essentielle de palmarosa • 10 gouttes (0,5 ml) d'huile essentielle de genévrier • 10 gouttes (0,5 ml) d'huile essentielle de patchouli
Base • 250 ml de cristaux de sel rose de l'Himalaya • 2 c. à s. (30 ml) de bicarbonate de soude • 500 ml d'eau filtrée chauffée à 30 °C

1. **Synergie d'huiles essentielles :** versez les huiles essentielles de palmarosa, de genévrier et de patchouli dans le bécher et mélangez. Couvrez de papier d'aluminium ou de film étirable et réservez.
2. **Base :** versez le sel de l'Himalaya et le bicarbonate de soude dans le bocal et remuez.
3. Ajoutez le mélange synergique et l'eau filtrée en mélangeant bien entre chaque ingrédient. Couvrez et réservez pendant 24 heures avant utilisation (le sel va se dissoudre, créant une saumure désodorisante). Stockée dans de bonnes conditions (voir page 174), la préparation se conservera jusqu'à 3 mois.

VARIANTE

Pour les peaux sensibles : remplacez la synergie d'huiles essentielles par 5 gouttes (0,25 ml) d'huile essentielle de lavande et 10 gouttes (0,5 ml) d'huile essentielle de genévrier. Omettez le bicarbonate de soude, qui peut être irritant pour les peaux sensibles. Préparez le produit en suivant les instructions.

CONSEILLS D'UTILISATION

Remplissez la baignoire d'eau chaude et, pendant que l'eau coule, versez 250 ml de préparation pour le bain dans la baignoire. Remuez l'eau pour disperser le produit. Profitez de votre bain pendant 20 minutes au moins.

ASTUCE

Voir « Astuces pour le bain », page 293.

BAIN RÉPARATEUR CUTANÉ (pour 1,2 litre)

Prendre un bain est une forme d'hydrothérapie qui favorise le réchauffement du corps et la dilatation des pores. En cas de sécheresse ou d'inflammation cutanée, prendre un bain chaud enrichi d'huiles essentielles soulagera les symptômes et contribuera à tonifier la peau.

Type de peau : tous, en particulier à tendance acnéique
Quand l'utiliser : le soir, ou lorsque vous suivez un programme de détoxification alimentaire
Les bienfaits : le curcuma favorise la désobstruction des pores et la cicatrisation des plaies ; c'est un traitement efficace contre l'acné et les cicatrices. L'huile essentielle d'hélichryse italienne possède des propriétés anti-inflammatoires et contribue à la réparation des tissus cicatriciels. L'huile essentielle de citron vert a un parfum optimisant. L'huile essentielle de tea tree est antimicrobienne et stimule la circulation.

Ustensiles • Petit bécher • Agitateur en verre • 2 bocaux en verre refermables (500 ml) désinfectés à l'alcool à 70°
Synergie d'huiles essentielles • 5 gouttes (0,25 ml) d'huile essentielle d'hélichryse italienne • 10 gouttes (0,5 ml) d'huile essentielle de citron vert (distillée) • 5 gouttes (0,25 ml) d'huile essentielle de tea tree
Base • 250 ml de cristaux de sel rose de l'Himalaya • ¼ c. à c. (1 ml) de curcuma en poudre • 1 litre d'eau filtrée

1. **Synergie d'huiles essentielles :** versez les huiles essentielles d'hélichryse italienne, de citron vert et de tea tree dans le bécher et mélangez. Couvrez de papier d'aluminium ou de film étirable et réservez.
2. **Base :** versez le sel de l'Himalaya et le curcuma dans un bol et mélangez.
3. Ajoutez le mélange synergique et l'eau filtrée en mélangeant bien entre chaque ingrédient. Couvrez et réservez pendant 24 heures avant utilisation (le sel va se dissoudre, créant une saumure désodorisante). Stockée dans de bonnes conditions (voir page 174), la préparation se conservera jusqu'à 3 mois.

VARIANTE
Bain anti-stress : pour un bain apaisant, remplacez les huiles essentielles de la recette par 5 gouttes (0,25 ml) de chacune des huiles essentielles suivantes : camomille romaine, jasmin et ylang-ylang.

ASTUCE
Voir « Prendre un bain pendant une cure de détoxification », page 296.

ASTUCES POUR LE BAIN
- Dans l'idéal, prenez un bain avant d'aller vous reposer ou d'aller vous coucher. Cela ne vous prendra que 30 minutes.
- Veillez à ce que votre baignoire soit propre.
- Ne prenez pas de bain après manger.
- Pensez à boire beaucoup avant de prendre un bain.
- Préparez vos formulations à l'avance.
- Écoutez de la musique douce.
- Préparez votre serviette et votre peignoir.

BAIN DÉSODORISANT AU VINAIGRE (pour 500 ml)

Les bains au vinaigre sont un remède ancestral permettant de débarrasser le corps de ses impuretés et de désodoriser naturellement la peau.

Type de peau : tous
Quand l'utiliser : selon les besoins
Les bienfaits : le vinaigre de cidre est riche en vitamines du complexe B ainsi qu'en potassium, calcium et magnésium. Il nourrit la peau et équilibre les niveaux de pH ; il est particulièrement bénéfique pour les peaux sèches et sensibles. L'odeur de la lavande séchée est un puissant tonique pour le système nerveux. Appliquée localement, l'huile essentielle de lavande possède des propriétés antiseptiques et antibactériennes. Les deux principaux composants de l'huile essentielle de lavande, le linalol et l'acétate de linalyle, calment le système nerveux et détendent les tissus musculaires. La camomille, qu'elle se présente sous forme de plante ou d'huile essentielle, est relaxante.

COMMENT FAIRE INFUSER DES PLANTES

Lorsque vous faites infuser des plantes, faites toujours bouillir l'eau et laissez-la refroidir pendant 15 minutes avant de l'utiliser. Afin d'éviter de détruire les fragiles composants thérapeutiques des plantes, ne les couvrez jamais directement d'eau bouillante.

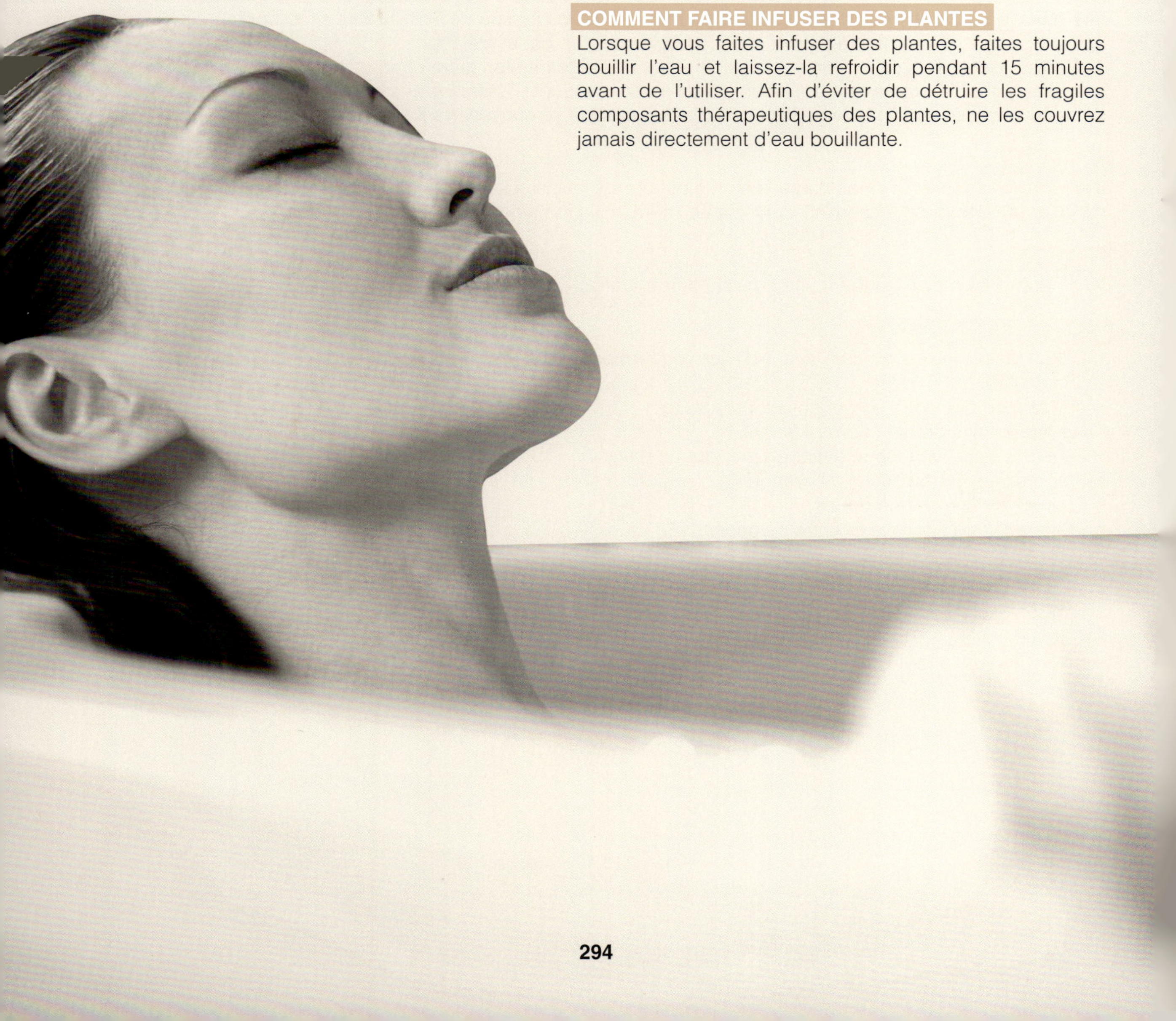

Ustensiles • Petit bécher • Agitateur en verre • Bocal en verre refermable (500 ml) désinfecté à l'alcool à 70°
Synergie d'huiles essentielles • 10 gouttes (0,5 ml) d'huile essentielle de lavande • 5 gouttes (0,25 ml) d'huile essentielle de camomille romaine
Base • 1 c. à s. (15 ml) de fleurs de lavande séchées • 1 c. à s. (15 ml) de fleurs de camomille séchées • 250 ml d'eau filtrée chauffée à 75 °C • 250 ml de vinaigre de cidre

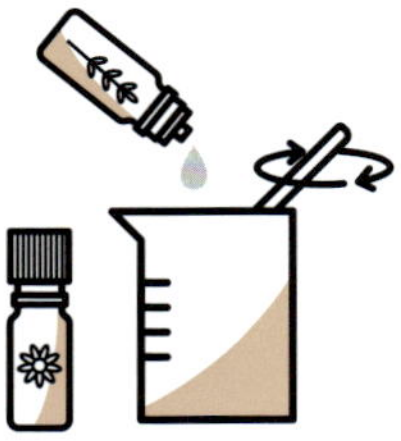

1. Synergie d'huiles essentielles : versez les huiles essentielles de lavande et de camomille romaine dans le bécher et mélangez. Couvrez de papier d'aluminium ou de film étirable et réservez.

2. Base : placez la lavande et la camomille séchées dans un bol puis versez-y l'eau chaude ; laissez infuser pendant 10 minutes. À l'aide d'une passoire fine, filtrez le mélange au-dessus du bocal désinfecté ; jetez les résidus solides.

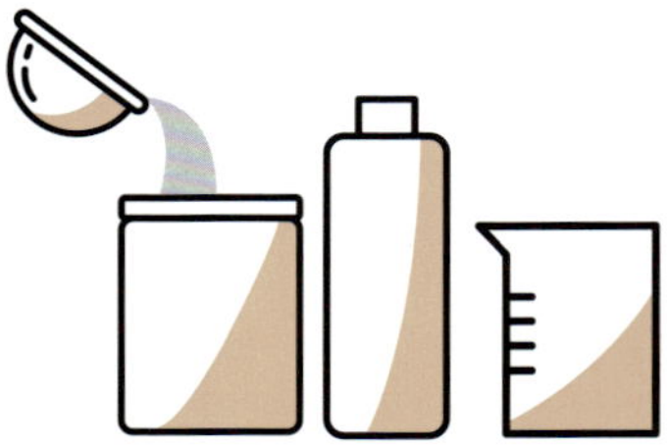

6. Ajoutez le vinaigre de cidre et le mélange synergique. Fermez le bocal et secouez pour mélanger. Réservez pendant 24 heures avant utilisation afin de permettre aux ingrédients de développer une synergie. Stockée dans de bonnes conditions (voir page 174), cette infusion pour le bain se conservera jusqu'à 6 mois.

VARIANTE

Remplacez l'huile essentielle de camomille romaine par 5 gouttes (0,25 ml) d'huile essentielle de géranium et les fleurs de camomille par 1 c. à s. (15 ml) de pétales de rose séchés.

BAIN DÉTOXIFIANT POUR LE CORPS ET L'ESPRIT
(pour 1,5 litre)

Les bains au sel de la mer Morte sont pratiqués depuis des milliers d'années pour soulager les symptômes associés à de nombreux problèmes de peau, tels que le psoriasis et l'eczéma.

Type de peau : sensible
Quand l'utiliser : selon les besoins
Les bienfaits : le sel de la mer Morte contient des sels minéraux tels que le calcium, le potassium, le magnésium et le brome, un antibiotique naturel. Il hydrate, détoxifie et adoucit la peau en favorisant l'équilibre des niveaux de pH.

Ustensiles • Agitateur en verre • Bocal en verre refermable (1,5 litre) désinfecté à l'alcool à 70°
Ingrédients • 1,2 litre d'eau filtrée chauffée à 75 °C • 2 c. à s. (30 ml) de fleurs de camomille séchées • 250 ml de sel de la mer Morte • 10 gouttes (0,5 ml) d'huile essentielle de camomille romaine

1. Placez la camomille séchée dans un bol puis versez-y l'eau chaude. Réservez et laissez infuser pendant 10 minutes. À l'aide d'une passoire fine, filtrez le mélange au-dessus du bocal désinfecté ; jetez les résidus solides.
2. Ajoutez le sel de la mer Morte et l'huile essentielle de camomille romaine et remuez bien. Couvrez et réservez pendant 24 heures avant utilisation (le sel va se dissoudre, créant une saumure désodorisante).

VARIANTE

Bain détoxifiant pour le corps et l'esprit à la lavande : pour obtenir un bain apaisant à la lavande, remplacez la camomille séchée par 2 c. à s. (30 ml) de lavande séchée et l'huile essentielle de camomille par 10 gouttes (0,5 ml) d'huile essentielle de lavande.

CONSEILS D'UTILISATION

Remplissez la baignoire d'eau chaude et, pendant que l'eau coule, versez 250 ml de préparation pour le bain dans la baignoire. Remuez l'eau pour disperser le produit. Profitez de votre bain pendant 20 minutes au moins.

LES BIENFAITS DU BAIN

- Un bain est relaxant et régénérant. L'eau chaude, apaisante et nettoyante, favorise une bonne nuit de sommeil.
- Un bain apaise la peau. Lorsque des ingrédients tels que le bicarbonate de soude, les sels et les huiles, sont ajoutés à l'eau du bain, ils contribuent à soulager certains problèmes de peau tels que les démangeaisons et la sécheresse.
- Un bain est détoxifiant. Prendre un bain aide le corps à se débarrasser des impuretés en stimulant la circulation.
- Un bain est apaisant. Prendre un bain enrichi d'ingrédients tels que des sels minéraux peut contribuer à soulager les douleurs musculaires et à réduire les inflammations.

ASTUCE

Le sel de la mer Morte peut être acheté dans les magasins bio ou en ligne.

HUILE DE BAIN À L'AMANDE DOUCE (pour 250 ml)

Se plonger régulièrement dans un bain est à la fois calmant et réconfortant.

Type de peau : peau sèche, gercée
Quand l'utiliser : selon les besoins
Les bienfaits : la peau est le plus grand organe du corps. Dans un bain chaud, elle réagit par le biais du système nerveux autonome et commence à se relaxer en dilatant les pores. Elle régule la température du corps via la transpiration, qui stimule la détoxification. Ajouter des ingrédients tels que des sels, du miel, des huiles et des huiles essentielles permet d'accentuer cet effet. Ces ingrédients naturels contribuent également à désodoriser le corps grâce aux parfums subtils qu'ils apportent.

Ustensiles • Blender • Bocal en verre refermable (250 ml) désinfecté à l'alcool à 70°
Ingrédients • 250 ml d'huile d'amande douce • 2 c. à s. (30 ml) de miel cru, à température ambiante • 2 gouttes d'huile essentielle de rose de Damas

1. Versez l'huile d'amande douce et le miel dans un blender propre. Mélangez à haute vitesse pendant 30 secondes, jusqu'à obtention d'une texture laiteuse et homogène (voir « Astuce »).
2. Ajoutez l'huile essentielle de rose de Damas et pressez le bouton « Pulse » pour mélanger.
3. Transférez votre produit dans le bocal désinfecté. Fermez et réservez pendant 24 heures avant utilisation afin de laisser les huiles développer une synergie. Stockée dans de bonnes conditions (voir page 174), l'huile de bain se conservera jusqu'à 3 mois.

VARIANTE

Vous pouvez également utiliser cette huile de bain en guise de masque pour le visage lorsque vous prenez un bain. Nettoyez votre visage et séchez-le en tapotant. Du bout des doigts, appliquez délicatement l'huile sur l'ensemble de votre visage. Plongez-vous dans le bain chaud et laissez poser 20 minutes. La chaleur du bain favorisera la dilatation des pores et permettra au miel et aux huiles de pénétrer la peau. Rincez à l'eau chaude.

CONSEILS D'UTILISATION

Prendre un bain est un autre moyen d'aider votre corps à éliminer les toxines. Le contact extérieur avec l'eau chaude stimule la circulation corporelle et favorise la relaxation en mettant le système nerveux parasympathique à contribution. Cet état « de repos et de digestion » permet aux muscles lisses du système digestif de se relâcher et facilite le fonctionnement enzymatique, qui soutient le processus d'élimination.

ASTUCE

Mélanger les huiles à haute vitesse permet de les émulsifier et de les épaissir. Pour obtenir la bonne consistance, vous devez utiliser un blender pour réaliser cette recette. Il vous faudra peut-être racler les parois du bol avec une spatule afin de vous assurer que tous les ingrédients sont correctement incorporés.

Prendre un bain pendant une cure de détoxification

Prendre un bain est un autre moyen d'aider votre corps à éliminer les toxines. Le contact extérieur avec l'eau chaude stimule la circulation corporelle et favorise la relaxation en mettant le système nerveux parasympathique à contribution. Cet état « de repos et de digestion » permet aux muscles lisses du système digestif de se relâcher et facilite le fonctionnement enzymatique, qui soutient le processus d'élimination.
La peau est le plus grand organe du corps. Dans un bain chaud, elle réagit par le biais du système nerveux autonome et commence à se relaxer en dilatant les pores. Elle régule la température du corps via la transpiration, qui stimule la détoxification. Ajouter des ingrédients tels que des sels, du miel, des huiles et des huiles essentielles permet d'accentuer cet effet. Ces ingrédients naturels contribuent également à désodoriser le corps grâce aux parfums subtils qu'ils apportent.

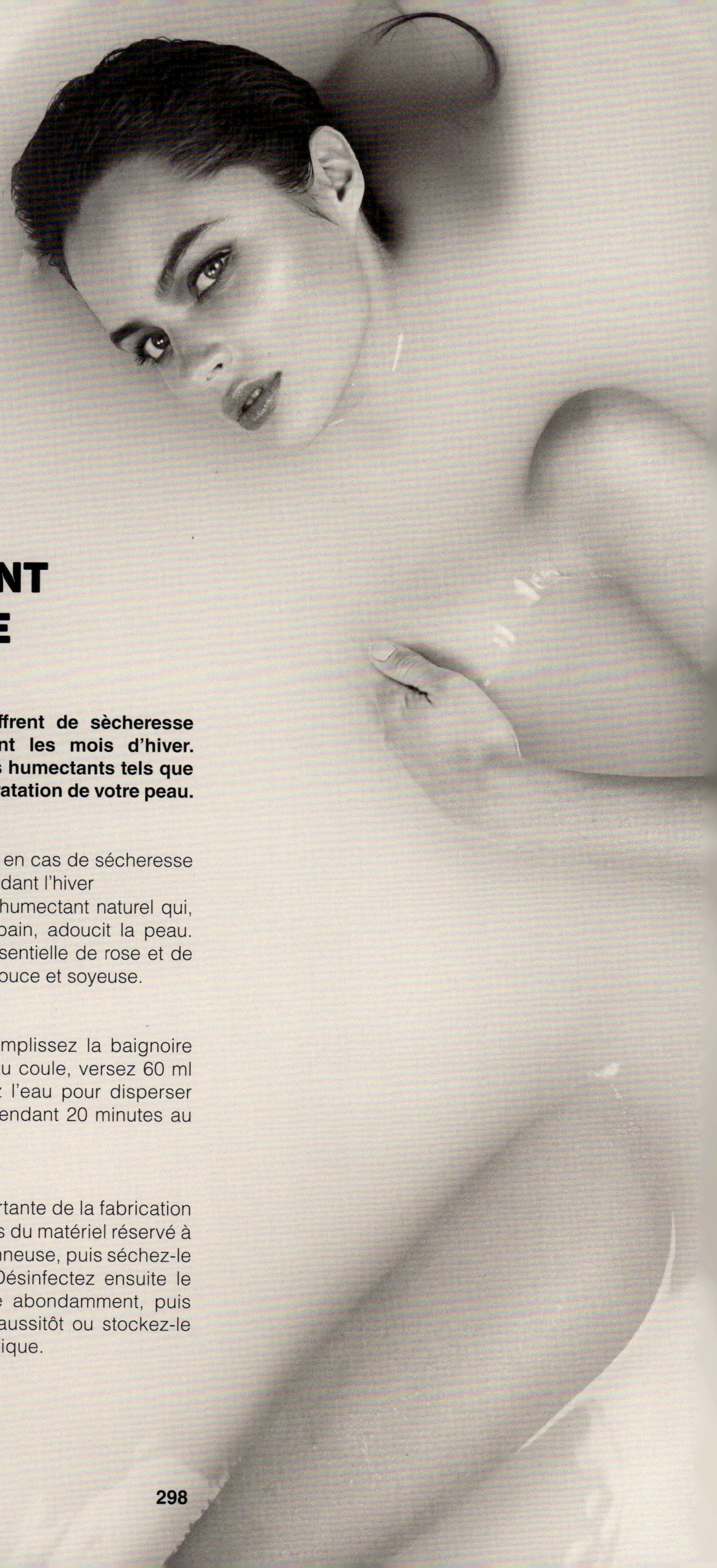

BAIN HYDRATANT À LA GLYCÉRINE

(pour 300 ml)

De nombreuses personnes souffrent de sècheresse cutanée et de gerçures pendant les mois d'hiver. Prendre un bain enrichi en agents humectants tels que la glycérine aide à maintenir l'hydratation de votre peau.

Type de peau : extrêmement sèche
Quand l'utiliser : selon les besoins en cas de sécheresse cutanée, 1 à 2 fois par semaine pendant l'hiver
Les bienfaits : la glycérine est un humectant naturel qui, lorsqu'elle est ajoutée à l'eau du bain, adoucit la peau. L'association luxueuse de l'huile essentielle de rose et de l'absolue de jasmin laisse la peau douce et soyeuse.

CONSEIL D'UTILISATION

Secouez bien avant utilisation. Remplissez la baignoire d'eau chaude et, pendant que l'eau coule, versez 60 ml d'huile dans la baignoire. Remuez l'eau pour disperser le produit. Profitez de votre bain pendant 20 minutes au moins.

ASTUCE

La désinfection est une étape importante de la fabrication de produits de soin. Utilisez toujours du matériel réservé à cette activité. Lavez-le à l'eau savonneuse, puis séchez-le à l'aide de serviettes en papier. Désinfectez ensuite le matériel à l'alcool à 70°, rincez-le abondamment, puis séchez-le de nouveau. Utilisez-le aussitôt ou stockez-le dans une boîte en plastique hermétique.

Ustensiles • Petit bécher • Agitateur en verre • Blender • Bocal à clapet en verre (300 ml) désinfecté à l'alcool à 70°
Synergie d'huiles essentielles • 2 gouttes d'huile essentielle de rose de Damas • 2 gouttes d'absolue de jasmin
Base • 250 ml de glycérine • 2 c. à s. (30 ml) d'hydrolat de rose

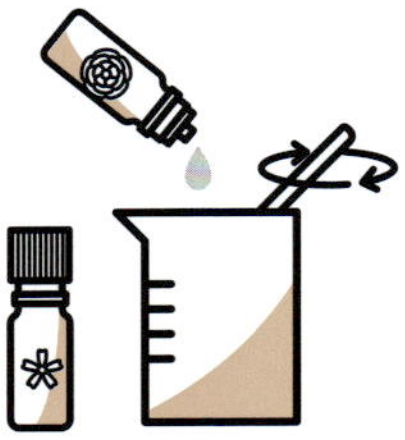

1. Synergie d'huiles essentielles : versez l'huile essentielle de rose de Damas et l'absolue de jasmin dans le bécher et mélangez. Couvrez de papier d'aluminium ou de film étirable et réservez.

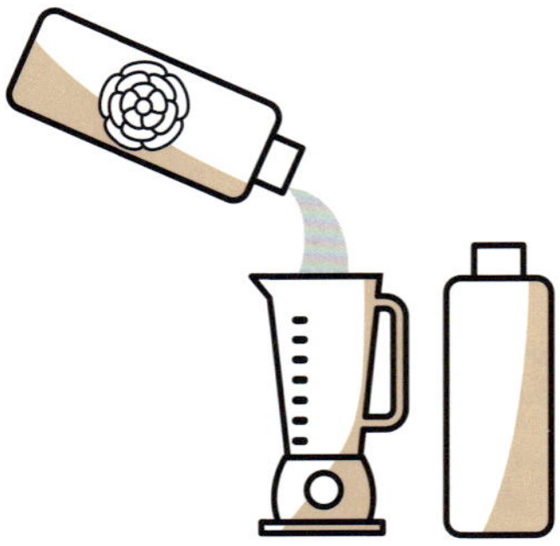

2. Base : Versez la glycérine et l'hydrolat de rose dans un blender propre. Mélangez à haute vitesse pendant 30 secondes, jusqu'à obtention d'une texture laiteuse et homogène (voir « Astuce », page 174).

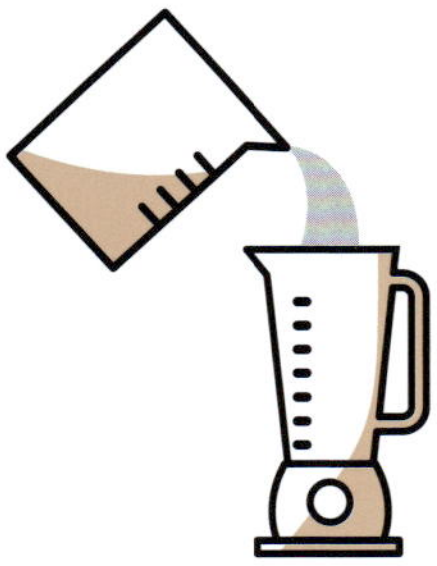

3. Ajoutez la synergie d'huiles essentielles et pressez le bouton « Pulse » pour mélanger.
4. Transférez votre produit dans le bocal désinfecté et fermez hermétiquement. Stockée dans de bonnes conditions, la formulation se conservera jusqu'à 3 mois.

VARIANTE
L'absolue de jasmin est onéreuse, tout comme l'huile essentielle de rose de Damas. Si vous le souhaitez, vous pouvez les remplacer par 2 gouttes d'huile essentielle de lavande et 2 gouttes d'huile essentielle de géranium.

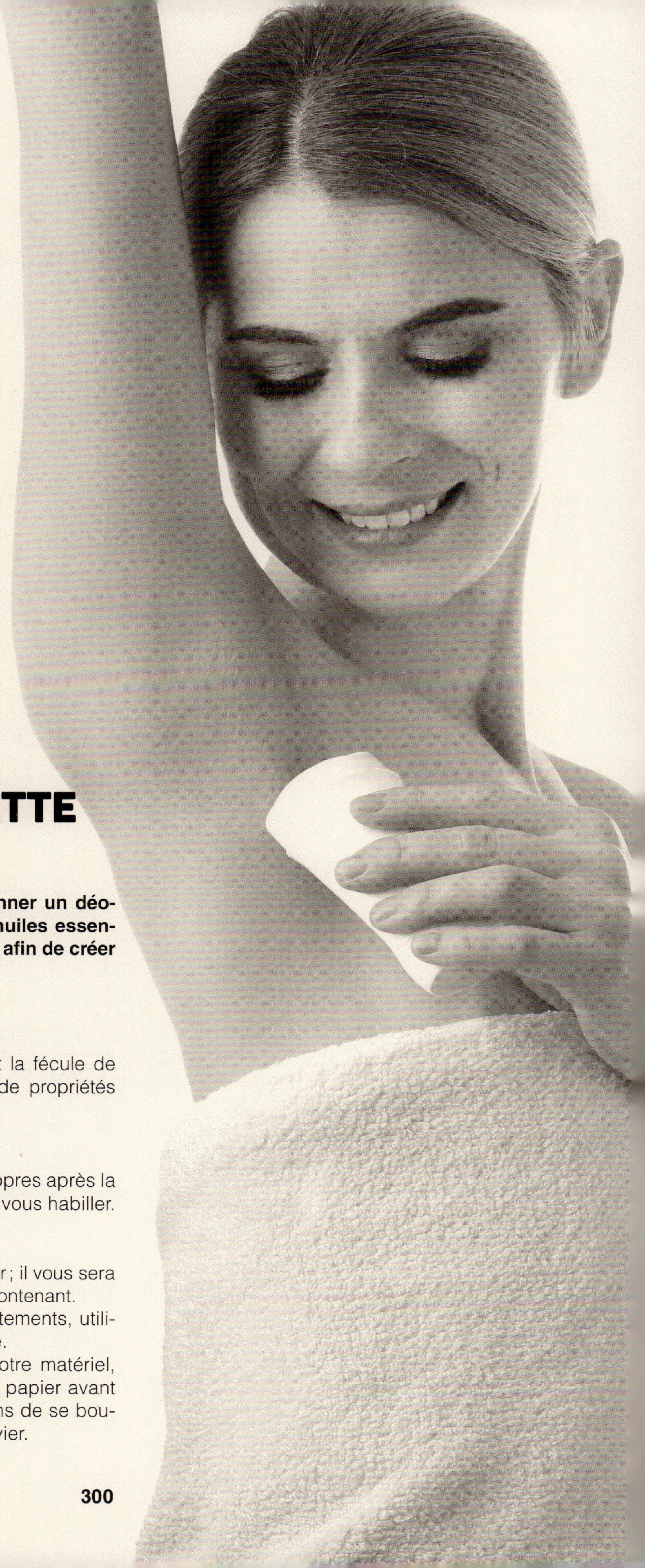

DÉODORANT : RECETTE DE BASE (pour 90 ml)

Voici la méthode de base pour confectionner un déodorant stick. Vous pouvez remplacer les huiles essentielles proposées par celles de votre choix afin de créer un parfum que vous aimez.

Type de peau : tous
Quand l'utiliser : après la douche ou le bain
Les bienfaits : le bicarbonate de soude et la fécule de pomme de terre sont naturellement dotés de propriétés antimicrobiennes et antitranspirantes.

CONSEILS D'UTILISATION

Appliquez le déodorant sur des aisselles propres après la douche ou le bain. Laissez sécher avant de vous habiller.

ASTUCES

Utilisez un bol en verre muni d'un bec verseur ; il vous sera plus facile de verser la préparation dans le contenant.
Afin d'éviter que le déodorant tache vos vêtements, utilisez de la cire d'abeille blanche désodorisée.
Lorsque vous nettoyez vos ustensiles et votre matériel, essuyez-les toujours avec des serviettes en papier avant de les rincer. Cela évitera à vos canalisations de se boucher et aux dépôts de s'accumuler dans l'évier.

Ustensiles • Petit bécher • Agitateur en verre • Bain-marie avec bol • Tube pour déodorant ou pot en verre (90 ml) désinfecté à l'alcool à 70°
Synergie d'huiles essentielles • 10 gouttes (0,5 ml) de chacune des huile essentielle suivantes : lavande, géranium
Base • 2 c. à s. (30 ml) de cire d'abeille blanche désodorisée (voir « Astuces ») • 4 c. à s. (60 ml) d'huile de jojoba • 2 c. à s. (30 ml) de bicarbonate de soude • 2 c. à s. (30 ml) de fécule de pomme de terre

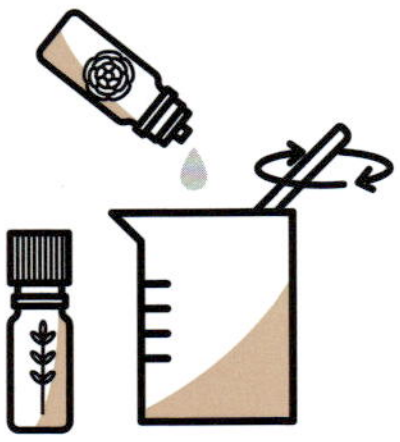

1. Synergie d'huiles essentielles : versez les huiles essentielles dans le bécher et mélangez. Couvrez et réservez.

2. Base : placez un bol en verre résistant à la chaleur dans une casserole d'eau chaude non bouillante (30 °C) ; faites chauffer jusqu'à ce que le bol soit chaud au toucher. Versez-y la cire d'abeille et laissez fondre complètement. Ajoutez l'huile de jojoba et laissez chauffer pendant 1 à 2 minutes, jusqu'à ce que le mélange soit parfaitement transparent.

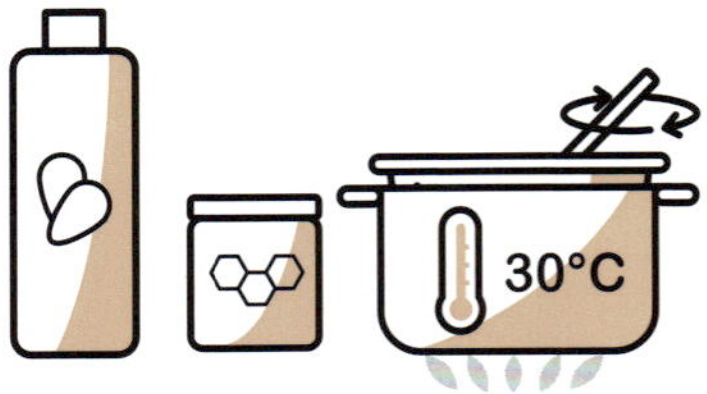

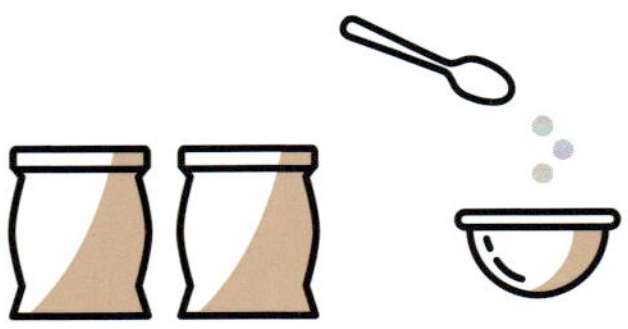

3. Pendant ce temps, versez le bicarbonate de soude et la fécule de pomme de terre dans un petit bol et mélangez. Ajoutez ce mélange à la préparation contenant la cire fondue et remuez bien. Ôtez le bol du feu.

4. Ajoutez le mélange synergique et remuez bien.

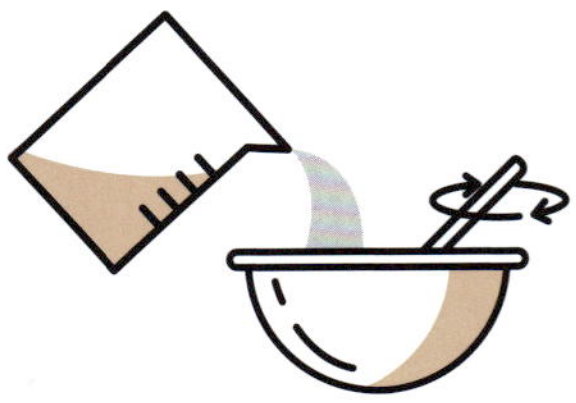

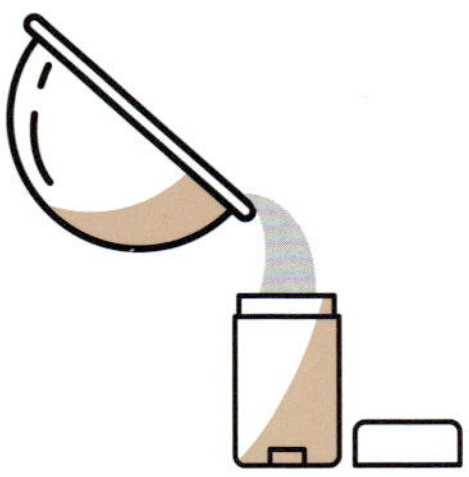

5. Transférez votre produit dans le contenant désinfecté et réservez jusqu'à complet refroidissement. Une fois la préparation refroidie, fermez le contenant et réservez à température ambiante pendant 24 heures, le temps que le déodorant se solidifie. Stocké dans de bonnes conditions (voir page 174), le déodorant se conservera jusqu'à 1 mois.

VARIANTE
Pour protéger les peaux sensibles, omettez le bicarbonate de soude et ajoutez 2 c. à s. (30 ml) supplémentaires de fécule de pomme de terre.

DÉODORANT GEL (pour 90 ml)

Voici une méthode simple pour confectionner un déodorant gel rafraîchissant. Associez différentes huiles essentielles dotées de propriétés désodorisantes (voir ci-dessous) pour créer un parfum que vous aimez.

Type de peau : tous
Quand l'utiliser : après la douche ou le bain
Les bienfaits : l'aloe vera est un antiseptique naturel à la texture très légère ; l'hamamélis est antibactérien. Le bicarbonate de soude et la fécule de pomme de terre sont naturellement dotés de propriétés antimicrobiennes et antitranspirantes. Les huiles essentielles de patchouli et de géranium possèdent elles aussi des vertus antimicrobiennes.

Ustensiles • 2 béchers • Agitateur en verre • Pot ou flacon-pompe en verre (100 ml) désinfecté à l'alcool à 70°
Synergie d'huiles essentielles • 5 gouttes (0,25 ml) d'huile essentielle de géranium • 10 gouttes (0,5 ml) d'huile essentielle de patchouli
Base • 60 ml de gel d'aloe vera • 1 c. à s. (15 ml) d'hydrolat d'hamamélis • 1 c. à s. (15 ml) de bicarbonate de soude

1. **Synergie d'huiles essentielles :** versez les huiles essentielles de géranium et de patchouli dans l'un des béchers et mélangez. Couvrez de papier d'aluminium ou de film étirable et réservez.
2. **Base :** versez le gel d'aloe vera et l'hydrolat d'hamamélis dans le second bécher et mélangez. Ajoutez le bicarbonate de soude et remuez jusqu'à complète dissolution.
3. Ajoutez le mélange synergique et mélangez bien.
4. Transférez votre produit dans le contenant désinfecté et réservez jusqu'à ce que la préparation ait pris. Fermez le contenant et réservez à température ambiante pendant 24 heures, le temps que le déodorant se gélifie. Stocké dans de bonnes conditions (voir page 174), le déodorant se conservera jusqu'à 3 mois.

VARIANTE
Remplacez l'huile essentielle de géranium par une quantité équivalente d'huile essentielle de lavande.

ASTUCE
Si vous le souhaitez, vous pouvez répartir cette préparation dans deux contenants. Stockez l'une des deux portions au réfrigérateur jusqu'au moment de vous en servir.

HUILES ESSENTIELLES RECOMMANDÉES POUR LA FABRICATION DE DÉODORANTS

- géranium
- palmarosa
- petit grain bigarade
- patchouli
- néroli
- lavande
- rose de Damas

DÉODORANT POUR PEAU SENSIBLE (pour 90 ml)

Cette méthode simple vous permettra de confectionner vous-même votre déodorant doux.

Type de peau : sensible
Quand l'utiliser : après la douche ou le bain
Les bienfaits : la fécule de maïs et la poudre d'arrow-root sont des antitranspirants naturels ; l'effet poudré qu'ils confèrent au produit est apaisant et absorbe l'humidité. L'huile essentielle de néroli est douce, désodorisante et antimicrobienne.

ASTUCE
Utilisez un bol en verre muni d'un bec verseur ; il vous sera plus facile de verser la préparation dans le contenant.

CONDITIONNER LES DÉODORANTS
La plupart des gens préfèrent le côté pratique des déodorants à bille ou en stick. Toutefois, lorsque vous excluez les divers conservateurs (tels que les parabènes – couramment utilisés en cosmétique) et que vous utilisez un applicateur de type roll-on, il existe un risque de contamination en raison des contacts répétés avec les bactéries naturellement présentes sur votre peau. Plutôt que d'utiliser un applicateur à bille, je recommande de conditionner la formulation dans un flacon-pompe ou un pot en verre et d'appliquer le déodorant à l'aide d'une spatule ou d'un bâtonnet cosmétique en bois propre.

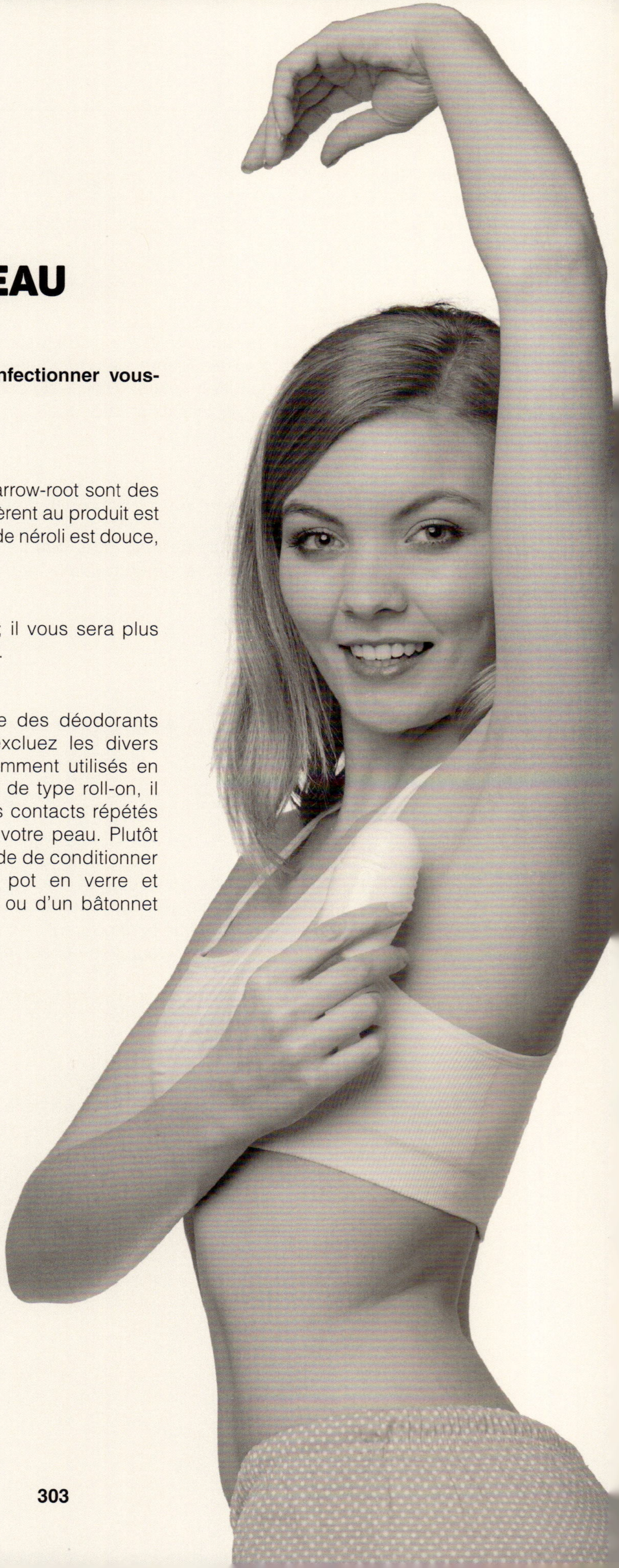

Ustensiles : • Bain-marie avec bol • Agitateur en verre • Tube pour déodorant (100 ml) désinfecté à l'alcool à 70°
Ingrédients : • 60 ml d'huile de coco extra-vierge • 1 c. à s. (15 ml) de fécule de maïs • 1 c. à s. (15 ml) de poudre d'arrow-root • 10 gouttes (0,5 ml) d'huile essentielle de néroli

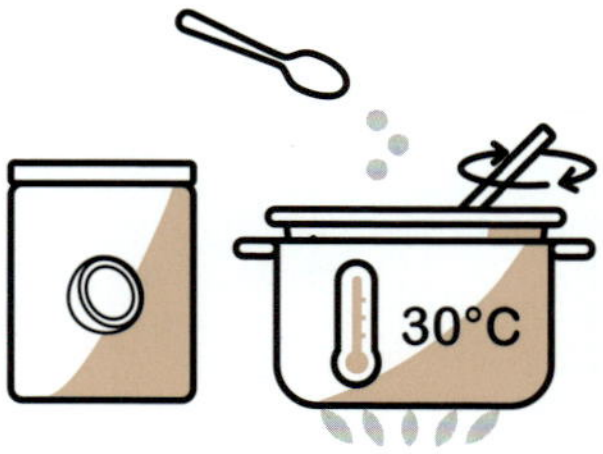

1. Placez un bol en verre résistant à la chaleur dans une casserole d'eau chaude non bouillante (30 °C); faites chauffer jusqu'à ce que le bol soit chaud au toucher. Versez-y l'huile de coco et laissez fondre complètement. Ôtez le bol du feu et laissez refroidir légèrement.

2. Pendant ce temps, placez la fécule de maïs et la poudre d'arrow-root dans un petit bol et mélangez. Versez ce mélange dans l'huile fondue et remuez bien.

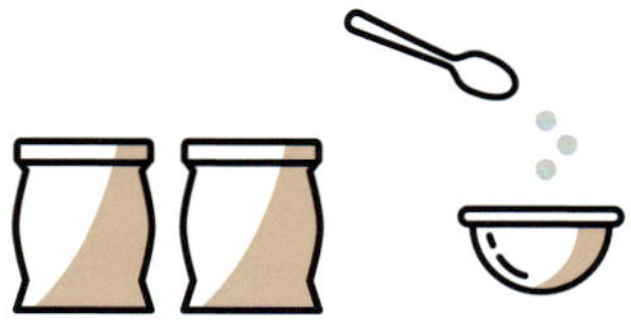

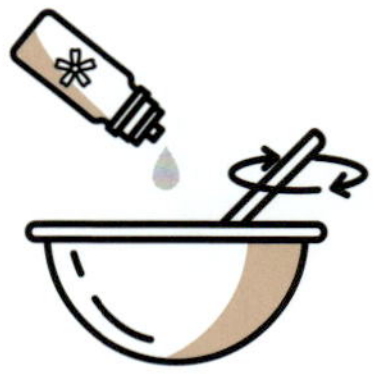

3. Ajoutez l'huile essentielle de néroli et remuez bien.

4. Transférez votre produit dans le tube désinfecté et réservez jusqu'à complet refroidissement. Une fois la préparation refroidie, fermez le contenant et réservez à température ambiante pendant 24 heures, le temps que le déodorant se raffermisse. Stocké dans de bonnes conditions (voir page 174), le déodorant se conservera jusqu'à 3 mois.

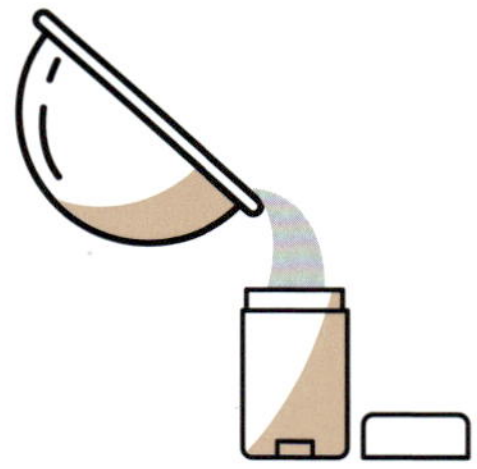

VARIANTE

Pour confectionner un déodorant poudre : versez 1 c. à s. (15 ml) de fécule de maïs, 1 c. à s. (15 ml) de poudre d'arrow-root et 10 gouttes (0,5 ml) d'huile essentielle de néroli dans un bol et mélangez. Transférez la préparation dans un pot en verre ou en PET de 30 ml. Fermez le couvercle et secouez bien. Appliquez cette formulation en poudre sur une peau propre en tapotant.

BRUME CORPORELLE DÉLICATEMENT DÉODORANTE (pour 100 ml)

Ce déodorant doux possède un agréable parfum de rose qui dure toute la journée.

Type de peau : tous
Quand l'utiliser : après la douche ou le bain
Les bienfaits : l'aloe vera est un antiseptique naturel à la texture très légère; l'hamamélis est antibactérien. L'huile essentielle de rose de Damas, désodorisante et rafraîchissante, possède une odeur relaxante.

Ustensiles • Petit bécher • Agitateur en verre • Vaporisateur en verre (125 ml) désinfecté à l'alcool à 70°
Ingrédients • 1 c. à s. (15 ml) de gel d'aloe vera • 60 ml d'hydrolat de rose • 2 c. à s. (30 ml) d'hydrolat d'hamamélis • 5 gouttes (0,25 ml) d'huile essentielle de rose de Damas

1. Versez le gel d'aloe vera, l'hydrolat de rose et l'hydrolat d'hamamélis dans le bécher et mélangez.
2. Ajoutez l'huile essentielle de rose de Damas et remuez bien.
3. Transférez votre produit dans le vaporisateur désinfecté et fermez hermétiquement. Stockée dans de bonnes conditions (voir page 174), la brume déodorante se conservera jusqu'à 3 mois.

VARIANTE
Pour un bain déodorant agréablement parfumé à la rose, versez 2 c. à s. (30 ml) de cette formule dans l'eau chaude du bain et remuez pour disperser le produit.

CONSEILS D'UTILISATION
- Appliquez sur aisselles propres. Laissez sécher avant de vous habiller.
- Comment prévenir naturellement les odeurs corporelles
- Lavez-vous tous les jours, en utilisant des produits contenant des huiles essentielles désodorisantes (voir tableau page 302).
- Épilez ou rasez vos aisselles.
- Buvez beaucoup d'eau : 6 à 8 verres par jour aident le corps à se nettoyer tout seul.

ASTUCE
Si vous le souhaitez, vous pouvez répartir cette préparation dans deux vaporisateurs. Stockez l'une des deux portions au réfrigérateur jusqu'au moment de vous en servir.

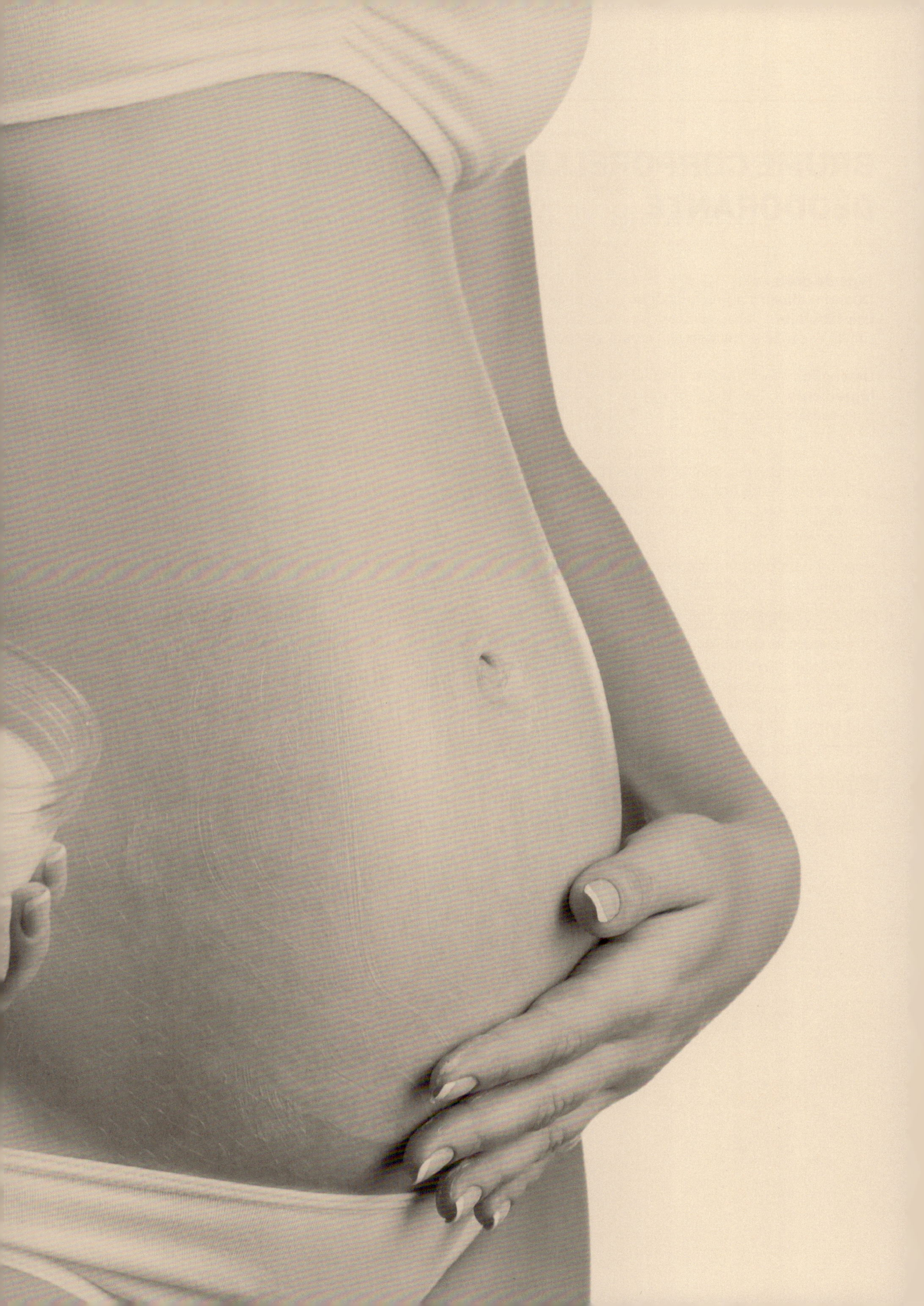

PRODUITS POUR LES MAMANS ET LES FEMMES ENCEINTES

Avoir un bébé est un véritable miracle de la nature. Pendant les neuf mois que dure la grossesse, le corps subit d'importants changements hormonaux et physiologiques. Ainsi, certaines femmes peuvent voir apparaître une hyperpigmentation, des vergetures ou des éruptions cutanées accompagnées de démangeaisons, autant de problèmes qui nécessitent des soins spécifiques.

Dans la mesure où certains ingrédients, en particulier les huiles essentielles, sont absorbés par la peau lorsqu'ils sont appliqués localement, les femmes enceintes ou allaitantes doivent être particulièrement attentives aux ingrédients que contiennent leurs produits de soin. Il est important d'être à l'écoute de son corps et de savoir ce qui est mieux pour soi.

En cas de grossesse, gardez ce qui suit à l'esprit :

- éliminez le superflu. Réduisez votre utilisation de produits pouvant contenir des substances chimiques et des parfums nocifs ;
- moins, c'est mieux. Ne surchargez pas votre corps en abusant des bonnes choses. Cela est particulièrement vrai en ce qui concerne les parfums, les femmes enceintes ayant souvent un odorat exacerbé ;
- laissez la nature suivre son cours. La grossesse est un processus naturel. La plupart des problèmes de peau liés à la grossesse sont temporaires et se résorberont peu après la naissance.

BAUME POUR LE CORPS AU JOJOBA

(pour 200 ml environ)

L'apparition de vergetures est un phénomène naturel lors d'une grossesse. Le corps change rapidement, ce qui entraîne un étirement de la peau qui laisse des marques. Maintenir l'hydratation de votre peau grâce à des huiles et des baumes peut contribuer à prévenir l'apparition des vergetures ou à les atténuer.

Type de peau : tous
Quand l'utiliser : après la douche ou le bain
Les bienfaits : utilisez toujours des émulsifiants et des beurres sans parfum pendant la grossesse. Ils permettront non seulement de compenser les conséquences d'un sens de l'odorat exacerbé, mais également d'obtenir un produit rafraîchissant doté d'une délicate odeur de propre. La cire d'abeille et l'huile de jojoba confèrent à cet agréable baume pour le corps de puissantes propriétés émollientes. L'huile d'onagre, la vitamine E et l'huile essentielle de lavande sont toutes trois dotées de vertus antioxydantes.

Ustensiles • Bain-marie avec bol • Agitateur en verre • Pot en verre ou en PET (200 ml) désinfecté à l'alcool à 70°
Ingrédients • 2 c. à s. (30 ml) de cire d'abeille blanche désodorisée • 2 c. à s. (30 ml) d'huile de coco extra-vierge • 125 ml d'huile de jojoba • 1 c. à c. (5 ml) d'huile d'onagre • 10 gouttes (0,5 ml) de vitamine E • 5 gouttes (0,25 ml) d'huile essentielle de lavande

1. Placez un bol en verre résistant à la chaleur dans une casserole d'eau chaude non bouillante (30 °C) ; faites chauffer jusqu'à ce que le bol soit chaud au toucher. Versez-y la cire d'abeille et laissez fondre complètement. Ajoutez l'huile de coco et laissez chauffer en remuant de temps en temps jusqu'à ce qu'elle ait fondu.
2. Incorporez l'huile de jojoba, l'huile d'onagre et la vitamine E. Ôtez le bol du feu et mélangez pendant 10 minutes à l'aide d'un batteur électrique.
3. Ajoutez l'huile essentielle de lavande et remuez bien.
4. Transférez votre produit dans le pot désinfecté et fermez hermétiquement. Stocké dans de bonnes conditions (voir page 174), le baume se conservera jusqu'à 3 mois.

VARIANTE
Si vous le souhaitez, remplacez l'huile de coco par une quantité équivalente de beurre de karité naturel.

CONSEILS D'UTILISATION
Après le bain ou la douche, séchez-vous à l'aide d'une serviette. Massez l'ensemble de votre corps avec 1 c. à c. (5 ml) de ce baume jusqu'à absorption complète par la peau.

ASTUCE
Remplacez l'huile essentielle de lavande par une quantité équivalente d'huile essentielle de citron ou de mandarine.

HUILE POUR LE CORPS AU NÉROLI (pour 120 ml)

Soyez bienveillante avec votre peau pendant la grossesse. Appliquer des émollients sur une peau sèche et squameuse vous permettra de vous sentir plus à l'aise.

Type de peau : tous
Quand l'utiliser : après la douche
Les bienfaits : ce délicat sérum est naturellement riche en vitamine E et laisse la peau douce et belle. L'odeur subtile du néroli apaisera le système nerveux de la mère et celui de l'enfant lors de l'allaitement.

Ustensiles • Petiti bécher • Agitateur en verre • Flacon-pompe en verre ou en PET (120 ml) désinfecté à l'alcool à 70°
Ingrédients • 60 ml d'huile d'argan • 60 ml d'huile d'abricot • 10 gouttes (0,5 ml) de vitamine E • 2 gouttes d'huile essentielle de néroli

1. Versez les huiles d'argan et d'abricot dans le bécher et mélangez. Ajoutez la vitamine E et remuez bien.
2. Ajoutez l'huile essentielle de néroli et remuez bien.
3. Transférez votre produit dans le flacon désinfecté et fermez hermétiquement. Stockée dans de bonnes conditions (voir page 174), l'huile se conservera jusqu'à 8 mois.

VARIANTE
Remplacez l'huile essentielle de néroli par une quantité équivalente d'huile essentielle de mandarine.

CONSEILS D'UTILISATION
Appliquez sur peau humide ou sèche après la douche ou le bain. Massez délicatement l'ensemble de votre corps avec 1 c. à s. (15 ml) d'huile jusqu'à absorption complète par la peau. Évitez la poitrine si vous allaitez.

ASTUCE
Lorsque vous nettoyez vos ustensiles et votre matériel, essuyez-les toujours avec des serviettes en papier avant de les rincer. Cela évitera à vos canalisations de se boucher et aux dépôts de s'accumuler dans l'évier.

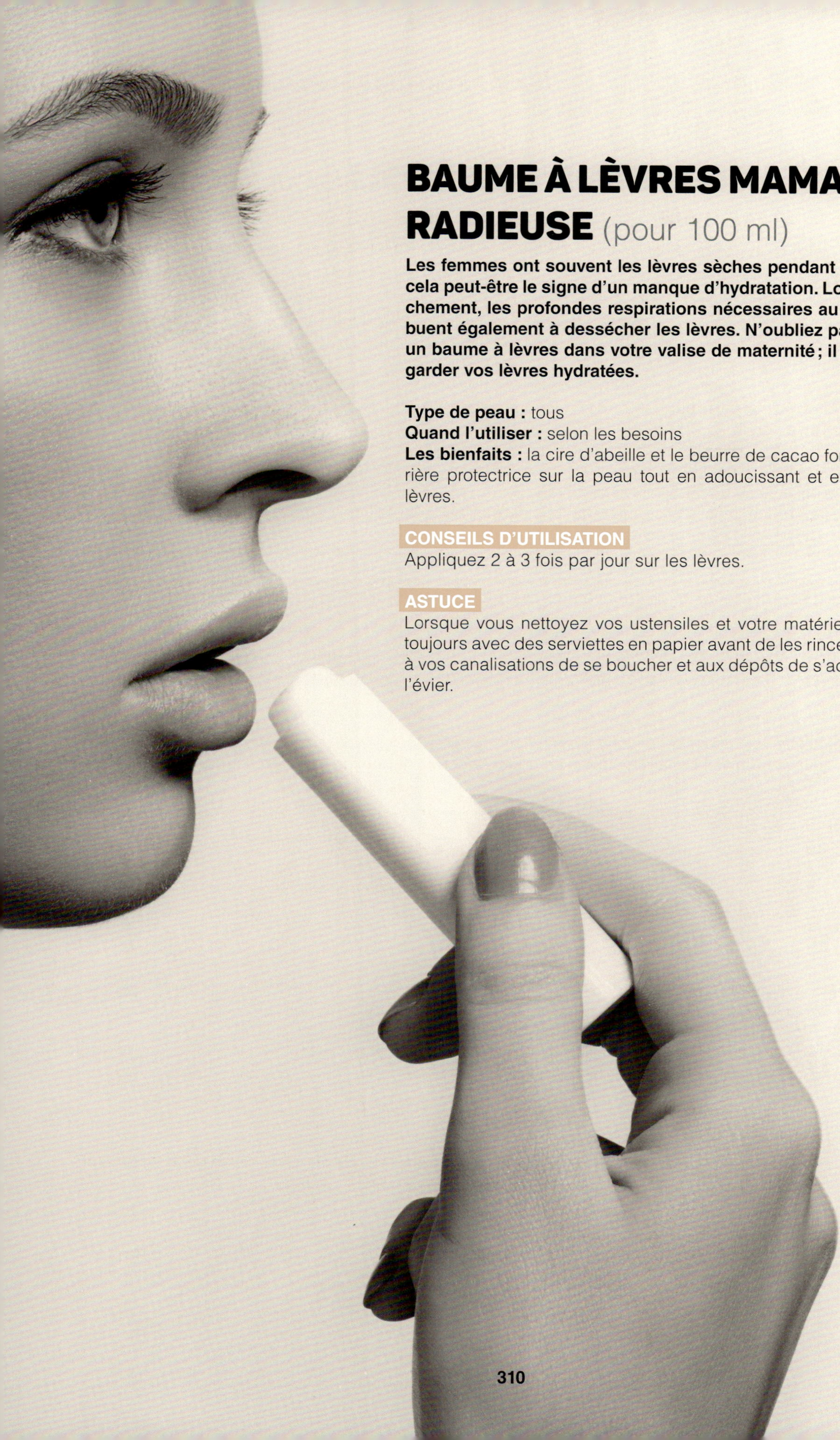

BAUME À LÈVRES MAMAN RADIEUSE (pour 100 ml)

Les femmes ont souvent les lèvres sèches pendant la grossesse ; cela peut-être le signe d'un manque d'hydratation. Lors de l'accouchement, les profondes respirations nécessaires au travail contribuent également à dessécher les lèvres. N'oubliez pas d'emporter un baume à lèvres dans votre valise de maternité ; il vous aidera à garder vos lèvres hydratées.

Type de peau : tous
Quand l'utiliser : selon les besoins
Les bienfaits : la cire d'abeille et le beurre de cacao forment une barrière protectrice sur la peau tout en adoucissant et en apaisant les lèvres.

CONSEILS D'UTILISATION

Appliquez 2 à 3 fois par jour sur les lèvres.

ASTUCE

Lorsque vous nettoyez vos ustensiles et votre matériel, essuyez-les toujours avec des serviettes en papier avant de les rincer. Cela évitera à vos canalisations de se boucher et aux dépôts de s'accumuler dans l'évier.

Ustensiles : • Bain-marie avec bol • Petit bécher • Agitateur en verre • 10 tubes pour baume à lèvres désinfectés à l'alcool à 70°
Ingrédients : • 2 c. à s. (30 ml) de cire d'abeille blanche désodorisée • 2 c. à s. (30 ml) de beurre de cacao • 2 c. à s. (30 ml) de macérât huileux de calendula • 1 c. à s. (15 ml) d'huile de jojoba • 2 gouttes d'huile essentielle de citron vert (distillée)

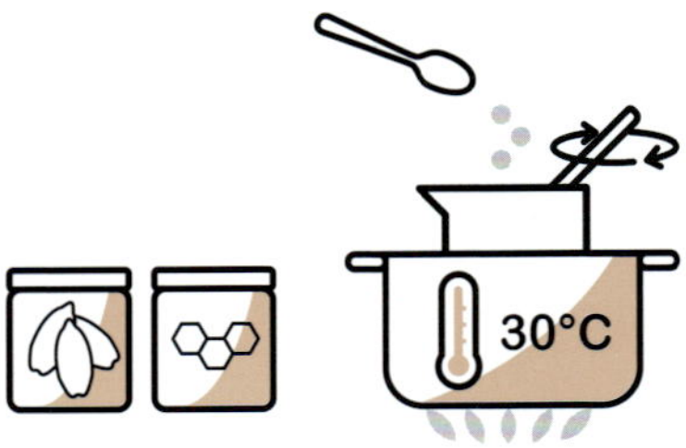

1. Placez un verre gradué (avec bec verseur) résistant à la chaleur dans une casserole d'eau chaude non bouillante (30 °C) ; faites chauffer jusqu'à ce que le verre soit chaud au toucher. Versez-y la cire d'abeille et laissez fondre complètement. Ajoutez le beurre de cacao et laissez chauffer pendant 1 à 2 minutes, jusqu'à ce que le mélange soit parfaitement transparent.

2. Pendant ce temps, versez le macérât huileux de calendula et l'huile de jojoba dans un bol et mélangez. Ajoutez ce mélange à la préparation contenant la cire fondue et remuez jusqu'à obtention d'une préparation homogène. Ôtez le verre gradué du feu.

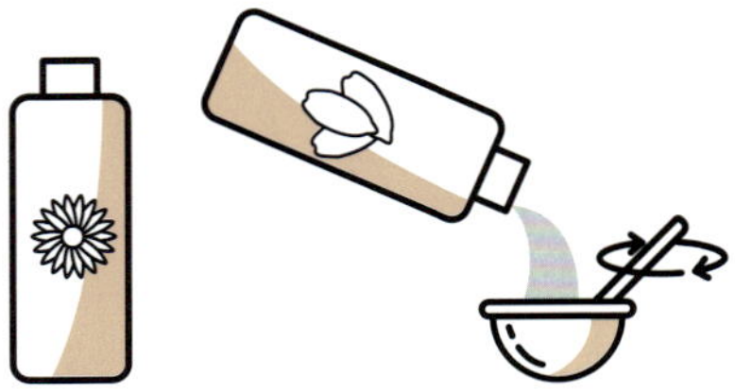

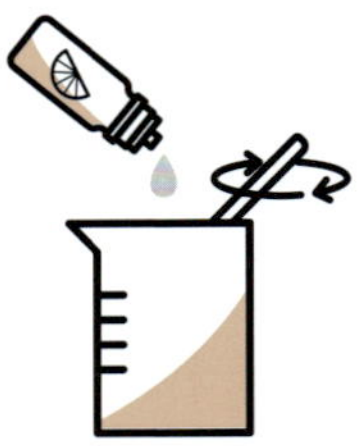

3. Ajoutez l'huile essentielle de citron vert et mélangez bien.

4. Transférez aussitôt la préparation dans les contenants désinfectés et réservez pendant 20 minutes environ, jusqu'à ce que la préparation ait pris. Une fois que la préparation a pris, fermez les tubes. Stockés dans de bonnes conditions (voir page 174), les baumes se conserveront jusqu'à 6 mois.

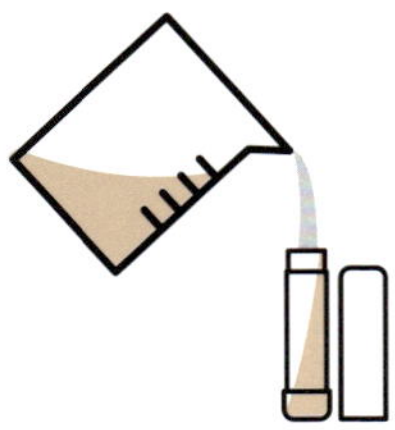

VARIANTE
Remplacez la cire d'abeille par une quantité équivalente de beurre de karité et l'huile essentielle de citron vert par une quantité équivalente d'huile essentielle de mandarine.

SÉRUM ÉMOLLIENT POUR LE VISAGE

(pour 200 ml environ)

Privilégier la simplicité est essentiel pendant la grossesse et l'allaitement. Cette formulation contient de l'huile de jojoba et de l'huile d'argan, deux huiles douces, mais puissantes, qui hydratent et nourrissent la peau.

Type de peau : tous
Quand l'utiliser : matin et soir
Les bienfaits : l'huile d'argan et l'huile de jojoba sont toutes deux riches en vitamine E, dont il a été prouvé qu'elle améliorait l'élasticité de la peau, l'hydratait et l'adoucissait. Légèrement antibactérienne, l'huile essentielle de néroli possède un parfum doux, calmant et apaisant.

Ustensiles • Petit bécher • Agitateur en verre • Bouteille à clapet ou flacon-pompe en verre ou en PET (200 ml) désinfecté à l'alcool à 70° (voir « Astuce »)
Ingrédients • 175 ml d'huile de jojoba • 1 c. à s. (15 ml) d'huile d'argan • 1 goutte d'huile essentielle de néroli

1. Versez les huiles de jojoba et d'argan dans le bécher et mélangez.
2. Ajoutez l'huile essentielle de néroli et remuez bien.
3. Transférez votre produit dans le contenant désinfecté et fermez hermétiquement. Stocké dans de bonnes conditions (voir page 174), le sérum se conservera jusqu'à 8 mois.

CONSEILS D'UTILISATION

- Appliquez sur une peau parfaitement propre. Déposez 2 à 3 gouttes de sérum sur le bout de vos doigts et appliquez-le en tapotant délicatement votre front, vos joues et votre menton. Massez doucement pour faire pénétrer dans la peau.
- Effectuez toujours un test cutané avant d'utiliser un nouveau produit
- Quel que soit votre type de peau habituel, votre corps subit tellement de changements lors de la grossesse qu'il est indispensable de réaliser systématiquement un test d'allergie avant d'utiliser un produit. Appliquez une petite quantité de produit sur la face interne de votre avant-bras et patientez au moins 15 à 20 minutes. Si une irritation ou des rougeurs apparaissent, n'utilisez pas le produit.

ASTUCE

Cette formulation prévoit une grande quantité. Transvasez une partie de la préparation dans un contenant plus petit (50 ml) pour votre usage quotidien et stockez le reste au réfrigérateur jusqu'au moment de vous en servir.

GEL ÉMOLLIENT POUR LE VISAGE (pour 50 ml environ)

Ce gel aide à équilibrer le pH de votre peau et évite qu'elle se dessèche. Il contribue également à atténuer les imperfections.

Type de peau : tous
Quand l'utiliser : matin et soir
Les bienfaits : l'huile d'argan et l'huile de jojoba sont toutes deux riches en vitamine E, dont il a été prouvé qu'elle améliorait l'élasticité de la peau, l'hydratait et l'adoucissait. Légèrement antibactérienne, l'huile essentielle de néroli possède un parfum doux, calmant et apaisant.

Ustensiles • Petit bécher • Agitateur en verre • Bouteille à clapet ou flacon-pompe en verre (40 ml) désinfecté à l'alcool à 70°
Ingrédients • 2 c. à s. (30 ml) de gel d'aloe vera • 1 c. à c. (5 ml) d'huile de jojoba • 1 c. à c. (5 ml) d'huile d'argan • 1 goutte d'huile essentielle de néroli

1. Placez le gel d'aloe vera dans un petit bol et réservez.
2. Versez les huiles de jojoba et d'argan dans le bécher et mélangez. Ajoutez ce mélange à l'aloe vera et remuez jusqu'à obtention d'une émulsion.
3. Ajoutez l'huile essentielle de néroli et remuez bien.
4. Transférez votre produit dans le contenant désinfecté et fermez hermétiquement. Stocké dans de bonnes conditions (voir page 174), le gel se conservera jusqu'à 3 mois.

VARIANTE
Remplacez l'huile d'argan par une quantité équivalente d'huile de tournesol.

CONSEILS D'UTILISATION
Après avoir parfaitement nettoyé et séché votre peau, appliquez de petites quantités de produit sur votre front, vos joues et votre menton. Massez délicatement pour faire pénétrer dans la peau.

ASTUCE
Une surexposition au soleil pendant la grossesse peut entraîner une hyperpigmentation. Il est conseillé d'éviter toute exposition inutile au soleil pendant cette période.

DÉODORANT À LA MANDARINE (pour 100 ml)

La grossesse et l'allaitement induisent non seulement une exacerbation du sens de l'odorat, mais aussi une intensification des odeurs corporelles. Cette dernière est due à la hausse des niveaux d'hormones et à la prise de poids (qui augmente la chaleur corporelle et la transpiration). Par ailleurs, il est important de rappeler que la mère et l'enfant nouent des liens par le biais du toucher et de l'odorat. Les déodorants doivent donc être à la fois doux et discrets.

Type de peau : tous
Quand l'utiliser : après la douche ou le bain
Les bienfaits : la fécule de maïs et la poudre d'arrow-root sont dénuées d'odeur et absorbent l'humidité, ce qui en fait d'excellentes bases pour les déodorants. Les huiles essentielles d'agrumes sont naturellement désodorisantes.

CONSEILS D'UTILISATION
Appliquez sur des aisselles propres après la douche ou le bain. Laissez sécher avant de vous habiller.

ASTUCE
Voir « Conditionner les déodorants », page 303.

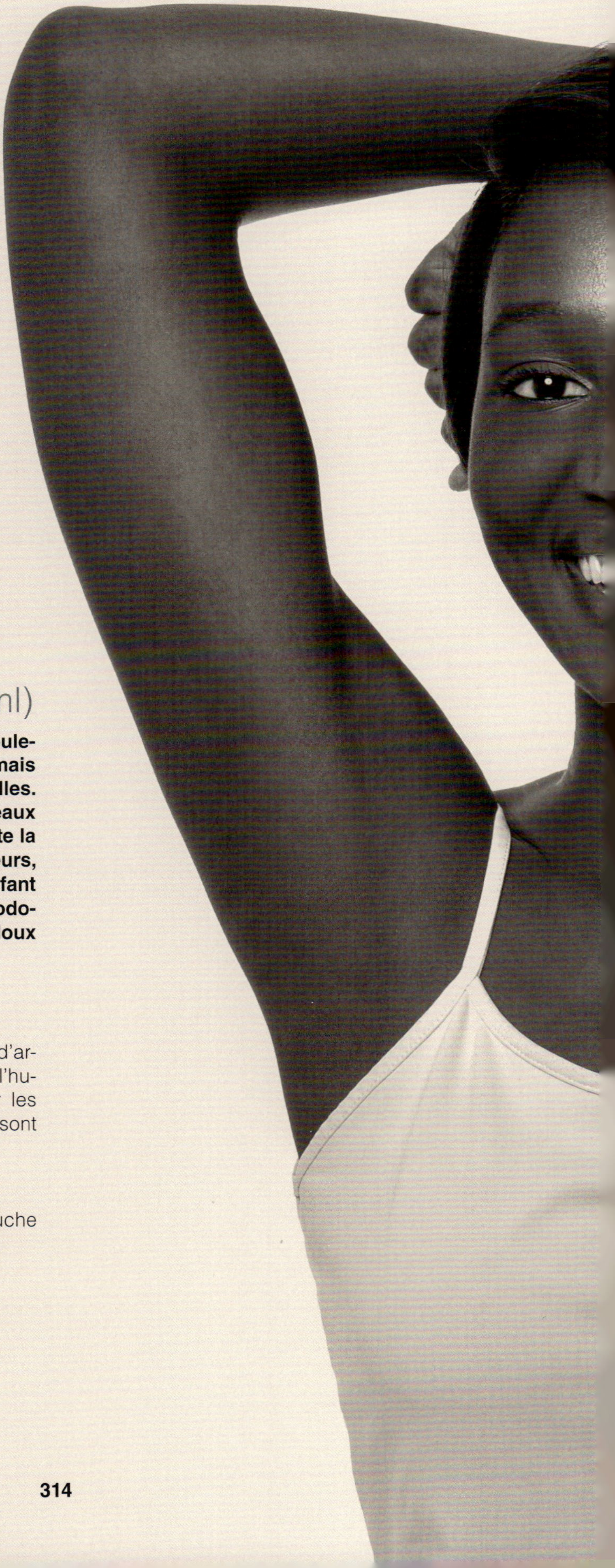

Ustensiles : • Bain-marie avec bol • Agitateur en verre • 2 tubes pour déodorant ou 2 pots (50 ml) désinfectés à l'alcool à 70°
Ingrédients : • 60 ml d'huile de coco extra-vierge • 1 c. à s. (15 ml) de fécule de maïs • 1 c. à s. (15 ml) de poudre d'arrow-root • 5 gouttes (0,25 ml) d'huile essentielle de mandarine

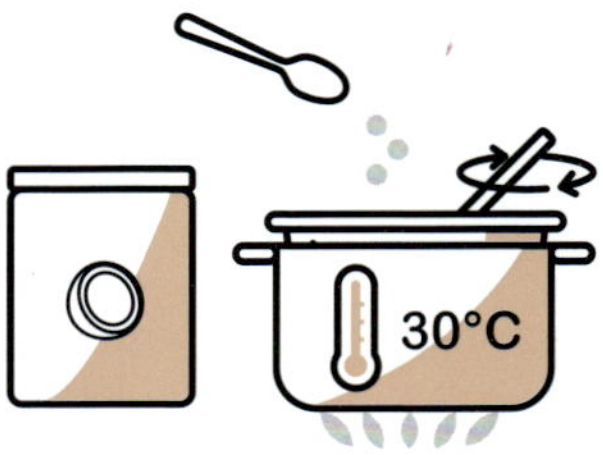

1. Placez un bol en verre résistant à la chaleur dans une casserole d'eau chaude non bouillante (30 °C) ; faites chauffer jusqu'à ce que le bol soit chaud au toucher. Versez-y l'huile de coco et laissez fondre complètement.

2. Pendant ce temps, placez la fécule de maïs et la poudre d'arrow-root dans un petit bol et mélangez. Versez ce mélange dans l'huile de coco fondue et remuez jusqu'à obtention d'une préparation parfaitement homogène. Ôtez le bol du feu et laissez refroidir légèrement.

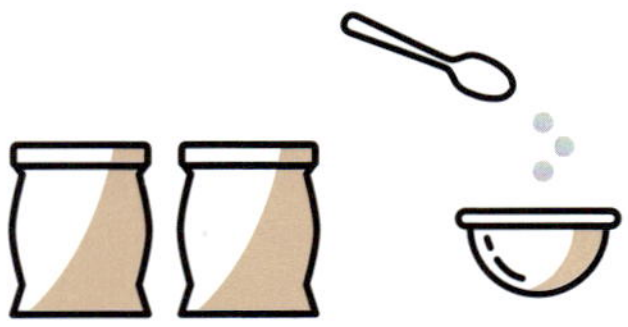

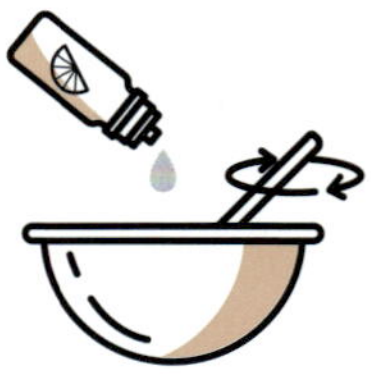

3. Ajoutez l'huile essentielle de mandarine et remuez bien.

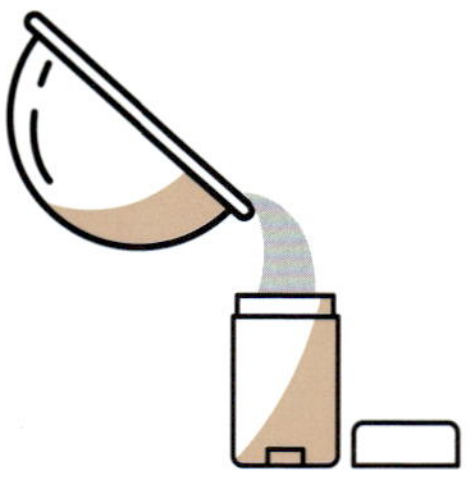

4. Transférez la préparation dans les contenants désinfectés, fermez-les et réservez à température ambiante pendant 24 heures, le temps que le produit se solidifie. Stocké dans de bonnes conditions (voir page 174), le déodorant se conservera jusqu'à 1 mois.

VARIANTE

Déodorant poudre aux à la mandarine : omettez l'huile de coco. Versez la fécule de maïs et la poudre d'arrow-root dans un pot en verre de 50 ml et mélangez. Ajoutez l'huile essentielle de mandarine, fermez et secouez bien. Utilisez une cuillère en bois pour prélever la poudre (afin d'éviter toute contamination croisée) et appliquez-la en tapotant vos aisselles propres du bout des doigts.

MASQUE ANTI-ACNÉ PUR ET SIMPLE (pour 100 ml)

L'acné est un problème qui survient couramment pendant la grossesse, en raison de la fluctuation des hormones. Éviter d'utiliser des produits chimiques nocifs est donc encore plus important pendant cette période. L'argile blanche possède des propriétés nettoyantes et élimine les impuretés; elle contribue également à réduire les inflammations.

Type de peau : tous
Quand l'utiliser : le soir
Les bienfaits : l'argile blanche (kaolin) est riche en minéraux qui nourrissent la peau et améliorent son aspect général. L'huile de jojoba apporte de l'hydratation et contribue au traitement des inflammations. L'huile essentielle de camomille allemande atténue les rougeurs et les inflammations, et l'huile essentielle de tea tree est antibactérienne.

Ustensiles • Petit bécher • Agitateur en verre • Pot en verre (125 ml) désinfecté à l'alcool à 70° (voir page 176)
Ingrédients • 60 ml d'argile blanche (kaolin) • 60 ml d'eau filtrée chauffée à 30 °C • 1 c. à c. (5 ml) d'huile de jojoba • 1 goutte d'huile essentielle de camomille allemande • 1 goutte d'huile essentielle de tea tree

1. Placez l'argile dans un bol. Tout en remuant, versez progressivement l'eau tiède. Mélangez jusqu'à obtention d'une pâte lisse et brillante. Si la préparation vous semble trop sèche, ajoutez de l'eau, ½ c. à c. à la fois, jusqu'à obtention de la consistance souhaitée.
2. Versez l'huile de jojoba et les huiles essentielles de camomille allemande et de tea tree dans le bécher et mélangez. Ajoutez ce mélange à l'argile humidifiée et remuez jusqu'à obtention d'une préparation homogène.
3. Transférez votre produit dans le pot désinfecté et fermez hermétiquement. Stocké dans de bonnes conditions (voir page 174), le masque se conservera jusqu'à 2 mois.

VARIANTE

Remplacez l'huile essentielle de camomille allemande par une quantité équivalente d'huile essentielle de santal.

CONSEILS D'UTILISATION

- Lavez et séchez votre visage. Du bout des doigts, appliquez ½ c. à c. (2 ml) de produit sur l'ensemble de votre visage et laissez sécher pendant 10 à 12 minutes. Rincez à l'eau chaude à l'aide d'une petite serviette ou d'une éponge. Poursuivez par l'application du gel anti-acné pur et simple (page 317).
- Vous pouvez également utiliser ce masque en tant que traitement local. Appliquez-le sur les boutons et laissez sécher pendant 30 minutes. Rincez à l'eau chaude à l'aide d'une petite serviette ou d'une éponge. Poursuivez par l'application du gel anti-acné pur et simple.

ASTUCE

Si le masque se dessèche dans son contenant, ajoutez-y de l'eau, 1 c. à s. (15 ml) à la fois, jusqu'à obtention de la consistance désirée.

GEL ANTI-ACNÉ PUR ET SIMPLE (pour 150 ml)

L'acné est un problème qui survient couramment pendant la grossesse, en raison de la fluctuation des hormones. Éviter les produits chimiques nocifs est donc encore plus important pendant cette période.

Type de peau : tous
Quand l'utiliser : selon les besoins
Les bienfaits : l'association de l'huile de jojoba et des huiles essentielles de camomille allemande et de tea tree atténue les inflammations. L'aloe vera contribue à restaurer l'hydratation des peaux sèches.

Ustensiles • Petit bécher • Agitateur en verre • Pot en verre (125 ml) désinfecté à l'alcool à 70° (voir page 176)
Synergie d'huiles essentielles • 1 goutte d'huile essentielle de camomille allemande • 1 goutte d'huile essentielle de tea tree
Base • 2 c. à s. (30 ml) de gel d'aloe vera • 1 c. à c. (5 ml) d'huile de jojoba

1. Synergie d'huiles essentielles : versez les huiles essentielles de camomille allemande et de tea tree dans le bécher et mélangez. Couvrez de papier d'aluminium ou de film étirable et réservez.
2. Base : placez le gel d'aloe vera dans un bol. Ajoutez l'huile de jojoba et mélangez jusqu'à obtention d'une émulsion.
3. Ajoutez le mélange synergique et remuez jusqu'à obtention d'une préparation homogène.
4. Transférez votre produit dans le pot désinfecté et fermez hermétiquement. Stocké dans de bonnes conditions (voir page 174), le gel se conservera jusqu'à 2 mois.

VARIANTE
Remplacez l'huile de jojoba par une quantité équivalente d'huile d'argan.

CONSEILS D'UTILISATION
Nettoyez votre peau. Appliquez le gel sur les boutons d'acné en tapotant et laissez sécher. En fonction de vos besoins, poursuivez par l'application du sérum émollient pour le visage (page 312).

ASTUCE
Lorsque vous nettoyez vos ustensiles et votre matériel, essuyez-les toujours avec des serviettes en papier avant de les rincer. Cela évitera à vos canalisations de se boucher et aux dépôts de s'accumuler dans l'évier.

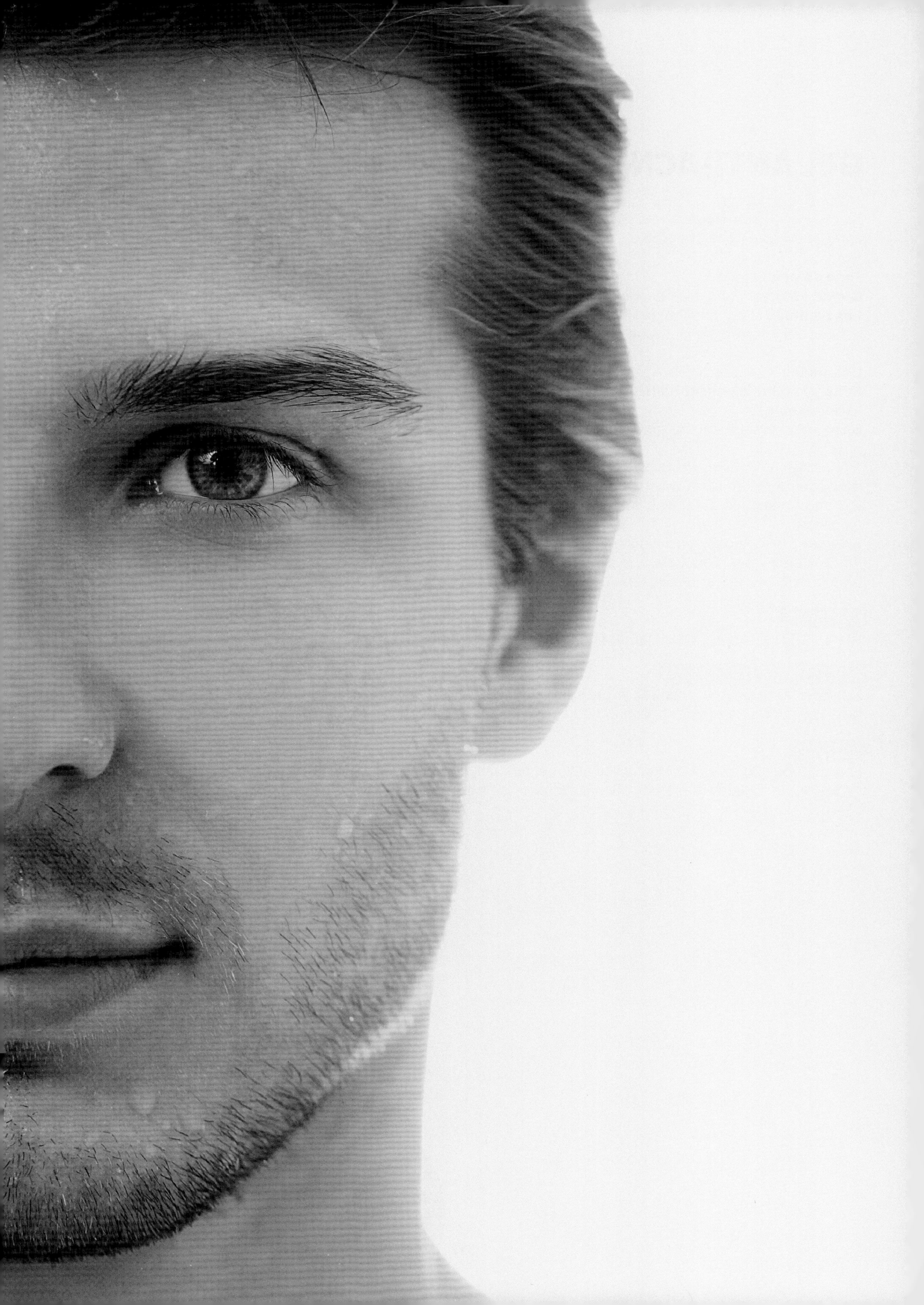

PRODUITS DE SOIN AU MASCULIN

Dans les civilisations anciennes, les huiles et les onguents parfumés destinés à nettoyer, à adoucir, à désodoriser et à soigner le corps étaient utilisés par tout le monde, hommes et femmes confondus. Pourtant, à un certain moment, les soins pour hommes ont été relégués au second plan des produits de beauté.

En termes de soins de peau, les besoins des hommes sont différents de ceux des femmes. Par exemple, après la puberté, leur peau produit du sébum en quantité plus importante. En raison de leur niveau d'hormones androgènes (testostérone) naturellement plus élevé que celui des femmes, les hommes ont une peau plus épaisse, d'aspect plus rêche. La peau des hommes produit également davantage de collagène, ce qui, jusqu'à l'âge de 50 ans, retarde l'apparition des ridules et des rides.

En 2013, le département de la Santé de l'État de New York et le département des Sciences de la santé environnementale de l'université Columbia ont étudié les effets des cosmétiques sur les hommes. Ils ont découvert que les parabènes – dont on sait qu'ils sont nocifs pour la santé – étaient aussi absorbés par la peau des hommes. De la même façon, l'Organisation mondiale de la santé a rapporté que les perturbateurs endocriniens présents dans l'air et dans l'environnement nuisaient à la qualité du sperme. Une approche adaptée des produits naturels pour hommes promeut non seulement l'hygiène, mais aussi la santé et le bien-être.

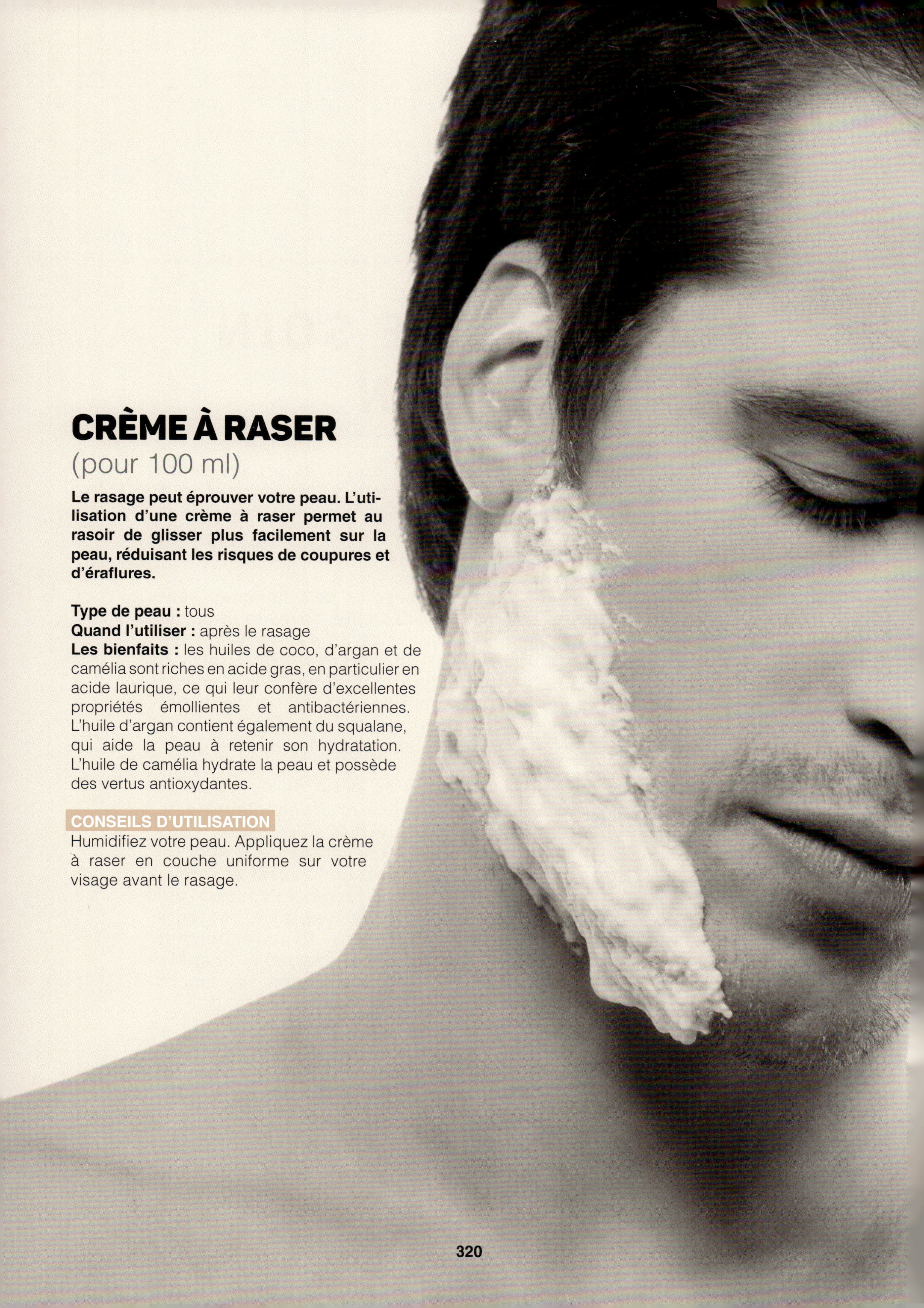

CRÈME À RASER

(pour 100 ml)

Le rasage peut éprouver votre peau. L'utilisation d'une crème à raser permet au rasoir de glisser plus facilement sur la peau, réduisant les risques de coupures et d'éraflures.

Type de peau : tous
Quand l'utiliser : après le rasage
Les bienfaits : les huiles de coco, d'argan et de camélia sont riches en acide gras, en particulier en acide laurique, ce qui leur confère d'excellentes propriétés émollientes et antibactériennes. L'huile d'argan contient également du squalane, qui aide la peau à retenir son hydratation. L'huile de camélia hydrate la peau et possède des vertus antioxydantes.

CONSEILS D'UTILISATION

Humidifiez votre peau. Appliquez la crème à raser en couche uniforme sur votre visage avant le rasage.

Ustensiles • Petit bécher • Bain-marie avec bol • Batteur électrique • Bouteille à clapet ou flacon-pompe (125 ml) désinfecté(e) à l'alcool à 70°
Synergie d'huiles essentielles • 5 gouttes (0,25 ml) de chacune des huile essentielle suivantes : cajeput et menthe poivrée
Base • 60 ml d'huile de coco extra-vierge • 1 c. à s. (15 ml) de beurre de karité • 1 c. à s. (15 ml) d'huile d'argan • 1 c. à s. (15 ml) d'huile de camélia

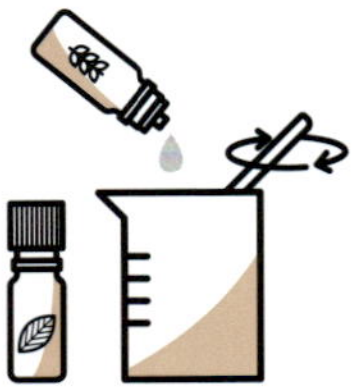

1. **Synergie d'huiles essentielles :** versez les huiles essentielles dans le bécher et mélangez. Couvrez de papier d'aluminium ou de film étirable et réservez.

2. **Base :** placez un bol en verre résistant à la chaleur dans une casserole d'eau chaude non bouillante (30 °C) ; faites chauffer jusqu'à ce que le bol soit chaud au toucher. Versez-y l'huile de coco et laissez fondre complètement. Ajoutez le beurre de karité et laissez fondre complètement. Remuez délicatement jusqu'à obtention d'un mélange homogène. Ôtez le bol du feu.

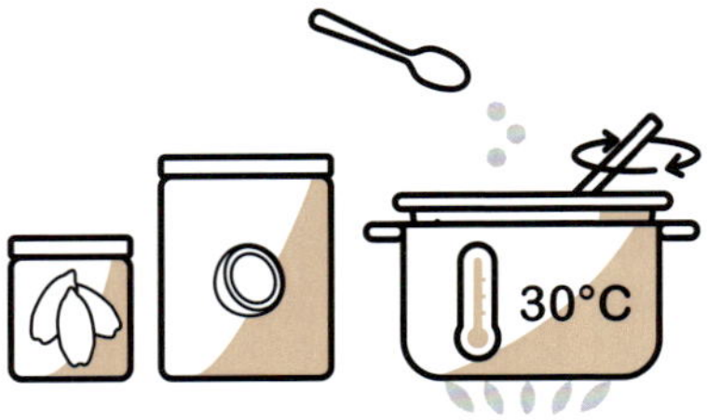

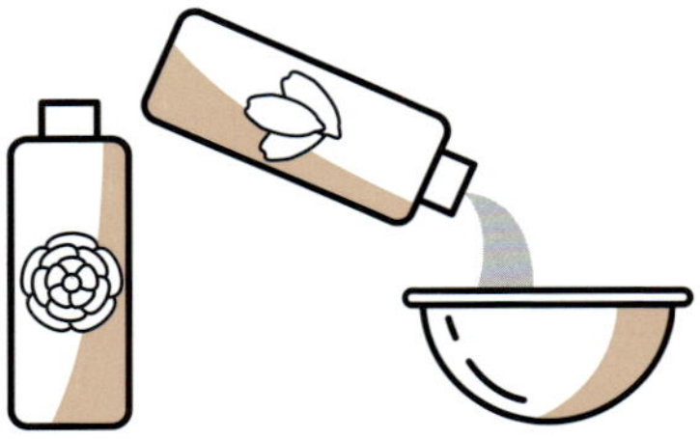

3. Ajoutez les huiles d'argan et de camélia et remuez bien. Couvrez et réfrigérez pendant 30 minutes pour que le produit prenne.

4. À l'aide d'un batteur électrique, fouettez la préparation contenant les huiles jusqu'à ce qu'elle devienne crémeuse.

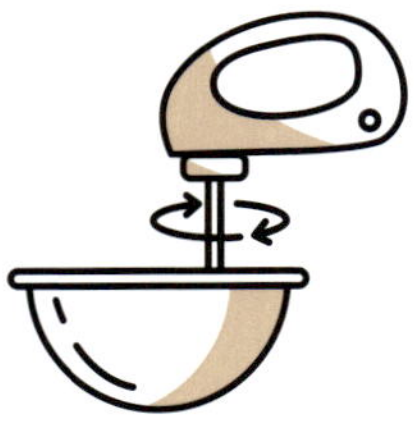

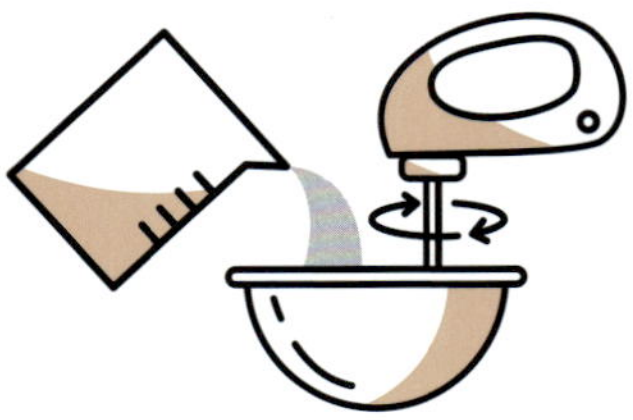

5. Ajoutez le mélange synergique et remuez bien.
6. Transférez votre produit dans le contenant désinfecté et réservez pendant 24 heures, le temps que le produit prenne. Stockée dans de bonnes conditions (voir page 174), la crème se conservera jusqu'à 6 mois.

VARIANTE

Si vous avez la peau sensible, remplacez la synergie d'huiles essentielles de l'étape 1 par 5 gouttes (0,25 ml) d'huile essentielle de néroli et 5 gouttes (0,25 ml) d'huile essentielle de petit grain bigarade.

GEL APRÈS-RASAGE À L'ALOE VERA (pour 100 ml)

Ce tonique, doté de propriétés astringentes, contribue à resserrer les pores après le rasage. Il protège également la peau des infections pouvant résulter des coupures ou des écorchures dues au rasoir.

Type de peau : tous (voir « Variante », ci-dessous)
Quand l'utiliser : après le rasage
Les bienfaits : l'aloe vera contient de nombreux minéraux et vitamines, en plus des saponines qui contribuent à l'effet nettoyant et antiseptique du gel. L'hamamélis possède des propriétés astringentes, analgésiques et anti-inflammatoires et atténue les érythèmes (rougeur de la peau). Il a également été démontré que les lotions contenant de l'hamamélis pouvaient avoir un effet antihistaminique. La synergie d'huiles essentielles apporte un parfum masculin qui favorise l'ancrage ; elle est antimicrobienne et contribue à la réparation des peaux endommagées par le soleil.

Ustensiles • Petit bécher • Pot ou flacon-pompe en verre (125 ml) désinfecté à l'alcool à 70°
Synergie d'huiles essentielles • 5 gouttes (0,25 ml) d'huile essentielle de santal (jaune) • 5 gouttes (0,25 ml) d'huile essentielle de patchouli • 5 gouttes (0,25 ml) d'huile essentielle de menthe poivrée • 5 gouttes (0,25 ml) d'huile essentielle de benjoin
Base • 60 ml de macérât glycériné de thé vert • 2 c. à s. (30 ml) de gel d'aloe vera • 1 c. à s. (15 ml) d'hydrolat d'hamamélis

1. **Synergie d'huiles essentielles :** versez les huiles essentielles de santal, de patchouli, de menthe poivrée et de benjoin dans le bécher et mélangez. Couvrez de papier d'aluminium ou de film étirable et réservez.
2. **Base :** versez le macérât de thé vert, le gel d'aloe vera et l'hydrolat d'hamamélis dans un bol et mélangez à l'aide d'un fouet. Ajoutez le mélange synergique et mélangez jusqu'à obtention d'une préparation homogène.
3. Transférez votre produit dans le contenant désinfecté et fermez hermétiquement. Stocké dans de bonne conditions (voir page 174), le gel se conservera jusqu'à 3 mois.

VARIANTE

Gel après-rasage à l'aloe vera pour peau sensible : omettez les huiles essentielles de menthe poivrée et de benjoin. Ajoutez 5 gouttes (0,25 ml) d'huile essentielle de lavande.

CONSEILS D'UTILISATION

Massez l'ensemble de votre visage avec une petite quantité de produit (moins de ¼ c. à c./1 ml) après le nettoyage ou le rasage.

SÉRUM POUR LA BARBE (pour 125 ml)

Un sérum pour la barbe permet de discipliner les poils du visage et d'hydrater la peau située sous la barbe; celle-ci peut en effet devenir sèche ou squameuse, voire produire des pellicules.

Type de peau : tous
Quand l'utiliser : après la douche ou le bain
Les bienfaits : l'huile d'argan discipline et adoucit les poils du visage tout en leur apportant un lustre non gras. L'huile de camélia apporte un complément de soin. Avec leur parfum classique, les huiles essentielles de santal et de rose de Damas apaiseront l'esprit tout au long de la journée.

Ustensiles • Petit bécher • Vaporisateur (125 ml) désinfecté à l'alcool à 70°
Synergie d'huiles essentielles • 5 gouttes (0,25 ml) d'huile essentielle de santal (jaune) • 5 gouttes (0,25 ml) d'huile essentielle de rose de Damas
Base • 60 ml d'huile d'argan • 60 ml d'huile de camélia • 5 gouttes (0,25 ml) d'extrait de bambou

1. Synergie d'huiles essentielles : versez les huiles essentielles de santal, de rose de Damas dans le bécher et mélangez. Couvrez de papier d'aluminium ou de film étirable et réservez.
2. Versez les huiles d'argan et de camélia et l'extrait de bambou dans le vaporisateur désinfecté. Ajoutez le mélange synergique et fermez-le hermétiquement. Faites-le rouler délicatement entre les paumes de vos mains afin de mélanger les huiles. Laissez reposez au moins1 heure avant utilisation, afin de permettre la fusion des huiles.
3. Stocké dans de bonnes conditions (voir page 174), le sérum se conservera jusqu'à 6 mois.

VARIANTE
Remplacez, en quantités équivalentes, les huiles essentielles de santal et de rose par des huiles essentielles de géranium et de patchouli.

CONSEILS D'UTILISATION
Après la douche ou le bain, vaporisez le sérum sur votre barbe et peignez pour répartir le produit.

ASTUCE
Lorsque vous nettoyez vos ustensiles et votre matériel, essuyez-les toujours avec des serviettes en papier avant de les rincer. Cela évitera à vos canalisations de se boucher et aux dépôts de s'accumuler dans l'évier.

BAIN AROMATIQUE POUR LES SPORTIFS
(pour 150 ml)

Des études menées par l'université de Tokyo en 2014 suggèrent que prendre un bain après un exercice physique aide le corps à se régénérer et améliore également l'endurance, en particulier chez les sujets les plus âgés et ceux ayant subi des blessures.

Type de peau : tous
Quand l'utiliser : 1 heure après l'entraînement
Les bienfaits : le sel d'Epsom est riche en magnésium. Dissout dans de l'eau chaude, il aide le corps à se détoxifier et les muscles à se détendre. Les huiles essentielles de romarin et de pamplemousse sont chauffantes et optimisantes. L'huile essentielle de lavande est calmante et favorise le relâchement des tensions.

Ustensiles • Petit bécher
Ingrédients • 3 gouttes d'huile essentielle de romarin • 2 gouttes d'huile essentielle de pamplemousse (voir « Alerte sensibilité », page 232) • 10 gouttes (0,5 ml) d'huile essentielle de lavande • 2 c. à s. (30 ml) d'huile de chanvre • 125 ml de sel d'Epsom

1. Versez l'huile de chanvre et les huiles essentielles de romarin, de pamplemousse et de lavande dans le bécher et mélangez
2. Placez le sel d'Epsom dans un bol et ajoutez le mélange d'huiles. Remuez bien.

VARIANTE
HUILE DE MASSAGE POUR LES SPORTIFS : préparez le mélange d'huiles, transférez-le dans une petite bouteille (30 ml) et fermez hermétiquement. Massez vos muscles après un entraînement ou une autre activité physique. Stockée dans de bonnes conditions (voir page 174), la préparation se conservera jusqu'à 3 mois.

CONSEILS D'UTILISATION
Remplissez la baignoire d'eau chaude et versez-y les sels de bain pendant que l'eau coule. Remuez l'eau pour dissoudre la préparation. Profitez de votre bain pendant 20 minutes au moins.

ASTUCES
Cette recette peut sans problème être triplée et conservée dans un pot en verre jusqu'à 3 mois.
Lorsque vous nettoyez vos ustensiles et votre matériel, essuyez-les toujours avec des serviettes en papier avant de les rincer. Cela évitera à vos canalisations de se boucher et aux dépôts de s'accumuler dans l'évier.

HUILE DE MASSAGE ANTIPELLICULAIRE

(pour 200 ml)

Un massage du cuir chevelu et du visage peut vous donner un coup de fouet, soulager les douleurs et libérer les tensions. L'ajout d'huiles essentielles antibactériennes et tonifiantes contribue à traiter les pellicules et à nourrir le cuir chevelu, la peau du visage et les cheveux.

CONSEILS D'UTILISATION

Avant d'aller vous coucher, massez l'ensemble de votre cuir chevelu du bout des doigts avec 8 à 9 gouttes d'huile. Laissez poser toute la nuit. Lavez-vous les cheveux le matin avec le gel douche vivifiant corps et cheveux (page 329).

Type de peau : tous, en particulier sèche ou grasse
Quand l'utiliser : avant de vous laver les cheveux
Les bienfaits : l'association de l'huile de sésame et de l'huile de jojoba permet d'obtenir un émollient thérapeutique idéal pour le traitement des pellicules et des symptômes liés à une sécheresse du cuir chevelu. La synergie d'huiles essentielles est antibactérienne et possède une agréable odeur masculine.

ASTUCE

Lorsque vous nettoyez vos ustensiles et votre matériel, essuyez-les toujours avec des serviettes en papier avant de les rincer. Cela évitera à vos canalisations de se boucher et aux dépôts de s'accumuler dans l'évier.

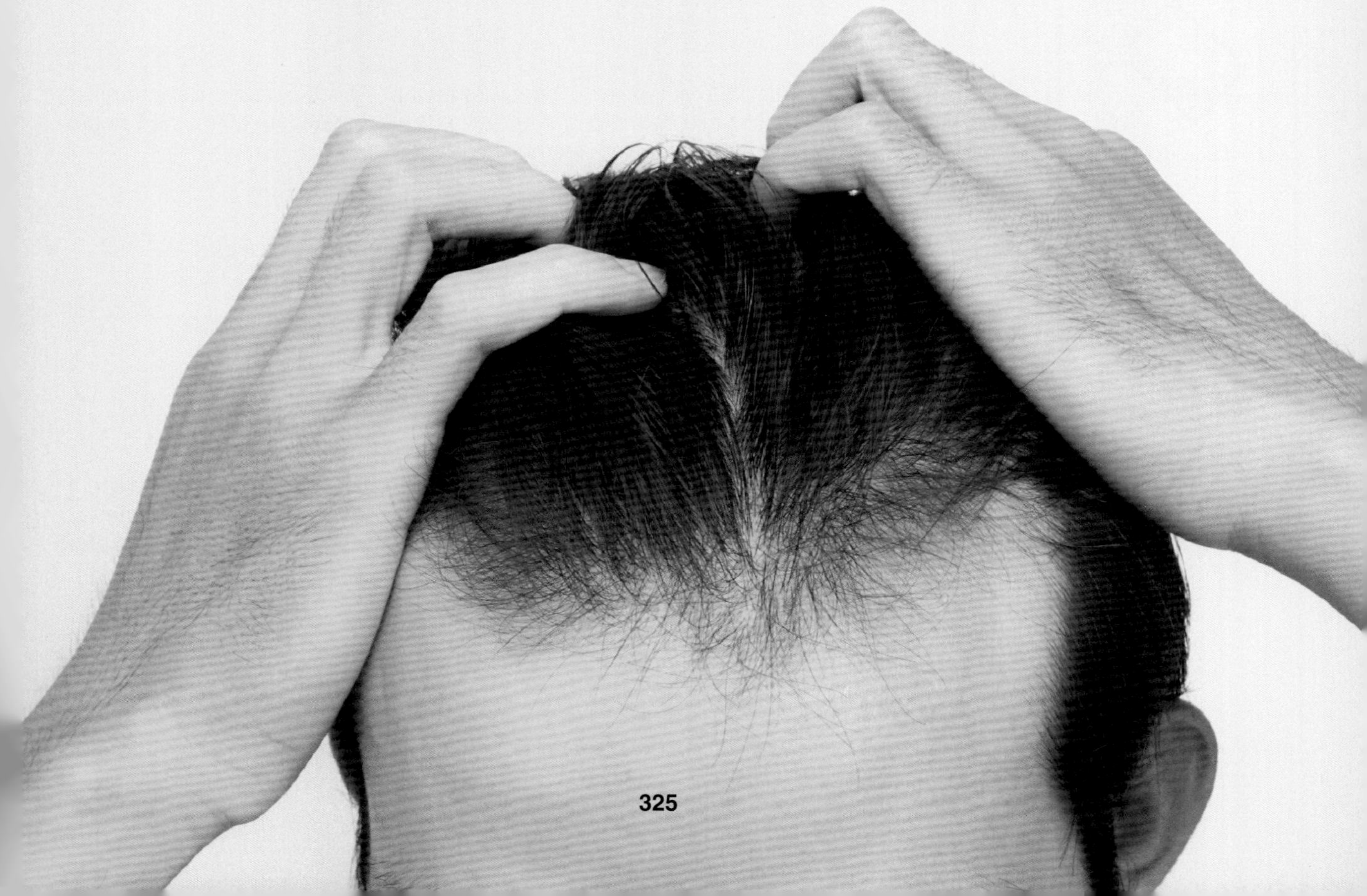

Ustensiles • Petit bécher • Vaporisateur (200 ml) désinfecté à l'alcool à 70°
Synergie d'huiles essentielles • 10 gouttes (0,5 ml) d'huile essentielle de santal (jaune) • 5 gouttes (0,25 ml) d'huile essentielle de géranium • 5 gouttes (0,25 ml) d'huile essentielle de patchouli • 5 gouttes (0,25 ml) d'huile essentielle de basilic doux
Base • 125 ml d'huile de jojoba • 60 ml d'huile de sésame

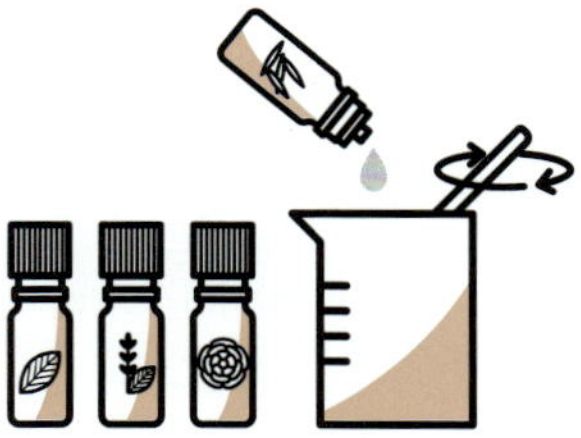

1. Synergie d'huiles essentielles : versez les huiles essentielles de santal, de géranium, de patchouli et de basilic dans le bécher et mélangez. Couvrez de papier d'aluminium ou de film étirable et réservez.

2. Versez les huiles de jojoba et de sésame dans le vaporisateur désinfecté.

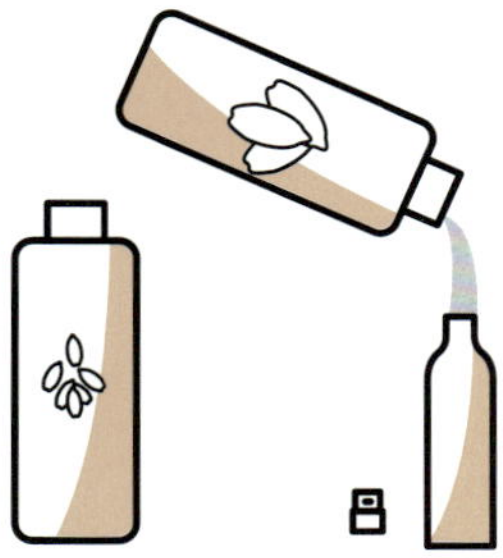

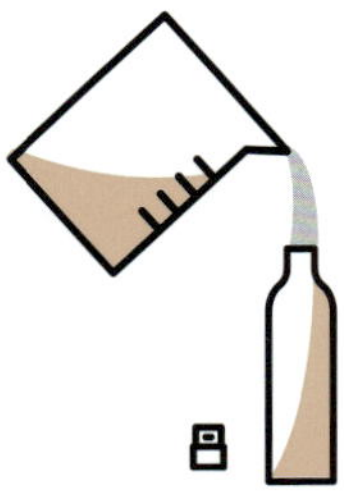

3. Ajoutez le mélange synergique et fermez-le hermétiquement. Faites-le rouler délicatement entre les paumes de vos mains afin de mélanger les huiles. Laissez reposer au moins 1 heure avant utilisation, afin de permettre la fusion des huiles.

4. Stockée dans de bonnes conditions (voir page 219), l'huile se conservera jusqu'à 6 mois.

VARIANTE

Gel douche antipelliculaire corps et cheveux : versez la synergie d'huiles essentielles préparée à l'étape 1 ainsi que 125 ml de base lavante sans laurylsulfate de sodium (SLS) dans un bécher et mélangez. Omettez le reste des ingrédients. Transférez la préparation dans une bouteille à clapet ou un flacon-pompe en verre (125 ml) désinfectés à l'alcool à 70°.

BRUME AROMATIQUE POUR LE BROSSAGE À SEC

(pour 120 ml)

Le brossage à sec stimule le corps, vous laissant profondément revigoré. Il permet également de détoxifier la peau en éliminant les cellules mortes. Vaporisez légèrement votre brosse avec cette brume avant de commencer : l'odeur rafraîchissante du grand air sublimera votre soin.

Type de peau : tous
Quand l'utiliser : le matin
Les bienfaits : l'huile essentielle de pin sylvestre est reconnue pour ses propriétés antiseptiques et antibactériennes. Grâce à leurs vertus désinfectantes et stimulantes, les huiles essentielles de basilic et de géranium soutiennent le système immunitaire du corps. L'hydrolat de lavande est calmant et apaisant.

Ustensiles • 2 petits béchers • Brosse pour le corps en poils naturels • Vaporisateur en verre (120 ml) désinfecté à l'alcool à 70° (voir page 176)
Synergie d'huiles essentielles • 5 gouttes (0,25 ml) d'huile essentielle de pin sylvestre • 5 gouttes (0,25 ml) d'huile essentielle de basilic doux • 5 gouttes (0,25 ml) d'huile essentielle de géranium
Base • 60 ml d'hydrolat de lavande • 60 ml d'eau filtrée chauffée à 30 °C

1. **Synergie d'huiles essentielles :** versez les huiles essentielles de pin sylvestre, de basilic doux et de géranium dans l'un des béchers et mélangez. Couvrez de papier d'aluminium ou de film étirable et réservez.
2. **Base :** versez l'hydrolat de lavande et l'eau dans le second bécher. Remuez bien.
3. Ajoutez le mélange synergique et remuez bien. Transférez votre produit dans le vaporisateur désinfecté. Stockée dans de bonnes conditions (voir page 174), la brume se conservera jusqu'à 3 mois.

CONSEILS D'UTILISATION

Brumisez légèrement votre brosse. Brossez votre corps en procédant par mouvements circulaires, en commençant par les mollets et en remontant lentement vers le haut du corps, pendant 5 minutes environ.

ASTUCE

Ce spray peut également être utilisé en guise de brume après-rasage pour le visage ou en guise de spray rafraîchissant pour le corps après un bain ou une douche.

HUILE DE DOUCHE AROMATIQUE (pour 225 ml)

Complètement décadente, cette huile fonctionne comme un nettoyant hydratant grâce à la puissance des huiles d'amande douce et de chanvre, riches en omégas. La synergie d'huiles essentielles composée de patchouli, de néroli et de menthe poivrée vous donnera un coup de fouet.

Type de peau : tous
Quand l'utiliser : matin ou soir
Les bienfaits : l'huile d'amande douce hydrate en profondeur, tandis que l'huile de chanvre est exceptionnellement riche en acides gras essentiels de la famille des omégas. L'association de ces deux huiles nourrit les peaux sèches. L'huile essentielle de patchouli est anti-inflammatoire et contribue à améliorer l'apparence des peaux squameuses. Les huiles essentielles de néroli et de menthe poivrée vous revigoreront.

Ustensiles • Petit bécher • Grand bécher • Flacon en verre (250 ml) désinfecté à l'alcool à 70° (voir page 176)
Synergie d'huiles essentielles • 10 gouttes (0,5 ml) d'huile essentielle de patchouli • 5 gouttes (0,25 ml) d'huile essentielle de néroli • 5 gouttes (0,25 ml) d'huile essentielle de menthe poivrée
Base • 175 ml d'huile d'amande douce • 60 ml d'huile de chanvre

1. **Synergie d'huiles essentielles :** versez les huiles essentielles de patchouli, de néroli et de menthe poivrée dans le petit bécher et mélangez. Couvrez de papier d'aluminium ou de film étirable et réservez.
2. **Base :** versez les huiles d'amande douce et de chanvre dans le grand bécher. Remuez bien.
3. Ajoutez le mélange synergique et mélangez à l'aide d'un fouet. Transférez votre produit dans le flacon désinfecté et fermez hermétiquement. Stockée dans de bonnes conditions (voir page 174), l'huile se conservera jusqu'à 6 mois.

VARIANTE
Si vous le souhaitez, remplacez l'huile de chanvre par une quantité équivalente d'huile de bourrache.

CONSEILS D'UTILISATION
Utilisez cette huile sous la douche. Appliquez 1 à 2 c. à s. (15 à 30 ml) de produit sur votre peau mouillée et massez l'ensemble de votre corps. Rincez abondamment et séchez-vous à l'aide d'une serviette.

ASTUCE
Vous pouvez utiliser cette huile en guise de soin après-rasage doux. Pour cela, il vous suffit de masser l'ensemble de votre visage avec 4 à 5 gouttes de produit jusqu'à ce qu'il soit absorbé par la peau.

GEL DOUCHE VIVIFIANT CORPS ET CHEVEUX
(pour 125 ml)

Les huiles essentielles présentes dans ce gel douche tout-en-un sont activées par une douche chaude. Avec l'aide de la vapeur d'eau, la synergie d'huiles essentielles aide à décongestionner les voies nasales et vous laisse une agréable sensation de fraîcheur sur la peau.

Type de peau : tous
Quand l'utiliser : matin ou soir
Les bienfaits : la base lavante sans laurylsulfate de sodium (SLS) peut être utilisée seule en guise de savon liquide pour le corps. La synergie d'huiles essentielles confère des bienfaits au gel douche. Elle possède des propriétés antiseptiques et antibactériennes et, avec l'aide de la vapeur d'eau, agit comme un décongestionnant – vous avez là un bon moyen de commencer la journée en période de grippe saisonnière

Ustensiles • Petit bécher • Batteur électrique • Bouteille à clapet ou flacon-pompe en verre (125 ml) désinfecté à l'alcool à 70° (voir « Astuces », page 176)
Ingrédients • 20 gouttes (1 ml) d'huile essentielle de mandarine • 5 gouttes (0,25 ml) d'huile essentielle de romarin • 5 gouttes (0,25 ml) d'huile essentielle de gingembre • 5 gouttes (0,25 ml) d'huile essentielle de néroli • 125 ml de base lavante sans laurylsulfate de sodium (SLS)

1. Versez les huiles essentielles de mandarine, de romarin, de gingembre et de néroli dans le bécher et mélangez. Couvrez de papier d'aluminium ou de film étirable et réservez.
2. Placez la base lavante sans SLS dans un bol. Ajoutez la synergie d'huiles essentielles et, à l'aide d'un batteur électrique, mélangez jusqu'à ce que les ingrédients soient bien incorporés.
3. Transférez votre produit dans le contenant désinfecté et fermez hermétiquement. Stocké dans de bonnes conditions (voir page 174), le gel douche se conservera jusqu'à 12 mois.

VARIANTE
Gel douche calmant corps et cheveux : remplacez le mélange synergique d'huiles essentielles par 20 gouttes (1 ml) d'huile essentielle de bergamote, 5 gouttes (0,25 ml) d'huile essentielle de santal jaune, 5 gouttes (0,25 ml) d'huile essentielle de marjolaine et 5 gouttes (0,25 ml) d'absolue de jasmin.

CONSEILS D'UTILISATION
Utilisez ce gel lavant sous la douche. Déposez 1 c. à s. (15 ml) de produit sur un loofah ou un gant de toilette mouillé et massez l'ensemble de votre corps. Rincez abondamment et séchez-vous à l'aide d'une serviette. Poursuivez par l'application du spray pour le corps à utiliser après la douche (page 331).

ASTUCE
Lorsque vous nettoyez vos ustensiles et votre matériel, essuyez-les toujours avec des serviettes en papier avant de les rincer. Cela évitera à vos canalisations de se boucher et aux dépôts de s'accumuler dans l'évier.

DÉODORANT POUR LUI (pour 100 ml)

Les déodorants naturels peuvent apporter une protection longue durée contre les odeurs lorsqu'ils sont élaborés à partir d'huiles essentielles et d'ingrédients antimicrobiens.

Type de peau : tous (voir « Variante » ci-dessous)
Quand l'utiliser : après la douche ou le bain
Les bienfaits : toutes les huiles essentielles de cette synergie sont naturellement désodorisantes et antimicrobiennes. La fécule de pomme de terre, la poudre d'arrow-root et le bicarbonate de soude sont des antitranspirants naturels qui absorbent l'humidité.

Ustensiles • Petit bécher • Bain-marie avec bol • 2 pots ou 2 tubes pour déodorants (60 ml) désinfectés à l'alcool à 70°
Synergie d'huiles essentielles • 5 gouttes (0,25 ml) d'huile essentielle de petit grain bigarade • 10 gouttes (0,5 ml) d'huile essentielle de patchouli • 5 gouttes (0,25 ml) d'huile essentielle de basilic doux
Base • 60 ml d'huile de coco extra-vierge • 1 c. à s. (15 ml) de cire d'abeille • 1 c. à s. (15 ml) de fécule de pomme de terre • 1 c. à s. (15 ml) de poudre d'arrow-root • 1 c. à s. (15 ml) de bicarbonate de soude

1. **Synergie d'huiles essentielles :** versez les huiles essentielles dans le bécher et mélangez. Couvrez de papier d'aluminium ou de film étirable et réservez.
2. **Base :** placez un bol en verre résistant à la chaleur dans une casserole d'eau chaude non bouillante (30 °C) ; faites chauffer jusqu'à ce que le bol soit chaud au toucher. Versez-y l'huile de coco et la cire d'abeille et laissez fondre complètement. Ôtez du feu et laissez refroidir légèrement.
3. Pendant ce temps, placez la fécule de pomme de terre, la poudre d'arrow-root et le bicarbonate de soude dans un petit bol et mélangez. Versez ce mélange sur la préparation contenant l'huile fondue et remuez jusqu'à obtention d'une préparation homogène. Ajoutez le mélange synergique et remuez bien.
4. Transférez la préparation dans les contenants désinfectés, fermez-les et réservez pendant 24 heures, le temps que le produit se raffermisse. Stocké dans de bonnes conditions (voir page 174), le déodorant se conservera jusqu'à 3 mois.

VARIANTE
Si vous avez la peau sensible, omettez le bicarbonate de soude et portez la quantité de poudre d'arrow-root à 2 c. à s. (30 ml).

CONSEILS D'UTILISATION
Appliquez sur des aisselles propres après la douche ou le bain. Laissez sécher avant de vous habiller

ASTUCE
Pour limiter les odeurs corporelles, buvez beaucoup d'eau et ayez une alimentation riche en fruits et en légumes.

SPRAY POUR LE CORPS À UTILISER APRÈS LA DOUCHE (pour 250 ml)

L'activité physique et l'exposition à des températures froides peuvent dessécher la peau et provoquer des gerçures. Ce spray, qui hydrate en profondeur, est spécialement formulé pour les hommes.

Type de peau : tous
Quand l'utiliser : matin ou soir
Les bienfaits : ce spray contient un mélange d'huiles nourrissantes et apaisantes. L'huile de chanvre, l'huile de jojoba et le macérât huileux d'arnica hydratent en profondeur, grâce à leur teneur élevée en acides gras uniques. Elles sont également dotées de propriétés anti-inflammatoires, qui contribuent à soulager les tensions musculaires dues à une activité physique intense. L'association des huiles essentielles de mandarine, de romarin, de gingembre et de néroli possède une agréable odeur masculine ainsi que des propriétés antiseptiques et antibactériennes.

CONSEILS D'UTILISATION
Après la douche ou une séance de sauna, vaporisez sur tout le corps, en insistant sur les mollets et les épaules. Vous pouvez également masser votre peau avec le produit avant une douche ou une séance de sauna.

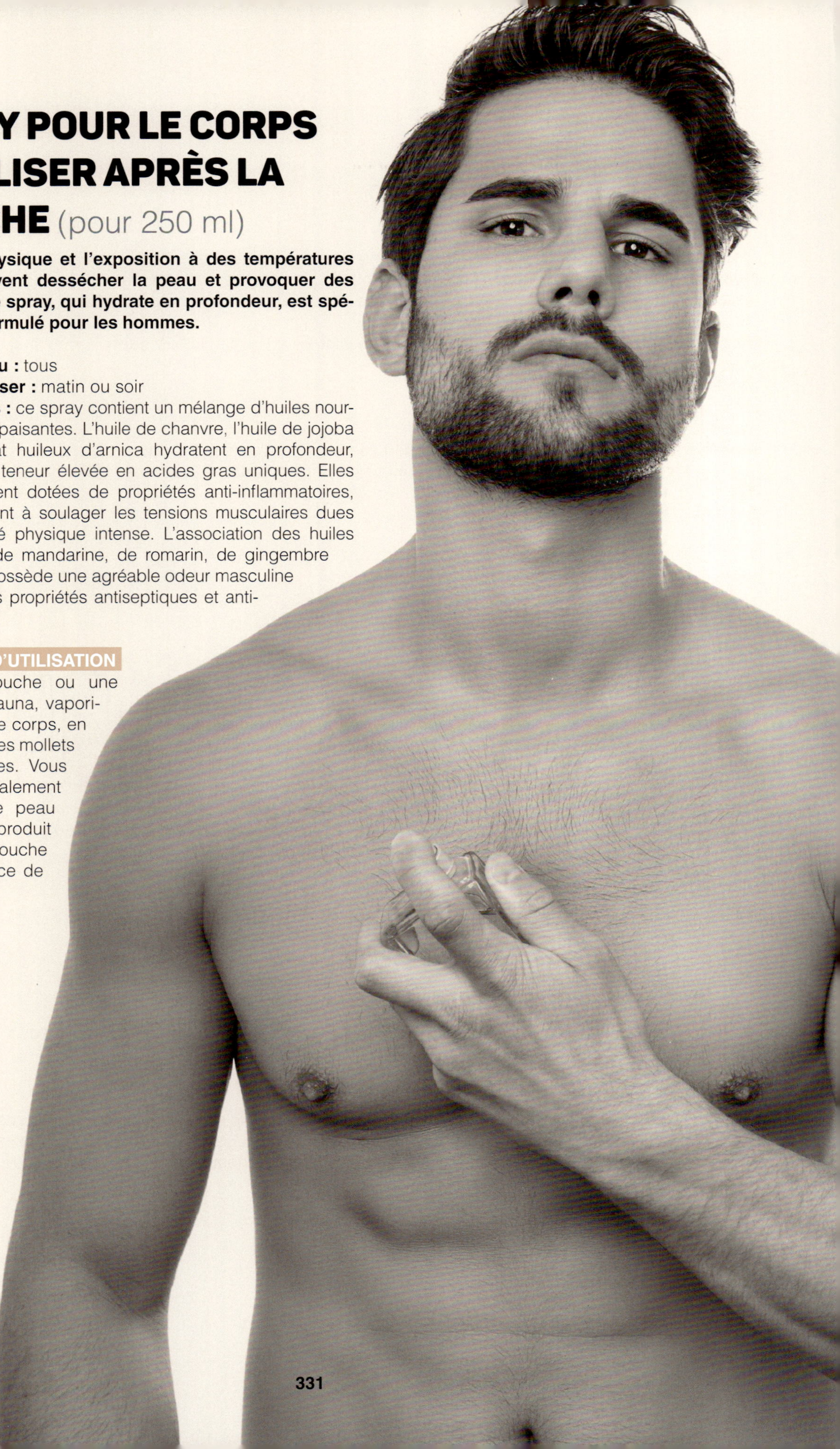

Ustensiles • Petit bécher • Vaporisateur (250 ml) désinfecté à l'alcool à 70° (voir page 176)
Synergie d'huiles essentielles • 20 gouttes (1 ml) d'huile essentielle de mandarine • 5 gouttes (0,25 ml) d'huile essentielle de romarin • 5 gouttes (0,25 ml) d'huile essentielle de gingembre • 5 gouttes (0,25 ml) d'huile essentielle de néroli
Base • 60 ml d'huile de chanvre • 60 ml d'huile de jojoba • 60 ml d'émollient caprylis • 60 ml de macérât huileux d'arnica

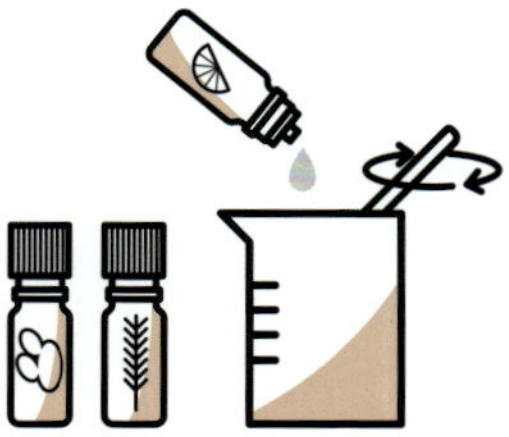

1. **Synergie d'huiles essentielles :** versez les huiles essentielles de mandarine, de romarin, de gingembre et de néroli dans le bécher et mélangez. Couvrez de papier d'aluminium ou de film étirable et réservez.

2. Versez l'huile de chanvre, l'huile de jojoba, l'émollient caprylis et le macérât huileux d'arnica dans le vaporisateur désinfecté.

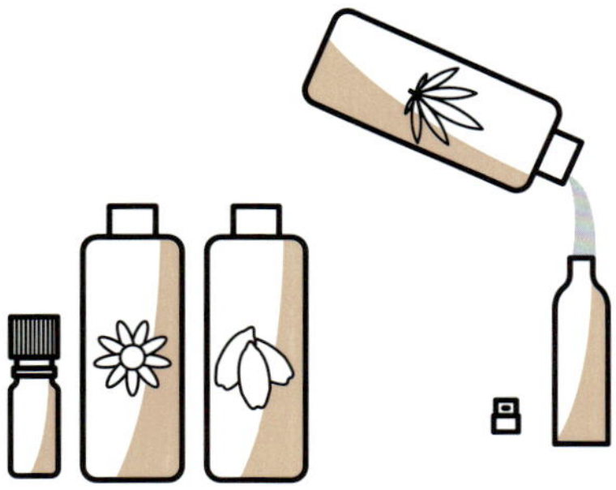

3. Ajoutez le mélange synergique et fermez-le hermétiquement. Faites-le rouler délicatement entre les paumes de vos mains afin de mélanger les huiles.

4. Stocké dans de bonnes conditions (voir page 174), le spray se conservera jusqu'à 6 mois.

VARIANTE

Spray calmant pour le corps à utiliser après la douche : remplacez le mélange synergique d'huiles essentielles par 20 gouttes (1 ml) d'huile essentielle de bergamote, 5 gouttes (0,25 ml) d'huile essentielle de santal jaune, 5 gouttes (0,25 ml) d'huile essentielle de marjolaine et 5 gouttes (0,25 ml) d'absolue de jasmin.

BAUME PARFUMÉ AU PIN (pour 225 ml)

De nombreux hommes souffrent de sécheresse cutanée et de gerçures au niveau des mains et des pieds, en particulier lorsqu'ils travaillent en extérieur. Ce baume apaisant devrait être utilisé tous les jours.

Type de peau : sèche, gercée
Quand l'utiliser : selon les besoins
Les bienfaits : en plus d'être hydratant et anti-inflammatoire, le beurre de karité possède des propriétés cicatrisantes. Le macérât huileux de calendula soulage les peaux sèches et gercées. Riche en acide gamma-linoléique, l'huile de bourrache possède elle aussi d'excellentes vertus cicatrisantes. La synergie d'huiles essentielles est antiseptique et antibactérienne.

Ustensiles • Petit bécher • Bain-marie avec bol • Batteur électrique • Pot en verre (250 ml) désinfecté à l'alcool à 70° (voir page 176)
Synergie d'huiles essentielles • 5 gouttes (0,25 ml) d'huile essentielle de lavande • 5 gouttes (0,25 ml) d'huile essentielle de pin sylvestre
Base • 1 c. à s. (15 ml) de cire émulsifiante • 2 c. à s. (30 ml) de beurre de karité • 175 ml de macérât huileux de calendula • 1 c. à s. (15 ml) d'huile de bourrache • 10 gouttes (0,5 ml) d'extrait de bambou

1. **Synergie d'huiles essentielles :** versez les huiles essentielles de lavande et de pin sylvestre dans le bécher et mélangez. Couvrez de papier d'aluminium ou de film étirable et réservez.
2. **Base :** placez un bol en verre résistant à la chaleur dans une casserole d'eau chaude non bouillante (30 °C) ; faites chauffer jusqu'à ce que le bol soit chaud au toucher. Versez-y la cire émulsifiante et laissez fondre complètement. Ajoutez le beurre de karité et laissez chauffer pendant 1 à 2 minutes, jusqu'à ce que le mélange soit transparent.
3. Pendant ce temps, versez le macérât huileux de calendula et l'huile de bourrache dans un bol et mélangez.
4. Ôtez la préparation contenant la cire fondue du feu. À l'aide d'un batteur électrique à basse vitesse, fouettez jusqu'à ce que la préparation ait refroidi, blanchisse et prenne une texture cotonneuse.
5. Tout en fouettant, incorporez progressivement l'extrait de bambou ; continuez à mélanger jusqu'à épaississement de la préparation. Ajoutez le mélange synergique et fouettez de nouveau.
6. Transférez votre produit dans le pot désinfecté et fermez hermétiquement. Stocké dans de bonnes conditions (voir page 174), le baume se conservera jusqu'à 6 mois.

VARIANTE

Pour un effet antifongique, remplacez, en quantités équivalentes, les huiles essentielles de lavande et de pin sylvestre par des huiles essentielles de tea tree et de palmarosa.

CONSEILS D'UTILISATION

Massez vos mains ou vos pieds propres avec ½ c. à c. (2 ml) de baume pendant 3 à 5 minutes, jusqu'à absorption complète par la peau.

ASTUCE

Pour traiter les mains ou les pieds extrêmement secs ou gercés, trempez-les dans de l'eau chaude contenant 2 à 3 gouttes d'huile essentielle de pin sylvestre et 2 à 3 gouttes d'huile essentielle de lavande, jusqu'à ce que l'eau ait refroidi. Séchez complètement. Massez les zones à traiter avec ½ c. à c. (2 ml) de baume pendant 3 à 5 minutes, jusqu'à absorption complète par la peau.

ROUTINE COMPLÈTE DE SOINS AROMATIQUES POUR LE VISAGE

Ce programme complet convient à tous les types de peau. Néanmoins, si vous avez la peau particulièrement sensible, réduisez de moitié les quantités d'huiles essentielles. Dans l'idéal, effectuez ce rituel le soir, lorsque les pores sont le plus dilatés. Suivez ce programme une fois par semaine.

Type de peau : tous (voir « Variantes »)
Quand le réaliser : le soir
Les bienfaits : l'application d'une serviette imbibée d'eau chaude sur votre visage tient lieu de soin d'hydrothérapie réchauffant et réconfortant qui ouvre les pores et dégage les voies nasales, vous permettant de respirer et de vous détendre.
En nettoyant la peau en profondeur, les gommages pour le visage redonnent de l'éclat à votre teint.
Calmant et apaisant, ce sérum de massage pour le visage aide la peau à maintenir un bon équilibre en prévenant l'obstruction des pores, laquelle peut être source d'acné et d'imperfections. Ce sérum peut également être utilisé en guise d'huile après-rasage.

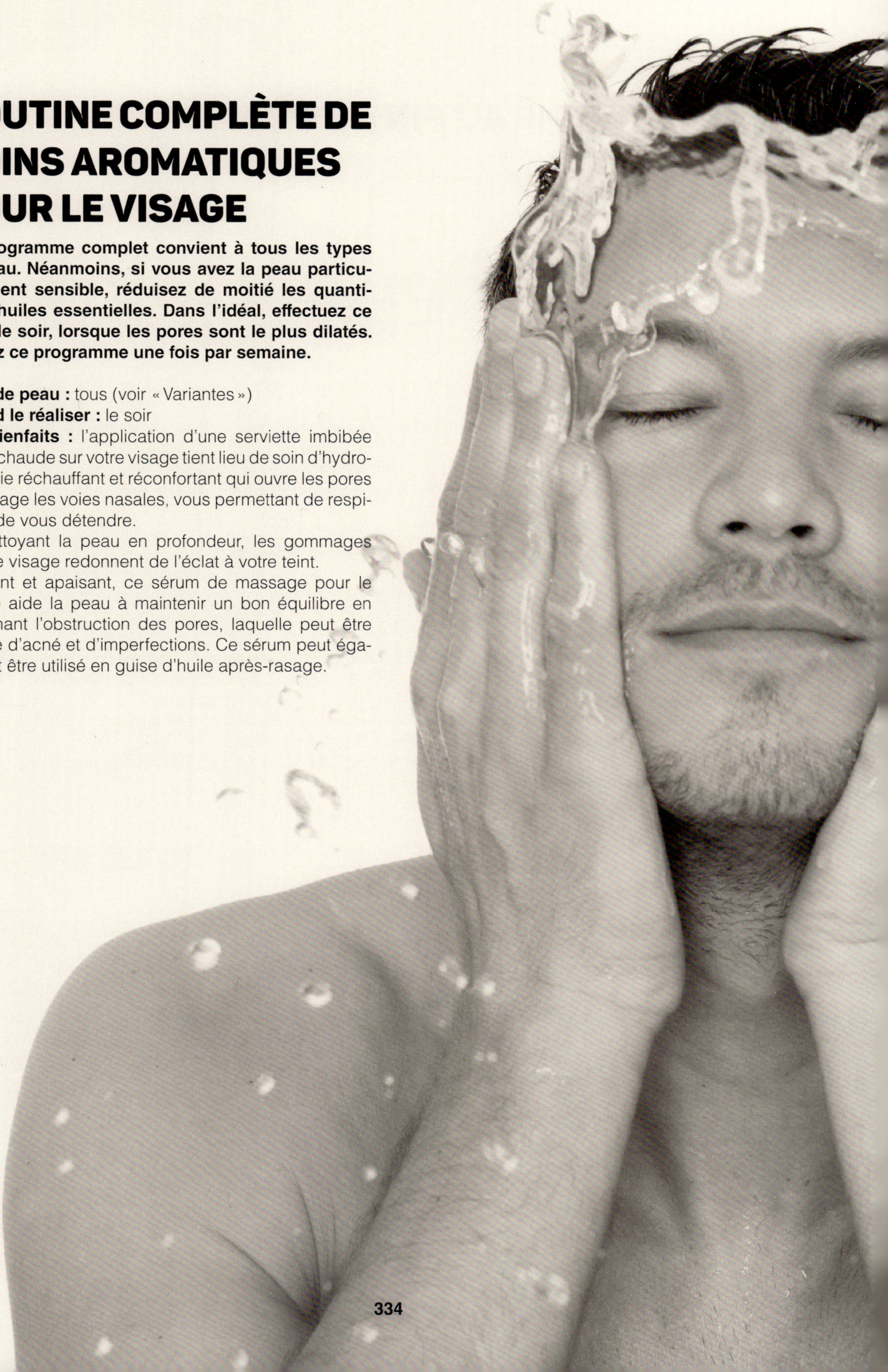

Les Index

Index alphabétique des recettes

Index des recettes par types de peau

Pour définir votre type de peau, reportez-vous aux pages 15 à 18.

PEAUX NORMALES

PEAUX SÈCHES

PEAUX GRASSES

PEAUX MIXTES

PEAUX SENSIBLES

PEAUX MATURES

Index des huiles essentielles